全国高等医学院校教材
供临床医学等专业用

U0208225

再 生 医 学
Regenerative Medicine

第 2 版

主　编　丁　斐　刘　伟　顾晓松

副主编　金　岩　管又飞　解慧琪　周国民　曾园山　柏树令

编　委（以姓氏笔画为序）

丁　斐（南通大学）　　　　　项　鹏（中山大学）

王小红（中国医科大学）　　　赵春华（中国医学科学院）

王勇军（南通大学）　　　　　胡　文（南通大学）

邓宏魁（北京大学）　　　　　胡成虎（第四军医大学）

邓璐婵（中国医学科学院）　　胡宝洋（复旦大学）

田晓红（中国医科大学）　　　胡　楠（南通大学）

刘　伟（上海交通大学）　　　柏树令（中国医科大学）

刘建华（中山大学）　　　　　侯伟健（中国医科大学）

许文荣（江苏大学）　　　　　洪天配（北京大学）

李　娜（中国医学科学院）　　敖　强（中国医科大学）

杨　萍（苏州大学）　　　　　顾晓松（南通大学）

邱小忠（南方医科大学）　　　钱　茜（江苏大学）

沈　宓（南通大学）　　　　　郭家松（南方医科大学）

张　琦（南通大学）　　　　　曹谊林（上海交通大学）

陈运贤（中山大学）　　　　　曾园山（中山大学）

陈　钟（南通大学）　　　　　甄作均（佛山市第一人民医院）

陈　桦（中国医学科学院）　　解慧琪（四川大学）

范　军（中国医科大学）　　　蔡　飒（深圳大学）

金　岩（第四军医大学）　　　管又飞（大连医科大学）

周广东（上海交通大学）　　　廖　立（第四军医大学）

周国民（复旦大学）　　　　　薛春玲（中国医学科学院）

周泉生（苏州大学）　　　　　魏　蕊（北京大学）

人民卫生出版社

图书在版编目(CIP)数据

再生医学/丁斐,刘伟,顾晓松主编. —2 版. —北京:
人民卫生出版社,2017

ISBN 978-7-117-25140-2

Ⅰ.①再…　Ⅱ.①丁…②刘…③顾…　Ⅲ.①细胞-
再生-生物工程-医学工程-医药院校-教材　Ⅳ.①R318

中国版本图书馆 CIP 数据核字(2017)第 218412 号

人卫智网　www.ipmph.com	医学教育、学术、考试、健康,	
	购书智慧智能综合服务平台	
人卫官网　www.pmph.com	人卫官方资讯发布平台	

再 生 医 学

第 2 版

主　　编:丁斐　刘伟　顾晓松

出版发行:人民卫生出版社(中继线 010-59780011)

地　　址:北京市朝阳区潘家园南里 19 号

邮　　编:100021

E - mail:pmph @ pmph.com

购书热线:010-59787592　010-59787584　010-65264830

印　　刷:北京铭成印刷有限公司

经　　销:新华书店

开　　本:787×1092　1/16　　印张:23　　插页:8

字　　数:574 千字

版　　次:2012 年 3 月第 1 版　　2017 年 11 月第 2 版
　　　　　2024 年 2 月第 2 版第 2 次印刷(总第 3 次印刷)

标准书号:ISBN 978-7-117-25140-2/R·25141

定　　价:68.00 元

前　言

　　20 世纪 90 年代以来,随着细胞生物学、分子生物学、免疫学以及遗传学等基础学科的迅猛发展以及干细胞和组织工程技术在现代医学基础研究和临床中的应用,现代再生医学已初步显示出良好的发展前景。再生医学是一门新兴的学科,涉及细胞分化与调控、干细胞、组织工程、组织器官移植与功能重建,也涉及生物学、医学、材料学等相关学科的交叉内容,是生命科学、医学、生物工程学、材料科学、化学等领域中发展快速又最具活力和潜力的领域。再生医学旨在探索再生的机制,结合高新生物技术应用于组织器官损伤后的修复与功能重建。

　　在国际上,再生医学已经成为当今生物学和医学关注的焦点和研究的热点。在国内,再生医学的重要性已引起相关学者的高度重视,并已取得一些研究成果。本教材编写内容反映当今国内外再生医学的现状与趋势,从再生医学的原理与基础知识,到再生医学新技术新产品及其临床应用分别予以阐述。全书共 18 章,其中第 1~6 章重点介绍再生医学原理与基础知识,第 7~18 章侧重介绍再生医学的新技术新产品及其临床应用。本教材适用于生命科学、医学、生物工程、材料科学、化学等专业的本科生、研究生,也适用于相关专业的教师、研究人员、医生和工程技术人员。

　　本教材第 1 版编写始于 2009 年,再生医学基础和临床研究的迅猛发展要求我们进行修订以满足需要。此次修订补充了再生医学近年来的最新研究进展,增强了教材的实用性,并突出教学重点,注重基础理论和临床知识的有机结合。

　　本教材参编人员来自南通大学、上海交通大学、北京大学、复旦大学、中国医学科学院、中国医科大学、四川大学、第四军医大学、大连医科大学等全国十多所高校,他们长期从事再生医学的相关研究,其中多数人员曾主持或主要参加国家 973 计划、863 项目、国家重点研发计划重点专项以及国家自然科学基金项目等,已在国际 SCI 期刊发表较多的系列论文,并获得了多项发明专利,相关高技术新产品的研发与应用正在深入推进。

　　限于编者的经验和水平,本书如有不当或疏漏之处,恳请同行和读者及时提出宝贵意见,批评指正。

主编

2017 年 9 月

目 录

第一章　再生医学概论

地球上大部分的生物都具有再生身体某一部分的能力,但随着物种进化,包括人在内的高等动物,逐渐失去了重新生成肢体或重要器官的能力,取而代之的是炎症反应和瘢痕形成。但是人体仍然具有潜在的再生能力,能选择性再生某些细胞和组织,如骨髓、肝脏、表皮等。

随着生物学、材料学、医学、工程学等多学科的迅猛发展和相互交叉,形成了"再生医学"(regenerative medicine)这门交叉前沿学科,其研究的最终目标就是尽可能减少瘢痕组织的形成和扩展再生能力,对损伤和老化的组织与器官进行有效修复与功能性再生。

组织器官再生是人类几千年来的梦想,为实现这个梦想人们一直都在进行着不懈的努力。虽然,现代医学取得了许多突破性的进展,损伤组织和器官的修复与功能重建仍然是医学和生物界的重大难题。全世界每年都有大量遭受创伤或疾病困扰的病人丧失了重要器官的功能并迫切希望得到器官移植。从外科学发展的角度来看,组织器官的损伤修复已经从切除(resection)、修复(repair)、替代(replacement)进入到再生(regeneration)阶段。如何采用现代医学科技,使受损组织和器官再生或在体外构建完整的组织器官,并获得相应生物学功能成为研究的热点问题。

再生医学以干细胞(stem cells)、再生生物学、发育生物学和组织工程学等研究为基础,超越了传统的移植和取代疗法,在多方面取得了长足的进展,为生命科学带来了一场意义深远的医学革命。再生医学的发展为严重损伤或自体不能修复功能的慢性疾病的病人提供了新的治疗方法,为病人功能恢复带来了希望。包括心脏病、骨质疏松、阿尔茨海默病(Alzheimer's disease,AD)、帕金森病(Parkinson's disease,PD)、亨廷顿舞蹈病(Huntington's disease,HD)、严重烧伤、脊髓损伤、出生缺陷以及糖尿病等在内的很多医学领域都需要再生技术的支持。再生医学的发展同时也带动了上述各学科向应用领域的发展以及交叉合作。

世界各地已经建立了多个再生医学方面的研究中心,在干细胞、人工组织、器官移植等方面都取得了突破性的研究成果,同时在临床应用以及商业化生产方面获得了初步的成功。虽然在此过程中仍然存在许多问题,如技术性问题、伦理道德问题等,但随着研究的深入开展,再生医学必然会成为医学发展史上一个新的里程碑。

第一节　再生医学的一般概念

虽然再生医学的历史非常悠久,但"再生医学"这一名词的提出仅仅只有 20 年左右的时间。目前,关于再生医学的概念还没有统一的认识,与组织工程(tissue engineering)、干细胞生物学等学科存在一定程度的交叉。但随着医学科学的发展,再生医学已经逐渐形成一门独立的学科。

一、再生医学的定义

再生医学是研究组织再生的一门科学。一般认为,再生医学是指通过研究机体正常的组织特征与功能、受创伤后修复与再生机制及干细胞分化机制,寻找有效的生物治疗方法,促进机体自我修复与再生,或构建出新的组织与器官,以改善或恢复损伤组织和器官功能的科学。也有人认为,再生医学是利用生物学及工程学的理论和方法,创造出丢失或功能损害的组织和器官,使其具备正常组织和器官的机构和功能。

再生医学的研究主要包括了组织工程、干细胞和生长因子 3 个方面。其核心和终极目标是修复或再生各种组织和器官,解决因疾病、创伤、衰老或遗传因素造成的组织器官缺损和功能障碍。

二、再生医学与组织工程和干细胞的关系

(一) 再生医学与组织工程的关系

组织工程一词诞生于 20 世纪 80 年代后期,与再生医学之间的科学分界并不十分明确。组织工程的概念是由美国的化学工程师 Robert Langer 和临床医师 Joseph P. Vacanti 提出的,是指应用工程学和生命科学的原理和技术,在正确认识哺乳动物的正常及病理两种状态下结构与功能关系的基础上,研究、开发用于修复、维护、促进人体各种组织或器官损伤后的功能和形态生物替代物的一门新兴科学。种子细胞、生物材料、组织构建是组织工程的 3 个基本要素。组织工程通过采用各种种子细胞和生物材料在体外进行组织构建,再造各种人工组织或器官,它涉及生命科学、材料学和工程学等多个领域。20 世纪 90 年代,由于临床医生、工程学家以及企业科学家的共同努力,极大地推动了组织工程的发展,但基础生物学研究还比较缺乏。直到 90 年代中期,对于干细胞以及其他祖细胞关注逐渐增多才开始形成再生医学的概念。

国际再生医学基金会(International Foundation Regenerative Medicine,IFRM)明确把组织工程定为再生医学的一个分支。但由于组织工程的内涵不断扩大,包括干细胞治疗、细胞因子和基因治疗等能引起组织再生的技术和方法均被列入组织工程的范畴,因而两者常混用。

通常认为,组织工程是实现再生医学的重要工具和治疗手段。再生医学包含了组织工程领域以及传统工具以外的方法和策略。组织工程和再生医学的终极目标相同,都是为病人提供功能性组织和器官,而组织工程更多用来指以体外培养物替代组织器官。目前,多种生物材料已经成功应用于人工骨和关节、人工晶体、医用导管、人工心脏瓣膜以及血管支架,人造肺、心脏、肝、肾和角膜等各种人工器官也在大力研究开发之中,但在种子细胞的获得和培养、细胞与支架材料之间的相互作用等方面还有待于深入研究。

(二) 再生医学与干细胞的关系

干细胞是一类具有自我复制能力的多潜能细胞,在一定条件下,可以分化成多种功能细胞,在胚胎发育、组织更新和修复过程中扮演着关键的角色。干细胞生物学是近年来生命科学研究中进展最为迅速的领域之一,在细胞治疗、组织器官修复、发育生物学、药学等领域都有着广阔的应用前景,是再生医学的基础。1968 年,美国明尼苏达大学医学中心首次采用骨髓造血干细胞移植,成功治疗了一例先天性联合免疫缺陷病。干细胞移植技术现已用于多种疾病的临床治疗和相关基础研究,几乎涉及人体所有的组织和器官。

根据发育的阶段不同,干细胞可分为胚胎干细胞(embryonic stem cells,ESCs)和成体干

细胞(adult stem cells,ASCs)。由于 ESCs 的伦理学问题,ASCs 的研究逐渐引起人们的重视。ASCs 普遍存在于各种组织中,其定向分化需要一个适宜的微环境,称为干细胞壁龛(niche),其中含有特定信号分子和黏附分子以及周围正常的组织细胞,能控制干细胞的自我更新和子代细胞产生。但由于体内操作的困难性,目前研究较清楚的是果蝇生殖干细胞壁龛,对于哺乳动物组织内壁龛的认识还不十分明确,如何诱导 ASCs 的定向分化成为再生医学研究领域一个新的热点。此外,细胞的转分化、去分化问题也开始得到人们的认识。

干细胞研究的深入对再生医学将起到重大的推动作用,但要将干细胞技术推广应用还有一系列需要解决的问题,如干细胞的鉴定、分类、诱导分化、归巢机制、排斥反应、基因表达调控、安全性和伦理问题等。

第二节 再生医学的发展历史和研究现状

再生医学的历史十分悠久,《圣经》中上帝用亚当的一根肋骨创造了夏娃,可能是人类最早关于再生的想法。古希腊神话中也有人们对于再生的初步认识。普罗米修斯触犯了天神领袖宙斯,宙斯将他缚在一个陡峭的悬崖上,每天派 1 只恶鹰去啄食他的肝脏,肝脏被吃掉多少,很快又恢复原状。事实上,从人类出现创伤以来,就有了为促进创伤修复和再生而进行的治疗,这已经有几千年的历史。

一、再生医学的发展历史

(一) 古代再生医学研究

在古代,严重的穿透伤、多发性骨折、脊髓压迫、眼部损伤等具有很高的发病率和死亡率。在古埃及、古中国、古印度、古印加等古代文明社会中,如何促进伤口愈合和外科手术的方法成为医学研究的焦点。在这些古文明中,伤口的清创术已经成为常规操作,许多植物和矿物的混合制剂被局部用于治疗伤口,蜂蜜和酒被作为抗生素使用。早在 1000 年前,就有印度的医生采用自体前额皮瓣重建严重损伤的鼻子和耳朵。

被称为"医学之父"的古希腊著名医生希波克拉底(Hippocrates,公元前 460—公元前 370)、古罗马学者 Celsus(公元前 25—50)和 Galen(130—201)在医学发展史上,尤其是创伤的治疗方面,都具有重要的地位。Hippocrates 通过骨折断端对接而使断离的软组织和骨折断端愈合。Celsus 归纳了炎症反应的 4 大特点:红、肿、热、痛。Galen 作为角斗场的外科医生在负责治疗角斗士的伤口中积累了大量治疗创伤的经验,他将当时所知道的所有关于解剖、生理和医学方面的知识汇编成书,虽然很多认识现在看来是错误的,但这些内容在当时被翻译成阿拉伯文、拉丁文等,成为中世纪医学领域主要的指导书。

14~17 世纪,生物学和医学的研究进入了一个新的阶段。人们对于胚胎和成体的解剖学结构、生理功能有了比较清晰的认识,还有书籍专门讨论了血液循环和繁殖方面的问题。1363 年,法国医生 Guy de Chauliac(1300—1368)出版了《创伤和骨折》(*Wounds and Fractures*),在书中详细描述了多种创伤及其治疗方法。德国教授 Wilhelm Fabry(1560—1634)描述了近 70 种创伤局部治疗的方式,其中很多被现代医学证实具有治疗价值。

16 世纪末 17 世纪初,显微镜的发现使人类对于世界的认识从宏观转向微观。人类对生物体内细微结构的观察极大地推动了医学科学的发展,并直接导致了 18 世纪显微解剖学的产生。到 19 世纪,医学和外科学的巨大进步之一就是损伤和疾病的康复治疗。同时,唯物主义生物学的兴起为再生生物学和医学的发展奠定了基础,其中德国植物学家 Schleiden (1804—1881)和动物学家 Schwann(1810—1882)的细胞学说是最关键的进步,提出了细胞是机体的组成单位,新细胞的产生是由已存在的细胞分裂而来。这些概念成为再生的基础。

低等动物强大的再生能力驱使了人们的好奇心,原始人似乎已经意识到鹿角和龙虾肢体的再生。中世纪的神话故事中也有很多关于再生的描述,但直到 18 世纪再生才成为系统科学的焦点。瑞士学者 Abraham Trembley(1710—1784)在水螅再生方面的研究证明水螅的一小部分就能发育成一个完整的个体,同时代的科学家还先后发现了甲壳类和蝾螈的再生现象,这些发现促进了 19 世纪实验动物学中胚胎学的发展。到了 20 世纪早期,再生被认为是从残存部分生成整个个体的调节性过程。美国细胞遗传学家 Thomas Hunt Morgan(1866—1945)试图从化学和物理规律方面解释再生现象,并提出了变形再生和新建再生的术语来描述不同类型的再生。

(二) 现代再生医学研究

20 世纪是生物学和医学知识爆炸的时代,如抗生素的发明和生产、糖尿病等的分子替代治疗、免疫系统的认识、外科技术的成熟、工程学和材料学的发展、免疫抑制剂的生产等,这些进步使得输血成为可能,并且通过组织器官移植和仿生学装置的植入替代损伤或功能障碍的组织器官。尤其是 DNA 双链结构和遗传物质的发现使我们对细胞、发育和进化等问题有了更进一步的认识,组织和器官再生的梦想不再遥远。

在临床组织再生方面,法国外科医生 Alexis Carrel(1873—1944)是现代器官移植的奠基人。他把一只小狗的心脏移植到大狗颈部的血管上,虽然 2 小时后移植的心脏由于血栓栓塞而停止跳动,但他是最早尝试移植心脏的先驱,并首次在器官移植中成功缝合血管。由于在血管吻合和器官移植方面的贡献,1912 年 Carrel 获得了诺贝尔生理学或医学奖。在 20 世纪 30 年代,Carrel 和 Charles Lindberg(1859—1924)共同合作,在体外构建了可以生长和具有功能的组织器官用于替代治疗。

第二次世界大战期间,新西兰整形外科医生 Archibald McIndoe(1900—1960)首次采用荷兰猪治疗严重烧伤的病人。他所归纳的组织切割、移植、缝合和重塑至今仍然是整形手术的基础,并意识到在绝大部分临床病例中,成功的组织再生依赖于血管的重建。他还预见了包括肢体、肾、肺和心脏在内的器官移植必将成功用于缺损组织的修复。在他去世后 1 年,Blond McIndoe 中心成立,并在过去的 40 年中引导了外科技术的发展,完成了首例脚趾-拇指移植、器官移植的免疫学、角膜移植物的改进等项目。

然而人们很快意识到组织器官移植的最大限制就是供体的缺乏和免疫反应。因此,在 20 世纪 70 年代晚期,被誉为"组织工程之父"的 Eugene Bell(1919—2007)与他的同事在体外构建了皮肤、阴茎和血管。同时,Reinwald Green 证实了共培养体系和生物反应器在组织替代物特别是组织工程皮肤构建中的可行性。

在生物材料科学方面,科学家试图用合成和天然材料来替代损伤组织。材料学家 Samuel Huang 和 Luigi Nicolais 将生物可降解材料进行适当的修饰如亲水、疏水、添加氨基酸、多肽等合成仿生材料,使其理化性质和结构等更加适合组织器官的重塑。Jim Anderson、Buddy Ratuer 和 Allan Hoffman 首次将生物反应与生物材料的表面理化性质联系起来。William Donfield、David Williams 和 Larry Hench 则完成了具有生物活性的生物材料的合成与功能评价。

　　随着新生物材料学的发展及多学科合作需求的增加,美国成立了生物材料学会。1973年4月,美国第五届生物材料年会的主题是"修复术和组织-界面问题",显示在生物材料-组织界面的问题需要多学科研究相互交叉。1976年,欧洲生物材料学会由31名科学家成立。

　　在组织工程方面,20世纪70年代早期,Green试图在骨碎片上培养软骨细胞并移植到小鼠体内,虽然没有获得成功,但他意识到如果采用更好的基质材料可能会取得较好的结果。事实上,在之后不久,以生物材料为基础的支架就被用于组织工程皮肤。Langer和Vacanti在这方面取得了突破性进展,他们通过小鼠皮下移植技术种植了软骨细胞的合成生物可降解支架并成功实现了软骨再生。

　　首次以组织工程名义召开的会议是在1988年。组织工程学会成立于1995年,第一届会议召开于1996年。最近更名为国际组织工程与再生医学学会(Tissue Engineering and Regenerative Medicine International Society,TERMIS),每3年召开1次会议,最近的1次会议于2009年在韩国首尔召开。

　　在干细胞方面,20世纪80年代早期,小鼠胚胎干细胞被发现,但直到1998年人类胚胎干细胞的成功获得才使得这个领域的研究向前迈进了一大步。科学家从干细胞研究中看到了人体内任何类型细胞再生的可能性,胚胎干细胞成为再生医学中重要的细胞来源,然而,由于伦理学问题、免疫排斥反应问题等限制了其应用,一些新的技术手段如克隆、体细胞核转移、细胞重编程等吸引了人们的注意。

　　1996年,多莉羊的诞生是再生技术研究的一个重要时刻,改变了人类关于哺乳动物再生的认识。1997年英国《自然》杂志报道了这一项震惊世界的研究成果,被美国《科学》杂志评为1997年世界10大科技进步的第1项,也是当年最引人注目的国际新闻之一。多莉的诞生标志着生物技术新时代的来临,体细胞核转移技术成为新的研究热点,克隆猪、克隆猴、克隆牛等纷纷问世。

　　2005年,美国威斯塔研究所的研究人员公布了一项令人激动的研究成果"奇迹老鼠",这种被简称为"MRL"的鼠种具有超强的再生能力,能重新长出身上包括心脏在内的"几乎所有肢体器官"。切除了它的脚趾,不仅脚趾全部重新长出,而且有关节;切除它的尾巴,仍可长出;将它的心脏部分冷冻,冷冻的部分又再次长出;视神经或部分肝脏受损时,同样也可再生;唯一无法再生的器官是大脑。更加令人惊奇的是把从"奇迹老鼠"中提取的胚胎干细胞注射到普通老鼠体内后,它们也获得了再生能力,而且这种能力在注射6个月后仍然有效。"奇迹老鼠"之所以能长出断肢和受伤器官,可能与其特殊的免疫系统缺陷有关。研究发现,"奇迹老鼠"的细胞分裂速度、生存和死亡速度都很快,可能与其再生能力有一定联系。"奇迹老鼠"的再生能力大约由12种基因控制。而几乎可以肯定的是,人类身上也有类似的基因。这一发现让人们看到了实现四肢再生的希望。有科学家预言,一旦找到人类的"再生基因"密码,5年内人类将拥有重新长出受损或被切除器官的能力,也许可以实现断肢再生。但也有一些科学家表示,这种预测过于乐观。

　　2012年英国科学家约翰-戈登和日本科学家山中伸弥因在细胞核重新编程研究领域的杰出贡献而获奖诺贝尔生理学或医学奖,他们发现"成熟、特化的细胞能够被重编程为可发育成身体组织的非成熟细胞",通过重编程人体细胞,再生医学研究的新机遇将获得实现,诊断与治疗的新方法将获得发展。

　　(三) 再生医学的商品化

　　20世纪80年代晚期,体外组织生长逐渐成为解决组织器官移植供体缺乏的解决方案,由此也推动了商业化的发展。现成产品(off-the-shelf)用以替代治疗吸引了广大临床医生、基础科学家以及工程学家的眼球。潜在的商业需求推动了组织工程公司的形成。

商品化发展从实验设计开始到最终商品化一般需要经历体外实验(3~5年)、动物实验(1~3年)、临床试验(3~7年)这几个阶段。根据产品是否含有细胞成分可分为不含细胞产品(如TransCyte、SIS等)和含细胞产品(Apligraf、Dermagraft、Epicel、Carticel等)。

TransCyte是美国食品药品监督管理局(Food and Drug Administration,FDA)最早批准的商品之一,是一种皮肤替代品,富含细胞外基质及细胞,1997年3月被FDA批准用于治疗Ⅱ度和Ⅲ度烧伤。

从骨髓移植开始,包含活细胞在内的再生治疗已经进入临床实验阶段。具有强大再生能力的造血祖细胞和干细胞的存在,以及其随着血液循环重新进入骨髓的能力使得再生成为可能。随着体外培养方法的发展,将软骨细胞、角质细胞等输入体内,以及支架技术的发展,使得组织工程修复创伤获得了成功。虽然在生产制造等环节还存在巨大的挑战,一些生物人工皮肤移植物和软骨替代产品已经获得了批准,这使细胞为基础的再生治疗合法化。最常用的策略是将种植了种子细胞的生物可降解材料在生物反应器中培养一定时间,然后移植到病人体内。这是建立在细胞生长和分化过程中逐渐降解生物材料以及重新形成血管基础上的。

Apligraf是由美国生物公司首先开发出的一种活性人工皮肤替代物,类似真正的皮肤。它采用牛肌腱胶原提取的胶原蛋白为支架材料,接种新生儿表皮角质,形成的细胞再进行培养而成,具有表皮和真皮双层结构,是目前较成熟的组织工程复合皮。该产品已在加拿大和美国获准用于临床治疗糖尿病性溃疡和静脉性溃疡,还可用于治疗外伤性撕裂伤、溃疡性结节病、光化性紫癜等。Apligraf在组织学上类似人的皮肤,可以分泌基质蛋白和生长因子,如果受伤可以自行修复愈合,可一次完成表皮和真皮层的重建。2000年,美国又生产出另一种活性人造皮肤产品Dermagraft,是一种从新生儿包皮中获取的成纤维细胞分别接种到生物可吸收的聚羟基乙酸与聚乳酸混合的纤维网状支架,通过细胞生长增殖并分泌多种基质蛋白形成的人工真皮。临床试验显示,该产品非常有效,可显著减少溃疡治愈所需时间,被FDA批准临床用于糖尿病性足部溃疡。

20世纪80年代后期,科学家开始采用病人的自体细胞体外扩增并移植。Epicel是2007年被FDA批准上市的一种皮肤替代品,通过在一层小鼠细胞上增强病人自身的皮肤细胞生长,为严重烧伤病人提供永久的皮肤替代物,且不存在移植排斥反应。

软骨组织再生能力有限且没有血管、神经和淋巴分布的特性,使之成为组织工程学的研究热点。采用自体软骨生产的商品Carticel,获FDA批准应用于临床修复膝关节软骨损伤,取得了良好效果。在心血管组织工程方面,MyoCell、Provacel等也相继进入临床试验阶段,主要适用于心肌梗死,而组织工程化心脏瓣膜目前尚未进入临床试验阶段。

2007年4月出版的《基因工程与生物技术信息》一书中一篇标题为"再生医学进入实质性领域"的文章提出,未来20年,再生医学市场潜力将超过5000亿美元。虽然有少量组织工程产品在一定范围内获得了成功,但要生产大量能为临床使用、具有商业化价值的组织工程中的组织与器官仍面临许多困难和挑战,许多关键问题亟待解决。但随着组织工程学研究深度和广度的不断拓展,组织和器官再生的梦想终会实现。

(四)再生医学的临床应用

在组织工程方面,1991年,1名先天性胸骨畸形的病人首次接受了聚合支架材料加软骨细胞的治疗。1998 年,种植了自体骨细胞的珊瑚支架被用以修复拇指远侧指骨。随着人们对种子细胞和材料认识的深入,已经能成功构建组织工程化肝、肾、血管、心脏瓣膜、神经、骨、软骨、牙齿、椎间盘、皮肤、角膜、乳腺、膀胱、尿道、气管、食管等,并在临床应用中取得不同程度的修复效果。

在干细胞移植方面,早期主要是骨髓移植,但由于需要通过骨髓穿刺从骨髓腔中抽取骨髓,对捐献者的伤害较大,现已基本不采用。目前主要是外周血造血干细胞移植,只需从静脉采血,并通过机器富集,然后将血液回输人体,避免了骨髓穿刺的痛苦和风险。造血干细胞移植已被广泛用于血液系统肿瘤等疾病的治疗,并取得了较好疗效。脐带中也富含造血干细胞,且具有采集容易、不易污染、免疫排斥小、易于储存等优点,脐带血干细胞的移植逐渐引起人们的重视,国内外已经成立了多家脐血干细胞库。除了造血干细胞外,骨髓间充质干细胞、神经干细胞、肌干细胞等也被用于临床,在促进骨再生、神经再生、肌肉再生、延缓肌萎缩等方面取得了一定的疗效。此外,软骨细胞、胰岛细胞、肝细胞移植等在临床试验中也取得了初步成功。有科学家预言,在不久的将来,神经干细胞移植有望使因脊髓损伤而瘫痪的病人重新站立起来,其他采用传统方法无法治愈的疾病如 PD、AD、艾滋病、心肌梗死、失明和糖尿病等都可望借助干细胞移植手术获得康复。

在器官移植方面,人类真正实现实体器官移植的历史只有 50 余年,已成为治疗病人器官衰竭一个非常经典的方法。早期进行的肾移植均以失败而告终。1954 年,Merrill 和 Murray 在美国波士顿 Harvard 医院完成了首个双胞胎肾移植,供肾存活了 8 年,且没有排斥反应发生。1959 年,他们又通过全身大剂量放射线照射以抑制排斥反应的方法完成了首例存活 6 个月以上的非亲属人肾移植。1963 年,美国的 Thomas Starzl 进行了人类第 1 例肝脏移植,但直到 1967 年才获得了真正的成功。1967 年 Christinan Barbard 在南非开展了首例心脏移植,在当时引起了极大的轰动。器官移植的成功主要归功于外科、免疫学的进展和成熟,目前已经常规开展的器官移植有肾、肝、心脏、胰腺、肺、角膜、软骨、皮肤、骨等移植,还有双器官、多器官移植,如心肺、肝肾、胰肾等联合移植。脑移植是目前医学界的一大难题,除了技术上的原因外,医学伦理等方面还存在很大的争议,且手术效果也没有明确的肯定,包括美国、日本在内的多个国家都成立了脑移植研究小组。

二、我国再生医学的研究现状

英国《再生医学》杂志 2009 年刊登了 1 份关于中国再生医学研究现状的文章。文章指出,进入 21 世纪以来,中国再生医学领域的研究迅速发展,在国际学术期刊上发表的相关论文数量从 2000 年的 37 篇文献增至 2008 年的 1116 篇,仅次于美国、德国、日本和英国,位居世界第五,一些研究成果处于世界领先地位。

在国际再生医学迅猛发展的影响下,其重要性已引起我国相关决策部门和科技人员的高度重视,并建立起多个研究中心。国家"973""863"等对干细胞、治疗性克隆、组织工程技术与产品、组织器官代用品、再生医学相关评价体系等进行了资助,取得了一批高水平的科研成果,如干细胞诱导分化技术,组织工程人工皮肤、肌腱、韧带、神经等,已经建立了至少 25 个人胚胎干细胞系,并出版了大量相关专著。

2005 年 5 月在德国莱比锡召开的第 2 届世界再生医学大会上,我国"863"计划"组织器官工程"重大专项总体专家组组长裴雪涛教授获得了大会的最高荣誉奖——"最佳科学贡献奖",这是我国科学家在再生医学领域获得的最高奖项,表明我国的再生医学在国际上已占有重要的一席之地。裴雪涛教授在大会上作了"干细胞与再生医学"的主题报告,受到国际同行的高度评价。付小兵等采用经过诱导的自体骨髓间充质干细胞移植在严重烧伤后切除瘢痕的创面再生出具有发汗功能的汗腺样组织,被本领域重要杂志《国际组织修复与再生》的主编称为再生医学领域的"Landmark study",2008 年在加拿大召开的第 3 届国际创伤愈合学术大会上被授予"国际组织修复与再生研究终身成就奖"。金岩等研究发明的"组织工程皮肤"(ActivSkin)已通过国家食品药品监督管理局(State Food and Drug Administration, SFDA)规定的临床试验,完成 160 例皮肤移植的试验并全部获得成功,产品质量已达国际先进水平。杨志明等运用组织工程已成功修复重建多例骨缺损、肌腱和韧带损伤等,取得了不同程度的满意效果。顾晓松等采用有骨髓基质细胞和壳聚糖/PGA 导管材料构成的人工神经移植物成功修复犬长距离周围神经缺损,并在临床试用中取得良好效果。曹谊林等在国际上首次应用组织工程技术在裸鼠体内再生了人耳郭形态软骨,在国际医学界引起了巨大轰动,被称为组织工程研究领域中一个新的里程碑,并为此获得了国际整形外科学界最高荣誉奖。柏树令等成功将骨髓间充质干细胞诱导分化为成骨细胞和破骨细胞并种植于天然的脱细胞骨与软骨的细胞外基质,移植入动物体内后取得良好效果。我国科学家自主研发并拥有完整自主知识产权的生物工程角膜(脱细胞角膜基质)已经获得 SFDA 颁发的医疗器械注册证书,为全球首个高科技生物工程角膜产品。中国科学院遗传与发育生物学研究所研究员戴建武领导团队研制出基于胶原蛋白的神经再生支架,成功植入脊髓损伤病人体内,于 2015 年完成全球首例临床手术。2012 年 Science 出版了"中国再生医学专刊"(Regenerative Medicine in China),封面上印有中文"再生"二字,这是 Science 首次以专刊形式介绍中国再生医学研究的成就,是对我国再生医学研究成果的高度肯定。

2005 年 10 月在北京召开的香山科技会议以"再生医学"为主题,会议探讨了包括再生医学的概念和范畴,与传统创伤修复的联系和区别,与干细胞医学、组织工程、基因和蛋白质工程以及材料学的联系和区别,近年来国内外在再生医学主要研究领域的新进展,我国再生医学研究的重点发展方向,以及需要解决的重大科学问题和需要达到的目标,如何使我国再生医学从基础研究到临床治疗走在世界前列等在内的主要问题。包括多名两院院士和国家杰出青年在内的 40 多位专家共同探讨了我国再生医学的发展问题,进一步明确了我国再生医学需要解决的关键科学问题和主要攻关方向。

此后,为推动我国再生医学的研究发展,加强多学科的学术交流,我国相继召开了一系列围绕再生医学研究的会议。这些会议邀请了国内外再生医学领域的杰出科学家,围绕再生医学及生物医学研究的最新进展,对生物和医学领域交叉前沿的一些热点问题进行交流,内容涉及干细胞生物学、器官移植、组织工程材料等重要学科,兼顾基础研究和临床应用。一方面,展现了我国科学家近年来在再生医学领域取得的一系列重要成果,提高了我国在国际再生医学领域的影响力;另一方面,为高水平的国际学术交流提供了平台,为进一步加强国际合作与交流和推动再生医学领域基础与应用研究的发展做出了贡献。

为推动再生医学的成果转化,在政府支持下成立了国家干细胞与再生医学产业技术创新战略联盟,联盟由干细胞与再生医学领域的 27 家顶级科研院所医疗机构、高校、企业等单位联合发起,于 2010 年底在国家科学技术部注册成立。2014 年 6 月 25 日,由付小兵院士担任主任委员的中华医学会组织修复与再生分会在京成立,该分会的成立,对于组织修复与再生医学而言,无疑是一件具有重大意义的事件。

第三节　再生医学的生物和分子基础

不同的物种之间以及同一个体的不同器官之间再生能力具有很大的差异。有的单个细胞即能生成一个完整的个体,如胡萝卜;有的身体某一部分节段能再生完整的个体,如水螅;有些两栖动物能再生完整的肢体和尾部结构,如壁虎的尾、蝾螈的肢、螃蟹的足在失去后又可重新形成。相比而言,包括人类在内的哺乳动物的再生能力有限,但这种有限的再生能力对于机体正常功能的维持、损伤后的修复都起到了至关重要的作用。对单个生物个体而言,再生发生于从分子水平、细胞水平到组织水平这3个层面。

在分子水平,再生是一个广泛存在的现象。所有细胞都能根据各种生物化学或者机械刺激调节蛋白质合成和降解之间的平衡。例如,在血压持续升高的情况下,心肌细胞能在2周内替换几乎所有的分子以调节蛋白合成的速度并逐渐发生肥大。

在细胞水平,再生能力受到了很大的限制。单细胞原生生物只要有细胞核的存在就能再生完整的细胞;脊椎动物的神经轴突只要保证神经内膜管的完整也能发生再生。

组织水平的再生需要存在3个前提:①组织内含有具有有丝分裂能力的细胞;②损伤环境中含有能促进细胞有序增殖和分化的信号;③损伤环境中不含有抑制再生的因子。哺乳动物的血液、上皮、骨、骨骼肌、肝、胰腺、小血管和肾上皮等都含有能分裂的细胞。

一、再生的生物学机制

脊椎动物组织再生的3个主要机制包括代偿性增生、成体干细胞活化、成熟细胞去分化(图1-1)。在所有这些机制中都有具有再生潜能细胞的参与,它们存在于成体组织含有可溶性因子和细胞外基质的三维环境中,这些因子促进了细胞的存活,精确调控了它们的增殖,决定了它们的表型和分化的组织学形式。

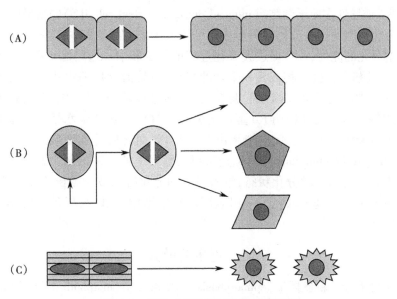

图1-1　脊椎动物组织再生的主要机制
A. 代偿性增生;B. 成体干细胞活化;C. 去分化

（一）代偿性增生

所谓代偿性增生是指已分化细胞增殖以重新生成新的组织。最典型的代表是肝脏,肝细胞具有强大的增殖能力,最多可以达到 70 次。通过周期依赖性蛋白激酶的抑制维持其静息状态。在肝脏部分切除后,在肿瘤坏死因子-α（tumor necrosis factor-α, TNF-α）、白细胞介素-6（interleukin-6, IL-6）、肝细胞生长因子（hepatocyte growth factor, HGF）、表皮生长因子（epidermal growth factor, EGF）等有丝分裂信号的刺激下,转录因子 STAT3、PHF/NF-κB、AP-1、C/EBPβ 等活化,肝细胞和非实质细胞均发生分裂增殖,并执行糖代谢调节、蛋白质合成、胆汁分泌和药物代谢等功能,直到恢复肝脏原有体积。此外,胰腺、肌腱、韧带等都存在这种代偿性增生。

（二）成体干细胞活化

在胚胎发育的晚期,有部分细胞发生了谱系分化但没有完全分化,保留在组织中或进入血液循环,形成成体干细胞。这些细胞具有自我更新的能力,能发生不对称分裂,产生一个干细胞和一个限定谱系细胞。在多细胞生物中,成体干细胞的活化是最常见的再生方式。上皮细胞、造血细胞、血管内皮细胞、肌肉、骨骼、嗅球、嗅神经、海马神经元等都是具有这种能力的细胞。所有的成体干细胞存在于特定的微环境中以维持他们干细胞的特征,这种静止状态的维持需要干细胞之间以及与周围细胞之间通过各种信号来介导。ASCs 包括上皮干细胞（epithelial stem cells）、内皮干细胞（endothelial stem cells）、造血干细胞（hematopoietic stem cells）、骨髓间充质干细胞（mesenchymal stem cells）、肌肉干细胞（muscle stem cells）等。

（三）去分化

去分化（dedifferentiation）是指已经分化的细胞失去表型特征转变为成体干细胞并进一步增殖、分化以替代损伤组织。去分化在低等脊椎动物再生中较为常见,如两栖动物和鱼类的鳍、触须、心脏、脊髓、肢体等的再生。哺乳动物的去分化在几年前还被视为是不可能的,但随着 2007 年多家国际著名杂志上发表通过转基因方法将动物和人的皮肤成纤维细胞在体外诱导成为"诱导性多能干细胞"（induced pluripotent stem cell, iPS）的结果后,多项研究中都观察到已分化细胞通过去分化过程形成干细胞或干细胞样细胞的现象,并且具备向多个胚层组织细胞分化的能力,一些促进去分化过程的分子和信号通路已经逐渐被揭示。可以肯定的是,去分化机制研究必将成为一个新的焦点,用其治疗疾病也将成为可能。细胞去分化的过程受到细胞内外众多因素的调控,包括细胞周期的调控、细胞连接的丧失、可溶性因子的作用等。目前已经证明 Rb 蛋白是去分化过程中在转录水平调控细胞周期的重要因子,Rb 蛋白磷酸化失活后促进细胞由 G_1 期向 S 期转换进入细胞周期。近年来研究发现转分化（trans-differentiation）可能也是组织细胞再生的一种机制。转分化是指细胞从一种分化状态转变为另一种分化状态,细胞原有的分化特征被一类新的分化特征取代,在转录水平上主要是一组基因取代另一组基因后在细胞中被激活,但具体的作用机制还有待于深入研究。

二、再生的模式

Morgan 将再生分为新建再生（epimorphosis）和变形再生（morphallaxis）两种模式。

新建再生是指通过干细胞或祖细胞的增殖分化修复或重新形成丢失的身体部分的一种再生模式。扁虫、环节蠕虫以及两栖类动物附肢再生就是典型的新建再生,某些哺乳动物也存在新建再生,如鹿角、兔耳等。

变形再生是指通过剩余组织重新构建形成一个较小的整体,然后生长成为原有大小的再生过程。某些结构简单的多细胞生物如水螅具有这种变形再生能力。

三、再生中的生物分子和信号转导

(一) 再生中的生物分子

生理情况下的组织修复与再生均与内源性生物活性因子的促再生作用有关。形态发生和组织工程的 3 个关键成分是诱导信号、细胞和细胞外基质(支架)。诱导信号调节了细胞的增殖和分化,支架作为运输支架,影响微环境。调节性生物分子如生长因子、细胞因子能通过多种途径如内分泌、自分泌、旁分泌等被多种细胞释放,靶向特定的细胞执行特殊功能。当一种生长因子和靶细胞的受体结合后,细胞内信号转导系统活化,最终到达细胞核产生生物反应。这些配体受体的结合是特异性的,也是复杂的,相同的分子可以结合不同的受体产生不同的效应,不同的分子也可以结合相同的受体产生相同的效应。

常用的生物分子主要有 EGF、成纤维细胞生长因子(fibroblast growth factors,FGF),血小板源性生长因子(platelet-derived factors,PDGF)、胰岛素样生长因子(insulin-like growth factors,IGF)、转化生长因子(transforming growth factor beta,TGF-β)、骨形态发生蛋白(bone morphogenetic proteins,BMP)、神经生长因子(nerve growth factor,NGF)、睫状神经营养因子(ciliary neurotrophic factor,CNTF)等。

EGF 主要来源于唾液、血浆、尿液和大部分体液,可作为内、中、外 3 个胚层细胞的有丝分裂源,促进表皮细胞增殖和分化;FGF 家族包含了有丝分裂相关的 22 个成员,它们的生物学功能是通过 4 种高亲和力跨膜酪氨酸激酶受体完成的,主要来源于巨噬细胞、间充质细胞、软骨细胞和成骨细胞,与这些细胞的增殖相关;PDGF 来源于血小板、巨噬细胞、内皮细胞、成纤维细胞、胶质细胞等,与血管再生密切相关;IGF 主要来源于肝脏、骨基质、成骨细胞等,与成骨细胞的增殖分化相关;TGF-β 来源于血小板、骨、细胞外基质,能刺激未分化间充质细胞的增殖;BMP 来源于骨细胞外基质、成骨细胞等,与骨再生有关;NGF、CNTF 等与神经再生有关。

这些因子对于创伤修复具有非常重要的意义,对炎症细胞的趋化性、细胞的分裂增殖、血管的重新形成等都有影响。病理情况下,机体本身的细胞虽然能分泌少量的生物活性因子,然而数量非常少,且在体内受到微环境的影响,在组织修复再生方面发挥的作用有限,因此需要适当补充外源性分子以促进再生。体外细胞培养和动物实验都显示了生长因子在再生中具有重要的促进作用,在此基础上,已经有一些生长因子进入了临床应用,目前已批准的有 bFGF、NGF、BMP 等,显示出较好的效果。但这些因子类产品价格较为昂贵,在体外维持活性的时间较短,使用时需要注意作用的特异性,严格掌握适应证。此外,由于体外一般只能补充单一因子,无法模拟体内多种生长因子有序释放的模式,也不能调控组织过度增生,如何提高临床治疗的有效性和安全性还有待于深入研究。

除了上述可溶性分子外,有部分研究发现某些中草药的有效成分也具有类似生物活性分子的作用,如牛膝、银杏、人参等的提取物和有效成分能够促进周围神经再生,虽然对于这些有效成分的本质认识以及作用机制方面的研究还不够深入,但由于中草药在来源、价格、安全性等方面的优势,必将为再生医学的发展提供新的方向。

（二）再生中的信号转导

成年个体所有的细胞类型都来源于早期胚胎中的干细胞。再生是维持和修复组织完整性的过程，因此，在大部分情况下类似于组织发育过程，信号转导途径与胚胎发育过程基本相似，主要涉及 Notch、Wnt、Hedgehog、RTK、TGF-β、JAK/STAT 等信号通路以及核转录因子 Oct-4、Sox2、nanog 等。这些信号主要与干细胞未分化状态和多分化潜能的维持、自我更新、细胞增殖、分化以及胚胎发育等相关。

由于人体和动物的差异，一些在动物水平进行的关于信号转导方面的研究不能直接推广到人类。例如，在小鼠 ESCs 中起重要作用的分子——白血病抑制因子（leukemia inhibitory factor，LIF），可以通过酪氨酸磷酸化激活 STAT3 信号以维持其多能性，而在人 ESC 多能性的维持方面则需要 FGF-2。

四、影响再生的因素

再生是一个复杂的生物学过程，受到众多因素的影响，包括全身、局部以及环境因素的影响。

（一）全身因素

全身因素主要包括年龄、全身性疾病、神经内分泌反应以及药物治疗情况。年龄是影响再生的主要因素，随着年龄增加，组织细胞本身的再生能力减弱，伤口愈合和修复时间显著增加，再生能力减弱。但衰老引起的再生能力下降是由于具有再生潜能细胞数量的减少还是细胞质量的下降所引起的还具有争论。营养缺乏、糖尿病、动脉粥样硬化、严重贫血等疾病会影响创面愈合和抵抗感染的能力，再生过程减缓。创伤、情绪因素等都可以引起神经内分泌功能紊乱，影响创伤愈合的速度，抑制再生过程。抗肿瘤药物、放射线治疗等也能抑制细胞增殖分化和蛋白质合成，影响再生过程。

（二）局部因素

创伤局部的异物、血肿、感染、血供障碍、坏死组织、局部用药等也是影响再生的关键因素。损伤局部释放的抑制因子是阻止再生的重要环节。例如，中枢神经系统损伤时，胶质细胞释放的 Nogo、髓磷脂相关糖蛋白（myelin associated glycoprotein，MAG）、少突胶质细胞髓磷脂糖蛋白（oligodendrocyte-myelin glycoprotein，OMgp）这 3 类重要的抑制分子严重影响轴突的再生。

（三）环境因素

创伤发生的特殊环境如缺氧环境、海水浸泡、高温等也会加重损伤，抑制组织再生。

第四节　再生医学的基本方法和策略

再生医学的临床治疗主要有 3 种策略：细胞移植、人工组织和原位诱导（图 1-2）。采用哪种方法取决于损伤的严重程度和组织的特性。总的来说，细胞移植和原位诱导主要用于小的组织缺损，而人工组织用于修复较大的损伤。

一、细　胞　移　植

细胞移植一方面可以替代损伤丢失的细胞，另一方面还可以通过细胞本身或基因工程修饰使这些细胞释放重要的信号分子或细胞外基质，发挥有利于再生的作用。但移植细胞

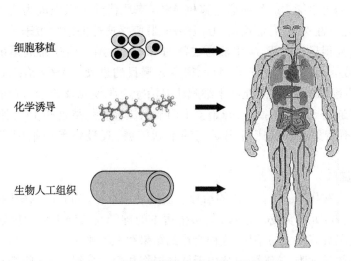

图1-2 再生医学临床治疗的 3 种策略

要发挥作用的前提是必须分化成所需要的细胞,并且定位到所需修复器官的三维结构并整合到周围的环境中,这个过程需要特定信号分子和黏附分子的存在以及周围正常组织结构的存在。

(一)胚胎干细胞

胚胎干细胞指当受精卵发育成囊胚时内细胞团的细胞,具有无限增殖、自我更新和多向分化的特性,具有“全能”的分化潜能,理论上可以被诱导分化为机体几乎所有的细胞类型。目前,从小鼠、大鼠、兔、猪、牛、猴等动物以及人类中都已经分离出 ESCs,并建立了多个人胚胎干细胞系。人 ESCs 移植的临床应用还未见报道,但鼠源性 ESCs 分化来的心肌细胞、造血细胞、神经细胞移植动物模型中的试验研究必将为人 ESCs 的临床应用提供崭新的思路和良好前景,经诱导分化成为某种特定功能的细胞可以为临床组织器官移植提供大量材料,用于糖尿病、AD、脊椎损伤等疾病的治疗。

但 ESCs 的研究一直是一个颇具争议的领域,由于在提取和分离 ESCs 过程中不可避免的利用和破坏了人类的早期胚胎,被认为是不道德和违反伦理的。2001 年 8 月 9 日,美国前总统布什颁布了不许政府资助人类 ESCs 研究的禁令,政府资助的研究经费只能用于在 2001 年 8 月 9 日前已经建立的人类胚胎干细胞系,这一政策削弱了美国与其他国家在干细胞研究领域的竞争力。奥巴马当选总统后于 2009 年宣布解除对 ESCs 研究的限制,但也只是允许资助使用 2001 年 8 月 9 日以后已建立的数百株新干细胞系的科学研究,依然禁止资助研究者利用早期胚胎分离新的干细胞。与此相对的是,欧盟对于科研人员有限度地开展人类干细胞研究将予以资助。我国在 2003 年也印发了《人胚胎干细胞研究伦理指导原则》,对人ESCs 的研究提出了一些规范和要求,禁止生殖性克隆人研究,允许开展 ESCs 和治疗性克隆研究。

(二)成体干细胞

成体干细胞是指存在已分化组织中的未分化细胞,能够自我增殖、更新,能够分化成组成该类型组织的细胞,具有容易获取、致瘤风险低、伦理学争议少、多向分化潜能等优点,如源于病人本身的 ASCs 还可以避免移植排斥反应和免疫抑制剂的使用。ASCs 存在于机体的各种组织器官中,但含量极少,正常情况下大多处于休眠(不分裂)状态,在病理状态或外因刺激下具有一定的再生能力。目前通过移植 ASCs 来取代受损组织成为再生医学研究的一个热点,为神经退行性疾病、骨骼疾病、心肌疾病、肝脏疾病等的治疗带来了新的希望。造血干细胞是目前研究得最为清楚、应用最为成熟的 ASCs,可用于治疗血液系统及其他系统恶性肿瘤、自身免疫病和遗传性疾病等,且取得令人瞩目的进展。ASCs 治疗心肌疾病的研究已通过 FDA 的批准,我国自体间充质干细胞注射治疗心肌梗死及源于脐带血的工程化造血细胞产品也已经通过 SFDA 的批准,开始了 I 期临床试验。虽然这些工作刚刚开始,但随着对 ASCs 研究的不断深入和临床应用研究的不断扩展,其最终走向临床应用的希望越来越大。

（三）胚胎细胞

胚胎细胞首先被用于 PD 和 HD 的治疗。研究表明 6~8 周胚胎的中脑细胞移植后,能分化成多巴胺能神经元并分泌多巴胺,与移植宿主的神经元之间形成突触连接。但由于移植细胞的存活情况具有很大的差异,这种治疗的结果存在不确定性。

其他细胞如软骨细胞、β-细胞也被用于软骨损伤和糖尿病等,但这些细胞来源有限。脐带血细胞由于其容易获得和保存,在造血系统再生方面具有良好的应用前景。羊水来源的干细胞能同时表达胚胎干细胞和成体干细胞的标志,能在体内外诱导分化为神经细胞、肝细胞、成骨细胞等多种表型。

二、人工组织

细胞移植主要用来修复和替代局部小的损伤,对于较大的组织损伤或整个器官替换,具有生物功能的人工替代物更为合适。人工组织构建的目标是在体外通过形状类似于损伤组织或器官的支架,建立合适的组织结构和形态的替代品用以移植。除了人工器官的血管化问题外,如何使其细胞外基质(extracellular matrix,ECM)能模拟体内情况是一个重要的研究方面。天然的细胞外基质在恰当的时间和地点释放恰当的生物信号分子以促进和维持细胞的黏附、增殖、分化和组织形成。因此,理想情况下,构建人工组织的支架需要模拟体内的 ECM 环境,不仅能提供合适的几何学和物理化学性质,最大程度上促进细胞的迁移,还能促进细胞增殖和分化所必需的生物信号的分泌。天然生物材料如 I 型胶原由于其易于获得且能塑成多种形状的特性成为应用最为广泛的人工组织的支架材料。合成仿生材料的运用也逐渐得到人们的重视,如聚乙醇酸(polyglycolic acid,PGA)、聚乳酸(polylactic acid,PLA)等。这些材料不受数量和形状的限制,而且都能生物降解,在动物实验中广泛应用。现在,纳米材料开始成为研究的焦点,它们的理化性质与天然 ECM 非常相似,一些生物活性分子如细胞黏附分子、可溶性生长因子等能被整合到这些水凝胶中促进组织细胞的再生。

实验动物研究和临床实验中已经构建了多种人工组织。生物人工皮肤替代物已经商品化并在临床广泛用于烧伤、糖尿病溃疡等的治疗。2006 年组织工程膀胱进入了临床应用。组织工程骨、组织工程软骨、组织工程肌腱等也在不同国家进入临床试用。人工泌尿导管、人血管、人工肾、人工肝、人工心脏瓣膜、人工神经等也在基础研究或临床试用中取得了初步成功,显示了组织工程化植入物在组织器官再生修复中的重要作用,但还存在一些理论和技术瓶颈,距离临床应用还有很长的路要走。

人工组织可以分为开放式和闭合式 2 种。如果细胞来源为异体或异种,在开放式结构中就会被宿主的免疫系统排斥,而在闭合式结构中则能免受宿主免疫系统的攻击。闭合式结构中细胞种植于直径<0.5mm 的多孔微球或微囊上,基质必须能抵抗降解,而开放式结构中的基质材料需要生物可降解,在数月或数周内被细胞自身产生的基质所替代。

三、原 位 诱 导

细胞移植的初衷是使移植细胞能在体内分化形成新的组织并整合到原有组织中。在这个过程中,人们发现,这些移植的细胞能分泌一些因子,对宿主细胞起到保护作用,促进细胞存活、增殖、分化,抑制瘢痕的形成。因此,人们试图寻找能产生这些作用的因子或小分子,并将它们局部运用到损伤部位,诱导组织再生。这种策略的优点是可以避免细胞移植在伦理学、免疫学等方面的问题,并且费用较低。

原位诱导组织再生要获得成功取决于 2 个条件。一是必须存在有再生能力的细胞,或者能诱导已分化细胞的去分化或代偿性增生;二是寻找再生与瘢痕形成之间的分子机制差异,尝试不同的生长因子组合对于再生环境的影响。事实证明,哺乳动物具有的潜在再生能力比我们想象的要强得多,它们所在的组织环境决定了最终是再生还是纤维化。

如在皮肤损伤修复中,多种生长因子 TGF-β、FGF-2、EGF、IGF 和药物等都已经发现能促进损伤恢复,减少瘢痕形成,同时还有抗感染、促进血管形成等功效。在神经系统形成过程中,视黄酸(retinoic acid,RA)等小分子能启动再生反应,促进损伤脊髓的功能恢复。许多具有神经保护的药物,能中和抑制分子,酶解胶质瘢痕,已经被用于促进脊髓再生,减缓 PD 和肌萎缩侧索硬化(amyotrophic lateral sclerosis,ALS)中神经元的丢失。再生肢体的提取液也能促进体外培养的肌纤维转变为单核细胞,失去原有形态,然后发生去分化,形成类似骨髓间充质干细胞样的细胞,并重新分化为肌肉、软骨、脂肪细胞。这些结果提示,哺乳动物细胞本身具有去分化的能力,但正常条件下缺乏诱导其发生的信号或受体分子。

越来越多的证据表明哺乳动物许多组织中都存在成体干细胞,如脊髓、海马、纹状体、小脑皮质、视神经、真皮、心肌等,它们在正常情况下不活化,损伤后参与瘢痕组织的形成。心脏和脊髓都在再生开始后受到抑制因子的抑制最终导致瘢痕的形成。如果能改变这种抑制环境,可能有助于再生的完成。

损伤组织局部的纤维化是影响再生的一个重要环节,通过再生和纤维化之间的分子机制差异有助于减少纤维化的影响。应用现代分子生物学蛋白组学和基因组学的方法,比较不同再生能力动物的突变体、发育的不同阶段以及不同再生能力物种的相同组织,可以找到再生的促进分子和抑制分子。在损伤原位增加促进因子,减少抑制分子,无疑将有利于组织器官再生。

第五节　再生医学需要解决的问题和发展趋势

虽然再生医学的历史已有数千年,但真正系统化研究仅有 20 年左右,未来还有很长的路要走,必须清醒地认识到要达到真正意义上的再生,尤其是复杂组织器官的功能重建还有相当多的困难,像更换机器零件一样更换身体器官的预言还为时过早,但我们已经向着这个目标不断前进,期待再生医学的发展会给人类疾病的治疗带来新的突破。

一、再生医学需要解决的问题

再生医学的很多研究还处于基础阶段,还存在大量需要解决的科学问题,如种子细胞的来源、细胞培养技术、支架材料以及细胞与支架材料的相互作用、移植物的血管化和重支配等。发育生物学是再生医学的理论基础，只有跳出医学本身的局限，从发育生物学的角度明确细胞增殖、诱导分化和有序调控的机制，找出不同种属动物和不同发育阶段组织再生能力的差别并从中找出规律，才可能指导临床治疗。

（一）种子细胞的来源

种子细胞根据其来源可分为自体细胞、同种异体细胞和异种细胞，根据分化程度分为胚胎干细胞、成体干细胞和分化细胞，这些细胞具有各自的优势和限制性（表1-1）。如何根据实际情况选择合适的细胞是值得探讨的问题，此外干细胞是否具有免疫原性还有待于进一步证实。这些移植细胞的作用是替代原有细胞还是作为分泌生长因子、细胞外基质和趋化因子生物工厂目前仍不明确。如何将细胞在体外扩增到一定数量而不改变表型并在恰当的时间运输到恰当的位置也需要实验研究。磁共振成像术（magnetic resonance imaging，MRI）、正电子发射型计算机断层显像（positron emission computed tomography，PET）等体内成像技术可能对观察移植细胞在体内的情况有所帮助。

表1-1　不同来源或分化程度细胞的优缺点比较

细胞来源或 分化程度	优　点	缺　点
自体细胞	无免疫原性	数量有限
同种异体细胞	现成商品	免疫原性，疾病传播
异种细胞	数量大	免疫原性，疾病传播
胚胎干细胞	增殖能力强，多分化潜能	伦理学问题，四倍体形成
成体干细胞	多潜能	数量有限
分化细胞	—	增殖能力有限，数量有限，单一表型

（二）支架材料的选择

理想的支架材料应具备生物相容性好、可降解、有一定力学强度、可塑形、材料本身具有引导或诱导组织再生的能力等条件。现在使用的材料不能完全满足以上要求，通过研究制备复合材料及生物衍生材料可能得到较完美的材料。此外，还需要从基因、蛋白等分子水平阐明细胞与支架材料的相互作用，才能使其临床安全性得到保证。

（三）血管化和重支配

未来组织工程和再生医学的发展更加注重复杂三维组织的构建，多种细胞按照空间顺序排列。血管化和重支配对于移植细胞的存活和表型稳定具有至关重要的作用。

（四）受损组织的纤维化修复

在高等动物中，组织受伤后首先发生纤维化修复避免更大的损伤，实际上是一种抗御感染等并发症的保护性措施。纤维化发生过程复杂，对其机制的研究还不完善，临床还缺乏有效的治疗方法，如何减少纤维化的发生、促进再生修复是需要迫切解决的问题。

（五）干细胞与癌症的关系

干细胞与癌细胞在增殖、分化方面具有一定的相似性。成体干细胞的分化增殖失控可能是肿瘤发生的原因之一，已经观察到皮肤的间充质干细胞经体外培养后有瘤性转化的趋势。因此在通过调控细胞分化促进组织器官再生的同时,需要充分考虑其对机体的不良影响。

二、再生医学的发展趋势

2003 年 10 月,第 1 届大规模的"再生医学国际会议"(the first world conference of regenerative medicine)在德国莱比锡市成功召开,大会聚集了来自 20 多个国家的科学工作者,对生物医学新的学科状况和前景进行讨论。

目前,由于各种创伤、烧伤、器官移植和先天缺陷等造成组织器官损伤,因此临床上对组织和器官的再生有巨大的需求。由于供体缺乏和伦理学等问题,许多需要进行器官移植的病人因得不到移植器官而失去生命。随着再生医学的发展,通过组织再生的方式长出受损的组织和器官对于病人不再遥远。

在了解到再生医学对于人类疾病治疗的重大意义后,许多国家把再生医学作为优先发展的领域,发达国家有专项资金投入,巨额的投入为组织再生研究提供了可能。美国用于干细胞研究的费用逐年递增,从 1999 年的 2.26 亿美元上升至 2006 年的 5.68 亿美元。2007 年欧盟在干细胞研究领域投入 1.7 亿美元,并且计划加倍扩大。2008 年日本科技预算总额中用于发育和再生研究为 48.02 亿日元,在东京大学还成立了"iPS"研究中心,2008 年投入 22 亿日元。我国在多个"973"和其他重大专项中资助用于和组织再生有关的干细胞与组织工程研究总经费,"十五"期间已投入 1.5 亿元人民币,"细胞、组织和再生医学技术系统"被写进"国家重大科技基础设施建设中长期规划",是"十二五"期间我国科技发展急需、具有相对优势和科技突破先兆显现的领域。除了基础研究的大力投资外,还需要注重和临床试验研究以及产业化生产的结合,只有将这三者紧密联系,才能使再生医学进入到有统一标准的临床治疗阶段。

再生医学的发展经历了细胞工程、组织工程、器官工程 3 个阶段。细胞工程和组织工程已初具成效,但具有复杂三维结构的新器官的构建需要依赖生物学、材料学和工程学的共同进步。在利用干细胞再造组织器官研究方面,动物实验已经出现曙光,但也面临巨大挑战,体现在形态学构建容易,生物力学性能较难,生理学功能差距尚大。其中一个重要的限制因素是体外和移植后如何保持对新器官的氧气和营养供应,以及缺乏相应的神经支配,移植入人体后很难与相应部位的生理环境融合,缺乏相应的功能。支架结构和设计的改进、生物反应器以及促进血管生成因子的应用将有可能克服以上障碍,促进再生医学的发展。此外,基因工程技术也是再生医学中必不可少的手段。对干细胞甚至已经分化的体细胞进行基因重新编程,可以用于治疗各种基因缺陷造成的遗传性疾病或恶性肿瘤。人工器官中的种子细胞往往也需要通过基因重新构建向特定方向分化。结合基因打靶技术以及干细胞克隆技术可以改变异种组织和器官的表型,使异种移植有望成为可能。

推 荐 阅 读

[1] Mao AS, Mooney DJ. Regenerative medicine: Current therapies and future directions. Proc Natl Acad Sci USA, 2015, 112(47): 14452-14459.

[2] Heidary RA, Mahdavi-Mazdeh M. Regenerative Medicine in Organ and Tissue Transplantation: Shortly and Practically Achievable. Int J Organ Transplant Med, 2015, 6(3): 93-98.

[3] McNamara LE, Turner LA, Burgess KV. Systems Biology Approaches Applied to Regenerative Medicine. Curr

Pathobiol Rep,2015,3(1):37-45.

[4] Jarvinen TA,May U,Prince S. Systemically Administered,Target Organ-Specific Therapies for Regenerative Medicine. Int J Mol Sci,2015,16(10):23556-23571.

[5] Stoltz JF,Isla de N,Li YP,et al. Stem Cells and Regenerative Medicine:Myth or Reality of the 21th Century. Stem Cells Int,2015,2015:734731.

（张 琦 丁 斐）

第二章　再生的生物学机制

再生是一种组织（器官）的修复过程，主要通过胚胎发育过程的部分重演，修复丢失或损伤的组织（器官）原有结构。此过程与瘢痕组织的纤维化修复不同。随着 18～19 世纪生物学的发展以及对再生认识的进步，到了 21 世纪人们已经将研究的重点转向再生医学的应用，即对受损组织或器官再生修复能力的应用。再生发生于生物体的各个水平，包括从分子水平到组织水平。组织水平的再生包含三种机制，分别是分化细胞的代偿性增生、成体干细胞的活化（特化的微环境中可自我更新）以及具有再生潜能细胞的去分化，这三种机制主要见于两栖类动物和鱼类。这些细胞的活化和增殖受到一些信号转导途径的调控，如 Notch、Wnt/β-catenin 信号途径等。再生现象在动物界非常普遍，而具有完全再生能力的种类却只有极少数。再生现象的发生没有任何选择优势，那么为什么有些动物具有再生能力而有些动物却不具备呢？

成体动物的再生是一种胚后形态发生现象，涉及机体对组织丢失或损伤信号的感知，继而对相应组织结构进行重建或修复。该重建或修复过程是一种发育过程，尽管发育是后生动物普遍具有的特征，但并不是所有的后生动物都能再生。再生现象在进化中是变化的，尤其表现在动物再生能力的差异上。

并不是所有门类动物的成体都具有再生出身体主轴或次轴组织的能力。轮虫类和线虫类等六种门类动物在胚胎发育后细胞数目恒定，一定数目的细胞进行分化、生长，而且只增大而不增殖。其他门类动物具有广泛再生现象，一些门类动物中发生多数成员再生能力下降或丢失现象，甚至相近物种之间，有的能再生，有的却不能。一种观点是再生不可能独立发生于所有门类动物；另一种观点是再生是后生动物的一种原始属性，且这些后生动物不具有恒定细胞数，再生的丢失源于多种原因，不仅在相近的物种之间，甚至在差异很大的群体中。值得关注的是，具有再生能力的物种进行的增殖方式最初起源于无性生殖。

再生的基本观点是再生是发育的副产品（by-product），或称之为副现象（epiphenomenon），是一种特殊结构的发育和维持机制，并不是个体自由选择的机制。这一观点解释了再生能力在受到一系列继发事件后发生丢失的可能。那么，再生能力的获得与丢失在物种进化过程中到底是如何进行的呢？再生与无性繁殖之间到底是什么关系？不同物种之间、不同生物组织水平之间的再生机制是如何进行的，再生的过程又是怎样的呢？上述一系列问题将在本章中进行阐述。

第一节　再生的进化起源

再生本质上是一种保守的无性生殖过程。事实上，再生与裂体生殖、克隆繁殖极其相似，再生被认为是无性生殖发育所必须经历的一种特殊完善，类似于有性配子生殖在胚胎发生后的发育补偿。

一、再生现象是最基本的、保守的无性繁殖

再生与分段繁殖、裂体生殖及芽殖等无脊椎动物多种繁殖方式有着广泛的相似之处。分段繁殖是一种最简单的无性繁殖方式,其本质与外科横断术后的再生一致,通常发生在受外力断裂后由碎片再生的动物。海葵的繁殖就是通过分段繁殖,但并不是借助外力而是靠一种撕裂伤。据研究,只有少数后生动物的繁殖是依靠撕裂,其中包括一些涡虫类,通过将主体的一部分附着在土壤上,然后迅速向反方向运动从而撕裂完成繁殖。

与分段繁殖不同,裂体生殖通常是一种内在过程。棘皮动物的臂自断即是一种裂体生殖方式,这与一些海星的无性繁殖极其相似。有趣的是,海百合(Oxycomanthus japonicus)的臂自断是正常发育过程中的一个阶段,为保持臂相对密度恒定,自行断开远端臂,并在断端再生出一对分叉的臂,从而完成增殖。在扁形动物和环节动物中,裂体生殖通常又叫分裂生殖(或单分裂,即分离后进行分化),主要表现为两段分离前分裂的两端长出新的器官从而形成两个新的个体。上述两种繁殖方式可能会同时出现在同一种动物类别中,例如,属于小型水生环节动物的三肠目涡虫和寡毛环节动物。环节动物是再生演化最独特的群体。通过经典裂体生殖方式繁殖的物种具有强大的前后轴再生能力,且物种间的这种能力往往比裂体生殖能力分布得更为广泛,甚至有些具有前后轴再生能力的动物不是通过裂体生殖方式进行繁殖。由于前后再生两种能力可能是进化过程中必需的,所以裂体生殖动物的祖先可能具有前后轴再生的两种能力。因此,再生并不是无性生殖的某些机械性分支,而是裂体生殖发育进程的基础。

二、再生发生在生物有机体的不同水平

再生发生于生物学组织的多个水平(图2-1),可被多种损伤诱发,生命周期的不同阶段均可发生再生现象。再生一般产生与原有组织相似的结构,并恢复结构功能。再生通常发

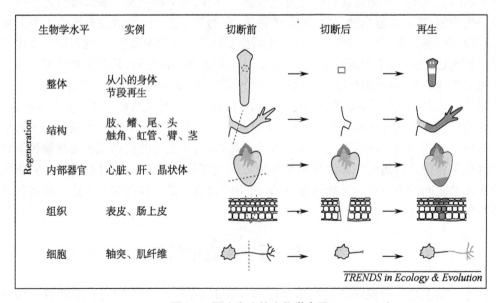

图2-1　再生发生的生物学水平

生于生命周期的胚胎后阶段,受到敌害或自然创伤、切断术或自切等损伤,通过新建再生或形态重组等发育机制,产生与原有组织相同或大部分相似的组织。

虽然不同物种或是个体的不同生物学组织水平的再生能力不同,但几乎所有生物都具有一定的再生能力。例如,胡萝卜的单一细胞就能再生出完整的个体;有些物种,如涡虫和水螅只需身体的一个节段就再生出完整个体;两栖类动物能够再生出附肢、尾等组织的完整结构。与这些生物相比,哺乳动物包括人的再生能力明显受到限制。个体中,再生可见于生物学组织的各个水平。

(一) 分子水平

分子水平的再生是普遍存在的。所有的细胞都能适应生化或机械负荷引起的蛋白合成和降解。例如,在持续2周血压增高的情况下,心肌细胞为适应蛋白合成的速度更换了大部分分子,最终造成肥大。

(二) 单细胞水平

单细胞水平的再生受到更大的限制。自由生活的单细胞原生生物在去除大部分细胞质甚至大部分核质后仍能再生出完整的细胞。例如,阿米巴虫的1/80就能重新修复成完整个体;脊椎动物的感觉和运动神经元的轴突挤压伤或横断后,在有完整的神经内膜包裹的情况下能再生;损伤近端的轴突被封闭,而远端部分却退变,随后被封闭的轴突近端萌发出新的生长锥,重新越过施万细胞与靶皮肤和肌肉形成新的突触。

(三) 组织水平

组织水平的再生必须具备三个条件:第一,组织必须含有有丝分裂活性的细胞,更确切地说,这种细胞存在受体信号转导通路是再生必需的环境;第二,组织损伤微环境和系统微环境必须具有能够促进细胞正常增殖和分裂的信号;第三,必须把损伤处的再生抑制因子清除。不管是纤维变性还是再生的组织均首先依赖于血管的再生,这可以为纤维变性或是组织再生提供充足和必需的营养。血液、上皮、毛发和指甲(趾甲)是哺乳动物典型的组织再生,为维持个体内环境稳定或修复损伤诱导的再生,这些细胞必须具备有丝分裂活性。骨、骨骼肌、肝、小血管、肾上腺皮质和肾上皮细胞均含有有丝分裂活性的细胞,因此在受到损伤后这些组织都能再生出新组织。

三、再生是特殊的进化现象

再生往往被等同于一些发育现象,如生长、无性生殖(如裂体生殖或芽殖)或胚胎发生,因此再生被认为是一种特殊的进化现象。首先,只有再生是由无法预知的损伤引起的,且在残肢端形成多细胞层的芽垫(stump);其次,再生可能涉及多种再生特异的发育学特征,如神经依赖性和再生特异性的基因表达;最后,再生具有独特的系统发生分布,不同于发育现象如胚胎发育和无性生殖。与普遍存在的胚胎发育不同,再生只发生于一组动物;无论再生与无性生殖之间的进化和发育联系如何相似,无性生殖的动物也有可能丢失再生能力,因此,只有再生拥有其独特的发育机制和进化方式。

四、不同动物再生能力的比较

再生现象发生在大多数门类的动物,甚至整个身体结构的再生也相当普遍。后生动物、两侧对称动物、原口生物、后口生物的祖先是可以再生的。而在不同的物种系统发生过程中,再生能力的丢失发生多次(图2-2)。比如低等动物具有较强的整体或器官的再生能力,而高等动物虽然保留了一定的组织再生能力,整体和器官的再生能力却明显降低。

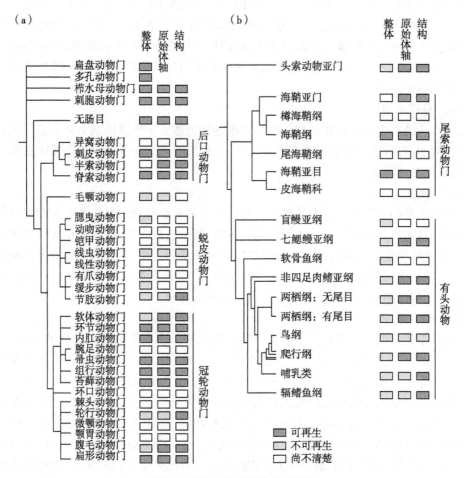

图 2-2　不同动物的再生能力比较

（一）涡虫

涡虫是研究再生的最常用材料。把它横切为 2 段,再生立即从切面开始:前半段重新形成后段;后半段则发育出新的前半段;恢复成两个形态和功能完整的新涡虫。涡虫的前端有一对较发达的脑神经节,新陈代谢也较后端旺盛,所以前端的再生速度最快,5~10 天就可以再生出切去的部分,但新长出的部分比原来的要小。后端的再生能力最弱,大约要半个月的时间。如果把涡虫纵切成两半,涡虫的两半分别都能再生出失去的部分。在涡虫身体的后 2/3 处纵切开,以后每日观察,阻止切开的部分并拢,涡虫就会长成单头双尾的涡虫。在涡虫身体的前 1/3 处纵切开,用同样的方法,也能培养出双头单尾的涡虫。但其他扁形动物的再生能力却很小。

（二）斑马鱼

斑马鱼的鳍可以再生。斑马鱼的鳍由多条放射性的骨组成,骨与骨之间由间辐条间隔。每 1 条鱼鳍骨(鳞质鳍条)都由 2 段半条组成,周围包裹着血管和感觉神经纤维。横断面由伤口上皮覆盖得以愈合,其后形成芽基。通过每根鳍远端的生长,鳍的生长持续贯穿斑马鱼的整个生命周期。若将鳍和间辐条重组,结果发现间辐条的芽基对鳍的形态重建,包括鳍的分叉十分重要。

（三）蝾螈

脊椎动物的器官再生能力明显降低。比较典型是蝾螈(newt)的器官再生,包括附肢、上下颌、视网膜及晶状体,以及蛙类幼虫蝌蚪的肢体和尾巴的再生等。当蝾螈截肢后,立即启动再生过程。截肢后的12小时内,上皮细胞迁移至损伤处并覆盖其上形成一层顶端表皮保护膜。随后几天残肢顶端的结构发生了改变,形成了芽基(blastema),芽基由已分化的细胞去分化形成。芽基形成过程涉及一系列图式发育基因的表达,如 *HoxA* 和 *HoxD* 等,正如这些基因在胚胎附肢发育时被激活一样,附肢的末端(指或趾)在芽基中最先形成。而图式发育的中间部分在芽基的生长过程中逐渐通过嵌入图式被填补。附肢的再生伴随着新生的运动神经元、肌肉和血管的生长等。残基端再生出完整的肢体需要的时间取决于动物的年龄。成体动物一般在1~3个月之间,附肢就能再生完全且恢复完整的功能。

五、再生现象的起源和维持

（一）再生的起源

根据再生的系统分布情况分析,再生最初发生于早期动物,与多细胞物种的起源同时发生。大部分关于再生发育机制的研究均基于一些小型动物再生模型,其中关于两栖类的附肢和尾、鱼鳍、涡虫和水螅的研究最为广泛。这些研究表明,不同物种之间甚至不同结构之间的再生机制具有共性。这些共性包括:不同类型动物均可发生再上皮化,即在伤口处形成完整的覆盖上皮;再生的启动阶段均涉及不同位置信息的组织之间的相互作用;与细胞外基质的降解和重建有关的基质金属蛋白酶和酶类在组织受损伤后表达均上调;生物电信号(如离子流或膜电压变化)的改变也涉及再生的启动;再生的早期,一些免疫反应相关的基因表达上调;细胞信号途径,特别是 Wnt 和成纤维细胞生长因子(fibroblast growth factor,FGF)信号途径对再生的启动和芽基的发育有重要作用;神经支配在组织再生中发挥关键作用。

尽管对组织丢失引起的损伤信号如何触发再生的机制了解尚少,但有趣的是动物间的这种损伤信号似乎很保守,更有力支持了再生机制具有一定的同源性的假说。除了这些相似性之外,动物间的再生过程各不相同。再生的发生可通过多种方式进行,可通过未分化的细胞形成的芽基(如蝾螈附肢的新建再生,表变态),也可通过残留细胞的增殖(如水螅的形态重建),或是两种机制的共同作用(如环节动物和涡虫的再生)。

芽基的形成主要来源于干细胞(如涡虫的新胚芽)、成熟组织的去分化(脊椎动物的附肢再生)或两者皆有。那么这些变化如何映射到动物的系统发生呢?形态重建广泛存在于两侧对称和非两侧对称动物中,可代表再生的祖先模式;而新建再生则可视为两侧对称动物的一种革新。

（二）再生的进化机制

再生和发育尤其是胚后发育过程具有相似性,提示再生可能是作为发育的一种副现象,而不是一个逐步进化的独立过程。基于该副现象假说,再生最初可能是一种已知的发育程序自然发展的结果,当一个结构丢失后,该程序可自动重新部署,启动再生。不同物种间的再生和无性生殖、组织的动态平衡和生长、甚至胚胎发生可同时存在。此外,低等动物如海绵动物和腔肠动物的无性生殖和胚后的发育极其相似,说明早期动物可能具有一种特殊的发育调控图式,而再生正是在此模式中得到进化。

（三）再生与自然选择

如果再生的发生是作为发育的一种副现象，那么某些动物再生现象的发生很可能是继发获得的结果。早期动物有关再生起源的副现象的假说并不能排除再生的早期进化的自然选择作用。捕食现象或其他生物间侵略性作用是再生进化过程中有利的选择性压力。而大量的证据指出在动物进化的早期不存在捕食对象，因此，非生物因素导致的损伤对早期再生的进化具有一定的作用。

（四）再生能力的维持

一旦再生现象发生，生物体就会通过某些机制进行维持，而这有别于再生发生的机制。生物体主要通过自然选择和相关现象的多效性或者系统发生惯性，进行再生的维持。

1. 自然选择（适应性假说）　如果再生出特定结构的能力是通过自然选择得到活跃性的维持，那么生物体本身应具有一些特定的现象。首先，这一结构在自然环境中应该经常性丢失，提示这一结构的再生与机体所处的生态环境有关；其次，对个体而言，结构的缺失必须符合最佳成本原则，即再生相关的结构应该有收益，要确保成本不是过大，在结构和功能恢复之前，动物不至于死亡；最后，结构再生的利益要大于再生的成本。一些动物多次发生结构丢失或再生的现象，并且可以将功能上的、能量上的、繁殖上的和存活成本通过母系遗传分给后代。

在自然环境中，一些具有强再生能力的动物，如水螅和涡虫等，很少发生自切和再生现象，虽然快速的再生可能消除了再生痕迹，但在野外，它们很少发生自切现象，这说明除了自然选择外，还有其他的再生维持机制。

2. 基因的多效性和系统惯性　基因的多效性假说是指组织结构再生能力的保持和相关现象如无性繁殖、生长、胚胎发生，甚至和身体其他结构再生能力的发育过程具有紧密的联系。损伤引发了发育过程中的共享调控网络，再生和发育具有重叠的调控机制。

系统惯性假说是指再生能力既不是自然选择的作用，也不是多效性的保留，而是物种祖先的特性，该特性在发育的调控网络中没有被删除。有些物种具有广泛的再生能力，但是再生能力发生多次丢失的现象（多效性不存在或者容易被损坏），如环节动物（图2-3）。

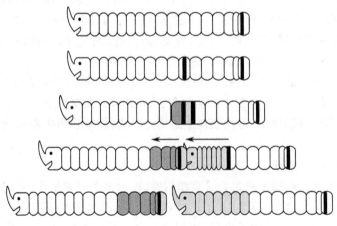

图 2-3　环节动物的再生能力

（五）再生能力的丢失

在动物系统发生过程中，再生能力的限制和丢失已较为普遍，尤其是两侧对称动物。这种丢失基于如下假设:假设再生不是自然选择的结果,再生的丢失可作为动物的一种中性特征而消失,有几种可能的原因。首先,在自然环境中,组织的丢失并不是普遍现象,不同的物种或者同一物种在不同的阶段,结构的丢失是不同的(如逃跑能力的增加或者被捕食概率的增加),导致结构丢失的减少,使得再生和所置于的生态不相干。其次,该组织结构功能重要性的减少或增加,使得再生不能满足这一原则:再生的结构是否必要,是否生死攸关。例如,对于蜘蛛来说,一条或者两条腿的损失对其正常的捕食并无影响,因此蜘蛛中的某些群体已经失去了腿的再生能力。最后,再生和发育过程的多效性作用被破坏,如果没有选择压力,再生的能力也会发生丢失。

再生能力的丢失还可以通过负选择机制调节(利益权衡调节的非直接选择或不利于再生的直接选择)。首先,再生与能量分配的权衡有关,能量和寿命及繁殖相关。寿命及繁殖随着时间而不断进化,能量最佳分配方式也因此不断变动,不再有利于再生。寿命短的物种往往以牺牲再生为代价,把能量投放到繁殖;在能够无性繁殖的物种中,自然选择往往偏向于无性繁殖而不是再生,如环节动物头部再生能力的丢失。其次,非能量权衡限制再生能力。如低再生能力和恒温、确定的生长、坚硬的骨骼之间具有相关性,通过降低危险性来减少再生能力的选择。最后,再生由于不适应性而得到限制。如蜘蛛织网,没腿比修复腿方便。

再生的丢失可能是由于再生速度的逐渐降低(对于一些爬行动物),或者是再生能力逐渐具有个体特定发育阶段的限制性。此外,再生可能和免疫系统的抑制有关。例如,两栖类再生中的质子泵,可拯救尾部再生。

第二节　组织水平的再生机制

组织或器官等结构的再生机制建立在两种假设的基础上,一是再生在很大程度上采用与发育相同的机制;二是与临时组织器官形成相关的发育机制,在再生过程中不可以重现。基于上述观点,脊椎动物组织水平的再生机制,主要包括下列几方面。

一、再生重现发育相关途径

组织损伤后的再生和重建,开始于伤口愈合以及损伤附近的组织去分化并形成间充质。其后,间充质细胞生长并再分化,准确形成类似于丢失前的组织器官。再生和发育的相似性包括基因表达图式、图式形成机制和组织器官自我形成能力。

(一) 相同的基因

以附肢再生为例,在非洲爪蟾和蝾螈的肢体发育和再生中,已经发现很多相同的调控基因,这些基因在再生组织器官和发育的肢芽中都具有相同的表达模式。这些基因包括 *Hox a-13*、*Hox c-6*、*Msxl*、*Fgf-8*、*Fgf-10*、*Fgf-4* 和 *Shh* 等。

(二) 相似的图式形成

肢体发育和再生的图式形成过程也极为相似。它们有共同的信号调控中心:发育中的肢芽表皮和再生芽基都有顶外胚层脊样的组分(顶端外胚层帽表达 *FGF* 家族基因),在图式形成中发挥重要作用;*Shh* 表达区域在肢芽发育和再生芽基中都作为极性活化区,且在肢芽和再生生长锥都有增殖区;当再生生长锥沿背腹轴旋转时,形成额外多余的肢体,就像旋转肢芽一样;此外,*Shh* 在前部异位表达都可以导致多趾畸形,甚至是形成双倍的肢体。

（三）相似的移植能力

发育的肢芽和再生的生长锥都可以移植,而且都具有高度的组织自我形成能力。因此,可以假定再生采用与发育相同的机制。

二、胚胎的无瘢痕再生

（一）胚胎的无瘢痕伤口愈合

创伤、损伤或对身体的组织、器官进行外科手术时会形成瘢痕。瘢痕主要由纤连蛋白和Ⅰ型、Ⅲ型胶原组成的细胞外基质替代缺失的正常组织,瘢痕形成表明组织再生的失败。在人和动物中,瘢痕形成引起诸多医学问题,如眼睛里瘢痕的形成能引起视物模糊或失明;外周或中枢神经系统中瘢痕形成阻碍神经元的重新连接,因而阻碍神经元功能的恢复;在胃肠道和生殖器官中,瘢痕形成引起的粘连会严重威胁生命;韧带和肌腱中瘢痕形成妨碍了正常运动功能。

在哺乳动物胚胎早期,皮肤创伤能够完全治愈,没有瘢痕,且正常的皮肤结构能完全修复。哺乳动物(小鼠、大鼠、兔子、羊、猪、有袋类动物、猴子)中,在其妊娠期第一个 1/3 ～ 1/2 之间形成的皮肤创伤能无瘢痕完全治愈。小鼠无瘢痕的最迟胎龄时间是 16 天(正常出生时胎龄 20 天或 21 天)。从胚胎期无瘢痕的伤口愈合到成体瘢痕形成的伤口愈合的转变是一个逐步的过程,其特征是一些平行的细小的细胞外基质束(包含大量的Ⅰ型、Ⅲ型胶原和纤连蛋白)异常沉积以形成瘢痕,与胚胎(在胎龄 16 天前)皮肤的正常网状组织和新生真皮中的大的细胞外基质束沉积形成对比。

（二）哺乳动物胚胎期无瘢痕愈合的机制

大量的研究表明,胚胎伤口无瘢痕愈合,晚期胎儿伤口愈合和成体伤口有瘢痕愈合之间有明显的差别。这些差别大部分是表面现象,不是无瘢痕愈合形成的真正原因,因为胚胎仍然处于发育中,没有像成体一样形成稳定的表型。尽管胚胎处于羊膜无菌液体环境中发育,但是胚胎的外部环境其实与无瘢痕愈合毫无关系。胚胎无瘢痕愈合和成体瘢痕伤口愈合在透明质酸的表达水平、原始成纤维细胞数量、伤口处凝血块等方面存在差异,但很难通过单一变量找到确定的因果关系。

目前,能唯一明确的是炎症应答反应与瘢痕形成相关。胚胎期伤口与成体伤口相比,引发不同的炎症应答。胚胎期免疫系统正在发育中,且对伤口应答的这些原始免疫细胞与成体是不同的。胚胎期伤口有更少的炎症细胞(显著减少的中性粒细胞、淋巴细胞、单核细胞和巨噬细胞),炎症细胞也更少分化,炎症细胞存在的持续时间比成体伤口显著减少。而且,胚胎期在快速发育时,皮肤容量也正在快速扩增中。胚胎的伤口保留有与皮肤生长、重塑和形态发生有关的高表达的形态发生因子。由于这两个主要的变量,生长因子治愈胚胎期伤口与成体伤口相比在质量(如生长因子现有的类型)、数量(生长因子数量)和时间上(现有生长因子的作用时间长度)都是不同的。例如在胚胎和成体伤口中,TGF-β 亚型有显著的区别。胚胎伤口表达高水平的 TGF-β_3,一种主要由角蛋白细胞和成纤维细胞合成的皮肤形态发生因子,以及很低水平的 TGF-β_1 和 TGF-β_2。相反,成体伤口主要包含 TGF-β_1 和 TGF-β_2,最初来源于血小板,随后来源于炎症细胞,如单核细胞和巨噬细胞。此外胚胎伤口含有高水平的与皮肤形态发生有关的内源性 FGFs,而成体伤口含有大量的 PDGF。

三、脊椎动物组织水平的再生模式

脊椎动物组织再生的 3 种主要模式包括:代偿性增生;成体干细胞活化;成熟细胞去分

化。在所有这些机制中都有具备再生潜能细胞的参与,它们存在于成体组织含有可溶性因子和细胞外基质的三维环境中,这些因子促进了细胞的存活,精确调控了它们的增殖,决定了它们的表型和分化的组织学形式(表2-1)。

表2-1　脊椎动物不同组织再生的细胞来源

代偿性增生	成体干细胞	去分化	其他脊椎动物可再生的组织
血管	血液	鱼	鸟喙
肝脏	血管	鳍	乳头
心肌细胞(水螈)	骨	白鱼	睾丸、卵巢
胰脏	上皮	脊髓	脾
	骨骼肌	脊髓组织	鳃
	肝脏	附肢	外耳道组织(兔)
	嗅球	尾	翅膀(蝙蝠)
	齿状回	脑组织	舌组织
		小肠(水螈)	指(趾)甲
		颌骨(水螈)	
		神经视网膜,水晶体(水螈)	

(一) 代偿性增生

代偿性增生是指已经分化后的细胞通过增殖以重新生成新的组织,最典型的例子是肝脏的再生。肝部分切除术后,肝细胞(肝实质细胞)进行分裂,并且发挥着葡萄糖调节、血蛋白合成、胆汁分泌和药物代谢等作用直到肝脏的损伤恢复。其他通过代偿性增生再生的组织有胰岛的 β 细胞、血管和水螈的心肌细胞。

(二) 成体干细胞活化

成体干细胞的活化是最常见的再生方式,包括上皮干细胞、内皮干细胞、造血干细胞、骨髓间充质干细胞、肌肉干细胞等。胚胎晚期,有一亚群细胞并没有完全分化,并被保留成为成体干细胞。这种细胞可以存在于组织中,也可在血液中循环。有些用于幼体生长或孵化,有些则用于再生。成体干细胞具有自我更新的能力和典型的不对称分裂特性,使得细胞具有多限制谱系。不同组织的细胞具有不同程度的发育潜能。由保留的成体干细胞引起的再生在多细胞生物的组织再生中最为普遍,包括涡虫类,其再生也是通过一种叫新胚芽(成体未分化细胞)的干细胞进行的。

由外胚层和内胚层发育而来的成体组织如皮肤表皮、毛囊、呼吸道和消化道上皮以及中枢神经系统的部分和听觉感觉毛细胞等损伤后的再生由存在于上皮基底层的上皮成体干细胞完成。当肝脏损伤的程度超越分化细胞的再生能力后,一些干细胞将被激活修复损伤。

中胚层的衍生物如骨骼肌、骨头和血液的再生是来源于非上皮性的造血干细胞、间质干细胞和肌卫星细胞等与骨髓有关或存在于骨髓的干细胞。保留的成体干细胞通常分化为其所属细胞系表型的细胞,又称为预期发育前途或命运。比如,骨髓中的造血干细胞是多潜能的,可以分化为红细胞、骨髓细胞和免疫系统中的多种细胞。另外,如肝脏干细胞具有两种分化潜能,能形成肝实质细胞和胆管细胞两种细胞型。也有一些上皮干细胞只具有单向发育潜能,只能形成一种细胞型,如角质形成细胞。

不同的成体干细胞群是由分子重叠或分离的表型决定的。通过一种比较法定义了一些在胚胎干细胞和成体干细胞中具有干细胞特性的基因。对小鼠胚胎干细胞、神经干细胞、造血干细胞和侧脑室分化而来的细胞以及大部分骨髓细胞群的转录档案资料进行分析,通过运用来源于上述细胞的数千个基因的 DNA 微序列和 mRNA 杂交的方法比较。用生物信息学分析法鉴定出一些分化细胞内缺乏但干细胞内存在的转录本,并且指定出转录本在干细胞内的功能性富集范畴。两种研究共发现了 216 个共同设置和 283 个基因均富集于这 3 种干细胞内。这些基因编码的蛋白用于:①信号通路的各个方面(JAK/STAT 转导和转录激活子和 Notch 信号通路,感觉生长激素和凝血酶的能力,以及细胞黏附分子和细胞外基质的相互作用);②进入和增进细胞周期;③对压力的高抵抗力,如 DNA 修复的上调、蛋白折叠、泛素系统和解毒系统;④转录调节,包括染色体重建;⑤翻译调节。50% 以上富集的基因都只有表达序列标签(expressed sequence tags,ESTs),这说明这些基因仍未被确定。此外,这些基因之间存在很大的差异。造血干细胞与骨髓细胞群较为相似,但与胚胎干细胞或是神经干细胞相差甚远;然而神经干细胞却与胚胎干细胞很相似,与造血干细胞或分化细胞相似性较少。

所有的成体干细胞在所属的干细胞壁龛均保持着其固有的干细胞特性,当受到刺激后,这些细胞就会产生子代细胞进行扩增和分化。从对果蝇的生殖细胞、脊椎动物的肝实质细胞和上皮干细胞的研究中发现,干细胞小环境需要靠干细胞和周围细胞通过黏着连接和结合素相互作用的协同维护。骨髓中的造血干细胞的维持是依靠黏着连接的 N-钙黏蛋白和纤连蛋白-结合素黏附在间质区的成骨细胞。阻断这种黏附作用将抑制长期骨髓培养的造血作用。整合素的下调也会引起上皮干细胞与基膜黏附的失败。

上皮干细胞是否对称或不对称分裂取决于干细胞间的细胞内联系和干细胞与上皮基膜间的联系两者哪个作用更强。前者中有丝分裂纺锤体平行排列于基膜,细胞命运决定簇均匀分配到两个子细胞中,从而形成了两个相同的干细胞。后者中,纺锤体垂直排列于基膜,细胞命运决定簇分布不均匀,结果导致一个干细胞粘连在基膜上,另一个则直接获得所有遗传信息。不对称分裂导致无自我更新功能的子细胞进入干细胞壁龛的另一部分,而这部分环境可促进细胞的增殖与分化。正常维持和损伤诱导的再生的干细胞分裂的激活是不同的。在稳态的再生中,干细胞受到持续但低分裂的环境信号的刺激,产生恒量的子代以适应诱导其分化的新环境。在损伤的组织中,干细胞一直保持休眠状态直到受到损伤诱导的信号刺激。

目前,一些成体干细胞的发育潜能是否较其预期发育前途作用强大引起很多争议。更确切地说,这些细胞是否在受到其他细胞的胞外信号能够程序重调而转分化? 如果这样,我们即可利用一种骨髓中最易获得的自体干细胞型移植入损伤处从而再生出局部组织所需细胞型。最近的研究表明,转分化的根本原因是植入细胞与宿主细胞的融合。

另一方面,多种器官的骨髓和结缔组织间隔中隐匿着具有多潜能和(或)多能干细胞,这些细胞具有胚胎干细胞的一些特性,但本质上不属于胚胎干细胞。体外大量培养骨髓和结缔组织细胞后分离出的这些细胞体内外都能够分化成多种细胞型。是否这些细胞确实存在于骨髓中或是结缔组织中,或者是培养导致的去分化的结果仍未清楚。至少,这些细胞在再生医学中的运用可以排除胚胎干细胞的两大难题:免疫排斥和胚胎干细胞生产的生物伦理问题。

（三）去分化产生的干细胞

去分化是一种细胞表型特化能力丢失的过程，即将分化细胞转化为成体干细胞，然后增殖和分化修复和更新组织。去分化是低等脊椎动物最普遍的一种再生机制。鱼鳍和白鱼的再生都是通过去分化，一些蜥蜴类的尾巴再生也是同样的机制。

脊椎动物中去分化机制见于无尾动物的蝌蚪、有尾目两栖动物的幼体和成体再生。与哺乳动物相似，这些动物可以通过代偿性增生和保留的成体干细胞进行再生，但是还可以通过去分化机制再生出多种组织和完整结构，如晶状体、神经视网膜和小肠，然而哺乳动物却不能。虽哺乳动物断肢不能再生，但是也存在一些特例，如鹿角、小鼠和人的远端指（趾）骨、兔外耳道以及蝙蝠的翅膀。

四、组织再生中影响去分化与转分化的因素

（一）组织再生中影响去分化的因素

细胞去分化的过程受到来自细胞内外环境因素的调控。首先，在细胞去分化过程中，细胞周期再进入需要血清中某些因子的刺激，含血小板源性生长因子（PDGF）、表皮生长因子（EGF）等因子的血清能促使培养蝾螈肌管重新进入 S 期。其次，去分化中细胞周期再启动还需要细胞间失去连接及来自血凝块的可溶性因子的作用。如培养状态下肌管或单核肌细胞间的连接能抑制血清诱导的细胞周期再启动。凝血酶水解产物可作为配体直接作用于蝾螈肌管，促使其重新进入细胞周期。

此外，在转录水平上，Rb 蛋白是再进入细胞周期的重要因子。作为 G_1-S 期转换关键调节因子，Rb 蛋白失活后经转录因子 E2F 的作用，S 期基因的转录得以启动。血清刺激蝾螈肢体后将导致 Rb 蛋白的磷酸化失活，细胞由 G_1 期向 S 期转换。在野生型小鼠的肌管中 Rb 蛋白一直保持在非磷酸化状态，因此即使在有血清诱导的情况下，肌管也不能再进入细胞周期，发生去分化。

Msx1 是调节再生过程中去分化的另一重要的转录因子（图 2-4）。在蝾螈胚胎发育中主要表达于肢体芽的末端，但在哺乳动物小鼠体内主要表达于胚胎和成体的指端区。Msx1 可诱导肌管与肌细胞中分化状态相关的基因，如 *MRF4* 和 *p21* 等的表达降低。此后，*MyoD* 的表达也随之下调，肌肉出现去分化的特征。约 9% 的肌管裂解产生较小的肌管或具有增殖能力的、单核的细胞，这些细胞可再分化为成骨细胞、软骨细胞及脂肪细胞。Ras 等蛋白被认为可能参与调节 Msx1。

（二）组织再生过程中影响转分化的因素

细胞转分化的过程中，来自细胞内外的诸多因素可以通过触发转分化的启动、促进原有分化特征的消失及

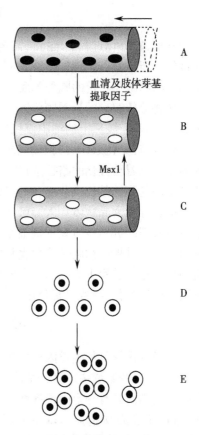

血清及肢体芽基提取因子

Msx1

图 2-4 转录因子 Msx1 对再生过程的调节

新分化特征的表达等途径,来调节转分化的发生。

首先,细胞从多细胞组成的组织环境中分离出来是触发转分化过程的重要因素。如蝾螈晶状体再生,虹膜色素上皮必须与间充质细胞构成的包膜分离,才能开始其向晶状体转分化的过程。间充质包膜、胞间连接均可阻止转分化的启动。若在蝾螈晶状体被摘除后,用一些具有类似胰蛋白酶作用的药物处理其眼睛,破坏细胞间的连接及组织的正常结构,将导致晶状体的再生出现异常(图2-5)。糖蛋白2NI-36存在于包括虹膜色素上皮在内的多种组织细胞的表面或胞外基质中,具有保持原分化特征的作用,随着其表达的降低可促使细胞表达新的分化特征的潜力得以表现。

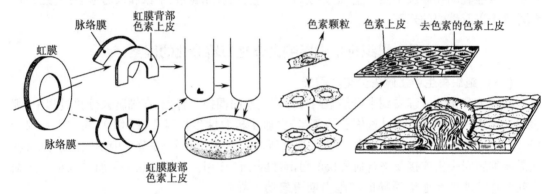

图2-5 蝾螈晶状体再生

其次,转分化过程的维持仍需要细胞继续保持与正常生长环境的脱离状态。避免细胞连接的重新建立可维持转分化的进行。细胞与胞外基质的相互作用能抑制其转分化的发生,因此,细胞与特定的胞外基质成分的脱离也是保证其转分化过程持续进行的重要因素之一。如将分散解离的视网膜色素上皮细胞分别培养于胶原和塑料基质上,虽生长速度基本一致,但培养于胶原上的细胞仅保持原有分化特征。

此外,转分化启动后,胞外基质分子、细胞分裂次数以及与细胞信号转导相关的分子等多因素影响着转分化的路径选择。将蝌蚪视网膜色素上皮细胞培养于层黏连蛋白及胶原这两种不同的胞外基质成分上,细胞转分化的方向明显不同,前者转分化为神经视网膜细胞,后者则转分化为晶状体。人们已证实细胞核分裂的次数为爪蟾发育早期分化特异性基因的表达所必需。进一步研究发现细胞周期的活动与组织再生中转分化的发生密切相关,可影响组织再生过程中细胞转分化途径的选择。目前认为细胞周期次数影响转分化的机制是细胞周期的循环过程中细胞的状态发生了改变,基因转录机制也随机出现变化,如某些特定的基因发生甲基化,导致与转分化相关的基因组转录的启动。

五、生长因子与创伤修复

涉及创伤修复的生长因子主要有5种:PDGF、EGF、TGF-β、FGF和IGF。

首先,这些家族中的每一个成员对体外创伤细胞都有明显的趋向活性,这种趋向性对于所吸引的细胞具有一定的选择性。TGF-β对于人外周血液单核细胞是一种强有力的趋向因子,最适浓度为0.5pg/ml;PDGF对成纤维细胞有趋向性,而对单核细胞则不具有趋向性;bFGF和IGF-1对血管内皮细胞具有趋向性;EGF激活表皮细胞的趋向性移动。

其次,这些生长因子具有激活创伤细胞分裂的作用。在创伤愈合过程中,所有的生长因子都可以促进一种或多种细胞的生长,且表现出某种选择性。例如,EGF 对上皮细胞有强烈的促生长作用,bFGF 是成纤维细胞和血管内皮细胞的高效促生长剂。IGF-1 和 PDGF 主要激活中胚层成纤维细胞和平滑肌细胞,TGF-β 是双功能细胞激活剂,激活来源于中胚层成纤维细胞,但抑制外胚层角化细胞。

再次,生长因子可刺激细胞间质的合成,例如,EGF 袭击纤维结合蛋白的合成;TGF-β 刺激胶原蛋白、弹性蛋白的合成,当胶原酶减少时抑制金属蛋白酶。

最后,生长因子还是血管生成的有力刺激剂,bFGF、EGF、TGF-α 和 TGF-β 刺激新生血管的形成。因此,生长因子的调节功能对正常创伤后修复有决定性意义,包括炎症细胞趋向性移动,创伤细胞的分裂激活,新生血管的形成和细胞间质的合成。

生长因子在组织器官受到损伤后参与了再生的整个过程,包括损伤后的免疫反应,细胞的增殖与损伤修复,以及后期的再生过程。在整个过程中生长因子发挥的作用如下:①炎症细胞趋向性移动。创伤发生后血块凝集、血小板脱颗粒。血小板 α 颗粒释放几种蛋白生长因子,包括 PDGF、IGF-1、EGF、TGF-β,促进炎性细胞的趋向。巨噬细胞在伤口处合成并分泌其他生长因子包括 TGF-β、TGF-α、bFGF、巨噬细胞衍化生长因子(MDGF)和肝素结合性表皮生长因子(HB-EGF)。这些巨噬细胞分泌的生长因子可刺激成纤维细胞、表皮细胞和血管内皮细胞向伤口移动。②增殖和修复。成纤维细胞等多种细胞移至损伤部位后,这些细胞发生分裂增生,伤口纤维化增加,增殖和修复开始。延续数星期后,伤口处的炎性细胞减少,成纤维细胞、表皮细胞和角化细胞继续合成生长因子 PDGF、IGF-1、bFGF、TGF-β 和角质化细胞生长因子(KGF)等,这些因子继续促进细胞增殖,细胞间基质蛋白合成,新的血管合成。③再生。最初瘢痕形成后,细胞增殖和血管化停止,创伤修复进入再生期,持续数月,新的瘢痕基质的生成和降解达到平衡。

六、再生的细胞信号转导途径

再生是维持和修复组织完整性的过程,因此,在大部分情况下类似于组织发育过程,信号转导途径与胚胎发育过程基本相似,主要涉及 Notch、Wnt、Hedgehog、RTK、TGF-β、JAK/STAT 等信号通路以及核转录因子 Oct-4、Sox2、Nanog 等。这些信号主要与干细胞未分化状态和多分化潜能的维持、自我更新、细胞增殖、分化以及胚胎发育等相关。人体和动物水平的信号转导效应不完全相同。

(一) Notch 信号途径

Notch 信号极端保守,被广泛应用于多细胞动物细胞命运调节机制的研究,主要作用是调控干细胞的自我更新(图 2-6A)。在果蝇胚胎发育过程中,Notch 受体是干细胞自我更新的主要调控因子。脊椎动物体内共有 4 种 Notch 受体控制胚胎发育的命运决定。Notch 是一种跨膜蛋白,受到膜结合配体 Detla、Jagged 以及相邻细胞的 Serrate。配体的结合导致 Notch 结构的改变,从而释放了 Notch 的细胞内结合区(notch intracellular domain,NICD)。NICD 转移至核内,与 DNA 结合蛋白 RBP-JK、组蛋白乙酰基转移酶 p300 及 p300/CBP 相关因子(p300/CBP-associated factor,PCAF)结合,从而激活靶基因的表达,其产物具有对基因的转录抑制作用,而这些基因的激活可促进细胞的分化。

NICD 的活性受到细胞内膜相关蛋白 Numb 的抑制。成体干细胞分裂时 Numb 不对称地只分配到其中 1 个子细胞中,导致仅 1 个子细胞具有自我更新的能力。自我更新的子细胞中 Notch 的激活在转录水平上受到一种 RNA 结合蛋白 Nrp-1 的调节。Nrp-1 结合 Numb mR-

NA,阻止其翻译。

（二）经典的 Wnt 信号途径

在细胞内,经典的 Wnt 信号途径可促进胞质内游离的 β-连环蛋白(β-catenin)的稳定,维持成体干细胞的沉默状态(图 2-6B)。β-连环蛋白不仅对细胞粘连起关键作用,而且是胞内 Wnt 信号通路重要的传递信使。绝大多数 β-连环蛋白结合于质膜,介导钙黏素依赖的细胞间粘连;小部分 β-连环蛋白存在于胞质与核内,由 Wnt 信号调节。在没有 Wnt 信号时,糖原合成酶 3(glycogen synthase kinase 3,GSK-3)是有活性的,并且在轴蛋白(axin)及腺瘤性结肠息肉病(adenomatous polyposis coli,APC)蛋白组成的蛋白复合物上磷酸化 β-连环蛋白。磷酸化的 β-连环蛋白靶向泛素化作用和 26S 蛋白酶体介导的降解,因此减少胞质的 β-连环蛋白水平。在有 Wnt 出现时,Wnt-Fz-LRP6 形成复合物,并引起蓬乱蛋白(dishevelled,Dvl)的 3 个区磷酸化,Dvl 属于胞质信号转导分子家族。Dvl 激活最终导致 GSK-3 磷酸化,从而抑制 GSK-3 活性。GSK-3 抑制导致 β-连环蛋白稳定和细胞质内的堆积。堆积的 β-连环蛋白转位到细胞核并与 Tcf(LEF1、TCF1、TCF3、TCF4)转录因子家族和转录启动子 p300 形成活性转录复合物。成功地组装转录复合物导致靶向基因激活。经典的 β-连环蛋白通路的靶向基因包括基质金属蛋白酶(MMP2、MMP3、MMP7 和 MMP9)、cyclinD1、c-myc、c-jun 等。

（三）Hedgehog 信号途径

Hedgehog(hh)有 3 个同源物:sonic hedgehog(Shh)、indian hedgehog(Ihh)和 desert hedgehog(Dhh)(图 2-6C)。Shh 表达广泛,在该信号传导通路上起主要作用,它与细胞在肢体、体节、神经管发育中的分化建立有关,调节着神经管背腹(dorsal-ventral,D-V)发育模式、肢体前后(anterior-posterior,A-P)轴发育模式、胚胎早期不对称发育模式和体节形成模式,并与多种器官如脑、脊索、肺、毛发、眼、颌面结构、牙齿、四肢等的形态形成有关,*Shh* 基因敲除的小鼠,其脑、脊索、肢体及颅面部均出现严重的畸形。这 3 种蛋白质与各种组织的干细胞的自我更新和增殖有关。Ihh 主要参与软骨发育。Dhh 在生殖细胞的发育中起关键作用。

Hedgehog 信号的传递主要依靠两个跨膜蛋白:Patched(Ptc)和 Smoothened(Smo)。当 Hedgehog 和 Ptc 结合时,则解除了 Ptc 对 Smo 的抑制作用,引起 Hedgehog 信号通路的激活。Hedgehog 信号通路的转录因子 Ci。Smo 被磷酸化后释放结合在微管上面的 Ci。Gli 1、Gli 2 和 Gli 3 是 Ci 在脊椎动物的同源物。没有 Hedgehog 信号时,Ci 的羧基端被剪切,进入细胞核,抑制 Hedgehog 信号响应基因。当 Hedgehog 与 Ptc 结合时,Ci 的降解被抑制,从复合物中释放出来,全长的 Ci 进入细胞核中,启动相关基因表达,这些基因包括 *Wnt* 和 *Ptc*。*Ptc* 的表达又会抑制 Smo,从而抑制 Hedgehog 信号,是一种反馈调节。

（四）RTK 信号途径

受体酪氨酸激酶(receptor tyrosine kinases,RTKs)的共同特征是受体保守区含有酪氨酸蛋白激酶(tyrosine protein kinase,TPK),这种结构有利于信息从细胞外单向地流入细胞内(图 2-6D)。单体型的受体 TPK 只有很弱的基础活性,在配体将它二聚后才表现出充分的活性。受体型 TPK 二聚的配体可以分为两类:一类是本身就有诱导这类 TPK 发生二聚作用的,如几个生长因子家族的成员,包括 EGF、PDGF 等,它们的单体型含有两个与受体结合的位点,因此可以交联两个与之相邻的受体而使两个受体聚合;另一类如 FGF,虽然它们自身只是以一价形式结合受体,但是可以借助某些辅助分子促进配体-受体复合物的多聚作用。

酪氨酸激酶受体途径主要用于生长因子如 FGF、PDGF、EGF、VEGF 及干细胞因子(stem cell factor,SCF)。这些信号的配体与特异的 RTKs 结合。RTK 是一种跨膜蛋白,由配体形成

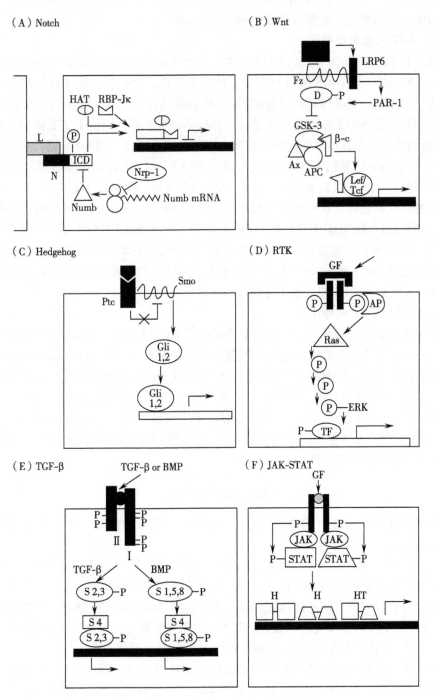

图 2-6 再生能力的细胞信号转导途径

二聚体,并经历构象的改变导致细胞质受体区的酪氨酸自体磷酸化。其中一个酪氨酸残基被一种接头蛋白识别,导致 G 蛋白的活化,如 Ras 蛋白活化后将激活磷酸化的级联反应。级联反应的最后一个成员是磷酸化的细胞外信号调节激酶(extracellular signal-regulated kinase,ERK),此酶进入细胞核后磷酸化和活化转录因子。

（五）TGF-β 信号途径

转化生长因子 TGF-β(图 2-6E)家族共有 2 个亚家族:一个 TGF-β/Activin/Nodal 亚家族,另一个是 BMP/GDF(生长和分化因子)/MIS 亚家族。TGF-β 类配体通过其受体复合物激活下游信号传递。其受体具有丝氨酸/苏氨酸激酶活性,包括 2 个亚类,即 I 型和 II 型受体。I 型和 II 型受体均为单跨膜受体蛋白。脊椎动物有 7 种不同的 I 型受体和 5 种 II 型受体,不同亚型的受体由其结合的配体决定形成不同异源二聚体。结合配体后,II 型受体磷酸化 I 型受体,激活激酶的结合区。此后,活化了的受体继续磷酸化不同级别的 Smad 蛋白。此过程共涉及 8 种 3 个级别的 Smad 蛋白,其中只有受体 Smads(R-Smads,1、2、3、5、8)直接被受体磷酸化。磷酸化后这些蛋白聚积在核内与 Co-Smad(Smad 4)形成复合物调控靶基因的表达。而 Smad 6 和 Smad 7 是抑制型 Smad,它们可与 R-Smad 竞争 I 型受体结合位点而抑制其激活。Smad 6 也可通过与 R-Smad 形成无活性的二聚体而抑制其活性。I 型的 3 种受体通过磷酸化 Smad 2 和 Smad 3 转导 TGF-β 样的信号,而其他 4 种 I 型受体则通过活化 Smad 1、Smad 5 和 Smad 8 调节 BMP 信号。

（六）JAK-STAT 信号途径

JAK-STAT 信号途径(图 2-6F)可被多种细胞因子(如干扰素、生长因子等)所激活,这些因子通过与受体结合而阻断原有的酪氨酸激酶受体的活性。JAK(janus kinase)蛋白一般结合在受体胞内保守域,并磷酸化酪氨酸激酶,使受体具有酪氨酸激酶活性。这种转换作用为 STAT 蛋白提供了对接位点,与受体结合,接着 STAT 蛋白形成同源或异源二聚体,并且迅速转移至细胞核内,与其他蛋白形成转录复合物。哺乳动物中共有 4 种 JAK 基因和 7 种 STAT 基因,以提供大量的受体便于活化和转录结合,JAK-STAT 信号途径在血细胞和骨细胞的生长与分化等过程中具有重要作用。

七、免疫与再生

系统进化过程中,随着生物物种的进化其再生能力却逐渐丧失。研究表明,免疫与进化有着密切的关系。

"免疫"干扰了再生。获得性免疫的进化、发展与再生能力的逐渐丧失存在一定关系。大量的研究证实,哺乳动物表现出高度发育、进化的获得性免疫和相对极弱的再生能力。而获得性免疫发育较差的脊椎动物,如硬骨鱼、无尾动物的幼虫以及泄殖腔的两栖动物对损伤的反应,表现为微弱的免疫反应和强大的组织/器官再生能力。例如,蝾螈或两栖动物具有完全再生能力,与这类低等动物相比,哺乳动物的再生能力明显下降。

再生能力的差异不仅存在蝾螈与小鼠之间,也存在于不同类型的蝾螈之间。美西螈(axolotl)是蝾螈中一种很幼稚的种类,它能再生除了晶状体外的东方蝾螈所能再生的所有组织。同一个体的再生能力也存在差异,主要表现在不同发育阶段。例如无尾动物非洲爪蟾,其获得性免疫的发育通常是在幼虫期接近蜕变时(即促变态期),此期切除后肢,其肢体远端结构的再生明显减弱,而代之以纤维化修复或软骨生成增加。此外,人、小鼠、兔和羊等哺乳动物,在其胚胎早期皮肤创伤是以无瘢痕方式愈合(完全再生),几乎无炎症反应发生,随着孕期的增加,创伤后也会形成瘢痕并伴有不同程度的炎症反应。据大量资料报道,免疫机制和免疫调节的不同是导致不同种属动物之间再生能力差异的主要原因。

(一) 先天性免疫反应对组织修复的影响

创伤组织修复过程中早期的炎症反应以先天免疫反应为主,其成分和合成分泌的细胞因子除了参与损伤局部的异物和坏死细胞碎片清除外,还参与了组织修复的全过程。巨噬细胞、中性粒细胞、自然杀伤细胞(NK 细胞)以及补体蛋白是天然免疫反应的主要效应细胞和成分,其分泌的活性因子主要有促炎细胞因子、白细胞介素(interleukin,IL)、补体降解片段等。

早期免疫保护作用是许多细胞核因子功能特化所形成,而这些细胞和因子通常在调节机体生成和发炎过程中起着至关重要的作用。当微生物入侵时,从植物到动物的上皮细胞表面都能产生抗微生物多肽,这是多细胞生物体先天免疫系统的主要成分,可促进细胞增殖、存活,直接参与维持机体的完整性。目前已鉴定出了数百种抗微生物多肽,其中最值得注意的是防御素,它通过渗透微生物的细胞膜,杀灭大量的真菌、细菌和某些病毒。最近研究显示,微生物多肽除了抗微生物特性外,还具有激活吞噬细胞、促有丝分裂和促血管生成效应,从而直接促进组织修复。

补体是先天免疫系统的成分之一。脊椎动物的补体主要通过溶解细菌等病原微生物并促进吞噬作用防御细菌入侵。部分补体还具有趋化因子的作用,能募集炎性细胞到达损伤部位,例如,C5a 是一种强烈的中性粒细胞趋化因子。研究发现,这些溶菌因子还参与了组织损伤的再生过程,某些补体蛋白能在损伤局部和某些发育过程中合成。例如,在局部软骨化内骨化、部分肝切除后肝再生以及东方蝾螈的晶状体、后肢再生时产生的 C3a 和 C5a;泄殖腔动物调节补体激活产生的 CD59 在其肢体再生时介导其位置信息。因此,C3a 和 C5a 除了具有免疫保护效应外,在组织(器官)的生长和发育中也起着重要作用。

在创面损伤细胞、微生物以及肥大细胞等分泌的趋化因子作用下,最先到达损伤处的免疫细胞是中性粒细胞,也是清除细菌最主要的细胞。除了吞噬和杀灭细菌外,中性粒细胞还释放蛋白酶、趋化因子和生长因子,降解细胞外基质成分,增强并扩大炎症反应,进一步刺激损伤部位细胞增殖和迁移。中性粒细胞衍生的细胞因子如 IL-1、TNF-α 和 VEGF 等能推进修复进程。

NK 细胞是先天免疫系统的另一分支,是主要由外周血液循环募集到创面的免疫细胞。NK 细胞能直接与入侵创面的真菌、寄生细胞核病毒感染的细胞相互作用,从而诱导其发生凋亡。与中性粒细胞一样,NK 细胞也能分泌多种基质金属蛋白酶、趋化因子、生长因子,引起局部免疫反应增强和促进组织生长。

巨噬细胞是先天免疫反应中最主要的效应细胞。由损伤部位早期释放的趋化因子作用到达创面,对创后早期炎症反应和组织修复起重要作用。血液循环中的单核细胞受到损伤细胞和细菌分泌的活性因子的激活转变为巨噬细胞,发挥中性粒细胞的作用,杀灭细菌和吞噬坏死组织碎片及细胞。巨噬细胞不仅分泌大量的促炎细胞因子如 IL-1、IL-6、IL-8、MCP-1 和 TNF-α 等增强局部的炎症反应,还可以分泌大量的促有丝分裂因子和促血管生成因子,促进组织修复与再生进程。

(二) 获得性免疫对再生的抑制

基于对获得性免疫的原始功能及进化的探讨,即获得性免疫系统区别的是不同发育阶段(类型)的细胞,识别的是自身的物质,是个体发育过程中必须排出的某阶段自身的物质。

在再生早期,正在进行去分化的细胞,像病毒感染细胞或肿瘤细胞那样表达的抗原是成年的"非己"物质而被机体的细胞毒性 T 细胞和 NK 细胞识别和清除,最终杀灭这些去分化细胞使再生过程被抑制,导致后来成纤维细胞或其他细胞的过度生长和活性增加,而这些细胞过度生长和激活将损害组织和器官再生能力。

第三节　组织(器官)重建

组织或器官受损伤或丢失后首先是受到损伤信号的激发引起残留肢体对正常发育状态下丢失组织遗留的位置记忆,然后引起一系列的炎症反应如巨噬细胞的迁移等,对伤口进行修复使伤口愈合,随后形成再生芽基,并通过多种干细胞来源或是多潜能细胞的去分化、增殖与迁移重建原组织或器官,最终恢复原始功能。

一、再生中的位置记忆

当美西螈或者蝾螈的附肢在任何一个截面被横断后,都能再生出相应的结构,如腕部被截断后,能够完全再生出腕部;前臂被截断后,能够再生出完整的新前臂。如果附肢远侧端(如腕部)被截断后再生的芽基被移植到近侧端(如附肢肩部)芽基背侧,仍然能再生出既定的远端部位,提示在附肢任一截断面产生的芽基都具有位置记忆能力。将附肢远侧端芽基细胞(腕部芽基细胞)移植到近侧端芽基,附肢沿着近侧端芽基正常再生,但是远侧端芽基细胞沿着远近轴被推到最远端形成指部。此外,当近端芽基和远端芽基在体外面对面共培养时,近端芽基会包吞远端芽基。这是由沿着芽基远近轴、具有不同位置记忆能力的芽基细胞调节相互之间的黏附性和迁移运动所致。上述结果表明,位置记忆是芽基的本质特征,并且存在于细胞表面。早期芽基采用电转 CMVnucGFP 和 CMV-DsRed 分别示踪前肢芽基的近侧端和远侧端细胞,断肢 28 天后发现 DsRed 标记细胞位于整个前肢指部,而绿色荧光蛋白标记细胞位于整个再生前肢,说明芽基内远近端的区域记忆在芽基早期即已形成,即沿远近轴呈梯度分布。早期芽基细胞位置记忆区域分布有两种模型,即三域既定模型和再生锲入模型。

芽基细胞采用何种方式来确定再生位置信息? 胚胎发育的位置记忆一般认为由形态发生素决定,如 RA、信号蛋白(decapentaplegic)、TGF-β、Shh、Wingless 及 BMP 等。胚胎发育时,一组细胞产生形态发生素,并沿着相关细胞扩散,形成浓度梯度,使得这些细胞产生差异反应。但是在器官或组织再生中,由细胞产生的胞外分子扩散而导致浓度梯度,从而产生位置记忆似乎是不可能的。主要原因:①大小问题。胚胎发育过程中,形态发生素的扩散范围一般为几百微米,最大理论值为 1mm,如非洲爪蟾胚胎极帽中 TGF-β 扩散范围为 100～200μm,而再生芽基的大小一般为 5mm(如成体美西螈),超过胚胎肢芽的 4000 倍,因此不可能通过形态发生素的扩散形成浓度梯度。②根据钟面模型(clockface model)理论,细胞一般和毗邻的细胞相互作用,而不是越过多个细胞的距离释放形态发生素并形成浓度梯度。③美西螈的附肢再生实验表明,位置记忆应该位于细胞表面。但是,附肢截断后芽基细胞是如何沿着远近轴获得浓度梯度的? 目前有两种观点:①细胞沿着远近轴遇到不同浓度的 RA,因此芽基细胞获得位置信息。因为 RA 是不可能沿着远近轴呈浓度梯度分布的,但不排除受伤表皮释放 RA 从而作用于间充质干细胞。②位置记忆因子在成体动物附肢芽基细胞的始祖细胞中,沿远近轴呈稳定的梯度表达,附肢截断后芽基细胞承继了该表达水平(近端>远端）。目前实验更支持第二种观点。

脊椎动物再生过程中位置记忆分子必须具有以下特点：①沿远近轴呈浓度梯度分布，并且这种分布导致芽基细胞迁移、增殖、黏附变化；②存在于芽基细胞表面；③受到 RA 调节；④干扰在芽基细胞中的表达，会导致芽基细胞在芽基中的位置变化以及再生组织表型的改变。位置记忆可能触发局部中心信号形成，并且激活转导通路。

二、组织或器官的重建

（一）生物电信号

正常情况下，动物体内会产生一种稳态生物电信号，此信号产生于自身的生物组织，故称之为内源性生物电信号。在上皮两侧存在一定强度的跨上皮电位差（transepithelial potential difference，TEPD），皮肤损伤后因局部屏障功能被破坏可随即产生损伤电流，并形成损伤电位及伤口电场。

伤口内源性生物电信号对伤口组织的修复和再生具有重要意义：首先，损伤诱导的电场可启动伤口的愈合；如角膜损伤后，伤口诱发电场是刺激并引导角膜上皮细胞向伤口迁移以及促使伤口愈合的因子。其次，损伤诱发的电场还可调节伤口处细胞的增殖及分裂轴向；如改变伤口诱发电场可调节角膜上皮细胞的细胞周期，改变细胞分裂速率。内源性电场控制有丝分裂纺锤体的方向，控制细胞分裂方向。再者，伤口神经生长也受损伤诱发电场的调节，伤口内源性电场对神经芽朝向伤缘生长具有导向因子的作用。甚至，再生的极性也受内源性电场的调节，如涡虫头的再生。

（二）伤口愈合

蝾螈截肢后，在伤口的表面由损伤的细胞碎屑和凝结的血块构成一种临时的覆盖，伤口边缘的表皮细胞失去了原先的分化特性，迅速向伤区迁移，并覆盖裸露的伤口内部组织，这一过程一般在截肢后 1~2 天内完成。继而表皮细胞去分化增生，形成加厚的表皮冠，从而吸引芽基细胞在其下聚积，此时的表皮细胞呈现类似胚胎肢芽表皮的外貌。斑马鱼尾鳍切断后一般在受伤后 1~3 小时，表皮层迁移覆盖伤口。

受伤表皮的形成对再生的后续担负着特殊的、过渡性却又至关重要的作用。大多数动物在截肢或是组织损伤后最早发生的应激反应即是上皮细胞向损伤处的迁移。如将蝾螈损伤截肢或断尾后的皮肤缝合阻止伤口上皮的形成，这种方法处理后虽蝾螈的伤口能够愈合但是却阻挡限制了再生。人们普遍认为只有间充质细胞具有位置记忆这一特性，但是伤口上皮细胞也具有这种类似的功能，即为损伤处再生的图式发育机制划定了远端的界限。

伤口表皮的形成源于多种分子的调控机制，在损伤发生后一些基因的表达发生了变化从而影响了伤口上皮的形成，其中最主要的是 Wnt/β-catenin 信号通路。β-catenin 是伤口上皮形成的最早的分子标记，例如蝾螈附肢截断后几小时内上皮细胞持续表达 β-catenin，一直延续整个再生过程。不断积累的 β-catenin 不仅可以维持细胞间的相互作用，而且还参与细胞的迁移。

还有研究发现：斑马鱼断鳍 1 小时后 fgf20a 即可以在表皮间充质区域的间充质细胞表达；在断鳍 3 小时后，Wnt 家族成员 wnt10a 和 wnt5b 在鳍末端的表达明显上调。如果阻断 Wnt/β-catenin 信号通路，伤口上皮的标志性蛋白和 fgf20a 的表达均消失或显著下降，表明一些未知的损伤信号直接或间接地激活了 wnt10a 的表达，继而激活 fgf20a；同时也说明 Wnt 信号通路在斑马鱼鳍及断肢再生过程中具有重要的作用。

　　伤口上皮的再形成除了受到一些细胞内信号通路的调控外,还受到多种生长因子的调控,包括 EGF、TGF-α、HB-EGF。损伤导致的这些生长因子在伤口处募集和释放,作为配体与 EGF 受体相互作用,调节伤口边缘的角质细胞增殖,部分生长因子作为有丝分裂酶促进细胞的分裂促进伤口的愈合。如 EGF,可激活鸟苷三磷酸酶(guanosine triphosphatase,GTPase) Rac,调控成纤维细胞和上皮细胞伪足的延伸以及黏附复合物的组装,从而促进伤口的愈合。

　　然而有些组织的再生却不涉及伤口上皮的形成,如晶状体的再生,是通过局部上皮细胞转分化而来;斑马鱼的心脏再生主要是心外膜的广泛激活,发挥了类似伤口上皮的作用。另外一个例子是蝾螈的小肠再生,小肠横断后其末端并未闭合,而是形成了一种开口型芽基或者与完好的部分黏附,形成侧向紧密连接,以保证小肠的功能恢复。

(三) 芽基细胞的起源和动员

　　伤口上皮形成之后邻近伤区残肢内部组织如肌肉、软骨(骨)以及结缔组织去分化形成一个个彼此极为相像的间充质细胞,从形态上很难区分它们原先来自何种组织,这些细胞即是芽基细胞。受到表皮冠的作用聚集在伤口处,通过有丝分裂以增加细胞数量,并不断向再生肢顶部集中。由于表皮尚未形成新的基膜而得以和内部的芽基细胞密切接触。随着芽基细胞向再生肢顶端集中,增厚的表皮冠相应地变薄,使残肢末端呈芽状,故称之为再生芽基。此时内部血流恢复通畅,再生芽基形成后残肢去分化随即终止。

　　由此可见,再生芽基中含有多种始祖细胞,可能来源于肌卫星细胞或是来源于组织去分化细胞。这些细胞受到伤口表皮的某种信号聚集,形成再生芽基,使得再生过程得以继续。

　　以蛙和蝾螈的肌肉再生为例。蛙和蝾螈分别采用不同的机制征集肌始祖细胞:蛙仅采用卫星细胞,而蝾螈除了采用肌卫星细胞外,还采用肌纤维的去分化机制。蝾螈的芽基细胞 17% 来源于肌纤维的去分化,而在此过程中可以看到大约有 40% 的肌纤维发生去分化。肌纤维相关的肌卫星细胞,不仅可以诱导产生肌肉,还可以向脂肪、骨、软骨以及受伤表皮诱导。

　　肌纤维去分化的主要机制是通过凝血酶(thrombin)激活肌细胞,使之重新进入细胞周期。当晶状体被摘除后,在眼前房(anterior chamber)注射凝血酶抑制剂 Phe-Pro-Arg-Chloromethylketone,背侧虹膜细胞 S 期被抑制,采用激活的凝血酶血清,色素上皮细胞进入 S 期。研究发现将含有凝血酶的芽基抽提液培养小鼠的肌管,发现可诱导小鼠肌管进入细胞周期,即导致肌管的去分化。

　　此外,Msx1 的表达也与再生有关,主要是参与肌细胞的去分化。Msx1 不仅在蝾螈附肢的芽基表达,也在小鼠的指尖(可以再生)表达。过表达 Msx1 可以阻止小鼠 C2C12 细胞的生肌分化,表达 Msx1 的肌管约有 50% 降低了肌肉分化因子的表达,如 MRF4、肌细胞生成素(myogenin)、MyoD 和 p21。若在蝾螈的肌纤维注射 anti-Msx1 吗啉寡聚核苷酸(morpholino oligonucleotides,MF),肌纤维去分化率降低了,且参与形成芽基细胞的比例也随之降低。

(四) 蝾螈和蛙再生过程中肌肉来源的始祖干细胞的可塑性

　　研究发现来自蝾螈肌纤维去分化的干细胞,不但可以向肌纤维分化,还可以较低的比例向软骨方向分化,而卫星细胞则可以向软骨和表皮等方向分化。胚胎移植研究表明,蛙的干细胞不会向其他型组织分化。

(五) 再生体的形态发生

　　再生体的组织分化与胚胎肢芽的分化过程类似,区别在于前者是在同已有的骨骼和肌肉保持接触的基础上,分化出失去的各种组织成分。在芽基形成的较晚阶段,增殖并积聚的间叶状芽基细胞在再生体的中央接近原有的骨末端整齐地排列,这是软骨形成的雏形。继而更远端的软骨成分依次出现,并逐步骨化为硬骨。骨周围的芽基细胞分化为肌肉,和保留下来的肌肉衔接,由近及远地依次发育。血流和神经分布也逐渐恢复到损伤前的水平,最终形成一个有功能的肢体。

推 荐 阅 读

[1] Ashe HL,Briscoe J. The interpretation of morphogen gradients. Development,2006,133(3):385-394.

[2] Bely AE,Nyberg KG. Evolution of animal regeneration:re-emergence of a field. Trends Ecol Evol,2010,25(3):161-170.

[3] Brockes JP,Kumar A. Plasticity and reprogramming of differentiated cells in amphibian regeneration. Nat Rev Mol Cell Biol,2002,3(8):566-574.

[4] Ferguson MW,O'Kane S. Scar-free healing:from embryonic mechanisms to adult therapeutic intervention. Philos Trans R Soc Lond B Biol Sci,2004,359(1445):839-850.

[5] Fukazawa T,Naora Y,Kunieda T,et al. Suppression of the immune response potentiates tadpole tail regeneration during the refractory period. Development,2009,136(14):2323-2327.

[6] Gargioli C,Slack JM. Cell lineage tracing during Xenopus tail regeneration. Development,2004,131(11):2669-2679.

[7] Seifert AW,Monaghan JR,Smith MD,et al. The influence of fundamental traits on mechanisms controlling appendage regeneration. Biol Rev Camb Philos Soc,2012,87(2):330-345.

[8] 付小兵,王正国,吴祖泽. 再生医学原理与实践. 上海:上海科学技术出版社,2008.

（王勇军）

第三章　干细胞与再生医学

1998 年，美国学者 James Thomson 报道成功从人囊胚的内细胞团中分离出具有全能性的干细胞。几乎同时，以 John Gearhart 为首的研究组从人胚的生殖嵴中分离出具有全能性的胚胎生殖干细胞。这两项研究首次将人类的多能干细胞在体外培养建系，并唤起人们对干细胞用于再生的期望。本章将以人类干细胞为主介绍干细胞的基本概念、应用及前景。

第一节　概　述

干细胞(stem cell)是一类具有自我更新和分化潜能的特殊细胞类群，存在于从内细胞团至发育不同阶段的多种组织和器官中。在适当的培养条件下，干细胞可以在体外大量扩增并分化为具有特定功能的细胞。因此，干细胞研究具有重要的应用价值，将会给移植治疗、细胞及基因治疗和药物筛选等带来深远的影响。在再生医学领域，干细胞有望以细胞或组织替代的方式治疗外伤、神经变性疾病、心肌梗死、糖尿病等疾病。与动物干细胞一样，人类干细胞还可以用作研究模型，以探索细胞的多能性、生长、分化的机制。更重要的，人胚干细胞可用以研究人类发育、生长、疾病的独特性。

双性生殖的动物个体由受精卵发育而来。通过细胞增殖、分化，受精卵可以形成个体的各种组织、器官。一般情况下，在发育过程中，细胞的分裂能力与分化潜能将逐渐减低，最终形成各种终末分化细胞。但是，在体内的许多种组织中，不同程度地保留了一些未进入终末分化的细胞，称之为干细胞或前体细胞。这些干细胞可以继续分裂、分化，并补充所需的细胞类型。细胞分化(cell differentiation)是指同一来源的细胞分裂为形态、结构、生化特征和生理功能有稳定性差异细胞的过程。与细胞分裂一样，细胞分化是个体发育中组织器官形成的重要基础，也是发育生物学核心问题之一。一般认为，细胞分化遵循一定的时间程序，并受细胞的空间位置和不断变化的微环境影响。

一、干细胞的基本特性

干细胞的特点主要有：①可自我更新、并保持一定未分化状态；②可以分化为 2 种以上的终末分化细胞。不同发育阶段的干细胞，尽管其增殖能力和分化潜能可能有所不同，但都符合上述特征。为同时具备以上特性，干细胞通常要按照以下两种方式之一分裂：一种是对称分裂以形成 2 个相同的干细胞，如胚胎干细胞；另一种是非对称分裂，即其中 1 个子细胞进入确定细胞性质并逐渐进入终末分化程序，成为特定的细胞类型。多数成体干细胞按这种方式进行分裂。

二、干细胞的分类

（一）按分化潜能分类

从发育生物学的角度,终末分化细胞的生成经历了许多阶段。最原始的干细胞是受精卵,具有分化为任何类型组织,包括胚胎外组织的能力。囊胚期的内细胞团细胞将形成体内所有类型的细胞。此后,随着胚层分化,各胚层内的细胞分化方向逐渐确定并定向成前体细胞(committed progenitor),并分化为特定的细胞形成组织。当组织受到外伤、老化、疾病等的损伤时,很多成体组织中存在一些可增殖分化以修复组织的细胞。

1. 全能干细胞(totipotent stem cells)　这类干细胞除了可以分化为机体的所有细胞类型外,还可以分化为胚胎外的滋养细胞。因而,最严格意义的全能干细胞是受精卵。在体内,一般认为,这类细胞只存在于内细胞团形成前桑葚胚之前。但是胚胎干细胞在体外培养和分化中,由于环境的变化,一些细胞也可以分化为具有滋养干细胞的表型,表明细胞在一定的时期内有一定的可塑性。

2. 多能干细胞(pluripotent stem cells)　多能干细胞可以分化为个体的所有细胞类型,具有形成完整个体的分化潜能,如内细胞团的细胞。体外培养条件下,胚胎干细胞具有与内细胞团细胞相似的特征,可以无限增殖,并分化成为全身 200 多种细胞类型,是最有代表性的全能干细胞。此外,胚胎生殖干细胞(embryonic germ cells,EG cells)、胚胎肿瘤细胞(embryonal carcinoma cells,EC cells)和诱导性多能干细胞(induced pluripotent stem cells,iPS cells)等也属于这一类。在体外培养条件下,确定多能干细胞重要的标准是这些细胞是否可形成生殖细胞,并将表型传递至下一代。

对于人类细胞,由于不能进行传统的遗传学操作,因而延用稍有不同的标准。如分离自内细胞团人胚干细胞,表达多种胚胎干细胞标记,可以分化成人体的各种细胞,并在小鼠体内形成具有 3 个胚层的畸胎瘤。具备这 3 方面的特征一般认为是多能干细胞。

3. 定向的多能性干细胞(multipotent stem cells)　定向的多能干细胞具有分化出多种细胞类型的潜能,但不能发育成完整个体。多数成体干细胞即是定向的多能干细胞,如骨髓多能造血干细胞,可分化出血细胞,但一般不能分化出造血系统以外的其他细胞。

4. 单能干细胞(unipotent stem cells)　也称专能干细胞,多数前体细胞属于这一类。这些干细胞只能向一种类型或密切相关的几种类型的细胞分化,如上皮组织基底层的干细胞、肌肉中的成肌细胞或肌卫星细胞。

这些细胞具有在体外特定的培养条件下无限增殖和分化为机体内任何种类细胞的潜能,包括生殖细胞。因此,这些细胞可以为研究生物学基本问题和再生医学应用提供无限的细胞来源。

（二）按细胞来源分类

干细胞可以从囊胚和个体发育的不同阶段、不同部位分离。从细胞培养的角度,按照干细胞来源、发育阶段,干细胞可分为胚胎干细胞和成体干细胞 2 大类。此外,通过核移植、细胞融合或过表达特定的转录因子等方法,可以将体细胞重编程为多能干细胞,或将一类体细胞直接转变为另一类体细胞。

1. 胚胎干细胞(embryonic stem cells,ESCs)　一般情况下,胚胎干细胞是指分离自内细胞团的细胞,是一种高度未分化的细胞。它具有发育的全能性,能分化出成体动物的所有的细胞类型,包括生殖细胞。此外,从胚胎内外的其他部位也可分离出滋养层干细胞、生殖嵴干细胞等。

2. 成体干细胞（adult stem cells，ASCs）　成体干细胞可存在于成年动物的许多组织和器官中，如神经、皮肤和造血系统，具有修复和再生的能力。这些干细胞通常被称为该组织的干细胞，如神经干细胞、造血干细胞等。成年后，成体干细胞存在于特定的微环境中，不进入细胞分裂周期而可较长时期保持静止状态。在一定条件下，这些细胞可以产生新的干细胞，或者按一定的程序分化，形成新的功能细胞，从而维持组织和器官的功能状态。

3. 重编程的多能干细胞或转分化细胞　通过核移植、细胞融合和表达特定多能性因子，可使体细胞重新获得多能性。通过特定转录因子产生的多能干细胞称为诱导的多能干细胞。通过过表达一组特定的转录因子，可将一种体细胞直接转分化为另一类细胞。

三、干细胞研究及应用

胚胎干细胞，或已定向的成体干细胞在体外可分化为各类神经细胞、肝细胞、内皮细胞、心肌细胞、胰岛 β 细胞和造血细胞等。因此，由各类干细胞和所分化出的细胞将在以下领域有重要应用价值。

（一）发育生物学研究

利用干细胞作为一种研究模型，可以揭示人及动物的发育机制及调控因素。生命科学的核心问题之一是动物和人如何从一个细胞发展成为复杂生物体。胚胎干细胞系的建立及人胚胎干细胞的研究可以帮助我们了解人类发育，特别是早期发育的重要事件，促进对人胚胎发育、细胞分化、功能建立以及衰老、死亡等过程的研究。与其他动物不同，研究人类发育受到伦理等诸多因素的限制。因此，人胚胎干细胞提供了一个良好的体外模型，可以在伦理可接受的范围内研究上述科学问题。

（二）病理学与药学应用

胚胎干细胞可以按照一定程序分化为多种细胞类型。成体干细胞也可以在体外进一步分化为特定细胞类群。通过体外培养、扩增，可以获得大量的细胞，用于模拟体内细胞的生物学行为，从而提供多种类型的人体细胞进行药物筛选。用这些细胞系筛选得到的药物，可以进一步进入动物实验和临床试验，从而为药物筛选提供了除动物实验与临床试验外另一个有指导意义的指标，同时降低了药物开发成本，并增加了药物的安全性和可靠性。此外，胚胎干细胞可用于致畸研究，发现影响胎儿发育和引起出生缺陷的因素。

（三）再生医学应用

细胞替代治疗作为基因治疗的载体，是人类干细胞在再生医学领域最重要的用途。理论上，任何由于正常细胞功能缺失所致的疾病，都可以通过移植干细胞，特别是由胚胎干细胞分化的特异组织细胞来治疗。如用神经细胞治疗神经退行性疾病（帕金森病、亨廷顿舞蹈症、阿尔茨海默病等），用胰岛细胞治疗糖尿病，用心肌细胞修复坏死的心肌等。胚胎干细胞或由胚胎干细胞分化的细胞还是进行基因治疗理想的载体细胞。通过遗传学修饰，如纠正病人体内存在的基因突变，或加入新的基因以改善某种功能。

在移植医学领域，免疫排斥一直是移植治疗需要解决的难题之一。由于每个个体的主要组织相容性复合体（major histocompatibility complex，MHC）不同，同种异体胚胎干细胞及其分化组织细胞用于临床可能会引起免疫排斥，因此病人需长期接受免疫抑制剂。长期以来，科学家们希望通过个性化的多能干细胞来解决这一问题。这种细胞可通过核转移胚胎干细胞或体细胞重新编程获得 iPS 细胞来获得，从而在根本上解决异体细胞移植的免疫排斥问题。从理论上讲,这些胚胎干细胞所表达的表面抗原应与细胞核提供者基本一致。但是,要真正将这些方法用于治疗,尚有一些问题需要解决,如获得这些细胞的效率、安全性和伦理问题等。从应用来看,由于成体干细胞是从病人自身获得的,不存在组织相容性的问题,治疗时可避免长期应用免疫抑制剂对病人的伤害,但干细胞的来源、数量等是成体干细胞应用的主要瓶颈。

第二节　胚胎干细胞

多能干细胞的研究与概念最早源于畸胎瘤(teratocarcinoma)研究。畸胎瘤含有起源于胚胎 3 个胚层的多种细胞和组织,如皮肤、神经上皮、毛发、肠管、软骨和肌肉等。从这些细胞中可以分离到一种细胞,具备全能干细胞的一些特性,从而使干细胞的概念得以提出。随后,在不同的种属间,从早期发育囊胚期的内细胞团(inner cell mass, ICM)陆续分离到全能干细胞,即胚胎干细胞。与内细胞团细胞在体内只短暂地存在于发育早期不同,胚胎干细胞通过适应体外的培养环境可以长期传代,并保持分裂与未分化状态。

小鼠的胚胎干细胞早在 20 世纪 70～80 年代分离建系。1981 年,Martin Evans 报道从小鼠胚囊中分离出小鼠胚胎干细胞,并在体外进行培养。分离的小鼠胚胎干细胞在体外可以分化成各种细胞,包括神经细胞、造血干细胞和心肌细胞。在一定培养条件下,有些胚胎干细胞可发育成为胚状体,含有形成胚胎的多种原始结构。另一些细胞会发育成包含造血干细胞的卵黄囊。小鼠胚胎干细胞的全能性在体内环境中得到很好的验证。在被移植到重度复合免疫缺损(severe combined immunodeficiency, SCID)小鼠体内后,胚胎干细胞能够发育成神经、肌肉、软骨、肠管等结构。尽管这些研究表明,胚胎干细胞具备内细胞团的许多特性,但是,最直接证明这些细胞具有全能性的证据是胚胎能够形成存活的个体。因此,人们将胚胎干细胞植入 4 倍体胚胎中,再将该胚胎植入小鼠子宫中让其继续发育。由于 4 倍体胚胎自身不能发育成个体,因此,存活的个体将完全是由培养的胚胎干细胞产生。该实验最终表明了胚胎干细胞具有形成存活个体的全能性。

小鼠胚胎干细胞的研究为人类胚胎干细胞提供了一些借鉴。在小鼠胚胎干细胞之后,经过近 20 年的探索,人类胚胎干细胞才被成功分离、建系。这主要是由于人受精卵的体外培养条件不能保证生成高质量的囊胚。同时,种系间的差别也是造成人类胚胎干细胞研究滞后的原因之一。20 世纪 90 年代,2 种灵长类胚胎干细胞的成功分离加速了人类胚胎干细胞的分离建系。人类胚胎干细胞的全能性为再生医学带来了希望,科学家正在探索合适的培养条件,将人类胚胎干细胞分化为各种具有生理功能的细胞类型,以用于替代治疗。

一、胚胎干细胞的特性

胚胎干细胞源于胚胎早期胚泡中的内细胞群。正常情况下,受精在输卵管发生,随后,在向子宫腔迁移的同时,受精卵经过数次分裂,这一时期的每一个细胞均处于未分化状态,并具有形成完整个体的潜能。在人类,最早的分化约始于发育的第 5 天,即当胚泡开始分化为滋养层上皮和内细胞团的时候。内细胞团的细胞具有生成体内所有细胞类型的能力。着床后,内细胞团中的细胞迅速向着某一方向分化。但是,在这一时期,如将内细胞团从正常发育环境中分离,通过单细胞克隆的方法,可建立具有相同遗传特性的胚胎干细胞系。在相同的培养条件下,这些胚胎干细胞系仍具亲代细胞的特征,继续保持未分化状态,能自我复制,具有向胚胎 3 个胚层来源的所有细胞分化的潜能。

与肿瘤细胞不同,胚胎干细胞具有正常、完整(双倍体)及稳定的染色体核型。雌性哺乳动物来源的胚胎干细胞,2 个 X 染色体均保持活性状态。

胚胎干细胞具有较高的端粒酶活性,保持一定的端粒长度。这样,干细胞具有很强的增殖能力,不需外源信号刺激启动 DNA 的复制。在细胞周期的大部分时间,胚胎干细胞处于 S 期,进行 DNA 合成。

二、人胚胎干细胞研究

与哺乳类胚胎干细胞相似,人胚胎干细胞也是从受精后 5~7 天的囊胚的内细胞群中分离。人胚胎干细胞和小鼠胚胎干细胞有许多共性,如它们都表达未分化胚胎干细胞特异性的转录因子(Oct4 和 Nanog 等),都可以分化为体内任何种类的细胞类型。但是,它们赖以生存的生长因子有所不同,对一些信号通路调控的反应也有差异。

在最初分离过程中,小鼠和人类的胚胎干细胞都是生长在一层滋养细胞(feeder cells)上,如小鼠胚胎成纤维细胞。但是,维持这两种不同种属胚胎干细胞生长的条件不同。在含有血清的培养液中加入白血病抑制因子(leukemia inhibitory factor,LIF),可以使小鼠胚胎干细胞在没有滋养层的情况下生长。LIF 主要通过激活 STAT3 信号通路来调控小鼠胚胎干细胞的生长。在没有血清的情况下,仅有 LIF 不能维持小鼠胚胎干细胞处于未分化状态。研究表明,骨形态发生蛋白(bone morphogenetic protein,BMP)和 LIF 可共同维持干细胞生长和自我更新。BMP 主要通过激活 Id 蛋白以及抑制细胞外信号调节激酶(extracellular signal-regulated kinase,ERK)和 p38 相关的丝裂原活化蛋白激酶(mitogen-activated protein kinase,MAPK)通路。但是,对于人类胚胎干细胞而言,情况却大不相同。含 LIF 和血清的培养条件不能够促进人胚胎干细胞的自我更新。在未分化的人胚胎干细胞中,LIF/STAT3 信号通路似乎无法像在小鼠胚胎干细胞中一样激活。此外,本来可以促进小鼠胚胎干细胞自我更新的 BMP 信号,使人胚胎干细胞迅速分化。

人胚胎干细胞培养中,动物来源的滋养细胞是人胚胎干细胞用于治疗的一大障碍。因此,人们一直试图明确保持人胚胎干细胞生长的因子。在促进人胚胎干细胞的生长中,碱性成纤维细胞生长因子(basic fibroblast growth factor,bFGF)是非常重要的因子之一。应用 bFGF,可以使人胚胎干细胞在一种血清的替代品中持续生长和保持未分化状态。在这样的条件下,人胚胎干细胞可呈克隆样生长。此外,无滋养层的培养条件也被建立。在被细胞外基质包被的培养器皿内,人胚胎干细胞可以在含有 bFGF 和成纤维细胞的条件培养液中生长。这一改进,相对于滋养层的培养条件,尽管减少了人类细胞与动物细胞的直接接触,但却不能消除动物细胞通过条件培养液带来的潜在病原。另一改进是利用人类细胞作为滋养层,但是这一方法并未消除潜在的病原传递,只不过是消除了动物原性的疾病。因此,最理想的培养方法是在培养体系中彻底避免滋养细胞,这样也将消除由滋养细胞给干细胞培养带来的差异。通过激活 Wnt 信号通路,在有 bFGF、Matrigel 和商品化的血清替代产品的情况下,可以促进人胚胎干细胞的自我更新。此外,bFGF、转化生长因子(transforming growth factor beta,TGF-β)和 LIF 在无滋养层时可以维持某些人胚胎干细胞系的存活。目前,这种成分完全明确、没有病原传递风险的商品化的培养液正逐渐被广泛接受。

即便成分明确的培养条件已建立,如何优化这种培养条件仍面临许多挑战。如人胚胎干细胞的克隆效率非常低(通常低于1%),远低于小鼠胚胎干细胞。人胚胎干细胞培养所面临的另外一个问题是随着干细胞的长期培养,遗传学和表观遗传学的变化会逐渐积累,发生异常。如在一些人胚胎干细胞系,长期培养后发现核型变化。这些异常在培养中占主流的速度与培养方法有关。在不同的培养条件下,有关人胚胎干细胞的印迹基因和印迹的稳定性尚缺乏深入研究。如果这些问题不能解决,将会直接影响到人胚胎干细胞及产品能否用于细胞替代治疗。优化培养条件,减少培养过程中遗传学与表观遗传学变化的累积将是一项长期的任务。因此,理想的培养条件将符合以下几点:①经济、易用,这样,更多的研究者可用人胚胎干细胞作为一种研究工具;②成分明确,不含源于其他动物的成分;③促进细胞增长,增加克隆密度;④尽可能减少培养过程中遗传学与表观遗传学异常的累积。研制完全达到上述培养条件将需要多年的积累和不断改进。

人胚胎干细胞在再生医学中用于替代治疗,需要在一定的分化条件下,在体外将干细胞定向诱导成所需细胞或前体。对于某些遗传性疾病,还可对干细胞进行基因修饰。对经过"定向分化"或"基因修饰"后的干细胞进行筛选后,把所需细胞移植给病人,以达到治疗目的。

此外,在体外进行"器官克隆"以供病人移植一直是人胚胎干细胞最富吸引力的方向。目前,利用动物模型,在体外可以重建一些初具功能的重要器官,如心、肺、骨等。但是真正在体外形成一个具有正常生理功能和结构的人体器官,尚需较长时间的努力。

三、人胚胎干细胞分化

由于人胚胎干细胞具有全能性,因此意味这些细胞以及由这些细胞衍生的细胞将有广泛的用途。胚胎干细胞分化的细胞可以用于替代或修复由疾病或外伤受损的组织,如糖尿病、心肌梗死、帕金森病或脊髓损伤等(文末彩图3-1)。

人胚胎干细胞的分化也提供了研究人类发育早期的良好模型。由于可能对产儿带来损害,对着床后的胚胎进行实验性的操作在道德上是不可接受的。因此,对人类的早期胚胎及发育早期的认识,特别是着床后的早期阶段,只能靠有限数量人胚胎的组织切片,以及通过比较胚胎学借助于小鼠实验胚胎学的研究。但是,人与小鼠的胚胎有着诸多差异,尤其是在组成、结构、胚胎膜及胎盘功能,以及在人类形成胚盘而不是形成卵柱。例如,小鼠的卵黄囊在整个孕期都是一高度血管化、功能强大的能提供营养交换的胚外器官。在人类,尽管卵黄囊在早期也具有重要的功能,如最初的造血功能,但是在后期它基本上成为一退化的结构。因此,人类的胚胎干细胞成为帮助我们了解人体组织分化的重要体外模型,可为研究不孕、流产和出生缺陷等提供重要线索。

人类胚胎干细胞已为研究发育做出贡献。如现在可以高效地指导人类胚胎干细胞向滋养层细胞,即胎盘外层介导胎儿与子宫连接的部分分化。人胚胎干细胞的另一应用是研究生殖细胞发育。由小鼠胚胎干细胞已可以分化出类卵细胞与精细胞。同时,人胚胎干细胞也可以分化出具有生殖细胞某些特征的细胞,因此功能性的生殖细胞也应该可以由人胚胎干细胞在体外分化而得,从而可以在体外深入的研究人类配子发生。此外,人类胚胎干细胞的应用并非局限于早期分化,而是更多地应用于研究许多组织的发生与功能,如神经、心肌、血管、胰腺、肝和骨。人类胚胎干细胞分化产物的细胞移植在动物实验中得到了很有希望的结果,由人胚胎干细胞分化的细胞产品的临床实验已越来越得到公众和研究领域的认可。

尽管科学家们已从人胚胎干细胞获得了人类细胞生物学的一些知识，但是，这类独特细胞的全部潜能要得以全部发挥，还有许多关键问题需要解决。比如，令人惊奇的是，人类胚胎干细胞与小鼠胚胎干细胞在介导自我更新的信号方面，差别非常之大；在其发育潜能方面，也有很大差异。

四、人胚胎干细胞研究的挑战与对策

尽管胚胎干细胞研究进展很快，但目前仍面临技术和伦理方面的挑战。要实现干细胞的应用，尚需要解决很多技术难题，如维持胚胎干细胞未分化的转录因子网络、表观遗传性状以及维持这些性状的培养条件。目前，干细胞领域面临的主要问题是：①不同种属，维持其干细胞处于未分化状态的信号通路和培养条件不同。因此，在清楚多能性的基础之前，需要明确不同种属间的这些差异是由种属间的本来差异，还是由培养条件没有最佳所致。目前，越来越多的研究倾向于干细胞的基础状态的存在，即干细胞的维持是抑制其分化，不是依赖外源信号的刺激。在多个种属，包括以前不能分离出干细胞的 NOD 品系小鼠和大鼠，抑制 ERK 信号和 GSK-β 信号可使干细胞在无需 LIF 的情况下建立胚胎干细胞系。在相似的条件下，也可建立一种新的人胚干细胞系或 iPS 细胞系。这些研究促进了人们对胚胎干细胞多能性与分化基本机制的进一步明确。②促进胚胎干细胞应用的另一问题是如何定向诱导干细胞分化。已有的研究提示，胚胎干细胞在体外能够按照内在的程序逐步分化。因此，参照发育生物学的基本理论，可以指导胚胎干细胞向多种谱系细胞或其前体细胞分化。从应用角度，将胚胎干细胞诱导分化为所需组织细胞的前体（祖细胞），将祖细胞移植到适当的环境中是更有意义的方案。在前体细胞被移入体内后，体内的微环境能指导细胞进一步分化，并整合至受体组织中。与维持干细胞多能性一样，调控干细胞分化的信号在不同种属间存在差异。要指导人类胚胎干细胞分化，需要清楚人类分化的一些特异性。③由胚胎干细胞在体外发育成为功能性的器官，尤其是心、肝、肾、肺等复杂器官还需要技术上的突破。因为器官的形成是一个非常复杂的过程，并且是包括时间在内的一个四维系统。很多器官是多胚层间相互作用而形成的。例如，肺中的肌组织、血管和结缔组织来源于中胚层，而上皮组织源自内胚层。每个细胞要获得营养和排泄代谢废物，分化的组织中需要产生血管，组织血管化目前还处于起步研究阶段。在器官的体外长期保存和维持问题仍未解决的情况下，这一目标仍有较高难度。一种可能的方法是将已有器官去细胞化，利用已有支架，让移植的人胚胎干细胞分化的细胞替代原有细胞，使其脏器重新恢复功能，成为可供移植的器官。④如何克服移植排斥反应？随着核移植、iPS 细胞等技术的发展，这些问题正在得到解决。但是细胞重编程后遗传学、表观遗传学、分化潜能及安全性等问题，还有待进一步研究。此外，由于多能干细胞，包括胚胎干细胞，有形成畸胎瘤的倾向，在真正应用于治疗前，还需对胚胎干细胞及其衍生细胞的移植安全性进一步做全面评价。

人胚胎干细胞有着巨大的医学应用潜力，但围绕该研究的伦理道德问题也随之出现。这些问题主要包括人胚胎干细胞的来源是否合乎法律及道德，应用潜力是否会引起伦理及法律问题。从体外受精人胚胎中获得的 ES 细胞在适当条件下能否发育成人？如果干细胞来自自愿终止妊娠的孕妇该如何办？为获得 ES 细胞而杀死人胚胎是否道德？是不是良好的愿望为邪恶的手段提供了正当理由？使用来自自发或事故流产胚胎的细胞是否恰当？等等。但是，随着干细胞研究的进一步深入，在更多具有说服力的证据面前，这些争议将渐趋平息。

第三节　成体干细胞

成体干细胞是存在于发育或成熟机体器官组织中具有高度自我更新和增殖潜能的未分化细胞。成体干细胞广泛存在于体内各组织中。活体内成体干细胞的主要功能是维持其所在组织的完整性及修复受损组织,可以分化成为组成该组织或器官的特定细胞类型。成年动物的许多组织和器官,如表皮和造血系统,具有修复和再生的能力。成体干细胞在其中起着关键的作用。在特定条件下,成体干细胞或者产生新的干细胞,或者按一定的程序分化,形成新的功能细胞,从而使组织和器官保持生长和衰退的动态平衡。成体干细胞经常位于特定的微环境中。微环境中的间质细胞能够产生一系列生长因子或配体,与干细胞相互作用,控制干细胞的更新和分化。如何发现和分离各种组织特异性干细胞,并在体外扩增和进一步分化,是成体干细胞研究的主要内容之一。

成体干细胞可用"somatic stem cell"或"adult stem cell"表示,科学家们更趋向于使用"adult stem cell"这个名称。与胚胎干细胞不同的是,位于成熟组织的成体干细胞的起源尚不明了。在一定条件下,有些成体干细胞似乎拥有向不同类型细胞分化的能力。如果对成体干细胞的多向分化进行有效而准确地控制,成体干细胞有望成为许多常见严重疾病的治疗基础。

一、成体干细胞的研究历史

早在 20 世纪 60 年代,研究人员便发现骨髓组织内含有至少两种类型的干细胞,一类叫作造血干细胞,可以分化发育成体内各种类型的血细胞;数年后,发现另一类干细胞,叫作骨髓间充质细胞。间充质细胞是一个混合细胞群,可发育成骨骼、软骨、韧带、脂肪和纤维结缔组织。与此同时,在神经系统内,科学家发现大鼠脑部的两个区域有分裂细胞,这些分裂细胞可发育形成神经细胞,因而提出脑内也存在干细胞的概念。经过一段时间的进一步研究,直到 20 世纪 90 年代,神经干细胞的概念才被广泛接受,即成年动物中枢神经内存在神经干细胞,可以分化成脑内的主要细胞类型:神经元、星形胶质细胞(astrocyte)和少突胶质细胞(oligodendrocyte)。

二、成体干细胞的鉴定

鉴定成体干细胞需要多种手段。通常,人们利用已知的分子标记在活体组织中对细胞进行标记,确定它们可能存在的部位,然后用谱系追踪的方法验证由这些干细胞所产生的特定细胞类型;也可以利用物理或化学方法,将成体干细胞从活体分离出来,在体外进行标记后,这些细胞还可以被移植入另一个动物体内,以验证这些干细胞是否具有生成其来源组织的能力。

在干细胞研究中,单个成体干细胞可以诱导产生一系列遗传特征相同的细胞,称为细胞克隆。这些细胞可以定向分化成为组成来源组织的各种类型的细胞。在细胞培养中,单个干细胞可以产生细胞克隆,或者单一类型的干细胞群可以在被移植入动物体内后再生成相应组织。克隆形成也是干细胞研究中常用来评价干细胞的指标之一。

三、成体干细胞的应用

成体干细胞可被用于治疗许多类型的病变,如帕金森病。帕金森病是由于中脑部位黑质细胞病变,多巴胺合成减少而呈现的一组症状。移植含有多巴胺能细胞或其前体的胚胎脑组织,可以有效地缓解帕金森病的症状。此外,1 型糖尿病是由病人胰腺胰岛 β 细胞病变,胰岛素绝对缺乏而致。应用同样的策略,使病人获得功能性的胰岛 β 细胞,也可以有效地治疗这类疾病。另外,对于一些损伤变性疾病,成体干细胞也具有很好的应用前景,如用于心脏病发作后修复受损伤的心肌组织等。

四、成体干细胞的可塑性与横向分化

机体内多种成熟分化的组织中普遍存在成体干细胞,如造血干细胞、皮肤干细胞、间质干细胞、肌肉干细胞、肝脏干细胞、神经干细胞等。这些干细胞大部分都可以"横向分化"为至少 2～3 种以上其他的组织细胞。如,从骨髓间充质中分离出的一种多潜能成体干细胞(multipotent adult progenitor cell,MAPC)及从脐血中分离出的一种干细胞,其分化潜能远不止于本谱系,可以在体内外分化出机体的多种组织;皮肤干细胞及从脂肪组织中分离出的一种干细胞在体内至少也能分化为 5 种以上的组织。这种跨谱系分化的能力表明成体干细胞除具有在本谱系内多向分化的能力,还具有很强的可塑性。这种"横向分化"的分子机制一旦被研究清楚,就有望利用病人自身健康组织的干细胞,诱导分化成可替代病变组织的功能细胞来治疗各种疾病。这样既克服了由于异体细胞移植而引起的免疫排斥,又避免了胚胎细胞来源不足及其他社会伦理问题,人们有望从自体中分离出成体干细胞,在体外定向诱导分化为靶组织细胞并保持增殖能力,再将这些细胞回输入体内,从而达到长期治疗的目的。

横向分化的发现在干细胞研究中具有革命性意义。它为干细胞生物工程在临床治疗中的广泛应用奠定了基础。探讨成体干细胞"横向分化"的机制已成为干细胞研究的另一个热点。

五、成体干细胞与胚胎干细胞的比较

就再生医学应用方面,2 种类型的干细胞各有所长,但同时也皆有不足。

1. 免疫排斥 胚胎干细胞具有全能性,可建系、传代,并可以进一步进行遗传学修饰,理论上具有广阔的应用前景。但是,由于个体存在 MHC,因此,同种异体胚胎干细胞及其分化产品用于临床会引起免疫排斥。如果进行基于胚胎干细胞及分化产品的细胞替代治疗,病人需进行长期免疫抑制剂治疗,或者需要将病人的造血系统和外来细胞形成嵌合体以解决免疫排斥的问题。

为了解决免疫排斥问题,研究人员探索将病人的体细胞核移植到去核的健康供体卵细胞中,在体外克隆并随后发育分化产生携带病人自己 MHC 的胚胎干细胞。这些胚胎干细胞及其衍生组织移植后不会产生免疫排斥,因此可以用于病人病变组织及其功能的重建,这就是治疗性克隆。但一些研究观察到,胚胎干细胞发育分化过程中具有极高的非整倍体发生率。即使克隆动物的基因并不存在缺陷,但在这些克隆的动物中,基因却不能像正常繁殖的动物一样有精确的时空表达,克隆动物存在无法正确生长发育的问题。正是这个原因,导致动物克隆的效率较低,而顺利出生的克隆动物也经常出现各种异常。类似的情况也出现于利用克隆技术从病人体细胞克隆培育出来的新组织中。因此,这项技术还有待于进一步完善。此外,体细胞克隆所需的卵细胞难以获得,也是不利于应用的限制因素之一。

另外,由于胚胎干细胞移植的本质是一种异体移植,在应用胚胎干细胞分化的产品前,必须确认胚胎干细胞供者没有诸如(肌)营养失调症之类的遗传性疾病。

多能干细胞还可以通过在体细胞中过表达一组多能性因子(如 Oct4、Sox2 等)而获得。由这种途径获得的多能干细胞即 iPS 细胞。但是,目前非病毒介导的 iPS 技术尚不成熟,其安全性尚不能保证,距离应用尚有距离。另一方面,由体细胞重新编程获得的多能干细胞,其分化为目标细胞的效率还不够理想。这可能是由于重编程中表观遗传学修饰的差异所致。这种表观遗传学方面的差异,也可能是上述动物克隆中所遇到问题的主要原因之一。

反之,对成体干细胞而言,上述问题不会存在,成体干细胞则可从病人自身获得,而不存在组织相容性的问题,治疗时可避免长期应用免疫抑制剂对病人的伤害。

2. 分化程度　虽然理论上胚胎干细胞能分化成各种细胞类型,但目前这种分化主要靠发育生物学理论的指导,有一定的不确定性,而且细胞分化的效率也较低。尽管体内固有的微环境在一定程度上可指导干细胞分化,但直接移植胚胎干细胞并不可行。因为目前尚不能控制胚胎干细胞在特定的部位分化成相应的细胞,容易形成畸胎瘤。可行的策略是,在应用胚胎干细胞治疗前,先将这些细胞诱导分化成前体细胞,以免畸胎瘤形成。相对而言,成体干细胞不存在上述问题,如骨髓移植实验并不引发畸胎瘤。成体干细胞由于取于体内某一组织,这些细胞已较大程度定向,因而可以避免这些问题。

3. 细胞来源与细胞数量　尽管从上述 2 个方面来看,成体干细胞具有一定的优越性,但仍有一些因素限制了它的利用,主要包括:①人们尚未从人体的全部组织中分离出成体干细胞,例如,人们尚未发现人类的成体心脏干细胞;②成体干细胞含量极微,很难分离和纯化,且数量随年龄增长而降低;③在一些遗传缺陷疾病中,遗传错误很可能也会出现于病人的干细胞中,这样的干细胞不适于移植;④成人身上获得的干细胞可能没有低年龄人的干细胞那样的增殖能力;⑤由于日常生活中人是暴露在各种环境之下的,日光和毒素等都有可能造成基因突变,成体干细胞可能包含更多的 DNA 异常等;⑥如果尝试使用病人自身的干细胞进行治疗,那么首先必须从病人体内分离干细胞,并体外培养,直至有足够数量的细胞才可用于治疗,对于某些急性病症,可能没有足够的时间进行培养;⑦从病人体内分离干细胞是一种有创的方法。这些潜在的弱点必将在某种程度上限制成体干细胞的使用,因此成体干细胞研究不可能完全代替胚胎干细胞。

六、主要成体干细胞

(一) 造血干细胞

造血干细胞(hematopoietic stem cells,HSCs)是体内各类血细胞的来源,主要存在于骨髓、外周血、脐带血中。造血干细胞的基本特征是能够自我维持和自我更新,即干细胞通过不对称性的有丝分裂,保持一定干细胞数量,并不断产生新的造血祖细胞。造血祖细胞进一步增殖、分化以补充和维持人体外周血细胞。由造血干细胞分化至祖细胞再到外周血细胞的过程复杂,需要各种造血生长因子、造血基质细胞、细胞外基质等多种因素的相互协同,涉及细胞的增殖分化、发育成熟、迁移定居、衰老凋亡和癌变等生命科学中的许多基本问题。

造血干细胞与其他多能干细胞比较,有以下不同之处:

首先,在个体发育过程中,造血干细胞历经多次迁移,先由卵黄囊转移到胎肝,最后到达骨髓。在某些条件下,也可出现髓外造血的情况。其他多能干细胞多在固定场所发育成特定的组织。

其次,由于生理需要,造血干细胞始终处于较为活跃的增殖与分化状态,能从骨髓源源不断地进入外周血而到达全身各处。个体中的多能干细胞多局限于相应的组织器官中,一般情况下处于类似休眠的状态。

再次,造血干细胞具有一定的可塑性,在一定条件下,可分化为肝脏、肌肉及神经等组织的细胞类型。此外,在一定条件下,其他组织的干细胞,如肌肉干细胞、神经干细胞等,也可以表现出一定的造血干细胞特性,而这种分化大多在相应组织病变的情况下才能完成。

造血干细胞较早在临床上应用。应用超大剂量化疗和放疗杀灭病人体内的白血病细胞,同时全面摧毁其免疫和造血功能,然后将正常人造血干细胞输入病人体内,可重建造血和免疫功能,达到治疗目的。造血干细胞移植前需先进行人类白细胞抗原(human leucocyte antigen,HLA)配型,否则会发生移植物抗宿主反应(graft versus host reaction,GVHR)或移植排斥反应,严重者可危及病人生命。HLA 即人白细胞抗原,是人体细胞表面的"主要组织相容性复合物",由遗传决定。理论上,每 5 个同胞兄弟姐妹中可能有 2 人的 HLA 抗原完全相合,而在无血缘关系的人群中,约 10 万人以上才可能有两个 HLA 完全相同的个体。由于在年轻病人的同胞中寻找 HLA 相合供体的可能性极小,造血干细胞主要从骨髓库中登记的捐髓者中获取。骨髓库实际上是志愿者 HLA 的资料库,在病人需要供体时,可将其 HLA 资料与数据库中志愿者的资料检索配型,再由配型匹配者捐献骨髓或外周血用于移植。骨髓库网络使多达 70% 需要移植的病人可获捐赠造血干细胞而得以挽救生命。通过造血干细胞"动员"技术,可从 200ml 外周血得到足够数量的造血干细胞用于移植,称为外周血干细胞移植。

此外,脐带血中含有丰富的造血干细胞,可用于造血干细胞移植。类似的,脐血细胞库也将会使大批病人受益。脐血干细胞移植的长处在于无来源的限制,对 HLA 配型要求不高,不易受病毒或肿瘤的污染。除了可以治疗急性白血病和慢性白血病外,造血干细胞移植也可用于治疗重型再生障碍性贫血、地中海贫血、恶性淋巴瘤、多发性骨髓瘤等血液系统疾病,以及小细胞肺癌、乳腺癌、睾丸癌、卵巢癌、神经母细胞瘤等多种实体肿瘤。对急性白血病无供体者,也可在治疗完全缓解后采取其自身造血干细胞用于移植,称为自体造血干细胞移植。

(二) 神经干细胞

神经干细胞(neural stem cells,NSCs)来源于中枢神经系统的多能干细胞,具有自我更新能力,并能分化成神经系统的各类细胞。在培养条件下,能够向特定类型神经元或胶质细胞分化。相对于造血干细胞,神经干细胞研究起步较晚,目前主要集中于神经干细胞在脑中的起源、分布及在治疗中的应用等方面。1992 年 Reynolds 和 Richards 先后在成年鼠的纹状体和海马中分离出神经干细胞。此后,从中枢神经系统其他部位亦可分离出神经干细胞。

在人类,从人胎儿脑内也分离出中枢神经干细胞。这些细胞在 EGF 和 FGF-2 的作用下可大量扩增。中枢神经系统损伤性和退行性疾病,如急性脊髓损伤、脑血管栓塞、帕金森病、老年性痴呆、脊髓侧索硬化、共济失调和亨廷顿综合征等疾病,可望通过神经干细胞移植而得以治疗。但是,经过体外扩增的神经干细胞,其分化潜能受到影响。尽管这些细胞可以分化为神经元、星形胶质细胞和少突胶质细胞,但却不能分化出某些特定类型的神经元。

神经干细胞的生物学特性主要包括:①多向分化潜能,即具有分化为神经系统大部分类型细胞的能力;②长期自我更新维持自身数量稳定,保持未分化的特性;③能够分裂增殖,可通过不对称分裂和对称分裂来维持特定的数量;④表达神经干细胞的标志物。神经干细胞是未分化的原始神经细胞。在哺乳类,无论在体内还是在体外,都表达一种中间丝蛋白——

巢蛋白(nestin)。但是,在人类中,这种蛋白可表达于干细胞分化的多个时期,作为神经干细胞的标记缺乏足够特异性。

神经干细胞还具有以下能力和特点:可在损伤和疾病的情况下被动员,并可迁移和整合到组织中。移植后的神经干细胞同样具有迁移能力,且受病变部位神经源性信号的影响而进一步增殖、分化。此外,神经干细胞具有较低的免疫原性,不表达成熟细胞抗原。因此,移植后相对较少发生异体排斥反应,有利于其存活。

中枢神经系统损伤后自我修复能力较差,除了内源性神经干细胞的数量不足外,还由于损伤局部的微环境不利于神经细胞的再生。在这种情况下,单纯补充干细胞不能确保移植干细胞的存活。因此,通过转基因技术,使移植细胞同时能够分泌神经营养因子、血管内皮生长因子等,改善局部微环境,以维持细胞的生存和增殖。另外一种情况下,为达到某种特定的治疗目的,对移植的神经干细胞进行基因修饰,使其在局部产生特殊的蛋白质,如用于治疗中枢神经系统肿瘤时,让其产生抗癌药物;治疗帕金森病时,让其产生多巴胺等。目前,神经干细胞移植技术对于治疗脑缺血性疾病、中枢神经系统创伤、中枢神经系统慢性退行性疾病(如帕金森病、亨廷顿综合征、阿尔茨海默病等)以及中枢神经系统肿瘤等,具有十分诱人的临床应用前景。

(三) 间充质干细胞

从多种属的骨髓中,可分离出一种骨髓间充质干细胞(mesenchymal stem cells,MSCs),可分化为间质组织,在特定的体内外环境下,能够诱导分化成为多种组织细胞。MSCs 具有干细胞的一些特性,即自我更新及多向分化的能力。从人的骨骼肌、骨外膜和骨小梁中也分离出类似的 MSCs。这些细胞可分化为骨骼肌管、平滑肌、骨、软骨及脂肪。由于目前尚无MSCs 的特异性标志,MSCs 只能作为一种细胞群体进行研究。由于它具有向多组织分化的潜能,利用它进行组织工程学研究有如下优势:①取材方便且对机体损伤较小。间质干细胞可取自自体骨髓,简单的骨髓穿刺即可获得;②由于间质干细胞取自自体,由它诱导而来的组织在进行移植时不存在组织配型及免疫排斥问题;③由间质干细胞分化的组织类型广泛,在治疗创伤性疾病中具有应用价值,分化为心肌组织,可用于构建人工心脏;分化为真皮组织,可在烧伤中有应用前景。

间充质干细胞具有以下特性:①具有较强的增殖能力和多向分化潜能,在适宜的体内或体外环境下不仅可分化为造血细胞,还具有分化为肌细胞、肝细胞、成骨细胞、软骨细胞、基质细胞等多种细胞的能力;②具有免疫调节功能,通过细胞间的相互作用及产生细胞因子抑制 T 细胞的增殖及其免疫反应,从而发挥免疫重建的功能;③来源方便,易于分离、培养、扩增和纯化,多次传代扩增后仍具有干细胞特性,不存在免疫排斥的特性。由于间充质干细胞有这些免疫学特性,使其在自身免疫性疾病以及各种替代治疗等方面具有广阔的临床应用前景。通过自体移植可以重建组织器官的结构和功能,并且可避免免疫排斥反应。

间充质干细胞应用于细胞替代治疗,以组织工程学为手段有望解决许多医学难题,如烧伤、骨关节疾病、血管疾病、糖尿病、心脏瓣膜病、器官的替代、造血与免疫重建、重要脏器衰竭和部分遗传缺陷性疾病等。此外,与神经干细胞类似,间充质干细胞也可以作为基因的载体,用于基因治疗之中。将体外经过基因修饰的干细胞用于治疗,可以避免转染载体进入受体产生的不良影响。通过转基因,可以改变干细胞潜能,改善器官系统功能,促进损伤组织的再生等。

第四节 细胞的重编程与转分化

自 20 世纪 50 年代以来,人们一直在研究细胞的重编程及细胞核的潜在全能性。2006
年,Yamanaka 的研究组用 4 种转录因子(Oct4、Sox2、Klf4 和 c-Myc)感染小鼠的皮肤成纤维
体细胞,从而诱导出具有胚胎干细胞特征的多能干细胞,这种细胞被称为诱导性多能干细胞
(induced pluripotent stem cells,iPS cells)。随后,这一方法被进一步改进,从而诱导出具有生
殖系传递能力的 iPS 细胞。随后,运用 4 倍体技术,这些 iPS 细胞可以生成存活的小鼠,从而
最终验证了 iPS 细胞具有生成个体的能力。用类似的方法,人类成纤维细胞也被诱导成为
iPS 细胞。iPS 细胞的发现,将人们对于多能性和重编程的认识提高到一个前所未有的高度。
由于同时具备深远的科学价值和广泛的应用价值,iPS 技术已成为当今生物学研究的热点
(文末彩图 3-2)。

细胞核重编程指细胞的基因表达程序由一种类型变成另一种类型。这一概念的提出源
于早期对蛙类克隆的研究。此后的证据则包括体细胞核移植、细胞融合、外源基因诱导的重
编程以及直接重编程。通过这一技术,可以在同一个体上将较容易获得的细胞(如皮肤细
胞)类型转变成另一种较难获得的细胞类型(如脑细胞)。这一技术的实现将能避免异体移
植产生的免疫排斥反应。

在受精卵发育成一个成熟个体的过程中,特定类型的细胞一般都是按照一定程序逐步
形成的。随着发育进程,细胞的可塑性降低,最终成为某一特定类型细胞。正常情况下,终
末分化的细胞不会自动地转变成为另外一种类型的细胞。然而,利用细胞核重编程的原理,
通过实验手段,可以使不同类型细胞之间的转换成为可能。这样,一种类型细胞的核基因表
达模式将会转变成为胚胎干细胞或者其他类型细胞的状况。

细胞核重编程为生命科学提出了一系列问题,引起了生物医学领域的极大兴趣。首先,
了解细胞核重编程是如何发生的,能让我们理解细胞分化以及特定的基因表达在正常情况
下是如何保持的;其次,细胞核重编程是人类在细胞替换移植领域迈出的第一步,即从另外
一种类型的细胞诱导出所需的细胞,再进行替换治疗;最后,细胞核重编程使从疾病组织中
诱导出可培养细胞然后用于药物筛选成为可能。

一、卵细胞和卵母细胞的核移植

将一个活细胞核成功地移植到已经去核的蛙卵中,可以逆转细胞的分化状态。这项工
作最早由 Briggs 和 King 进行。他们将一种蛙类的囊胚细胞核移植到另一种后,由后者产生
会游动的蝌蚪。但是,在后续的研究中,他们没能进一步验证这种核移植也同样适用于处于
发育较晚期的细胞核,而是认为细胞分化可能涉及不可逆转的细胞核转变。后来,有人在非
洲爪蟾(xenopus laevis)上进行了相似的实验。按照同样的实验方法,他们发现即使用于移
植的核是来自于完全分化的细胞,也能得到发育完全正常并且具有生育能力的雄性和雌性
青蛙,在该实验中是供体蛙的小肠上皮细胞,从而表明细胞分化是可以被完全逆转的。这一
过程涉及细胞核基因表达的改变,但并不涉及基因组本身的变化。因此,在发育过程中,
细胞变得彼此不同、具有各自功能且能稳定存在,但是基因组信息在所有细胞类型中都是
一样的(产生抗体的免疫细胞除外)。因此,这些细胞具有保持形成其他不同类型细胞的
潜力。

这一理论最终在哺乳类得以验证，来自于多莉羊的实验。从成体羊身上分离出来的，并且在体外培养的乳腺细胞的细胞核移植到去除了细胞核的羊卵内，从而产生出正常成体山羊。多莉羊以及后来的探索研究表明，可以利用成体哺乳动物的细胞核来完全逆转细胞分化过程，并且提示，这一个机制可能也适用于人类。通过移植成体猴细胞核得到猴胚胎干细胞的实验进一步证明这点。这些具有完善的生长和分化功能的细胞是从用成体猴的细胞核移植到去核猴卵细胞后发育成的胚泡中分离出来的。同样的道理，在人类的卵中，也存在着能逆转成体人类细胞分化进程的因子。

二、细胞核重编程的效率

完全重编程的标准是产生的细胞具有生成任何一种细胞类型（全能性），并能够产生具有生育能力的个体。通常，核移植选取来源于完全不相干的另一种细胞的细胞核来进行移植，通过分析得到该特定类型细胞的效率，可以为我们提供有关重编程的重要信息。通过比较不同分化时期的供体核重编程的效率，发现细胞核重编程的效率随着供体细胞的分化程度增高而降低。这可能是早期 Riggs 和 King 未能运用实验进一步验证细胞核重编程的原因。进一步的核转移实验（将细胞核移植到另一系列的去核卵子中）以及核嫁接实验（将细胞核移植到从同一品系受精卵发育而来的受体胚胎中）表明，约 30% 的小肠上皮细胞核在重编程后能够产生具有功能的肌肉和神经细胞。在哺乳类动物，可以从核移植胚泡细胞中分离胚胎干细胞。将这些胚胎干细胞移植到正常的受体胚胎中，可判断这些重编程细胞的分化能力。相对于用胚胎细胞核所能达到的 30% 的效率，用已分化细胞的细胞核得到正常动物的效率通常为 1% ~ 2%。

对人类细胞，细胞是否具有全能性，甚至多能性（即具有分化成大多数细胞类型的能力），无法通过生成个体得以验证。因此，对人类细胞全能性的评价主要依据细胞标记物、体外分化及畸胎瘤形成实验。从医学治疗的角度，并不需要重编程的细胞必须具备全能性。

三、细胞核重编程的机制

受精现象表明，卵子具有以 100% 的效率重编程已经定向分化了的精子细胞核的能力。同时，用卵子重编程的另外一个优点是这一方法并不需要对移植的细胞核及其产生的重编程细胞进行永久的遗传学改变（即病毒插入、强制表达特定基因等）。因此，这一重编程的机制对认识细胞全能性和重编程本身具有重要意义。需要解决的问题是，为什么重编程能够成功实现？同时，哪些因素常常导致这一过程的失败？

利用卵母细胞（第 1 次减数分裂早期的雌性生殖细胞，是产生卵子的前体细胞），可以帮助探索卵细胞（处于第 2 次减数分裂中期）的重编程机制。在哺乳动物体细胞核被移植进卵母细胞生殖泡后，许多细胞被直接重编程而表达干细胞标志基因，包括 Oct4、Nanog 和 Sox2。在卵母细胞内进行的细胞核重编程不会产生新的细胞。与卵子相反的是，这一过程的发生既不需要细胞分裂，也不需要蛋白质的合成。

这一重编程的机制包括异染色体的开放、分化标记（如 DNA 甲基化的去除）、组蛋白修饰以及组蛋白交换等。这些机制发生的基础是，受精卵内有能引起上述反应的高浓度特定蛋白。卵内的蛋白能够在极短的时间内被交换到移植进来的体细胞核上，使细胞核被完全重编程。但是，移植的细胞核常携带供体细胞的某些表观遗传学记忆。例如，在肌肉细胞里取出的细胞核,用于重编程后,在重编程的胚胎里发育出来的神经或其他非肌肉细胞里还会强烈地表达与肌肉相关的基因。这可能是由卵子组蛋白里大量存在的 H3.3 亚型整合到核移植后的供体细胞核里所引起的。组蛋白 H3.3 的表达被认为能阻碍重编程的发生,并且会保留以前基因表达的记忆。

四、细胞融合与细胞提取物

用细胞分裂抑制剂可促使 2 个细胞发生融合。在融合体内,2 个细胞核是分离的,主导细胞通常是体积较大并且分裂活性较强者,可影响另外一个细胞核的基因表达情况。细胞融合可发生于许多细胞之间,如红细胞和体外培养的增殖的细胞融合,人类肝脏细胞和肌肉多核细胞的融合等。如果去掉细胞核的一种体细胞的细胞质与另外一种细胞融合的话,它们也会将供体细胞的表达加于受体细胞的细胞核之上。但是,由于这些融合细胞通常难以良好地增殖,从而降低了其医学意义。但是,细胞融合却为我们研究细胞的多能性与重编程提供了重要的信息。从上述实验可以得出:①细胞核的膨大和染色体的去染色质化会发生于基因表达谱的重编程之前;②新的基因表达谱并不依赖于供体基因表达谱的去除或者细胞分裂。因此,这些都不是重编程所必需的。另一个重要的结论就是,在分化的细胞内,或胚胎细胞中,存在一些调节因子,可以改变其他细胞基因表达。当受体细胞体积非常大的时候,如卵子或肌细胞(通常 100 个或更多的肌肉细胞形成的大型细胞),其自身的调节因子远超出供体细胞所带来的,因而可以占主导地位,从而可以让融合细胞的表型与大体积细胞一致,如体细胞与胚胎干细胞融合后表现胚胎干细胞特征。生理情况下,这些分子可确保这些细胞以及它们的后代保持固有特性,而不会逃离它们所属的谱系或者改变细胞类型。

五、诱导多能性

2006 年,当 Takahashi 和 Yamanaka 向小鼠成体成纤维细胞里转入四个基因($Oct4$、$Sox2$、c-Myc 和 $Klf4$)后,发现这些细胞具有胚胎干细胞特征。最初筛选的这些细胞不能传递至生殖系。后来用 Nanog 筛选所得的多能干细胞具有生殖系传递的能力,从而表明这些细胞具有多能性。由这种方法所产生的多能干细胞,被命名为诱导性多能干细胞,或称 iPS 细胞。由人的体细胞上产生多能干细胞也需要上述 4 个转录因子,或者另外一组由 $Oct4$、$Sox2$、$Nanog$ 和 $Lin28$ 组成的重编程基因。这些重编程方法目前已经得到确认并被不断发展。iPS细胞可以从终末分化的许多器官组织中获得,如胃、胰腺细胞、血细胞、脂肪细胞、上皮细胞等。这些干细胞似乎与胚胎干细胞非常接近。目前,已从许多种类型的病人体细胞获得 iPS细胞,利用这些 iPS 细胞及分化产物,可以进行细胞替代治疗,或者用来筛选可能的治疗药物。但是,这些细胞能否最终用于临床,还需要进一步改进重编程方法,如去除由病毒载体引起的基因组插入隐患、避免引入癌基因等。最近的成果表明,实现重编程,并不需要稳定的基因组插入,使用腺病毒、质粒、蛋白介导或利用小分子药物等,可实现重编程。因此,随着这些方法的不断完美,iPS 细胞最终用于临床已逐步接近。

外源因子诱导体细胞变成 iPS 细胞的机制目前还不够清楚。在早期的实验中,这些细胞出现的比例非常低(仅有起始细胞的 1/10 000 ~ 1/1000),并且被感染的细胞一般需要在外源因子存在的情况下增殖将近 2 周时间,这些看似是偶然形成的 iPS 细胞的来源也确实难以确定重编程的机制。

六、细胞的跨谱系转变

通过外源表达基因来改变细胞的分化类型最初发现于研究主导基因 *MyoD* 的过程中。在非肌肉细胞中过表达该转录因子可使这些细胞转变为肌肉细胞。然而,在一些类型的非肌肉细胞中,这种转变只是暂时的。在观察到肌肉样的细胞出现之前,需要持续的 *MyoD* 表达。但是,这些细胞一旦转变成为肌肉细胞以后,其自身的 *MyoD* 会激活,外源 *MyoD* 的过表达不再必需。

细胞类型的转换也发生于其他细胞类型之间,特别是形成血液的细胞谱系之间。通常,这需要过表达一些转录因子来实现。这些转录因子的协同激活或抑制决定细胞特异基因的表达。在这些变化当中,在新类型细胞形成之前,可能存在一个去分化的过程。就 *MyoD* 而言,培养的细胞需经过多细胞分裂的选择才能最终形成新的细胞类型。

目前,胰腺的外分泌细胞直接转变成内分泌的 β 细胞,成纤维细胞转变为神经元等均已能够实现。这一过程中,对外源基因表达的需求是暂时的,转变也不需要细胞分裂。细胞跨谱系的直接转变和由 Yamanaka 最早做出的 iPS 一样,为转变细胞命运提供一条共同的策略,即发现一系列的转录因子来实现细胞类型之间的转变。

七、蛋白质-DNA 的相互作用

细胞分化的两个基本特征影响着我们对细胞核重编程的理解。一个是每种细胞似乎都表达着一些决定它们分化状态的基因,这一特征在细胞融合实验中尤其明显。因此,肌肉细胞会通过激活高水平 *MyoD* 等基因去维持自身的状态。通常,细胞越大,或者越像胚胎干细胞,就会拥有更多"自我重编程"分子。因此,在细胞与卵子的融合中,即使在没有添加外源因子的情况下也很容易被重编程。

重编程的第二个基本特征是,细胞的分化程度越高,通过外源基因来重塑表达谱越困难。当细胞进入终末分化时,这种状态较为稳定,并且阻断了其他方向的分化。深入了解这一现象的机制是一个巨大挑战。目前,大量的生物信息学研究已在进一步研究 DNA、组蛋白等的具体作用机制。一个普遍的假说是"迅速占位"的概念。在非活性转录基因的调控区,DNA 和组蛋白的结合会很紧密。虽然大多数的蛋白质会以几秒钟或几分钟一次的频率解离与之结合的 DNA,并且在一些特殊情况下还需要更长的时间,但是一个多成分的蛋白复合物则可能会在 DNA 逗留较长时间。因此,一个蛋白复合物的所有组分都刚好解离 DNA,并且让重编程因子结合上去的概率非常小。在胚胎干细胞里,大多数基因(在分化的细胞里这些基因是具有活性的基因)处于一种去浓缩的状态,使大蛋白复合物具有较短的逗留时间。根据这个假说,无论是通过核移植、细胞融合、iPS,还是转分化来实现的重编程的发生概率都依赖于统计学上 DNA 调控区域的可进入程度、作用时间、转录本的浓度和其他调控因子。体积大并且拥有大量调节因子的细胞,如卵子和肌管,就会像存在高尝试的转录因子一样容易被重编程。将来如要解答为何分化后细胞的细胞核比胚胎细胞的细胞核更难以重编程,可能需要首先解释组蛋白去浓缩化的机制。

八、展　望

核移植、iPS 技术以及转分化是否具有同样的机制? 快速点位的概念可能都适用于上述几种情况的解释。但是,在不同的情况下,起重编程作用的因子是不尽相同的。在卵细胞内某些因子具有非常高的浓度,如核素、组蛋白 B4 以及组蛋白 H3.3 等。而最终发现卵细胞重编程的因子将有助于提高 iPS 的效率,以及找到更多成体细胞之间品系转换的途径。

人体拥有 10^{15} 个细胞,肝脏有 10^{14} 个细胞。尽管可以通过体外培养来增加数量,但在成功率仅为 1/10 000 的情况下,从皮肤产生出来的 iPS 细胞需要经过大量的细胞分裂才可达到如此高的数目。尽管如此,人体的某些组织只需要少量的细胞就能改善功能了,如视网膜,仅 10^5 个细胞就具有治疗效果。

如果植入细胞未能整合入受体,这些细胞仍可能会起作用。人体大部分的组织是由许多不同类型的细胞组成的。如胰,包含了外分泌细胞、管道细胞,以及包括胰岛细胞在内的至少 4 种内分泌细胞。这种情况下,即使它们并没有整合到胰脏复杂的结构当中,内分泌细胞的替代治疗仍具有巨大的治疗价值。

将来,其他的细胞替代治疗途径或许会出现。人们会找到能够进入细胞内的小分子来取代外源基因进入细胞内实现重编程,或在成体器官中发现更多的干细胞来源。这些细胞在体外被培养与扩增后,用于移植。未来的研究方向,更多的应着重于单能性或寡多能性干细胞(只能产生一种或几种细胞类型)的研究上,而不是多能性(能分化成 3 胚层细胞的能力),更不应该是全能性(能分化成所有胚胎和胚胎外细胞类型的能力)。因此,通过转换与所需细胞类型相近的一种正常细胞来产生所需的细胞类型,而不是将细胞先转变成全能性的状态再慢慢地分化为所需细胞。如仅为细胞替换治疗,全能性或者生殖系传递能力都不是必需的标准或者目标。如果仅从治疗的角度看,具有一定分化能力,并且这种分化能力并非无限制的状态可能更为安全和有效。

第五节 干细胞的再生医学研究现状

干细胞具有自我更新和分化为多种类型细胞的潜能,这些特征使其不仅为基础研究和药物筛选提供了理想的细胞模型,更为细胞、组织甚至器官移植供体的理想来源,有望为许多疾病提供有效的治疗手段。目前,已成功建立了多种多能干细胞的细胞系,在多能干细胞的临床应用研究方面也初见成效。尤其是诱导性多能干细胞的建立,解决了免疫排斥和与人胚胎干细胞建系有关的伦理问题,使得多能干细胞距离临床应用又近了一步。但是,干细胞研究领域还有许多问题有待研究和解决,例如,如何高效获得安全的人诱导性多能干细胞,如何定向诱导多能干细胞向某一特定类型的细胞分化并有效地将细胞移植入病人体内实现对疾病的治疗作用等。这些问题的解决有待于从根本上阐明体细胞重编程、多能干细胞自我更新和定向分化的分子调控机制,同时也需要基础研究人员与临床医务工作者的密切合作。

由于干细胞研究潜在的科学意义和应用价值,世界各国均在这一方面非常重视。在美国,原先被限制的胚胎干细胞研究也已全面放开,越来越多的研究院所和生物公司正投入到干细胞的研究中。

我国政府高度重视干细胞的研究。在过去的 10 年中,国家科学技术部和国家自然科学基金委员会都启动了多项干细胞研究课题,各地方政府也投入大量资金用于干细胞的研究,使我国干细胞研究领域的发展非常迅速。我国科学家在这一领域取得了骄人的成果。如首例由 iPS 细胞产生的小鼠;首例大鼠胚胎干细胞、猴干细胞;以及最早发现促进 iPS 细胞产生的维生素 C、抑制 P53 促进 iPS 产生等研究成果。相信随着国际交流的日益加强,我国对于胚胎干细胞的研究将在国际上更加具有竞争力,并最终实现基础研究和临床应用的结合,改善人类的健康状况。

推 荐 阅 读

［1］ Fields M, Cai H, Gong J, et al. Potential of Induced Pluripotent Stem Cells(iPSCs)for Treating Age-Related Macular Degeneration(AMD). Cells,2016,5(4):44-58.

［2］ Tapia N, Scholer HR. Molecular Obstacles to Clinical Translation of iPSCs. Cell Stem Cell,2016,19(3):298-309.

［3］ Trounson A, McDonald C. Stem Cell Therapies in Clinical Trials:Progress and Challenges. Cell Stem Cell,2015,17(1):11-22.

［4］ Wu J, Greely HT, Jaenisch R, et al. Stem cells and interspecies chimaeras. Nature,2016,540(7631):51-59.

［5］ Xu J, Du Y, Deng H. Direct lineage reprogramming:strategies,mechanisms,and applications. Cell Stem Cell,2015,16(2):119-134.

（胡宝洋　周国民）

第四章 组织工程与再生

第一节 组织工程与再生概述

一、组织工程与再生医学内涵间的关联

早在 1992 年,科学家发现并确认了哺乳动物大脑中有干细胞,这些具有分化潜能的干细胞能够产生新的神经元和神经胶质细胞。这一崭新的概念,彻底推翻了神经元不能够再生的历史信条,为寻求生物体器官的再生和再造敞开了新科学理念的大门。这一新发现促进了细胞移植、组织工程人体结构的再造、3D 打印人造器官的研发以及用原位残存组织和器官化学方法诱导再生的全面发展,派生出一些充满生命活力的生命科学新领域和新学科。

组织工程学是人造器官的科学,是用生命科学和工程学的原理,集多学科技术手段于一身,精炼优化出器官构建的新科学领域。基于正确认识哺乳动物正常与病理条件下生物体器官结构和形态变化及功能活动的改变的理论认识,科学的设计与建造出一些人体器官的替代品,犹如机器的零件部件一样,用以人体各种器官缺失或器官功能衰竭的重新修复、重建和替代,从而恢复器官的正常形态和功能。恢复病人的健康体质和劳动能力,是一门具有巨大发展潜力、具有无限社会效益与经济效益的生命科学的一门边缘学科。

再生医学是研究丧失功能的组织器官的生理性修复的科学,是生命科学领域中新兴的、致力于器官形态与功能修复与再生,进而治愈器官无功能的科学。其研究的切入点是干细胞,通过干细胞行为的系列研究包括:增殖、分化、生长、迁移及其修复创伤或疾病组织及器官的工作原理,找寻机体自我修复与再生的原因。通过构建人体组织与器官的方法,为受损与无功能组织和器官的功能修复、重建、再生和维护提供技术支撑,达到改善器官功能、恢复人体健康的目的,是集多学科技术于一体、综合性强的多学科交叉的一门生命科学的边缘学科。

干细胞的特点是其特有的未分化与低分化的特性,没有特定的形态特征,很难以常规方法进行鉴别,不执行分化细胞的特定功能。例如,心肌干细胞无收缩功能,造血干细胞(hematopoietic stem cells,HSCs)无携氧能力。干细胞是蕴藏在体内的成体组织细胞的储备库,在特定条件下,可分化为成熟细胞或终末细胞,执行某种组织细胞的特定功能。组织工程与再生医学都使用干细胞,其原理均出自干细胞的特性上。在这个意义上,组织工程与再生医学两者的目的相同,都用于器官缺损的修复,共同隶属于生命科学中器官修复重建科学的范畴,以恢复功能保护生命、延续生命、恢复健康为宗旨;其区别在于组织工程局限于器官构建和功能恢复,而再生医学则是探索机体再生机制,是更宽的生命科学领域。

例如,干细胞既是组织工程关注的核心,又是再生医学瞩目的焦点。组织工程学将其作为种子细胞,深入探讨干细胞的分裂与增殖规律,如何制备游离的器官支架以促进干细胞的

繁衍生息,如何创造最佳的微环境以利于干细胞的功能发挥。而再生医学则侧重于干细胞修复与再生过程中的价值。在体外人工设定的条件下,培养、扩增以获取永生性细胞,利用其无限的自我更新和分化特性,转化为各种其他类型组织细胞的能力,去实现细胞与组织修复的价值。作为体外模型,研究个体发育过程及细胞分化增殖异常机制的产生原理。再生医学用体外人工培养细胞,还可作为实验模型,去研究疾病机制、药物筛选与开发、毒理学作用等。而对于一些难治性疾病可通过细胞模型打靶实验取得新发现,改变治疗方法,再将细胞实验的结果用于临床疾病的治疗,以提高疗效和治疗水平。

二、组织工程器官构建的策略

(一) 组织工程器官制备设计

在实验室中制备出人体内需要的器官,并将人造器官植入体内,成活,发挥替代作用,产生原器官的功能。常用的设计方法如下:

1. 构建人工器官　从病人本人或捐赠者获取的细胞或细胞群体进行人工培养和扩增,与具有吸收特点的组织或器官的支架共培育,促成细胞与支架的融合,使细胞进入支架内,克服移植的细胞只附着在支架表面的现象,适时进行器官体内移植和替代技术。

2. 组织原位再生　按照受损器官的三维构筑特点,制备可吸收的组织器官支架。为了促进细胞与支架更好地融合,选择在器官支架上进行添加诱导细胞黏附物质的涂层工艺。将能诱导细胞栖息的物质如能化型共聚酯(PHBHHx)用于涂层材料中,使细胞与支架融合性更好,从而增加了两者间的相容性和互相依赖性。

3. 细胞补充　将获取的新分离的细胞与细胞群体制备成细胞悬液,对适于进行细胞注射的受损器官进行细胞及因子的补充,达到恢复器官形态和功能目的的一种方法,如骨折断裂处注射骨髓间充质干细胞技术等。

(二) 组织工程器官再造的种子细胞的来源

1. 胚胎干细胞(embryonic stem cells,ESCs)　优点是发育的多能性和无限的自我更新能力。缺点是排斥反应和医学伦理问题。

2. 成体干细胞(adult stem cells,ASCs)　存在于胎儿和成人体内各种组织中的多能干细胞。优点是良好的自我复制能力和多向分化潜能,包括骨髓间充质干细胞(bone mesemchymal stem cells,BMSCs)、脂肪间充质干细胞(ADSCs)、羊膜及羊水间充质干细胞、脐带间充质干细胞、牙髓干细胞(dental pulp stem sells,DPSCs)、源自结缔组织的干细胞等。

3. 诱导性多能干细胞(induced pluripotent stem cell,iPS)　是2006年由日本科学家等根据已有的证据提出来的新思路和新技术,即用"已经分化的细胞仍保持发育多能的潜力"和"去核卵母细胞或ES细胞中有能使分化的细胞重返未分化状态的物质"因而具有这种潜力的原理。他们利用反转录病毒基因表达载体把在ES细胞中高表达的4种转录因子Oct4、Sox2、Kit4和C-myc(OSKM)导入豚鼠或成鼠的皮肤成纤维体细胞,成功地直接在体外把这些分化的细胞诱导成为类似ES细胞的多能干细胞,称为诱导多能干细胞即iPS细胞。小鼠iPS细胞分离培养成功证明,体外已分化的细胞可以逆转为多能干细胞,使其产生逆转作用的物质是几种细胞因子的功劳。诱导性多能干细胞具有更广泛的应用前景。

4. 肿瘤干细胞(cancer stem cells,CSCs)　是最近几年来新发现的一种干细胞,存在于肿瘤组织中,具有自我更新能力,并能产生众多肿瘤细胞中一系列异质性肿瘤细胞的一种细胞。肿瘤干细胞在体外能形成克隆,在体内能形成肿瘤。以不对称分裂进行自我分化和更新,从而形成不同分化程度的肿瘤细胞。分化出来的肿瘤细胞就丧失了不断增殖的能力。肿瘤干细胞虽然不能用于器官再造的种子细胞,但是一种可用于再生医学实验中的模式细胞。作为一种特殊实验模型,可用以观察肿瘤生长规律及药物干扰作用。

5. 干细胞功能与衰老　衰老过程是由基因调控的。这一结论是随着抗衰老基因 *Klotho* 的发现及其分型为膜型(FKL)和分泌型(SKL)的揭示,以及其对衰老作用的影响而确定的。调控衰老的机制较复杂,随着衰老到来,人体全身微环境及局部微环境出现恶化和干细胞老化,人体巨噬细胞吞噬能力在降低,T 细胞产生的生物因子数量在减少。其基本原理是,在已分化组织的细胞内发生了氧化应激,细胞内在变化与环境损伤的结果,使细胞内的自由基与细胞抗氧化系统两者之间出现不平衡。干细胞内环境的不稳定,表现在细胞、组织和器官、系统的结构和功能的改变中。这些老化的表现,出现在哺乳动物的所有器官之中。

有实验证明,老年大鼠的肝细胞增殖速度明显下降。衰老引起肌肉内肌纤化收缩蛋白的损失和一些生物因子的减少,导致肌肉减少,影响肌肉干细胞的增殖,已成为人类老化的明显现象。

骨干细胞数量在衰老时减少,使骨骼再生能力变弱,骨折后修复能力降低,骨骼的成骨克隆能力也降低。心血管系统和造血系统的再生能力在衰老过程中不断下降,端粒酶活性也有降低。血管内皮干细胞(EnSC)随衰老而减少,可能成为老年人动脉粥样硬化的重要成因之一。心脏功能随衰老而下降可能与心肌干细胞在此过程中的数量减少和增殖分化能力下降相关。衰老环境导致神经干细胞增殖下降,可能与神经系统老化、再生能力低下、突触可塑性差、神经递质运转慢、线粒体功能降低、应激反应差、DNA 修复与抗氧化能力下降等诸多因素均有关。因此衰老过程在人体器官中及干细胞功能的逆转,已经成为维护人体健康体能的一个研究攻克的热点课题。

(三) 支架材料的选择

组织和器官的支架是种子细胞停泊和生长的支撑和微环境,是种子细胞赖以生存、栖息、生长发育的场所,在适宜的支架中,种子细胞繁衍生息,增殖分化,产生功能,为支架的替换和器官重建建立基础。

1. 支架材料的要求

(1) 生物相容性好:种子细胞与支架无抵触作用,支架无致炎症、致畸、致毒与致肿瘤的不良作用。

(2) 体内降解:降解过程与种子细胞修补过程同步,物质降解量与种子细胞物质产生量相匹配。降解产物不在体内残留,可通过一定渠道排出体外。降解产物体内过程中对身体无影响。

(3) 合适的力学强度:人体器官具有承力作用,又不受力学因素的制约。支架结构力学特征与所代替的受体器官基本一致。既可阻止周围组织的长入,又有利于种子细胞的增殖分化。具有所代替器官的相似立体构筑,能抵抗材料内接种细胞的收缩力牵拉及细胞滤过时的收缩力作用。方便细胞代谢产物的排出。任何时候都不会整体塌陷。

(4) 良好的可塑性:理想的器官支架材料能塑造成各种大小和不同形状。具有多孔性,便于细胞间的通讯。能诱导毛细血管、神经终末和毛细淋巴管的再生和长入,以提供营养、氧气和废物排出。支架孔隙分布及走向符合替代器官特点,孔隙率适度,孔隙交通合理,孔隙配布符合自然状态。

2. 生物体与移植支架的相互作用　支架植入机体内,作为外来异物的入侵,机体将产生一系列反应(表 4-1)。

表 4-1　生物体对生物材料的作用

血液反应	免疫激活	组织应激	材料降解
血小板聚集、黏附、血栓形成	补体系统被激活	炎症反应	物理变化
凝血系统被激活	激活免疫系统发生抗原-抗体反应	细胞黏附	化学变化
纤溶系统被激活	免疫细胞激活(细胞性免疫)	细胞增殖	
发生溶血反应		形成假膜	
血细胞减少			

常用的支架材料

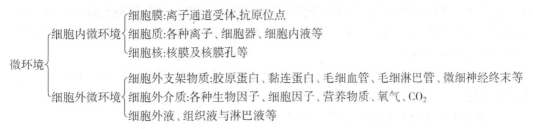

近年来,骨组织工程研究及应用进展迅速。鉴于羟基磷灰石(hydroxy apatite,HA)生物相容性好,表面交联与改造容易。已被应用于骨器官重建的首选支架材料。而纳米级 HA(n-HA)的颗粒与聚己内酯(polycaprolactone,PCL)复合材料,用作 3D 打印骨支架,模拟体内微环境,在 3D 打印器官再造中具有广阔的应用前景。

(四) 细胞生长的微环境

组织工程器官中,种子细胞的微环境可分为细胞内微环境和细胞外微环境。

微环境是细胞的物质交换场所,是细胞功能发挥的基地。细胞微环境的平衡和稳定是细胞能够成活的关键。疾病状态首先是致病因素,破坏了细胞微环境,导致细胞的功能障碍,过度凋亡或坏死。

三、组织工程与再生医学面临的问题和挑战

组织工程器官是社会的需求,是继人体器官(肝、心、肾、脾等)移植成功并产生良好功能作用,恢复了人体体质和劳动能力的客观现实基础上,被广大器官接收者认可的一项新技术。满意的器官移植治疗效果和器官供应奇缺的矛盾催生了组织工程器官再造的步伐,也进而促进了 3D 打印人造器官的发展。

在美国,据统计每年花费在器官损害与组织损伤的资金高达 4000 亿美元,占医疗费总

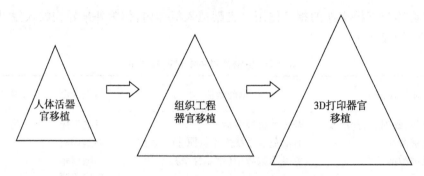

图 4-1　人体器官再造与移植发展过程

额的近半。其中口腔手术及牙科填充物消费占第一位,半月板损伤、尿道损伤等需求量也很大。躺在医院等待器官移植的人数远远大于器官供体人数。供不应求是器官供给的现实,也是矛盾的焦点。尽管组织工程专家已经做出了努力,但人造器官的数量能满足社会需求的总量还为期甚远。组织工程与再生医学仍然面临诸多困惑的问题和挑战。

关于 ESCs 是种子细胞的最优质资源,是最经典的一种多能干细胞,在体内特定条件下可以培养扩增成为永生性细胞。人的 ESCs 早在 1998 年就已被美国人 Janes Thomson 分离培养成功。目前人们已经基本上掌握了 ESCs 的获得来源及其行为特性。但仍遇到一些难解问题,如分化到哪个阶段的 ESCs 进行移植是最优选择? 移植数是多少更合适? ESCs 移植产生畸胎瘤或神经瘤等的危险如何预防和避免?

1. ESCs 的应用存在伦理的争议　因为用人的 ESCs 建系需要早期的人胚,而建系所破坏的早期人胚是否具有人的属性。因此,国家早已出台了禁止进行生殖性克隆人的任何研究,禁止人类胚子、受精卵、胚胎和胎儿组织的商品化运作。目前 ESCs 作为实验模型,研究胚胎发育机制的工作已经取得了良好的进展。

2. 干细胞移植术后,细胞的迁移规律及调控过程,以及其与宿主细胞融合的情况　诸如由干细胞分化的神经元,进入体内神经系统时与供应营养的神经胶质细胞如何联结? 与宿主神经元如何进行通信? 新加入的神经元如何与原有的神经网络进行联网并发挥功能等诸多问题仍需深入探索。

3. 移植的干细胞分化、生长过程中,如何接受内、外微环境的调节? 如何营造适于其生长的微环境?

4. 组织工程器官移植术如何规避致炎、致毒、致畸、致肿瘤风险?

5. 如何在克服各期免疫排斥反应给移植干细胞成活率带来的挑战?

随着这些问题的解决,组织工程器官移植,3D 打印器官手术和干细胞工程的发展一定能大有作为。

第二节　组织工程的种子细胞

组织工程学的概念是 20 世纪 80 年代提出来的,是指利用生命科学与工程学的原理与方法,研究和开发具有修复或改善人体组织功能的新一代临床应用结构物,用于替代器官的一部分或全部功能。它的基本方法是在体外分离、培养细胞,然后将细胞接种到具有一定空间结构的支架上,通过细胞之间的相互黏附、生长增殖及细胞外基质的分泌,构成具有某种结构和功能的组织或器官。种子细胞、支架材料和细胞因子被认为是组织工程研究的三大要素。获取足够数量、无免疫排斥反应且具有生长活力的种子细胞是开展组织工程研究的前提和基础,也是组织工程研究从实验室走向临床应用的关键。本节将对组织工程研究中常用的种子细胞做一概述。

一、种子细胞的种类与来源

组织工程的种子细胞来源很多,各有优劣。依据种子细胞是否来源于病人自身,可分为自体、同种异体和异种细胞。根据细胞的分化状态又可分为分化成熟的成体细胞和具有分化潜能的干细胞,其中干细胞又包括 ESCs 和成体干细胞等。

用作组织工程研究的种子细胞应满足以下要求:①获取方法容易且对人体伤害较小;②分裂增殖能力较强;③功能比较旺盛;④免疫排斥反应没有或极微弱;⑤能连续传代,且形态、功能及遗传物质不发生改变。

自体种子细胞是指取自病人自身正常组织的细胞,经过体外原代培养、纯化、传代后可获得有限的扩增。自体种子细胞具有细胞相容性好、不存在免疫排斥反应及伦理学问题的优点,是较为理想的细胞来源。但自体来源的细胞往往数量有限,对取材部位也会造成不同程度的损伤,尤其在疾病状态下或老年病人体内获得的细胞增殖能力较差,再生新组织的能力较低,因此不宜用作移植。

同种异体细胞可从胚胎、新生儿或成年人的组织或器官中获得,来源广泛,取材容易。该类细胞经过基因改造,可建立无瘤倾向的标准细胞系,储存以备用。其中早期胚胎因其免疫原性低、细胞的生命期长、分裂能力强而备受重视。事实证明,胚胎来源的多种生物制品及细胞具有良好的治疗效果。例如,在构建组织工程产品中,胚胎来源的同种异体细胞优于成体细胞。由于受到伦理学限制,ESCs 尚未得到广泛应用。另外,其抗原性仍需进一步降低。

异种细胞是指从动物身上的组织和器官中获取的细胞,主要来源于猪、牛等动物,是近年研究的热点之一。异种细胞来源广泛,成本较低,无伦理学限制,适应大规模生产的需要。但由于异种移植存在超急性、急性和慢性排斥反应及人畜共患疾病的风险,因此需要改造后才能作为用作组织工程的种子细胞。

干细胞是目前组织工程最理想的种子细胞。通过技术手段可以将干细胞在某种条件下诱导、分化并培养成任何细胞、组织或器官,然后进行体内移植,可以修复或替代缺损的组织器官。随着干细胞技术的发展,各种不同来源的干细胞已成为组织工程主要的种子细胞,RM 也进入了干细胞组织工程的新时代。

二、干细胞作为种子细胞

干细胞应具有以下属性:①自我维持和自我更新的能力;②具有多向分化潜能,能分化为本系大部分类型细胞;③增殖分裂能力;④自我更新和多分化能力可以维持很长时间;⑤对损伤和疾病具有反应能力。其主要特征可简单概括为具有自我更新(增殖)和分化能力。

干细胞的分裂方式主要有两种:①对称分裂:形成两个完全相同的干细胞;②非对称分裂:一个子细胞保持亲代的特征,作为干细胞保留下来,另外一个子细胞不可逆地走向分化终端,成为功能特殊的分化细胞。在这里需要区别干细胞和祖细胞的概念。干细胞在彻底分化前,能转化成某种中间细胞(intermediate cell),这种中间细胞被认为是祖细胞

（progenitor cell）或前体细胞（precursor cell）。祖细胞是胚胎或成体组织中发生部分分化的细胞，可以分裂并形成某种类型的终末细胞。两者的区别在于：一个干细胞产生的两个子代细胞中至少有一个是具有自我复制能力的干细胞；而一个祖细胞分裂形成两个祖细胞或两个分化细胞，这些细胞都失去了向其他类型细胞分化的能力，只能形成特定类型的分化细胞。

（一）ESCs

ESCs 是指胚胎发育早期（受精后 4～5 日，又称囊胚）内细胞团（inner cell mass，ICM）中未分化的细胞。整个囊胚大约有 140 个细胞，最外层是"滋养层"，由一层扁平细胞构成，可发育成胚胎的支持组织，如胎盘等。囊胚中心的腔称"囊胚腔"，腔内一侧的细胞群是"ICM"，ICM 存在着 ESCs，可进一步分裂和分化，并发育成个体。

ESCs 是在研究小鼠畸胎瘤（teratocarcinoma）的过程中发现的。由于畸胎瘤是原始生殖细胞（primordial germ cells，PGCs）癌变形成的，因此被称为胚胎癌细胞（embryonic carcinoma cells，ECCs）。ECCs 具有很好的多能性，但同时也具有某些恶性肿瘤的特征，因此其应用受到限制。1981 年，Evans 等首次成功地从着床前的小鼠囊胚中分离到内细胞团，培养并建立了多能（pluripotent）干细胞系。这些细胞不但具有良好的多能性，而且具有正常的二倍体核型，ESCs 系由此宣告诞生。此后研究人员又尝试从胚胎生殖腺嵴（胚胎发育 5～10 周）中直接分离未分化的多能细胞，并获得成功，同样具有在体外长期培养并保持分化的潜能，因此这种胚胎生殖腺嵴来源的多能性细胞被称为胚胎生殖细胞（embryonic germ cells，EGCs）。上述三种干细胞直接或间接来源于胚胎，理论上应统称为 ESCs。但是，由于囊胚内细胞团源性的 ESCs 来源丰富，细胞核型正常，基因型与正常个体相同，应用前景最好，所以通常所说的胚胎干细胞基本是指 ESCs。

ESCs 主要有以下几个特点：①具有发育全能性，在一定条件下有向 3 个胚层所有细胞分化的能力，在理论上可以诱导分化为机体中所有种类的细胞；②具有种系传递能力，可以形成嵌合体动物；③ESCs 易于进行基因改造操作。因此，ESCs 有着其他来源干细胞不可比拟的优势，成为各种组织和器官修复中引人注目的种子细胞。

1998 年，Thomason 等首次利用临床上自愿捐献的体外受精-胚胎移植（in-vitro fertilization and embryo transfer，IVF-ET）胚胎建立了 5 个人 ESCs 系。此后各国科学家进一步开展了相关工作，迄今为止，已有美国、英国、新加坡、澳大利亚、瑞典、日本、中国、韩国等 10 多个实验室报道建立了约 120 株人 ESCs 系，其中 78 株已在美国 NIH 登记注册。

人 ESCs 的成功分离和体外培养具有极其重要的研究和临床应用价值，可用于研究人类胚胎发生发育的过程，有助于理解分化发育的机制及认识生命和疾病的现象。人 ESCs 最有意义的用途是通过定向分化诱导产生各种特化的细胞和组织，用来修复或替换丧失功能的组织和器官，从而治疗许多难治性疾病，如阿尔茨海默病、帕金森病、脊髓损伤、脑卒中、烧伤、心脏病、糖尿病、白血病和骨关节炎等。

（二）成体干细胞

目前应用最广泛的是 BMSCs、脂肪源性干细胞（adipose-derived stem cells，ADSCs）、NSCs 及肿瘤干细胞（cancer stem cells，CSCs）。与 ESCs 相比较，ASCs 有以下几个特点：①ASCs 数量极少，其基本功能是参与组织更新，修复创伤及维持稳定的机体内环境。研究发现，骨髓中 HSCs 的含量只有 0.01%～0.015%，皮肤中的干细胞含量为 7%～8%，成体哺乳动物脑内的干细胞数量仅占 0.11%～1%。②ASCs 的居住环境是特定的微环境（nich），其生物学特性受到微环境的影响与制约。微环境是指存在于干细胞所处的细胞基质中,对干细胞命运(是增殖还是分化)起调控作用的各种信号分子(生长因子及其受体、激素及介导分子)的总称。干细胞是自我复制还是走向分化取决于所在的微环境和自身的功能状态。③ASCs不像ESCs(来源于内细胞团)那样有固定的来源。不同组织干细胞的发源地仍需要进一步研究。

据推测,ASCs是胚胎发育过程中保存下来的未分化的细胞,这提示ASCs与ESCs可能会有更多的相似性和同源性。

1. 骨髓间充质干细胞(bone mesemchymal stem cells,BMSCs)　BMSCs存在于全身的结缔组织和器官间质中,其中骨髓中的含量最丰富。它与HSCs不同,属于间充质干细胞(mesenchymal stem cells,MSCs)的范畴,数量不足骨髓内细胞总数的0.05%,具有高度自我更新能力和多向分化潜能,在特定的条件下不但可分化为中胚层的软骨、骨、肌肉和脂肪细胞等,而且还可以在适当的诱导条件下跨胚层分化为具有神经元样细胞、神经胶质细胞样细胞和肝细胞样细胞,甚至包括胰岛细胞、肾小管细胞等。BMSCs作为种子细胞的优势:来源广泛、取材方便、对机体创伤较小;易在体外培养、扩增和诱导;取自自体,避免了使用胎儿组织所带来的伦理和免疫学方面的问题。

BMSCs最早由Friedenstein和他的同事在1968年发现的,这些细胞来源于出生后的生物体骨髓基质,具有贴壁性、克隆形成、成纤维细胞样等特性。这些BMSCs在适当条件下可分化形成很多结缔组织如骨、软骨、脂肪组织、纤维组织及脊髓支持基质等。从骨髓中分离BMSCs的方法主要包括:①差速贴壁筛选法;②密度梯度离心法;③流式细胞仪分选法;④免疫磁珠分离法。目前应用比较广泛的是差速贴壁筛选法与密度梯度离心法的结合。此法培养的BMSCs纯度可达到95%以上。在倒置镜下观察,BMSCs有两种形态:一种呈梭形或纺锤形,是最常见的形态;一种是巨大的扁平形,这是衰老的BMSCs。成人骨髓中MSCs含量非常少,10万个有核细胞中才有1个,且随年龄的增加而逐渐减少,因此必须进行体外扩增。BMSCs的增殖能力极强,细胞周期研究显示,大约90%的MSCs处于G_0/G_1期,说明其具有高度分化潜能。

BMSCs在体外分离、纯化及扩增后,可以在不同条件下诱导成为各种功能细胞,进行体内移植,治疗各种难治性疾病;也可以直接输入损伤部位,或者与生物材料联合培养后进行移植。例如,单独和联合的BMSCs移植可能用于股骨头坏死、退行性关节炎、糖尿病、帕金森病、阿尔茨海默病、心肌缺血及周围神经损伤等。此外,BMSCs易于导入外源基因,是基因治疗的一种有效的靶细胞和运输工具,可被携带目的基因的反转录病毒载体或腺病毒载体成功转染,并在体内高效表达。因此BMSCs具有非常广阔的应用前景。

虽然BMSCs在骨、心肌、神经系统等治疗领域取得了很大进展,但研究尚处于探索阶段,还很多问题有待解决:①如何更有效地获得纯化的BMSCs,以更好地适应组织工程学方面的应用研究。②控制BMSCs增殖和分化的最佳条件。如何能既控制增殖、避免分化,又能在适当的时候开始所需路径的分化,还有待进一步研究。③HSCs与BMSCs的相互作用及BMSCs与不同成熟阶段的细胞的相互作用如何影响其生长和分化及作用机制,目前还不清楚。④植入心肌或神经组织后的远期效果尚未得到有效评估。尽管如此,BMSCs仍具有明显的优势,如取材方便,增殖分化潜能强大,无免疫排斥反应,能在体外稳定扩增等。因此,随着对BMSCs研究的进一步深入,其将作为一种新型的基因治疗的靶细胞,广泛用于运动、心血管和神经系统等疾病的治疗,解决器官短缺的问题,成为人类疾病临床治疗方面的又一巨大突破。

2. 脂肪源性干细胞（adipose-derived stem cells，ADSCs）　ADSCs 是存在于人或动物不同部位脂肪组织中的一种 MSCs，具有多向分化潜能。Zuk 等（2001 年）首次从人抽脂术废弃的脂肪组织中分离获得了该细胞，在相应诱导剂的作用下，不仅能分化成具有中胚层组织特殊标志的功能性细胞，如脂肪细胞、骨细胞、软骨细胞、肌细胞、心肌细胞和血管内皮细胞等，也能分化成内胚层细胞，如肝细胞和胰腺细胞，以及外胚层细胞，如神经元。脂肪组织可能是机体最大的 ASCs 库，有可能彻底解决干细胞来源困难的问题，所以 ADSCs 的研究很受重视。ADSCs 研究起步相对较晚，但在组织工程研究应用中具有很多优势，主要包括：①获取方便，来源充足，对人体造成的创伤较小，可反复取材；②容易分离，获取细胞量大，对培养条件要求不高；③ADSCs 的数量不会随着病人年龄的增加而减少；④衰老、死亡细胞的比率低；⑤扩增迅速，多次传代后仍能保持稳定的遗传特征，满足临床上对种子细胞数量的要求，甚至可不经过体外扩增而直接用于临床细胞治疗。因此，ADSCs 是继 BMSCs 后在 ASCs 中具有重大发展潜力的一类干细胞，正在逐渐成为新的组织工程种子细胞来源。

ADSCs 具有取材容易、损伤小、不涉及伦理学争议等优点，是一种优秀的组织工程的种子细胞，具有令人瞩目的应用前景。但是，要真正应用于临床，还有一些问题需要解决：第一，ADSCs 的相关研究仍处于初级阶段，许多机制尚待进一步阐明，如异体 ADSCs 是否存在排异性及解决方法，ADSCs 在体内环境里是否有成瘤危险，如何克服等。第二，如何将 ADSCs 培养成具有血管、神经等接近人体正常结构和功能的三维复合组织。因此，ADSCs 真正用于临床，还需要生物学、肿瘤学、生物化学、材料科学及临床医学等各学科的深入研究。

3. 神经干细胞（neural stem cells，NSCs）　中枢神经的发育和再生是神经学界备受关注的研究领域。传统观念认为，哺乳动物中枢神经系统的神经元只产生于胚胎期及出生后不久的一段时间，然后神经元的分裂就会结束。因此，当哺乳动物中枢神经系统受到创伤、缺血等造成大量神经元缺失时，因不能产生新的神经元，再建新的突触联系，而导致中枢神经系统功能难以恢复，如大脑瘫、帕金森病、脊髓横断性截瘫、肌萎缩性侧索硬化症等。

NSCs 的主要来源包括：①早期胚胎：来自早期胚胎（桑葚胚-胚泡）的细胞具有发育全能性，在有分化抑制因子存在的条件下能长期保持增殖和未分化状态，在适合的条件下可分化为胎儿或成体组织细胞（包括神经组织细胞）。②胎儿神经组织：NSCs 存在于胎脑的发育过程中，越早期的胎脑，NSCs 的比率就越高。直接分离自然流产的人胚新鲜脑组织，可使细胞在体外增殖形成神经球。③脐带血：利用细胞分离液从脐带血中分离出单核细胞，在适当条件下可扩增出神经球，亦能分化为神经系统的 3 种主要细胞。由于人类胚泡的获取受到技术及伦理的束缚而被限制，目前大多数研究所用的人 NSCs 来自自然流产的胎儿神经组织和脐带血。最近几年，人们成功地分离成年哺乳类的 NSCs，并进行体外培养，移植到活体后仍能很好地存活，并分化成有功能的神经元。因此，这种成体的 NSCs 有可能成为未来临床应用的主要来源。成年脑内 NSCs 主要分布于脑室下区、纹状体、海马齿状回、脊髓等处。"脑髓"是指脑、脊髓的室管膜下区，具有充分补充神经组织细胞的能力，并且证实在成人脑组织中同样存在 NSCs。

NSCs 同样具有干细胞的一些共同特征：①缓慢的自我增殖能力。干细胞进入分化程序前，要经过一个短暂的增殖期，产生过渡放大细胞，后者再经过若干次分裂产生分化细胞。干细胞通常分裂较慢，再过渡细胞可快速分裂。缓慢增殖可能有利于干细胞对特定的外界信号做出反应,以决定是进行增殖还是进入特定的分化程序;缓慢增殖还可以减少发生基因突变的危险,使干细胞有更多的时间发现并纠正错误。②自稳定性。干细胞可以在生物个体生命区间中自我更新以维持其自身数目的恒定。该过程通过两种方式实现,一是对称分裂,指干细胞分裂产生的两个子细胞都是干细胞;二是不对称分裂,指干细胞分裂产生一个干细胞和一个子代分化细胞,后者分化为终末细胞。③处于高度未分化状态。NSCs 呈中间纤维抗原巢素蛋白(nestin)阳性,缺乏分化细胞的抗原标志。④多向分化潜能。可诱导分化成神经元、星形胶质细胞和少突胶质细胞三种主要的神经组织成分。⑤可发生转分化和去分化。例如,小鼠 NSCs 植入同种异体血管内可逆化分化成血细胞;移入鸡和小鼠囊胚中,可逆转分化成为内中外 3 个胚层组织,包括脑、心、肝、肠等组织。

NSCs 在一定的诱导条件下可分化为神经元、星形胶质细胞、少突胶质细胞等细胞类型,这些细胞均可用作组织工程的种子细胞。其中,维系 NSCs 自我复制的有丝分裂原有 bFGF、EGF、B27、N2,具有较明显诱导作用的分化因子有 Glial growth factor(胶质生长因子,诱导形成施万细胞)、BMP2-4(诱导神经发生)、CNTF 或 BMPS+EGF(诱导形成星形胶质细胞)、T3(thyroid hormone,诱导形成少突胶质细胞)、TGF-β1(诱导外周神经形成平滑肌细胞)、BDNF、IGF-1、PDGF、维 A 酸(诱导 NSCs 向神经元分化)。NSCs 的发现,为中枢神经系统损伤和其他大脑退行性疾病的治疗带来了曙光。NSCs 的应用有原位诱导、细胞移植和基因治疗等方式。①原位诱导:大量体内外实验已证实,成年脑中确实存在 NSCs,在一定的条件下,如脑组织损伤、缺血或生长因子存在时,可以增殖、迁移和分化,新生的神经元可替代丢失的神经元发挥功能。但 NSCs 在临床治疗中枢神经系统疾病中,并未发挥预期的作用。原因可能是原位诱导出功能特异的神经元可能需要多种特定细胞因子和刺激,以及病人中枢神经系统的干细胞无法被激活或有缺陷。所以,仍需进一步研究来了解其原位诱导的机制。②细胞移植:实验表明,移植胎儿脑组织治疗帕金森病等神经系统退行性疾病可以明显改善症状。但由于来源、伦理及法律上的束缚,其应用受到限制。NSCs 的发现和体外培养成功,为中枢神经系统疾病的细胞替代疗法提供了新思路。此外,NSCs 除了能修复缺失的神经元,还可以修复损伤的神经胶质。将干细胞注入发生脱髓鞘病变的成鼠脊髓后,可以修复损伤的髓鞘。③基因治疗:即通过特定载体将相关外源基因导入体内获得表达,达到治疗由于某种基因缺陷或突变而引起的疾病。

此外,NSCs 的生物学性状稳定,建系后可获得均一的遗传背景,还可以将其作为神经系统疾病的药物筛选平台。总之,NSCs 无论在基础研究还是在临床应用方面都具有十分广阔的前景。

4. 诱导多能干细胞(induced pluripotent stem cells,iPSCs)　是指将体细胞进行重编程,转化为具有 ESCs 特性和功能的多能干细胞。2006 年,日本 Takahashi 和 Yamanaka 团队等首次在小鼠胚胎及成体成纤维细胞中异位表达四种转录因子:Oct3/4、Sox2(维持早期胚胎及 ESCs 的多能性)、Klf4 和 c-Myc(肿瘤细胞中高表达),成功将这两种细胞重编程并诱导为多能干细胞。这些细胞具有与 ESCs 类似的表型与生长特性,并表达 ESCs 标志性基因。根据这些特性,将这种细胞命名为 iPSCs。这一重大发现,不仅证实了终末分化细胞可通过其细胞因子表达的重编程而诱导为多能细胞,更避免了 ESCs 研究及应用上存在的伦理问题,掀起了 iPSCs 的研究热潮。2008 年,iPSCs 被 *Science* 评为十大科技发展之首。iPSCs 技术更新十分迅速,经典的 4 因子诱导技术已被打破,转录因子从 4 个减至 2 个直至 1 个。2009 年3 月,利用重组蛋白诱导多能干细胞获得成功。随后,发现了可以取代部分转录因子的几种小分子化合物。

iPSCs 的出现,在干细胞、表观遗传学及 RM 等研究领域都引起了强烈的反响。不仅由于其在基础研究方面的重要性,更在于他能避免免疫性疾病,因此临床应用前景广阔。

虽然目前的研究工作已经取得了令人鼓舞的进展。但是,在分化效率、致肿瘤性、免疫原性及不稳定性等方面上存在许多问题。今后的研究方向:①开发安全、高效的 iPSCs 诱导方法;②开发向主要脏器细胞分化的诱导/移植法,以实现再生医疗的目的;③制造与人类某种疑难病症相近的动物模型;④应用疾病特异的 iPSCs 的体外模型,开发治疗药物的等。

5. 肿瘤干细胞(cancer stem cells,CSCs)　最新在干细胞领域的进展也包括了 CSCs。CSCs 在肿瘤模型可被用作种子细胞。此外,对侵袭性的、转移的和再发肿瘤,靶向 CSCs 发生的局部微环境的治疗提供了非常有希望的新的治疗途径。

1997 年 Dick 及其同事首次报道分离出急性白血病干细胞;2001 年,Reya 等首次提出 CSCs 理论;CSCs 理论认为,CSCs 是肿瘤不断复发和转移的根源,只有完全消灭了 CSCs,肿瘤才能被彻底治愈。CSCs 理论的提出,为肿瘤研究提供了全新的视角,并逐渐成为研究热点和主流趋势。2003 年,Al-Hajj 等分离出 CD44+CD24-/low 乳腺癌干细胞,首次证明实体肿瘤中存在 CSCs;2006 年美国癌症研究协会(American Association for Cancer Research,AACR)对 CSCs 给出的明确定义是:肿瘤中具有自我更新能力并能产生异质性肿瘤细胞的细胞。到目前为止,在中枢神经系统癌症、结肠癌、前列腺癌、胰腺癌、肝癌等实体瘤中也鉴定出了 CSCs 的存在,进一步证实了 CSCs 假说。CSCs 的相关研究从 2002 年仅有 10 篇文献被收录到 2011 年的 927 篇,增加了 91.7 倍。在资金支持上,美国国立卫生研究院目前仍在资助 365 项研究,总资助金额超过 1.5 亿美元。

目前关于 CSCs 的起源尚无定论,可能有三种起源:由正常的成体干细胞转化、由定向祖细胞及分化细胞转化、干细胞同其他细胞的融合。CSCs 的特征有:①自我更新和分化能力。CSCs 通过不对称分裂进行自我更新和分化,并形成分化程度不同的肿瘤细胞,能够在体外形成克隆,在体内形成肿瘤。②成瘤能力。CSCs 具有很强的成瘤能力,只需 100～1000 个就能在 NOD/SCID 等免疫缺陷小鼠体内成瘤。③CSCs 表达特定的表面标志。④CSCs 对化疗药物耐药。CSCs 与干细胞既有联系又有区别。例如,两者都具有自我更新能力、可以产生大量分化细胞以及拥有一些共同的细胞表面抗原标记。所不同的是干细胞在有序的调控下发挥自己的功能,而 CSCs 的分裂与分化是失控的,通过不断自我更新与分化,产生大量的肿瘤细胞,维持肿瘤的生长与异质性。

今后的研究方向应是寻找对 CSCs 有特异性杀伤作用的靶向药物,以期根治肿瘤。CSCs 的提出也为肿瘤的预防指明了方向。值得欣慰的是,组织工程在肿瘤等异常组织再造领域的研究,即肿瘤三维(three dimensional,3D),也不断涌现出新成果,成为组织工程研究的热点之一。早在 1970 年,就有人通过 3D 培养技术构建肿瘤组织。在 3D 肿瘤组织的种子细胞方面,研究者多采用肿瘤细胞系、肿瘤原代培养细胞以及 CSCs。3D 培养能提供 ECM-细胞和细胞-细胞相互作用产生多个物理、机械和化学信号,比传统的 2D 培养能更精确地再现复杂的细胞微环境。因此,3D 培养可以弥合 2D 培养和动物模型之间的差距,可以看作两者之间的桥梁。目前国内外研究人员利用组织工程技术,相继在体外成功制造了消化系统癌、生殖系统癌及皮肤癌等肿瘤组织作为体外研究模型,在肿瘤组织的形态发生、生物学特征、血管生成以及抗肿瘤药物筛选研究等方面得到了广泛应用。

总之,只有小部分 CSCs 才有成瘤及维持恶性显型的作用,因此肿瘤的治疗关键是针对

CSCs 的治疗,CSCs 的起源、研究方法及研究内容均需进一步研究。如果肿瘤确实是起源于 CSCs,之前诸多关于肿瘤发生发展的机制、细胞信号途径等方面的研究成果均需重新评估,对传统的肿瘤治疗方式提出了巨大挑战。

6. 其他干细胞 在许多成体组织如骨髓、胰腺、肝、毛囊中也存在具有多向分化潜能的干细胞,称之为造血干细胞、胰腺干细胞、肝干细胞和毛囊干细胞等。

第三节 微 环 境

生物体结构和功能的基本单位是细胞。单细胞生物(如草履虫等)直接生活的环境是水,其生命所必需的营养物质和氧气直接来自于外环境的水中,产生的代谢废物直接排入外环境的水中。而多细胞高等动物与单细胞生物有很大的差异,细胞直接生活的环境是体液,不能直接和外环境进行物质交换。高等动物体内的细胞直接生活的环境称为内环境,也称微环境。所谓微环境就是指能对某种细胞产生影响的周围结构和成分,包括附近的细胞、细胞间质和血液、淋巴液、组织液及溶解于其中的各种生长因子和细胞因子等。

细胞的微环境对于细胞的存活、生长、分化及代谢起着非常重要的作用,其中发挥重要调节作用的成分是生长因子和细胞因子等物质。

一、微环境的概念及内涵

微环境(microenvironment)通常是指细胞周围的微小环境,即与细胞直接接触并参与构成细胞生存,对细胞的生命活动产生直接影响的周围环境,包括邻近的细胞、细胞间质及其中的体液成分,并包括基质中结合或溶解的各种生长因子和细胞因子等。微环境成分的丰富与稳定是保持细胞正常增殖、分化、代谢和功能活动的重要条件,微环境成分的异常变化不利于细胞的生存、生长,并可使细胞发生病变。

这里所说的微环境主要是指人体及生物体内对某种细胞的生存、发育和功能产生影响的细胞周围结构和成分。在正常情况下,细胞的微环境对细胞提供维持生存的条件和营养,并对细胞的各种生命活动起着重要的调控作用。如对干细胞,可以起到调控再生与抑制分化的作用。当局部组织细胞受损时,抑制干细胞分化的因子减少,而坏死细胞产生的特殊物质进入微环境,可以诱导干细胞向受损细胞的方向分化,以修复组织损伤微环境。

二、微环境的构成

多细胞生物体内,每一个细胞都处在其他多种细胞的包围之中,这些周围细胞既包括同类的,也包括异类的细胞(如相邻的组织细胞、间质细胞、淋巴细胞和血液细胞等)。细胞与周围细胞的联系有三种形式:①相邻细胞间形成通道联系;②相邻细胞膜的接触;③借助于分泌化学物质(激素、生长因子或细胞因子)相沟通。

(一)细胞连接
细胞连接是指多细胞有机体中的相邻细胞之间通过细胞膜间形成通道相互联系,进而进行物质和信息交换以协同作用的一种组织方式。从结构上看,细胞连接可包括质膜的特化部分、质膜下的胞质部分和质膜外细胞间的部分。在多细胞生物体中,细胞连接对维持组织的完整性、细胞间通讯和协同作用等有非常重要的意义。

细胞连接可以是从细胞黏着起始的,由黏着进而发展为连接。细胞黏着的结构相对较简单,涉及的分子较少、范围也较局限;而之后发生的细胞连接却涉及较多种类的分子(尤其是蛋白质分子)、涉及范围也较广、结构较复杂、结合程度紧密,功能较完善。也有些细胞与相隔较远的细胞的连接不需要经过黏着阶段,而是直接通过细胞突起形成的管道相连接,这种连接常是由细胞间的功能需要驱动的。

动物细胞间的连接按结构可分为四种类型,即紧密连接(tight junction)、桥粒连接(desmosome junction)、黏着连接(adhesion junction)、间隙连接(gap junction)。细胞连接如按功能分类可分为三种,即封闭连接、锚定连接、通讯连接。

以下详述按功能分类的细胞连接类型。

1. 封闭连接(occluding junction)　或称不通透连接(impermeable junction)。具有封闭细胞间隙的通透、使相邻细胞连接及限制膜蛋白在脂质分子层的流动、维持细胞极性等三重功能。功能上的封闭连接在结构上又包括紧密连接和间壁连接两种。

(1) 紧密连接(tight junction):也称封闭小带(zonula occludens),是指相邻的细胞质膜直接紧密地连接在一起的结构,多见于脊椎动物的体表及腺体上皮细胞间和体内各种腔道,长度为 50~400nm,相邻的细胞质膜结合紧密,无缝隙。在电镜下可看见连接区域有蛋白质形成的犹如焊接线网络,此焊接线也称为嵴线,封闭了细胞之间的间隙。紧密连接的嵴线是由跨膜细胞的黏附分子组成的,主要的跨膜蛋白为 occludin 和 claudin,也包括膜外周蛋白ZO。上皮细胞层对小分子物质的透性与其上面嵴线的数量有关,有些连接非常紧密甚至连水分子都不能透过。

紧密连接的功能:①重要的封闭作用,并形成渗漏屏障;②隔离作用,使基底面质膜上的膜蛋白与游离端行使其各自不同功能;③机械支持。

一般紧密连接存在于上皮细胞之间。Ca^{2+} 是紧密连接形成所必需的,因而当在体外分离细胞时可用适当的蛋白酶以及螯合剂来处理上皮组织(去掉 Ca^{2+})可使紧密连接分离。

紧密连接的主要功能是封闭相邻细胞间的接缝,以防止外部溶液中的各种分子沿着细胞间隙渗入组织内,保证了机体内环境的相对稳定。在膀胱的上皮、消化道的上皮、脑组织的毛细血管内皮和睾丸支持细胞间都广泛存在着紧密连接样结构。后两者(脑组织的毛细血管内皮和睾丸支持细胞间的紧密连接结构)分别构成了具有重要功能的血脑屏障和血睾屏障,它们能够有效地保护这些重要的组织和器官免受异物的侵入。机体各种组织中的紧密连接结构对各种分子的屏障程度是不同的,大分子绝对不可通过,对小分子及水的封闭程度则因组织而异,如小肠上皮细胞之间的紧密连接对于 Na^+ 的渗漏程度相对于膀胱上皮间的 Na^+ 的渗漏程度约大 1 万倍。

(2) 间壁连接(septate junctions):即存在于无脊椎动物的上皮细胞间的紧密连接。连接蛋白一般呈梯状排列,形状很规则,形成连接的细胞内骨架是由纤维状肌动蛋白(F-actin)构成。在果蝇中存在一种叫做 discs-large 的蛋白参与形成间壁连接,而 discs-large 的突变品种不仅不能形成间壁连接,还可产生瘤状突起。

2. 锚定连接　即通过细胞骨架系统将细胞之间或细胞与基质之间相互连接形成一个坚挺且有序的细胞群体,使得细胞之间、细胞与基质之间形成牢固黏合以抵抗外来的机械张力。锚定连接在组织内有广泛的分布,尤其在上皮组织、心肌组织和子宫颈等组织中最为常见。锚定连接的特点即通过肌动蛋白丝和(或)中等纤维相互连接。

(1) 锚定连接的结构构成:参与锚定连接构成的细胞骨架系统可以分为两种不同的形

式:①与中间纤维相连接的锚定连接结构,一般包括桥粒与半桥粒;②与肌动蛋白纤维相连接的锚定连接结构,一般包括黏合带和黏合斑。构成锚定连接的蛋白质一般可有两类:①细胞内的附着蛋白质,将特定的细胞骨架成分(一般为中间纤维或微丝)与连接复合体紧密地结合在一起。②跨膜连接的糖蛋白类,其细胞内的部分与附着蛋白分子相连,细胞外的部分常与相邻细胞的跨膜连接糖蛋白形成相互作用或与细胞外基质形成相互作用。

(2) 锚定连接的结构类型、构成与功能

1) 中间纤维互相连接形成的锚定连接:一般包括桥粒与半桥粒。

桥粒(desmosome):也称点状桥粒,一般位于黏合带的下方。是细胞间形成的纽扣式的连接结构,通常由跨膜蛋白(钙黏素)经由附着蛋白(致密斑)与中间纤维形成互相联系,以提供细胞内的中间纤维锚定位点。也可见中间纤维横贯细胞,形成一种网状结构,同时再通过桥粒与相邻细胞相连,成为一体,形成整体网络结构,起到支持和抵抗外界压力和张力的作用。多见桥粒存在于承受较强拉力的组织中,如皮肤、口腔及食管等处(常为复层鳞状上皮细胞)的细胞之间以及心肌纤维之间。相邻细胞之间的桥粒结构如纽扣状,细胞膜之间的间隙宽约30nm,质膜下方的细胞质中有一些附着蛋白质,如片珠蛋白(plakoglobin)和桥粒斑蛋白(desmoplakin)等,共同形成致密斑,其厚度为15~20nm。中间纤维是将致密斑连接起来的丝状蛋白,在不同的细胞类型中间纤维的性质可有不同,如在上皮细胞中是角蛋白丝,在心肌细胞内是结蛋白丝。

桥粒的中间含有钙黏素(desmoglein 与 desmocollin,即桥粒芯蛋白与桥粒芯胶黏蛋白),相邻细胞间的中间纤维可以利用细胞质斑与钙黏素构成一种穿越多种细胞之间的细胞骨架网络。因 Ca^{2+} 在桥粒连接中起重要作用,故螯合剂可使细胞间的桥粒连接分离。多种酶如胰蛋白酶、胶原酶和透明质酸酶都能够破坏跨膜蛋白细胞外部分的结构,而使桥粒分离。

半桥粒(hemidesmosome):在结构上类似于半个桥粒,位于上皮细胞的基面与基膜之间,其化学组成及功能与桥粒不同。半桥粒通过细胞整合素将上皮细胞锚定于基膜上。在半桥粒中,中间纤维并不穿过半桥粒而是终止于半桥粒的致密斑。半桥粒多存在于上皮组织的基底层细胞靠近基膜处,主要功能为防止机械力引起的细胞与基膜脱离。半桥粒与桥粒的主要差别在于:仅在质膜的内侧形成桥粒斑样结构,其对侧是基膜;穿膜连接的蛋白是整合素(integrin,一种细胞外基质的受体蛋白)而非钙黏素;细胞内的附着蛋白是角蛋白(keratin)。

2) 与肌动蛋白纤维相互连接的锚定连接:一般包括黏合带和黏合斑。

黏合带(adhesion belt):也称为带状桥粒,位于紧密连接的下方,相邻的细胞之间形成一种有较大间隙的连接方式,呈带状连接结构,连接处相邻细胞膜间存在着15~20nm的间隙,在此部分细胞膜下的胞质浓度增大,由肌动蛋白构成的环形微丝穿行其内,将组织间接地连接在一起,可提高组织的机械张力。多见于上皮细胞间。

钙黏素(Cadherin)属亲同性 CAM,作用依赖于 Ca^{2+},是跨膜蛋白的一种主要成分。存在于上皮细胞的近顶部或紧密连接的下端,常呈环形的带状。

黏合斑(adhesion plaque):常位于上皮细胞的紧密连接下方,通过整联蛋白与肌动蛋白的相互作用,将细胞与细胞外基质进行连接。黏合斑存在于某些细胞的基底部,常呈局限性的斑状。该结构的形成对细胞的迁移具有重要作用。体外培养的细胞可通过黏着斑结构附于培养瓶的底面。

3. 通讯连接

(1) 间隙连接(gap junction):是动物组织中相邻细胞间通过连接子(connexons)建立的

细胞间直接通讯连接,存在于大多数动物组织。

　　在连接处的相邻细胞之间有 2 ~ 4nm 的缝隙,并且连接区域较紧密连接大,最大直径约 0.3μm。在间隙与两层质膜中有许多蛋白质颗粒,它们是构成间隙连接的基本单位,即连接子(connexon)。连接子由 6 个相同或比较相似的跨膜蛋白亚基环绕而成,直径 8nm,其中心形成了直径约 1.5nm 的孔道。实验证明,间隙连接通道可允许分子质量 1.5kD 以下的分子通过,即无机盐离子、糖、氨基酸、核苷酸和维生素等小分子物质有可能通过间隙连接的孔隙。构成连接子的亚单位即为连接蛋白。在连接子的中心形成一个孔道。孔道的直径可受一些因素如膜电位、细胞内的 pH 及 Ca^{2+} 浓度等因素的影响和调节而处于动态变化中。当膜电位降低时孔道可关闭;当 pH 下降或 Ca^{2+} 浓度升高时也可通过影响连接蛋白的构象而引起孔道直径变小,甚至关闭。连接单位一般由两个连接子对接而成。一般来说,只有在相同或者相似的连接蛋白之间所形成的连接子才可以在细胞之间建立间隙连接。

　　不同组织细胞来源的连接子,其分子质量大小差别较大,最小的为 24kD,最大的可达 46kD。虽然连接子的大小差别较大,但所有连接子的结构相似,都含有 4 个 α 螺旋的跨膜区及 1 个细胞质连接环。

　　作用与意义:间隙连接主要起连接作用,另外还能在细胞间产生电偶联(electrical coupling)和代谢偶联(matebolic coupling)。电偶联主要在神经冲动的信息传递中起重要的作用。在以具有电兴奋性细胞形成的组织中,由间隙连接为基础建立的电偶联对组织功能的协调一致具有非常重要的作用。例如,在神经细胞之间的电偶联(带正电离子的 H^+)通过间隙连接的通道由一个细胞进入另一个细胞内,因而使动作电位在细胞之间迅速传导,从而减少由化学突触传播兴奋时引起的时间延迟,进而使电突触能够实现快速的细胞间信号通讯。代谢偶联是指通过间隙连接形成的水性通道可使小分子代谢物和信号分子从一个细胞进入到另一个细胞。如 cAMP 和 Ca^{2+} 等(第二信使)可通过间隙连接由一个细胞进入到相邻的细胞,所以,只需部分细胞接受某种信号分子的作用,即可使整个细胞群发生反应。间隙连接在细胞的生长、增殖及分化、组织稳态、肿瘤的发生、伤口愈合等生理与病理过程中具有很重要的作用。已有研究表明,人类的某些遗传性疾病与构成间隙连接的连接蛋白基因的突变有相关性,如耳聋、外周性神经病、皮肤病和先天性心脏病以及眼牙指发育不全综合征等。

　　(2) 神经细胞间的化学性突触连接:化学性突触(synapse)是指存在于可兴奋性神经细胞之间的一种特殊的连接方式,通过突触前神经元末梢释放出特殊化学物质作为信息传递的媒介以影响突触后神经元。其特点是以神经递质为媒介和单向传导。一般由突触前成分、突触间隙和突触后成分三部分构成。

　　突触前神经元轴突的末梢膨大呈球形,一般称突触小体(synaptic knob)。突触小体与突触后神经元的胞体或者突起的表面接触而形成突触。突触小体的膜可称为突触前膜,同突触前膜相对应的胞体的膜或突起的膜可称为突触后膜,两个膜之间的空隙称为突触间隙。该间隙的宽度为 20 ~ 30nm,其中含有黏多糖及糖蛋白等物质。

　　在突触小体内部存在大量囊泡,称为突触小泡(synaptic vesicle),直径约为 50nm,内含神经递质(Ach)。当神经冲动沿传出神经传导到突触前膜,导致突触小泡与前膜融合,释放出神经递质(Ach),Ach 被突触后膜的受体(配体门通道)接受,进而引起突触后膜上的离子通透性发生改变,产生膜的去极化或超极化。

　　(二) 细胞间质

　　相邻的细胞之间存在的物质统称为细胞间质(interstitial substance)。细胞间质是由细胞产生并分泌到细胞外的、无细胞形态和结构的物质,一般包括流体物质(组织液、淋巴液、血浆等)、基质和纤维等。细胞间质既是细胞生长和分化过程的产物,同时也是细胞赖以生活的外环境。细胞间质同细胞一起共同构成了组织。

细胞间质可以对细胞起支持、保护、连接和营养等作用,参与构成细胞赖以生存的微环境(microenvironment)。人体细胞即生活在细胞间质的液体环境中。细胞既从细胞间质液中吸取其新陈代谢所需要的全部物质,也将其代谢产物或未被利用的物质排入细胞间质中。细胞和细胞间质液体之间不断地进行着物质交换,吸取氧和营养物质,排出二氧化碳和其他废物。为了避免细胞本身被产生的废物所破坏,细胞间质液会不断地流动和更新。

1. 细胞间质中的纤维　细胞间质中的纤维包括胶原纤维、弹性纤维和网状纤维。它们对细胞具有支持、联络、保护并使组织器官承受压力及损伤修复等重要功能。

(1) 胶原与胶原纤维:胶原(collagen)是细胞外非常重要的水不溶性纤维蛋白,是参与构成细胞外基质的骨架,在细胞外基质中可形成半晶体形式的纤维,为细胞提供抗张力和弹性,并且在细胞的迁移和发育中起作用。胶原也是结缔组织的主要成分。胶原是动物体内含量最丰富的蛋白质,大约占机体总蛋白的30%以上。

目前已发现的胶原至少有19种,它们由不同的基因编码。不同种类的胶原形态和功能差别很大,如骨、牙的坚硬,肌腱韧带的强韧及皮肤的柔软和弹性都是由不同的胶原种类和其结合的物质共同决定的。但机体内大多数胶原蛋白具有柔韧性,形成的胶原纤维具有较强的抗张力的作用。胶原纤维的直径为 $1 \sim 12\mu m$,由胶原原纤维集合成束而成。胶原原纤维由胶原蛋白组成,其抗张强度较大,使组织具有韧性。如在皮肤中胶原蛋白编织成比较疏松的纤维网状结构,而血管壁胶原排列成螺旋网状的结构,各自执行着它们的独特功能。胶原可由成纤维细胞、软骨细胞、成骨细胞及某些上皮细胞合成并分泌到细胞外。

胶原可溶解于微温的稀酸中,经超速离心后可得到 α、β、γ 三种组份。其中 β 与 γ 组份分别为 α 组份的二聚体和三聚体。α 组份又可分为 α1、α2、α3 和 α4,他们的氨基酸组成上有所不同,但肽链的长度相近(图4-2)。

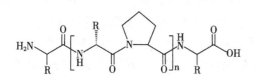

图4-2　胶原蛋白肽分子示性式

从大鼠富含肌腱的组织中提纯获得的 I 型胶原中,发现其基本结构单位为 3 股链,由 2 个 α1(I)和一个 α2(I)分子组成长 300nm 直径 1.5nm 的蛋白质,即后来被称为的原胶原(tropocollagen)。每 1 股链各含有 1050 个氨基酸残基,并以右手螺旋的方式,相互旋绕为 3 股螺旋。进一步研究发现所有类型的胶原均以 3 股螺旋的方式构成,所不同之处仅在于各种类型胶原分子的中段 3 股螺旋形成的多肽片段结构有所不同,从而折叠成各种不同的三维空间结构。若干个具有 3 股螺旋结构的 I 型胶原分子通过侧向排列,聚集为直径 $50 \sim 200nm$ 的微纤维。相邻的 2 个原胶原分子在侧向排列时,两个端点相差约 67nm 的距离,分子间由共价键相连。这是由赖氨酸残基侧链末端氨基酸被氧化成醛基衍生物,再通过醛醇缩合等过程而形成各种共价键。此种胶原分子的侧向连接是 I 型、II 型、III 型和 V 型胶原若干特性的分子基础。如 I 型胶原有强烈的韧性,可耐受强烈张力的伸展而不断裂。在肌腱中,胶原通过侧向排列而形成直径为 50nm、长度达几个毫米的微纤维(fibril)。微纤维又进一步侧向排列形成胶原纤维(collagen fiber)。正是由于胶原纤维具有这种特殊的分子结构,进而产生了能承受巨大外力的能力。

（2）弹性蛋白与弹力纤维：弹性纤维的直径为 $0.2 \sim 1.0 \mu m$，主要由弹性蛋白构成，表面还有糖蛋白形成的微原纤维。弹性纤维能被拉长与回缩，使组织具有弹性。

弹性蛋白是弹力纤维的主要成分，富含甘氨酸与脯氨酸（同胶原类似）。但与胶原的不同在于，弹性蛋白羟基化的程度不高，无羟赖氨酸的存在。弹性蛋白分子之间通过赖氨酸残基能形成共价键从而相互交联，他们形成交联网络，可通过构型变化产生弹性（图4-3）。

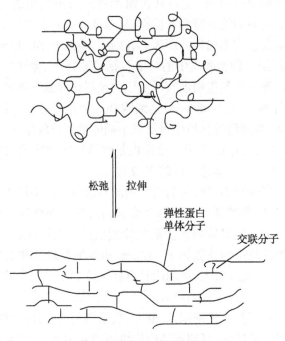

图4-3　弹性蛋白抗张力示意图

弹力纤维主要存在于皮肤、肺、血管壁、弹性软骨、牙周韧带、结缔组织、胎儿组织等结构中。弹性纤维与胶原纤维常常共同存在，使组织富有弹性和抗张能力。虽然胶原能够给细胞间质以强度和韧性，但某些组织还是需要弹性，尤其是心脏、肺等组织。这种弹性主要依靠于细胞的外基质中的弹性纤维。弹性纤维与橡皮筋类似，其长度可以伸长到正常的几倍，当收缩时，又可恢复到原始长度。而组织的弹性是通过改变散布在弹性纤维中的胶原数量来控制的。

在弹性蛋白外围，包绕着一层由微原纤维所构成的外壳。微原纤维由糖蛋白构成，其中有一种较大的糖蛋白为原纤维蛋白（fibrillin），是保持弹性纤维完整所必需的。在发育过程中的弹性组织之中，糖蛋白微原纤维通常比弹性蛋白更早出现，可能成为弹性蛋白能够附着的框架，这对于弹性蛋白分子组装成为弹性纤维有组织作用。老年人的组织中，弹性蛋白生成量减少，降解增多，以致组织失去弹性。

弹力纤维在疏松结缔组织中略呈微黄色，折光性较强，富于弹性，纤维状，一般较胶原纤维细，且有分支，排列散乱。其化学成分主要为弹性蛋白，对牵拉作用有较大的耐受力。

皮肤和肌腱的弹性纤维是由成纤维细胞产生。在大血管弹性纤维是由平滑肌细胞产生。电镜下观察，弹性纤维包含2种组分，即微原纤维和均质状物质。微原纤维是由结构糖蛋白排列组成，围绕在均质状物质即弹性蛋白的周围。

网状纤维（reticular fiber）：由胶原蛋白组成直径为 $0.2 \sim 0.5 \mu m$，分支吻合连接成网状的一种纤维。在疏松结缔组织中含量较少,纤维较细,有分支,彼此交织成网状。用浸银法可将纤维染成黑色,故又称嗜银纤维(argyrophilic fiber)。电镜观察,网状纤维具有等间距的横纹结构,其化学成分也是胶原蛋白,和胶原纤维相似。网状纤维的嗜银性是由包在原纤维上的糖蛋白所致。

2. 细胞间质中的基质　大多数为黏性的半流体,有的为液体如血液,有的为半固体如软骨,还有的为固体如骨等。细胞间质中基质的主要功能是允许营养物、代谢产物等在血液和细胞之间流通及使细胞与细胞间质黏合。

除纤维成分外,基质中的主要成分有两大类:氨基聚糖(glycosaminoglycans,GAG)和蛋白聚糖(proteoglycan)。两者能够形成水性胶状物,在这种胶状物中,包埋着许多其他基质成分(图4-4)。

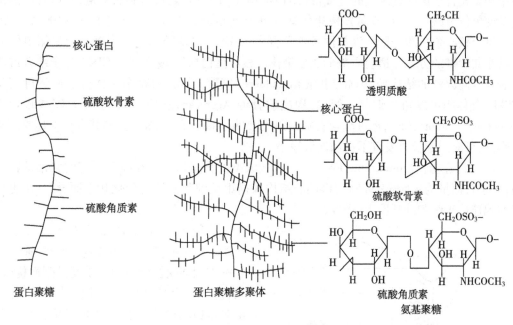

图 4-4　蛋白聚糖、蛋白聚糖多聚体及氨基聚糖的关系与分子结构

黏着蛋白(adhesive)如纤连蛋白、层黏连蛋白,它们可促使细胞与基质结合。此外,细胞外间质还存有多种细胞因子、生长因子以及蛋白酶。当生理条件发生变化时,蛋白酶被激活,从而释放这些细胞因子和生长因子,无须重新合成这些因子,便能迅速便捷地激活细胞的功能。

(1) GAG:为重复的二糖单位所构成的无分支的长链多糖。其二糖的单位通常由氨基己糖(氨基半乳糖或氨基葡萄糖)与糖醛酸组成。但在硫酸角质素中,糖醛酸由半乳糖替代。氨基聚糖根据其组成的糖基、连接的方式、硫酸化的程度和位置的不同可分为6种:透明质酸、硫酸乙酰肝素、硫酸软骨素、肝素、硫酸皮肤素以及硫酸角质素。

透明质酸(hyaluronic acid,HA)是唯一不发生硫酸化的氨基聚糖,它的糖链长度均比其他氨基聚糖长。通常,氨基聚糖是由少于300个单糖基组成的,而HA可含有10万个糖基。在溶液中,HA分子的状态呈无规则卷曲。如果增加外力使其伸长,HA的分子可长达20μm。整个HA分子全部都由葡萄糖醛酸和乙酰氨基葡萄糖构成的二糖单位重复排列而成。因为 HA 分子表面有大量的带负电荷的亲水基团,能结合大量的水分子,所以即使当浓度很低时,也可以形成黏稠的胶体,从而占据很大的空间,进而产生膨压。

细胞表面的 HA 受体为 CD44 和其同源分子,均属于 hyaladherin 家族。凡是能结合 HA 的分子均具有类似的结构域。HA 虽然不能与蛋白质共价结合,但是可与许多种蛋白聚糖的核心蛋白质以及连接蛋白质通过非共价键结合来参与蛋白聚糖多聚体的构成,这种形式尤其在软骨基质中多见。除 HA 和肝素外,其他的几种氨基聚糖均不以游离形式存在,通常与核心蛋白质通过共价结合来构成蛋白聚糖(图 4-4)。

(2) 蛋白聚糖(proteoglycan):是由除透明质酸外的氨基聚糖与核心蛋白质(coreprotein)共价结合而形成的产物。在核心蛋白质中的丝氨酸残基(通常含有 Ser-Gly-X-Gly 序列)能够在高尔基复合体中装配上氨基聚糖(GAG)链。它的糖基化过程常为:每个转移糖基首先合成由四糖组成的连接桥(Xyl-Gal-Gal-GlcUA),之后再延长糖链,对所合成的重复二糖单位硫酸化,并且差向异构化修饰。每个核心蛋白质分子上可连接 1 ~ 100 个 GAG 链。每个核心蛋白质分子可以与同种或不同种的多个 GAG 链相连。许多蛋白聚糖单体通常以非共价键的方式与透明质酸形成多聚体。核心蛋白质 N 端序列与 CD44 分子结合透明质酸具有同源性的结构域,因此,也属 hyaladherin 家族。蛋白聚糖多聚体分子质量可高于108kD,其体积可以超过细菌。例如,构成软骨的 Aggrecan,它的 GAG 主要为硫酸软骨素(chondroitin sulfate,CS),还可能含有硫酸角质素(keratan sulfate,KS)。当其含量不足或代谢障碍时,可能引起长骨发育不良和四肢短小。

(3) 纤连蛋白(fibronectin,FN):为一种较大型的糖蛋白。其存在于所有的脊椎动物体内,分子含糖量为 4.5% ~ 9.5%,糖链的结构根据组织细胞来源与分化状态而异。FN 可以将细胞连接于细胞外基质上(图 4-5)。

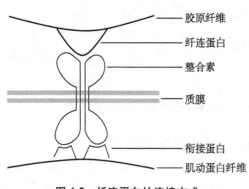

图 4-5 纤连蛋白的连接方式

胶原纤维
纤连蛋白
整合素
质膜
衔接蛋白
肌动蛋白纤维

每条 FN 肽链大约含有 2450 个氨基酸残基。整个肽链可以由Ⅰ型、Ⅱ型、Ⅲ型这三种类型的模块(module)重复排列而构成。其含 5 ~ 7 个具有特定功能的结构域,并且由对蛋白酶敏感的肽段互相连接。在这些结构域中,有些结构域能与其他 ECM(如胶原、蛋白聚糖)结合,让细胞外基质形成网络。有些结构域能与细胞表面的受体相结合,使细胞附着在 ECM 上(图 4-5)。

FN 肽链中的一些短肽序列,是细胞表面的各种 FN 受体最小的识别和结合结构单位。如在肽链中央与细胞结合的模块之中,存在着 RGD(Arg-Gly-Asp)序列,是与细胞表面某些整合素受体的识别及结合部位。通过化学手段合成的 RGD 三肽能够抑制细胞在 FN 基质上的黏附。

细胞表面与细胞外基质中的 FN 分子之间通过二硫键互相交联,组装成纤维。与胶原不同,FN 不能自发组装,构成纤维,而是要在细胞表面受体的指导下进行,并且只存在于某些细胞(如成纤维细胞)的表面。并且,转化细胞与肿瘤细胞表面的 FN 纤维缺失或减少可能是因为细胞表面的 FN 受体异常。

(4) 层黏连蛋白(laminin,LN):也是大型糖蛋白的一种,同Ⅳ型胶原共同构成基膜,也是胚胎发育过程中最早出现的细胞外基质成分。LN 分子是由一条重链(α)与两条轻链(β、γ)依靠二硫键交联所形成的,外形呈非对称十字形,其三条短臂各自由三条肽链的 N 端序列所构成。每一条短臂包含两个球区和两个短杆区,长臂也由杆区和球区构成。LN 分子中至少含有 8 个可与细胞相结合的位点。如在长臂链靠近球区的部分有 IKVAV 五肽序列和神经细胞结合,同时能促进神经生长。小鼠的 LNα1 链上的 RGD 序列,能够与 αvβ3 整合素相结合(图 4-6)。

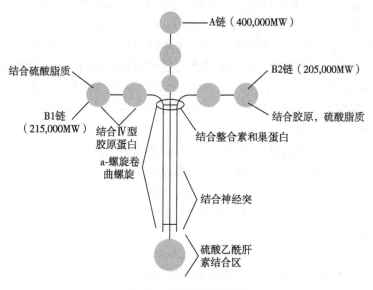

图 4-6　层黏连蛋白结构

现已发现 7 种 LN 分子,共有 8 种亚单位,即 α1、α2、α3、β1、β2、β3、γ1、γ2。但与 FN 不同的是,LN 分子的 8 种亚单位是分别由 8 个结构基因编码的。LN 是含糖量很高(占 15% ~ 28%)的糖蛋白,含有约 50 条 N 连接的糖链,是目前所知糖链结构最复杂的糖蛋白。而且,LN 多种受体的功能是识别和结合其糖链结构。基膜为上皮细胞下方的一层柔软和特化的细胞外基质,存在于肌肉、脂肪以及施万细胞的周围。它不仅能够起到保护和过滤的作用,还能决定细胞的极性,并且影响细胞的代谢、分化、存活、增殖和迁移。基膜之中,除了 LN 和 Ⅳ 型胶原以外,还含有 entactin、perlecan 和 decorin 等多种蛋白。其中 LN 同 entactin(或 nidogen)形成等比例的紧密结合的复合物,并且通过 nidogen 与 Ⅳ 型胶原结合。

3. 细胞间质中的流体物质　细胞间质中除纤维成分和蛋白多糖等胶体状成分外,还有组织液、淋巴液及血浆等液体成分。细胞间质液含有细胞代谢所需要的全部物质,如糖、氨基酸、脂肪酸等营养成分,还有氧、无机离子等细胞生存、功能和代谢必需的物质,以及生长因子、细胞因子等促进细胞生长分化的活性物质。同样的,细胞间质液也要接受细胞的代谢产物,或未被利用的物质。细胞和细胞间液体之间不断地进行着物质交换。吸取氧和营养,排出二氧化碳等废物。

(1) 生长因子(growth factor,GF):是对细胞生长以及分化具有显著调节作用的一类多肽或蛋白质。生长因子可以通过细胞信号转导系统,促进细胞的分裂增殖、迁移和基因表达。

生长因子常常意味着对细胞分裂起促进的作用,而细胞因子对细胞增殖起到的是不同的作用。某些细胞因子对细胞生长可能具有促进作用,另一些可能有抑制作用,还有一些细胞因子可能引起靶细胞的凋亡。目前已发现几百种生长因子,其中大部分结构、功能和机制均不清楚。由于生长因子来源复杂,结构各异,作用多样,目前的分类方法尚不统一,常用的分类方法有以下几种。

1) 根据生物学效应:生长因子可以分为细胞生长促进因子和细胞生长抑制因子两大类。但应注意有时同一种生长因子对不同的组织细胞或同一种组织细胞的不同生长阶段可能有不同的作用。如 TGF-β 对细胞的增殖既有促进作用,也有抑制作用。

2) 根据理化特性:生长因子可分为 4 类:①单链多肽类:以表皮生长因子(epidermal growth factor,EGF)为代表;②含糖链的多肽二聚体蛋白类:以血小板衍生生长因子(platelet-derived factor,PDGF)为代表;③多肽二聚体蛋白类:以胰岛素为代表;④糖蛋白类:以集落刺激因子(colony-stimulating factor,CSF)和白细胞介素(interleukin,IL)为代表。前 3 类和第 4 类中 M-CSF(巨噬细胞集落刺激因子)及 IL-3 的受体均具有酪氨酸激酶活性,因此这些因子与细胞的激活和调控密切相关。

3) 根据生长因子作用的细胞类型可分为:①单价因子:一种因子只作用于一类细胞;②多价因子:一种因子可以作用于不同类型的细胞。

4) 按不同生长因子的作用特点还可分为增殖因子[IL-2、IL-3 和 GM-CSF(粒细胞-巨噬细胞集落刺激因子)]和分化因子(IL-2 和 IL-3)等。

(2) 再生医学中常用的生长因子

1) 转化生长因子-β(transforming growth factor beta,TGF-β):属于一组新近发现的调节细胞生长与分化的生长因子超家族。能够影响细胞的生长、分化、凋亡和免疫调节等多种功能。其包括 3 个亚型,即 TGF-β1、TGF-β2 和 TGF-β3。

TGF-β 可以通过结合细胞表面的 TGF-β 受体而激活该受体。TGF-β 受体属于丝氨酸/苏氨酸激酶受体,它的信号传递借助 Smad 信号传导通路和(或)Daxx 信号通路。TGF-β 超家族蛋白可调节许多基本的生物学过程,如细胞的增殖、分化、胚胎发育、器官形成、组织的修复及凋亡。Smad 蛋白是 TGF-β 受体的细胞内激酶的底物,它介导了 TGF-β 的胞内信号转导。已有研究证实,TGF-β 及其细胞内信号蛋白 Smad 的激活在多种器官和组织的纤维化过程中发挥重要作用。也有研究发现,TGF-β 在鼠肝细胞通过受体并在 Daxx 的介导下激活 JNK,参与细胞凋亡通路。

2) 骨形态发生蛋白(bone mophogenetic protein,BMP):是一种能够通过诱导成骨和修复骨缺损的生长因子。1965 年,由美国的 Marshall R. Urist 首次从人骨组织中提取出来,骨形态发生蛋白能够诱导动物或人体的间充质细胞分化为骨、软骨、韧带、肌腱和神经组织。除 BMP-1 外,其余均属于转化生长因子-β(TGF-β)超基因家族。

BMP 作用主要有:①可诱导骨及软骨生成。②在胚胎发育、器官形成中起重要作用。③在神经系统发育和维持中起作用,促进胆碱能神经元的分化,在神经元的成熟和突触的形成中起重要作用。④诱导造血组织、气管和肺上皮发育。⑤在骨形成时,影响指/趾线形成的数量及指/趾间细胞凋亡。⑥促进精子发生及胎盘形成。

BMP 的临床应用:①治疗新鲜骨折;②治疗骨缺损、骨不连;③促进脊柱融合;④治疗股骨头缺血性坏死;⑤由于 BMP 在体内很快失活,正在研究利用基因治疗的方法(基因转移或基因转染)将 BMP 移植入体内。

3) 成纤维细胞生长因子(fibroblast growth factor,FGF):是在哺乳动物的大脑和垂体抽提物中发现的,由于其能促进成纤维细胞的生长而得名。FGF 根据其等电点的不同,可分酸性成纤维细胞生长因子(acidic fibroblast growth factor, aFGF)与碱性成纤维细胞生长因子(basic fibroblast growth factor, bFGF)。bFGF 主要分布于垂体、脑、神经、视网膜、肾上腺和胎盘等组织中,尤其以垂体含量最高(0.5mg/kg),在血清和体液中浓度极低。

bFGF 的作用主要有:①促进新血管形成和促血管生长作用。②调控胚胎发育和器官形成。③促进成骨细胞生成,抑制破骨细胞,用以治疗骨质损伤疾病。④促进成纤维细胞有丝分裂,促进创伤愈合与组织修复,促进组织再生。⑤加强骨髓造血功能,促进造血干细胞生成。⑥促进胃肠功能,促进消化酶的分泌。⑦与炎症和血栓形成、肿瘤发生与转移、糖尿病及其并发症的发生和发展有密切关系。⑧拮抗兴奋性氨基酸对神经元造成的损伤,对大脑神经元有营养作用,促进神经细胞再生。

4) 表皮生长因子(epidermal growth factor, EGF):为最早发现的生长因子之一,对细胞的生长、增殖和分化起着重要的调节作用。人的表皮生长因子是一种由 53 个氨基酸残基构成的单链多肽,分子内有 3 个二硫键,分子质量为 6kD。表皮生长因子通过与细胞表面的表皮生长因子受体(epidermal growth factor receptor, EGFR)结合而起作用。通过高亲和力方式相结合,来激发受体内在酪氨酸蛋白激酶的活性,进而启动信号传导级联,导致多种生物化学变化的产生,细胞内钙含量升高,促进糖酵解和蛋白质的合成,增加某些基因(包括表皮生长因子受体)的表达,最终导致 DNA 合成和细胞增殖。Montalcini 和 Cohen 教授由于发现了表皮生长因子并分析其结构与作用机制,获得了 1986 年的诺贝尔生理学或医学奖。

EGF 的生物学效应:①促进低分子化合物的转运。②可刺激表皮细胞、内皮细胞等增殖。③促进细胞内生化改变,包括促进糖酵解、RNA 与蛋白质合成以及诱发 DNA 合成、促进细胞分裂等。④对人体骨骼系统、消化系统、血液系统、呼吸系统、泌尿系统、生殖系统、免疫系统、神经系统都有促进生长发育、增强功能、修复损伤的作用。

5) 胰岛素样生长因子(insulin-like growth factor, IGF):是一类具有多功能的细胞增殖调控因子,或称体节素。在细胞的增殖、分化、个体的生长发育中有重要的促进作用。早期的研究发现,在软骨提取液和软骨细胞的培养液上清中含有几种生长因子,曾命名为软骨衍生性因子。后来发现此类生长因子的结构及功能与胰岛素有相似之处,因此称之为 IGF。IGF 为骨塑形改建过程中的重要调节因子。IGFs 家族是由两种低分子多肽 IGF-Ⅰ、IGF-Ⅱ和两种特异性受体以及 6 种结合蛋白组成的。IGF-Ⅰ是 70 个氨基酸组成的单链多肽,其分子质量为 7.65kD。IGF-Ⅱ为含 67 个氨基酸的弱酸性的单链蛋白,其分子质量为 7.47kD。两者70% 以上为同源,同人类胰岛素原的结构与功能的相似度约达到 50%。对鼠模型的研究发现,IGF-1 在骨细胞的代谢过程中发挥重要作用。胚鼠颅骨组织培养及单层骨细胞培养基中IGF-1 的含量大于 IGF-2。研究发现血液循环中的 IGF-1 大部分由肝脏合成与分泌,它的生物作用只受生长激素的调节。但骨源性 IGF-1 的合成却受到甲状旁腺素、雌激素以及生长激素的调节。IGF-1 可以刺激成骨细胞前体的复制,还能促进Ⅰ型胶原与骨基质的合成,且不受 DNA 合成抑制剂的影响。已发现两种结构完全不同的 IGF 受体,即 IGF-Ⅰ受体与 IGF-Ⅱ受体,又分别称为Ⅰ型受体与Ⅱ型受体。前者结构同胰岛素受体(insulin receptor, Ir)相似,是由两个 α 亚基和 β 亚基所构成的 α2β2 四聚体糖蛋白。α 亚基为配体的结合部位,而β 亚基具有内在酪氨酸激酶活性但无酪氨酸酶活性。

IGF 的生物学效应:①IGF-1 抑制胶原的降解。②IGF-2 可刺激无血清培养的鸡、鼠和人等骨细胞增殖,且与剂量呈正相关。③IGF-2 可促进股骨头骨小梁的非转化性正常骨细胞的有丝分裂,并可诱导鼠成骨样细胞原癌基因(c-fos)的快速表达。④IGF 与人类胚胎开始到个体生长发育都有密切关系。

6)血管内皮细胞生长因子(vascular epithelial growth factor,VEGF):是一种体内潜在的、血管内皮细胞特异性的肝素结合生长因子。可在体内通过促进血管内皮细胞的分化来诱导血管新生。VEGF 在肝癌中的高表达、对肝癌的新生血管的形成以及肿瘤的生长和转移起着重要作用。VEGF 在原始血细胞的早期发展中起到主要作用。将 VEGF 和 bFGF 注入无血管形成的缺血组织中,可见有新生血管形成及组织灌注。将 VEGF 的 cDNA 注射到缺血组织的基因治疗方法可以扩大侧副血管的形成。

VEGF 为高度保守的同源二聚体糖蛋白。两条多肽链的分子质量均为 24kD,以二硫键相连接组成二聚体。VEGF 分解后的单体无活性。除去 N2 糖基对生物活性没有影响。但可能对细胞的分泌有作用。由于不同的剪切方式,mRNA 可分别产生出至少 5 种蛋白,如 VEGF121、VEGF145、VEGF165、VEGF185、VEGF206 等。VEGF121、VEGF145 与 VEGF165 是分泌型可溶性蛋白,可以直接作用在血管内皮细胞并能促进细胞增殖,以及增加血管的通透性。

VEGF 对血管新生的重要作用包括:①通过增强小血管内皮细胞内的囊状结构、细胞器、囊泡的活性来促进血管腔内和腔外血浆成分代谢,并通过对于钙黏蛋白或链蛋白复合体的作用能够使单层内皮细胞间的黏附连接变松解,从而提高在循环代谢过程中小血管的通透性。导致血浆蛋白外渗从而形成细胞外基质,致使内皮细胞与基质细胞的转移。②通过刺激内皮细胞从而产生组织型纤溶酶原激活物(tissue plasminogenemia activator,tPA)、尿激酶型纤溶酶原激活物(urokinase-type plasminogen activator,uPA)、纤溶酶原激活物抑制剂-1(plasminogen activator inhibitor-1,PAI-1)及胶原酶。它能使蛋白分解增加导致血管外基质成分发生改变,为内皮细胞迁移提供条件。③刺激血管内皮细胞的增殖,但不能刺激其他类型细胞,如角膜内皮细胞、晶状体上皮细胞、成纤维细胞和肾上腺皮质细胞的增殖。④促进内皮细胞的迁移,这是血管前体形成血管内皮分支的关键。⑤抑制内皮细胞的凋亡。

7)软骨调节素-Ⅰ(chondromodulin-Ⅰ,CHM-Ⅰ):是一种由小牛骺端软骨纯化而来的糖蛋白,是一种软骨特异性细胞生长刺激因子。可刺激成骨细胞生长,是一种血管内皮细胞生长抑制剂。在体内,CHM-Ⅰ对软骨的快速生长起特殊的促进作用,并受细胞外微环境、生长因子信号、细胞生长刺激及细胞分化状态的调控。纯化的重组人 CHM-Ⅰ能刺激培养的软骨细胞中蛋白多糖的合成,并可抑制体外培养的血管内皮细胞蛋白质的合成,以及在体内鸡绒毛膜尿囊中血管的生成。原位杂交和免疫组化实验发现,CHM-Ⅰ在骨形成过程中软骨的无血管区有特异性的表达,而在有血管的肥大区和钙化区无表达。CHM-Ⅰ还可抑制血管长入裸鼠脱矿骨基质异位诱导形成的软骨,并且抑制在体骨替代软骨的过程。

CHM-Ⅰ的生物学效应主要有:①显著刺激软骨细胞的生长。②抑制血管内皮细胞和血管形成。③刺激成骨细胞的增殖,并不支持成纤维细胞的增殖。④抑制软骨肿瘤中血管的长入和肿瘤的生成。

8)血小板衍化生长因子(Platelet derived growth factor,PDGF):是较早被人们认识的一种多肽生长因子,由于最初是从血小板分离得到的,故称为血小板衍化生长因子。它是血小板和血管内皮等组织细胞产生并分泌的一种活性物质,是存在于血小板 α 颗粒之中的一种碱性的蛋白质。它是一种阳离子蛋白,其分子质量为 32kD,是一种低分子质量的促细胞分裂素。血小板衍化生长因子不仅来自于血小板,而且存在于体内多种组织和细胞内。现已证明,血管内皮细胞、平滑肌细胞、巨核细胞及一些肿瘤细胞都可以产生血小板衍化生长因子,其中血管内皮细胞,尤其是毛细血管内皮细胞是 PDGF 生成的主要细胞。通过自分泌与旁分泌的方式发其挥作用。

PDGF 的生物学效应主要包含:①刺激胶质细胞、成纤维细胞、血管平滑肌细胞的分裂和增生。②诱导巨噬细胞与成纤维细胞的游走,对中性粒细胞、平滑肌细胞、成纤维细胞有趋化性。③具有缩血管活性。PDGF 能引起血管收缩,是比血管紧张素 Ⅱ 更强的血管活性物质。④参与磷酸酯酶的激活与前列腺素的代谢。PDGF 与有受体的细胞作用时,可诱导磷脂酰肌醇循环和花生四烯酸的释放,促进前列腺素、PGI_2 和 PGE_2 的生成,并因此可能会加速骨吸收,并增加其扩血管及抗血小板的活性。

9)角朊细胞生长因子(keratinocyte growth factor,KGF):是属于成纤维细胞生长因子家族,由成纤维细胞等产生的生长因子。能特异性刺激角朊细胞增生、分化、移行,并促进上皮细胞再生、增厚,促进创面的愈合。KGF 又称 FGF-7。与其他 FGF 不同,由于 KGF 受体主要存在于上皮细胞,KGF 可特异地调节上皮源性细胞的生长和发育。

KGF 的生物学效应主要有:①特异性调节上皮源性细胞的生长和发育。②对上皮源性细胞的趋化作用。③影响体内成纤维细胞对肿瘤的浸润和转移。

10)肝细胞生长因子(hepatocyte growth factor,HGF):是目前已知的生物活性最广泛的一种生长因子,也是至今发现的第一种能刺激肝细胞增生的蛋白质。在 20 世纪 80 年代从完全分化的肝细胞中被识别、纯化和克隆。后来又证明先期发现的另一种由成纤维细胞衍生的所谓"离散因子"(scatter factor)与 HGF 为同一物质,因此也可称之为 HGF/SF。

天然的 HGF 是含有 728 个氨基酸的肝素结合糖蛋白。以单链前体形式(proHGF)被分泌,在细胞外被特异性丝氨酸蛋白酶裂解,并形成异质二聚(heterodimer)。异质二聚体形式具有生物活性。在适宜条件下,经胰蛋白酶样蛋白水解酶,如组织型纤溶酶原激活物(tPA)、尿激酶型纤溶酶原激活物(uPA)、纤溶酶等的作用,使 HGF 单链前体发生裂解。

HGF 前体单链被裂解后形成的有活性的异二聚体双链结构,含有一个分子质量为 69kD 的 α 链和一个分子质量为 34kD 的 β 链。HGF 受体为 *c-met* 原癌基因的编码产物,因此 HGF 受体亦称为 *c-met* 受体。*c-met* 受体是由两个以二硫键相连的亚单位和一个激酶区组成。其中 α 链位于细胞外,分子质量为 50kD;β 链是跨膜的亚单位,分为细胞外区、跨膜区及细胞内 3 部分,分子质量为 145kD。*c-met* 受体为酪氨酸激酶型受体,属于酪氨酸激酶 src 家族成员。*c-met* 酪氨酸激酶原癌基因家族与细胞的侵袭力有关。

HGF 的生物学效应主要有:①刺激肝细胞 DNA 合成增加,促进肝细胞再生;②仅刺激正常肝细胞有丝分裂,而抑制肝癌细胞的生长;③刺激其他靶细胞的生长,包括上皮细胞、黑色素细胞、角质化细胞、内皮细胞和造血细胞;④增加细胞的能动性,可破坏细胞间的连接使细胞"离散";⑤对器官发生有一定作用;⑥能刺激肾小管细胞 DNA 合成,也能加速肾小管上皮细胞形成;⑦是重要的抗纤维化因子,能修复受损肺组织。

11)神经生长因子(nerve growth factor,NGF):是神经营养因子之中被发现较早,目前已研究得较为清楚的,其具有促神经细胞生长和神经元营养的双重生物学功能,是一种神经细胞生长的调节因子。它对中枢以及周围神经元的生长、发育、分化、再生和功能性表达均具有重要调控作用。

NGF 是一种由 3 种不同类型的亚单位组成的复合物,分子质量为 140kD 左右。其 3 种亚单位通过非共价键方式结合,其组合的比例为 α2βγ2。除此之外,其分子内还包括 2 个锌指,这样能够提升复合物的稳定性。亚单位 α 的分子质量是 26.5kD,作用不明。亚单位 γ 的分子质量是 26kD,具有脂酶活性,可使无活性的 γ 亚单位转变为有活性的 γ 亚单位。NGF 受体有两种类型,一种是结合配基后很快释放的低亲和力受体(low affinity receptor,LNGFR),为一种跨膜的糖蛋白;另一种为结合后缓释的高亲和力受体。此受体是原癌基因酪氨酸激酶(tyrosine kinase,Trk)基因编码的蛋白质所构成的,包括三种类型 TrkA、TrkB、TrkC。TrkA 主要存在于交感和感觉神经元以及少量的脑内神经元中;TrkB 和 Trkc 在大多数神经元内均能见到。当 TrkA 与 NGF 结合后,可激活酪氨酸激酶信号系统,进而启动细胞活性,产生生物学效应。

NGF 的生理作用:①促进神经元的分化;②维持神经元的生长发育;③促进外周和中枢神经元损伤的修复;④决定轴突的生长方向;⑤刺激机体产生免疫反应;⑥诱导和调控细胞凋亡。

这些生长因子是目前人们了解较多、且在临床上应用较多的一部分。尚有数百种生长因子的存在形式、结构、功能、作用机制和作用方式等尚不清楚,目前尚未得到适当的开发和应用,因此有待继续深入研究。随着医学科学的不断发展,可以预期,未来将有更多的生长因子和细胞因子的结构特征及作用机制等相关性质被揭开,并将其应用于临床,在临床治疗和再生医学中发挥应有的作用。

(3)生长因子的受体:生长因子是与细胞表面特异性受体结合而发生作用的,这些受体的特征见表 4-2 所示。

表 4-2　几种生长因子的理化特性

生长因子受体(GF-R)	亚单位分子质量(kD)	单位结构	酪氨酸激酶活性	丝苏氨酸激酶活性
EGF-R	170	单体	+	−
PDGF-R	180	单体	+	−
胰岛素/IGF-1-R	α = 135,β = 90	二聚体	+	−
FGF-R	135	单体	+	−
IGF-2-R	250	单体	−	+
IL2-R	50	单体	−	+
TGF-β-R-1	53 ~ 65		−	+
TGF-β-R-2	85 ~ 100		−	+
TGF-β-R-3	250 ~ 300		−	+
BMP-R-1	53		+	+
BMP-R-2	58		−	+

根据受体的作用方式不同,可以分为两大类,即酪氨酸蛋白激酶(tyrosine kinase)活性受体和丝苏氨酸蛋白激酶(receptor serine/threonine kinases)活性受体。大多数具有酪氨酸蛋白激酶活性的生长因子受体具有结构上的同源性,其结构均包括细胞外的糖基化结合区、疏水性跨膜区和内部酪氨酸蛋白激酶区;另一些受体则具有丝氨酸/苏氨酸激酶的活性,此类

受体多以异二聚体形式行使其功能。

1）酪氨酸蛋白激酶类受体：又称受体酪氨酸激酶（receptor tyrosine kinase，RTKs）。RTKs 是一类最大的酶联受体，它既是受体，又是酶，能够同配体（即能与其配合的信号分子，如相应的生长因子等）结合，并将靶蛋白的酪氨酸残基磷酸化。后者将发生活性的改变，并引起细胞内一系列细胞增殖反应。所有 RTKs 都是由三部分组成，即含配体结合位点的细胞外结构域、单次跨膜的疏水 α 螺旋区、含有酪氨酸蛋白激酶（RTK）活性的细胞内结构域（图4-7）。

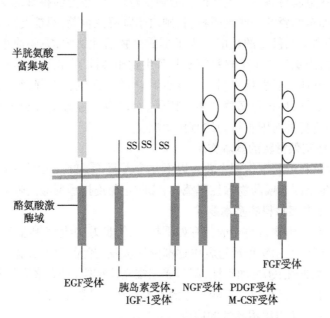

图 4-7　酪氨酸蛋白激酶受体结构示意图

受体酪氨酸激酶尚未与信号分子结合时以单体形式存在，且无活性；当信号分子与受体细胞外的结构域结合时，两个单体受体分子能在细胞膜上形成二聚体，使其细胞内结构域的尾部相互接触，从而激活它们的酪氨酸蛋白激酶活性，致使尾部的酪氨酸残基磷酸化。磷酸化会使受体细胞内的结构域的尾部装配成为一个信号复合物（signaling complex）。这样，磷酸化的酪氨酸部位将立即成为细胞内的信号蛋白（signaling protein）的结合位点，有 10～20 种不同的细胞内信号蛋白与受体尾部磷酸化部位结合从而被激活。信号复合物可通过多种不同信号转导的途径，扩大信息，激活细胞内的一系列生化反应；或使不同的信息综合起来引起细胞综合性应答（如细胞增殖等）。

2）苏氨酸丝氨酸蛋白激酶类受体：为单次跨膜的蛋白受体，在胞内区有丝氨酸/苏氨酸的蛋白激酶活性，此类受体以异二聚体的形式行使其功能。其作用主要使下游信号蛋白中的丝氨酸或苏氨酸残基磷酸化，从而把细胞外的信号传入细胞内，再通过影响基因转录来改变多种生物学功能。

该类受体的主要配体为：转化生长因子-β 家族（transforming growth factor-βs，TGF-βs）成员，其中包括 TGF-β1～TGF-β5，此类成员具有类似的结构和功能，对细胞具有多方面效应。根据细胞类型不同，这类成员可能抑制细胞的增殖、刺激胞外基质的合成、刺激骨骼的形成、通过趋化性来吸引细胞以及作为胚胎发育的过程中的诱导信号等。

第四节　组织工程支架材料

一、组织工程支架材料概述

在组织工程与再生医学领域,支架材料是指适合细胞种植与培养的三维材料。体内细胞所生活的环境不同,对支架材料也会有不同的要求。较早使用的组织工程支架材料有胶原、生物陶瓷及一些金属材料等。胶原的机械强度较差,但是能够很好地支持细胞的生长与营养成分的流动;而像陶瓷及一些金属材料,则由于降解性很差,只能起到替代组织的功能,不能发挥促进组织再生与修复的功能。为了形成生物活性组织,需要使用能够被组织降解的生物材料。总之,组织工程支架材料需要具备生物相容性、生物可降解性及与特定组织相匹配的机械强度等性能。随着材料科学与生命科学的交叉融合发展,组织工程支架材料开始向多功能化方向发展,如控释药物和生长因子、对体内环境做出有利于组织修复的反应,以及支架材料的结构特性对细胞行为的直接影响。

(一) 组织工程支架材料的基本作用

组织工程支架材料的基本作用主要有以下几个方面:①细胞和组织的支持骨架;②防止瘢痕组织长入;③生长因子或药物的控释载体;④防止免疫排斥反应的隔离膜。

(二) 组织工程支架材料的基本要求

适用于组织工程的生物材料一般具有如下特点:①良好的生物相容性,没有或少有异物反应;②可体内降解性,在组织形成过程中逐渐降解吸收;③无毒性,无论材料本身还是降解产物都应该对人体无毒性;④可加工性,制备成三维立体结构,具有多孔性和高孔隙率,既有利于细胞的贴壁和长入,又有利于营养成分的渗入和代谢产物的排出。

(三) 影响支架材料组织相容性的因素

组织工程支架材料的组织相容性是指支架材料不会对组织和细胞产生毒性,不引起材料周围组织的炎性反应,能够促进细胞的黏附、生长,并维持细胞正常的表型和生理功能。影响支架材料组织相容性的因素主要包括以下几方面:①生物材料的表面电荷;②生物材料表面的拓扑结构;③生物材料表面的亲/疏水平衡;④生物材料的表面自由能;⑤生物材料的表面化学结构;⑥生物材料表面的生物特异性识别。

二、常用组织工程支架材料的种类和来源

用于组织工程的支架材料包括天然生物材料和合成材料。天然生物材料一般生物相容性及细胞亲和性较合成材料好,但加工性能一般较合成材料差。人工合成的可降解聚合物材料由于其组成成分、分子质量、表面微细结构、大体形态、机械性能、降解时间等都能预先设计和调控,最后基本完全降解,避免了长期异物反应的危险。而与天然生物材料相比较,其最大缺点是缺乏细胞识别信号,不利于细胞特异性黏附及特异基因的激活。

(一) 天然生物材料

天然生物材料本身或其降解产物无毒、无致癌作用,因而常是组织工程支架材料的首选。目前常用的天然生物材料包括胶原、珊瑚、纤维素、藻酸盐、透明质酸、弹性蛋白、甲壳素及其衍生物等。

1. 胶原(collagen)　又称胶原蛋白,是动物体内含量最丰富的蛋白质,因可塑性好,容易

加工成形,故有生物塑料之称。现已被用来制作人工皮肤、血管、肌腱、晶状体、角膜和骨的支架材料,成功商品化的有利用牛腱中的胶原制备的人工皮肤。

2. 珊瑚(coral) 含有大量的碳酸钙和少量的有机质。其中的碳酸钙以文石的形式存在,占总量的99%。珊瑚呈多孔状,类似骨松质,利于血管和组织的长入。同时其成分及结构与矿化骨相似。植入后可与骨组织直接结合,两者间不形成纤维组织。因此,珊瑚是已知的最好的生物骨支架材料。其缺点是来源批号不同,规格不易掌握。

3. 纤维素(cellulose) 是植物、一些藻类和真菌细胞壁的主要成分,也是自然界中数量最多的糖类。天然纤维素属于Ⅰ型,用强碱处理后,结晶结构发生变化,可变为Ⅱ型。纤维素的开发、利用与血液透析、人工肾的发展有密切关系。最早使用的血液透析材料就是硝酸纤维素。随着研究的深入,纤维素在模拟人工肺、埋植材料以及齿科修补材料等领域都发挥着重要作用。

4. 藻酸盐(alginate) 是从褐藻中提取的多糖。虽资源丰富,但目前开发和利用这些资源还存在困难。藻酸盐是由 D-甘露糖醛酸和 L-古洛糖酸组成的共聚物(图4-8)。在水溶液中,藻酸盐分子带负电荷,所以,能同带正电荷的分子牢固结合。如在藻酸盐水溶液中加入盐酸、硫酸等就形成凝胶化的藻酸。加入柠檬酸、酒石酸等,则形成较软的凝胶。

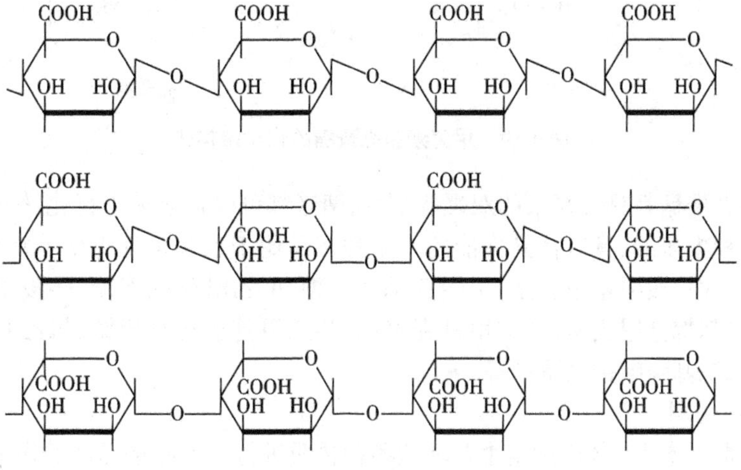

图4-8 藻酸盐的化学结构式

藻酸盐已被广泛用于药物制剂的添加剂、伤口敷料和止血剂。藻酸盐类材料的良好生物相容性使其用于组织工程支架材料的前景广阔。

5. 透明质酸(hyaluronic acid,HA) 是带负电荷的黏多糖,它由 N-乙酰基-D-葡萄糖胺和 D-葡萄糖醛酸交替连接而成线性多糖,整个分子质量范围为 $1×10^5 \sim 5×10^6 D$(图4-9)。

透明质酸可从动物组织中提取,虽然在动物组织中分布较广,但由于含量过低以及加工成本等因素使其产量有限。

透明质酸的吸水性比其他任何天然或合成的高分子都要强,2%的透明质酸就能将98%的水吸住而形成有形的胶状物。因此,透明质酸又被称为天然保湿因子。外源性透明

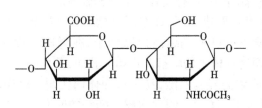

图4-9 透明质酸的化学结构式

质酸抗原性很低,生物相容性极佳。所以,它已被成功用于关节病治疗和组织修复。

6. 弹性蛋白(elastin) 由两类短肽交替排列构成。一类为疏水短肽,使分子具有弹性,另一类为含有大量丙氨酸和赖氨酸残基的 α 螺旋。弹性蛋白的氨基酸组成与胶原相类似,富含甘氨酸及脯氨酸,很少含有羟脯氨酸,不含羟赖氨酸。所以不具备胶原特有的 Gly-X-Y 序列,不能形成规则的三股螺旋结构。其最大的特点在于通过赖氨酸残基参与交联形成具有高弹性的网状结构。

7. 甲壳素及其衍生物 甲壳素(chitin)是一种源于动物的多糖,在自然界中的产量仅次于纤维素居第二位,也是现今所发现的众多天然多糖中具有明显碱性的天然多糖。它普遍存在于虾、蟹及节肢动物的外壳中,同时也存在于海藻和真菌的细胞壁中。壳聚糖是甲壳素的脱乙酰化产物,无毒、无味,有良好的生物相容性。其分解产物对人体健康无害,是一种新型天然医用生物材料(图 4-10)。可作为可吸收缝线及人工皮肤。

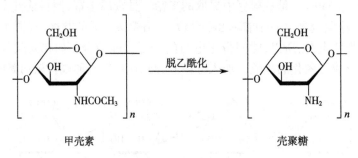

图 4-10 甲壳素和壳聚糖的化学结构式

甲壳素和壳聚糖都具有复杂的双螺旋结构,两者都可以很容易进行化学或物理改性,由此可以得到品种繁多的、具有特异性能的一系列产品用于组织工程支架。常见的改性产品有磺化甲壳素、磺化羧甲基甲壳素、N-羟乙基壳聚糖、N-乙酰化壳聚糖、O-羧甲基壳聚糖、碘化甲壳素、羧甲基烷基壳聚糖、N-羧甲基壳聚糖、N-三甲基氯化壳聚糖、氰乙基壳聚糖、乙二醇壳聚糖、十二烷基磺酸钠壳聚糖等。

(二) 合成材料

合成材料是在体外对体内细胞生存环境各种物质进行主动和选择性的模拟,具有制备标准化和易于控制的特点。目前使用的合成生物降解材料主要有三种:①第一种是聚乳酸类:由玉米经乳酸菌作用得到乳酸再聚合形成高分子,如聚乳酸(polylactic acid,PLA)、聚乙醇酸(polyglycolic acid,PGA)及两者的聚合物(polylactic-co-glycolic acid,PLGA)等。②第二种是微生物聚酯类:由微生物利用各种碳源发酵合成不同结构的脂肪族共聚酯,如 3-羟基丁酸、3-羟基戊酸酯的共聚物等。③第三种包括聚酰胺共聚物、聚氨基酸、脂肪酯、芳香族聚酯的共聚物等。

1. PLA、PGA 及 PLGA 均属 α-聚酯类 这类材料在体内可以通过水解作用降解,其代谢产物可经三羧酸循环转变成 CO_2 和 H_2O,无任何副作用,具有良好的生物相容性。

PLA 是由乳酸的环状二聚体即丙交酯开环聚合而成,故又称聚丙交酯。有三种异构体 PDLA、PLLA 和 PDLLA。PDLLA 是无定形高分子;PLLA 是结晶性高分子,在降解方面比 PDLLA 慢,在生物相容性方面比 PDLLA 差,但两者在体内的降解产物均为乳酸,是糖的代谢产物。PGA 由乙交酯开环聚合而得,其在体内降解为羟基乙酸,易于参加体内代谢。PLGA 为 PLA 和 PGA 两种单体的共聚体,其酯键易于水解,属于非酶性水解。降解的时间约为数周至数年,可通过改变两者的比例来调控。

PLA、PGA 及 PLGA 均属于热塑性塑料,可通过模塑、挤压、溶剂浇铸等技术加工成各种结构形状,因其降解产物无毒且具有良好的生物相容性,目前已广泛用于临床,如医用缝合线、暂时性支架以及药物控释载体。随着组织工程学的发展,PLA、PGA 及 PLGA 也开始广泛用于细胞及组织种植的基质材料,如软骨、骨、肌腱、小肠、气管、心脏瓣膜等,已取得初步成功。不足之处在于:①亲水性不足,细胞黏附能力较差;②引起无菌性炎症;③机械强度差;④易残留有机溶剂;⑤可引起纤维化及组织的免疫反应。

2. 聚羟基烷基酸酯(polyhydroxyalkanoate,PHA) 是近二十多年迅速发展起来的一类生物高分子材料,是由很多微生物合成的一种细胞内聚酯。目前已发现 PHA 类聚酯有至少125 种不同的单体结构。微生物合成的 PHA 有一些特殊的性能包括生物可降解性、生物相容性、压电性和光学活性等。另外,根据单体结构或含量的不同,PHA 的机械强度及弹性模量发生变化。近年来,一种新型的 PHA,聚羟基丁酸己酸酯(PHBHHx)因其良好的物理性能引起了广泛的关注。我国研究人员首次发现新型聚酯 PHBHHx 比传统医用材料 PLA 具有更好的生物相容性、机械性能和加工性能。

3. 聚偶磷氮(polyphosphazenes) 聚二氯化偶磷氮与氨基酸酯反应制得的聚有机偶磷氮,有良好的生物相容性,降解产物无毒,被用于药物控释载体。

4. 聚酸酐(polyanhydrides) 由羧酸聚合而成,性质活泼,遇水极不稳定,可被水解成二羧酸单体。组织工程学中将酸酐与亚胺聚合成共聚物,用于成骨细胞培养载体,其对成骨细胞有良好的亲和性。

三、新型组织工程支架材料

随着现代生物和材料科学技术的迅猛发展,出现许多新型组织工程支架材料,如纳米生物材料、智能生物材料等。

(一) 纳米生物材料

纳米技术是指在 1~100nm 的尺度里,研究电子、原子和分子运动规律的特性以及对物质和材料进行处理的技术。纳米生物材料的三个维度至少有一维处于纳米尺度范围。将纳米微粒与其他材料相复合制成各种各样的复合材料,可用于生物医学领域。

纳米材料与生物医学相关的基本效应主要包括表面效应和小尺寸效应。表面效应是指材料表面原子数与总原子数之比随粒径变小而急剧增大。表面原子的晶场环境和结合能与内部原子不同,具有很大的活性,表面原子比例增多,使其表面能也大大增加。小尺寸效应是指当颗粒处于纳米尺度时,由于粒子包含的原子数很少,材料的声、光、电、磁、热、力学等特性发生变化,也称体积效应。

纳米生物材料的上述特性能更有效地诱导细胞生长和组织再生,也使人们能在分子水平研究材料与机体组织的相互作用。因此,人们努力寻求合适的方法制备纳米结构支架,如静电纺丝技术、自组装技术以及纳米复合材料技术等。

人体组织细胞外基质(ECM)具有纳米纤维结构,只有具有三维纳米纤维结构的支架才能最大限度地模仿天然 ECM 的结构,与人体组织有机整合。纳米生物材料作为人体内植入物在组织工程中的应用,将有可能解决传统材料的许多弊端,在生物医学领域已展现出独特的优势,具有良好的应用前景。

(二) 智能生物材料

人体内细胞的生长、分化,以及组织的发育与再生过程都处于不断变化的内环境之中,需要对内环境中的理化信号做出应答。而传统的生物材料并不具备这种能力。近年来,对刺激敏感的聚合物,包括对温度、pH 及激素敏感的材料在生物材料研究领域得到广泛的认同与应用。这类材料被称为智能生物材料,并受到了特别关注。例如,热敏高分子聚 N-异丙基丙烯酰胺(PNIPAAm 或 poly N-isopropylacrylamide)是目前使用最为广泛的热敏材料。他可与许多其他的高聚物偶联,形成独特的热敏生物材料。PNIPAAm 能够随着温度变化膨胀缩小,甚至能够对 ATP 做出应答。由于只需改变温度,PNIPAAm 就可在固态和液态间转变(32℃以下是液体,32℃以上是固体),所以它们经常起着细胞生长临时支架的作用。北京大学席建忠等将肌肉细胞生长在 PNIPAAm 上,当细胞融合形成大量具有收缩功能的肌细胞时,将他们放至 32℃以下。此时,PNIPAAm 支架会溶解,从而细胞自由收缩而形成一个三维的活体肌肉组织。此外,对刺激敏感的材料还被应用于药物缓释系统,如能够对高血糖做出应答的胰岛素缓释系统。当血糖浓度过高时,该系统就能够自动释放胰岛素。而具有记忆功能的材料可以改变形状,然后通过较小的手术创口,在到达目的部位后恢复所需要的形状。

四、常用的组织工程支架材料制备技术

(一) 模具与造孔技术

不仅生物材料的成分会影响组织修复效果,生物材料的物理结构也会对其产生影响。研究表明,合适的结构参数,如孔隙率和通透性,可以促进组织的再生。在材料的加工过程中可以控制支架的这些结构参数。对于可以溶于有机溶剂的聚合物(如聚乳酸),常采用盐析法,也就是在聚合物的溶液中加入蔗糖、食盐等水溶性的致孔剂,采用浸沾涂层的方法加工成支架,然后在蒸馏水中浸泡除去致孔剂,从而得到多孔支架。调节致孔剂的粒径和含量,得到所需的孔径和孔隙率。对于水溶性的天然材料(如胶原、壳聚糖等),常采用冷冻干燥的方法来制备支架。把含有这些材料的溶液加入到模具中进行冷冻,使得材料和溶剂发生分离,再进行真空冷冻干燥,即得到多孔支架。调节溶液的浓度和冷冻的速度可以控制支架的孔径和孔隙率。

为了使材料能够达到需要的外形,可采用铸型方法,将溶液状态下的材料注入特定的模具中,就可以得到需要的形状。

(二) 三维打印技术

个性化快速成型组织修复技术是通过对组织缺损部位的三维结构分析,获得其自然生理状态下的应变分布规律及各向异性的生物力学特性,优化设计出组织修复体。三维集成打印技术实现过程简单,可以快速、准确制造复杂实体,达到精确制造组织缺损替代物的目的。目前三维打印技术是一项非常热门的技术。简单来说,该技术就是用特制的打印机打印出三维形状的生物材料。其中比较特殊的是,打印机使用的墨水是生物材料,而打印纸则是需要移植生物材料的部位或者细胞培养皿。该技术的最大好处就是可以将细胞直接种植在材料内部,而不像常规那样,先做好支架,再移植细胞。前者可以大大加快组织或者器官的生长和重建速度。3D 打印技术原理虽然简单,但需要调控的条件很多,且适合打印的生物材料也比较有限。

(三) 静电纺丝技术

静电纺丝技术是通过聚合物溶液或熔体在强电场中进行喷射纺丝,在高压电场环境中,针头处的液滴会由球形变为圆锥形(即"泰勒锥"),并从圆锥尖端延展得到纤维细丝。这种

方式可以生产出纳米级直径的聚合物细丝。静电纺丝技术大概 10 年前开始在组织工程研究中得到应用。将溶解在有机挥发溶剂里的材料带上电荷,然后在高压电场中喷出,在此过程中溶剂挥发,材料形成纤维,附着在高速旋转的平板上,调整不同的条件就能够形成不同尺寸(从微米到纳米)的纤维。通过这种方法,不仅可以制备纤维无序排列的纳米材料,而且还可以制备出纤维排列一致的材料,用于引导细胞的定向生长。

目前,天然的细胞外基质分子如胶原已经可以直接通过电纺丝技术形成纳米纤维,离天然的细胞外基质又更近了一些。而且通过混纺技术,可以把合成材料和天然的细胞外基质蛋白在纳米级别上整合,形成既具有良好生物相容性,又有很好机械强度的复合材料。

该技术的缺点在于形成的纤维材料非常致密,无法精确形成合适的孔径以供细胞生长,所以细胞只能在材料的表面生长,而不能在材料内部生长。

(四) 水凝胶技术

水凝胶指的是亲水的同源聚合物互相交联形成不可溶的大分子,这些大分子能够将水固定在材料中,从而形成凝胶样结构,例如胶原凝胶、藻酸盐凝胶及纤维蛋白凝胶等。由于它们的生化及物理特性易被操作,所以应用非常广泛。如果使用凝胶作为墨水,利用三维打印技术,就可以将细胞种植在凝胶内部。

此外,凝胶可以制备成对光敏感或对温度敏感的材料。温敏凝胶的潜在应用在于在细胞培养过程中保留细胞的微环境。当细胞被胰酶消化时,细胞之间及与细胞外基质的连接被酶所破坏,而利用温敏材料在常温下液化的原理,可以让细胞离开培养板而同时保留细胞外结构。科罗拉多大学的 Kristi Anseth 实验室制备了对光敏感的材料。先将液体材料注射到形状不规则的部位,然后用紫外线照射材料,形成水凝胶,从而实现把细胞或者活性分子固定在受损部位的目的。瑞士的生物材料学家 Hubbles 的实验室开发了一种对基质金属蛋白酶(MMP,由细胞分泌用于降解细胞外基质)敏感的材料。这样,随着细胞分泌 MMP,材料也逐渐降解,从而达到组织重建的目的。

第五节　生物反应器的构建原理与实际应用

一、生物反应器构建的原理

生物反应器是一种能够模拟生物功能,可在体外进行生物化学反应的系统装置。通过利用酶或生物体(如微生物)所具有的生物功能发挥作用,如固定化酶或固定化细胞反应器及发酵罐等。生物反应器是生物反应过程中的关键设备,它的结构、操作方式和操作条件对生物技术产品的质量、转化率和能耗有着密切关系。用于污水生物处理的曝气池或厌气消化罐也可作为生物反应器的一类。

生物反应器是组织工程策略中非常重要的组成部分。生物反应器系统的严格控制和高度可重复的环境因素可用来调节干细胞分化和组织形成。应用于组织工程的生物反应器通过提供多种不同类型的刺激,模拟组织体内的微环境,进而促进细胞的高活力。生物反应器的设计需要工程学和生物学研究人员的紧密配合,属于一项涉及多学科相互交叉的系统工程,在整个设计过程中,要充分考虑能够进行高效的组织与细胞的培养,促进组织或细胞的健康生长。细胞生长的微环境包括生理环境和力学环境。无论在人体内或在反应器中,力学环境刺激极大地影响着细胞的生长、增殖分化、形态变化、基因表达、生物信号传递、凋亡等。生物反应器在体外培养细胞的过程中,高度模拟细胞在机体内的微环境,进而积极地促进细胞的贴壁伸展、分裂增殖、分化和细胞外基质的分泌。应用于组织工程的生物反应器应满足以下条件:①生物反应器具备提供生物力学刺激的功能,易于操作施加不同频率和大小的力学刺激,作用于细胞及细胞支架复合物。其构建的形式和结构可很好地模拟体内的生物微环境,同时易于细胞支架复合物的安装,并能保证细胞支架复合物不受污染;②生物反应器能有效地进行营养与物质交换,确保细胞支架材料复合物各部分营养供应充足及有效清除细胞的代谢废物;③生物反应器具备多项参数调控功能,根据特定的培养要求可保持恒定或精确调节参数,例如,细胞培养过程中的温度、氧气及二氧化碳的浓度、压力、剪切力、pH 等一系列的重要参数;④生物反应器可提供统一的质量控制,确保进行大规模的细胞或组织复合物的扩增及批量生产;⑤使用过程中,可随时进行更换培养液及获取培养物。此外,容易进行清洁和消毒处理。

贴壁培养法和微载体悬浮法是细胞培养的两种主要方法。贴壁培养法的细胞是在二维条件下进行生长,不具备细胞在体内的力学环境,因此很多细胞无法保持其在生物体内的形态,并且分化程度较差,无论功能和形态,均同正常体内细胞相差很大。而微载体悬浮法同贴壁培养法比较,更有利于细胞的生长,其为细胞提供了三维的生长力学环境,目前已成为常用、有效的方法之一。动物细胞没有细胞壁,所以对剪切力特别敏感。根据规则流场的剪切敏感性研究发现,动物细胞能承受的 $1 \sim 5Pa$ 的最大剪切力。另有数据报道,剪应力在 $0.092Pa$ 时细胞才能增殖,但形态学和功能会受到影响;$10^{-3}Pa$ 时细胞生长达到最佳水平;剪切力水平在 $0.3 \sim 1Pa$ 时,细胞将受到破坏且成活率降低。剪切力对于悬浮培养的动物细胞的破坏主要是因为气泡破裂造成的。生物反应器是组织工程学中重要的组成部分,引起了研究者的广泛关注。目前展开研究主要集中在生物力学、三维培养、物理因素、环境条件、传质等方面。

二、生物反应器

伴随细胞生物学、发育生物学、机械工程学、材料学和生物力学等多学科多领域的不断交叉渗透,医学生物组织工程中已逐步建立了适合各种组织和器官再造的生物反应器技术。如施万细胞活性的组织工程周围神经复合材料的构建;组织工程血管的构建;组织工程骨和软骨的构建。目前常用的生物反应器主要有以下几种。

1. 膜式生物反应器 工作设计原理是采用透析性膜发挥传质作用,进行气体交换。在世界范围内已经得到广泛应用。用于组织培养的旋转式生物反应器都是通过膜来进行气体交换的。膜式生物反应器将细胞或组织留在反应器内,反应器连续灌流。该装置能够避免生物反应器内气泡和流体剪切力的产生,可使气液交换分开。此反应器采用膜包埋技术,适合培养容易受到剪切力破坏的细胞。

2. 机械搅拌式生物反应器 主要工作原理是采用桨式或叶轮搅拌器转动并搅拌培养液,为生物反应中广泛使用的生物反应器。该反应器的优点是能够提高传递物质的能力,为细胞培养提供均匀的氧浓度和营养分布的环境,进而有利于细胞保持天然形态,促进细胞生长,并维持其新陈代谢在正常的生理范围。不足之处是此类型反应器缺乏对细胞壁的保护,因动物细胞对剪切作用非常敏感,直接的机械搅拌很容易造成细胞损害。用于微生物搅拌的传统反应器用作细胞的培养不能满足组织工程细胞培养的需求。所以,用于细胞培养中的搅拌式生物反应器大都是在原有基础上经过改进的,包括改进搅拌桨的形式、在反应器内加装辅件改进供氧方式等。

(1) 改进供氧方式:研究人员在搅拌式生物反应器供氧方式的改进上做了许多工作。通常情况下搅拌式反应器伴有鼓泡,鼓泡可为细胞生长提供所需的氧分,但是鼓泡对动物细胞的剪切,对细胞非常敏感。采用丝网将气泡与细胞隔开,不与细胞直接接触的笼式供氧,是搅拌式动物细胞反应器供氧方式的一种。此反应器能够满足细胞生长增殖的要求,在保证混合效果前提下,又尽可能减小剪切力。日本研究者研制一个经过改进的搅拌式动物细胞生物反应器,其外观呈梨形,在搅拌轴外装了一个锥形不锈钢丝网与搅拌轴一起转动,搅拌装置置于反应器底部。轴心处的鼓泡管在丝网内侧鼓泡,通过丝网阻隔外侧的细胞与内侧的气泡直接接触。

(2) 改进搅拌桨:不同形式的搅拌桨对细胞生长的影响非常大。这方面的改进主要目的是降低细胞所承受的剪切力,减少对细胞的损伤。可通过改进搅拌桨的形式,并在反应器内加装辅件等措施,实验表明对剪切力敏感的细胞进行高密度培养,可通过改进后的反应器进行。例如,反应器采用了一个双螺旋带状搅拌桨,顶部的法兰盖上安装了 3 块表面挡板。每块挡板相对于径向的夹角为30°,垂直插入液面。挡板的存在减小了液面上的旋涡。这个反应器维持了较小的剪切力,实验中用于昆虫细胞的培养,最终的培养密度达到6×10^6个/ml,成活率在98%以上。

3. 气升式生物反应器 采用气体为动力构建的气升式生物反应器取代了叶片的机械搅拌。气升式生物反应器内分为上升管和下降管,将一个气体喷嘴安装在反应器的底部,利用导流装置,形成整体有序的气液混合物的循环。在上升管内空气或氧气从下部上升,在上升过程中达到气体交换的目的,并由下降管下沉,形成循环。气升式生物反应器的结构简单,以气体为动力,不需要搅拌,因此产生的剪切应力相对较小,对细胞的损伤也很小。同搅拌式生物反应器相比较,更适合细胞的培养。气升式生物反应器的优点包括动力温和而且均匀,没有机械运动部件,产生的剪切力小,造成的细胞损伤非常低;可实现生物反应器内大量的液体循环,将细胞核营养成分更好地均匀分布在反应器内,利于细胞的生长;此外,结构简单,操作方便,造价低,易于清洗,不易染菌,能耗低。气升式生物反应器存在的问题是,整个系统需要的通气量和通气压较高,增加了空气净化的负荷。对于黏度较大的发酵液,溶解氧系数较低,气泡产生和湮灭会损伤细胞。气升式生物反应器中剪切力同样存在,主要来自气泡上升带动的涡流以及气泡破裂时产生的张力。实验及生产过程可调控,通过控制液体气泡的大小和密度来促进细胞培养。同搅拌式相比较,气升式反应器提供的力学刺激更适合组织工程应用的细胞培养。未来的改进方向主要是集中优化控制和混合度。

4. 旋转壁式生物反应器 旋转壁式生物反应器是一种水平旋转的、无气泡的膜扩散式气体交换的培养系统,是具有代表性的微重力反应器。其主要工作原理是培养器的内外两层筒围绕垂直轴或水平轴旋转,进而带动反应器内的培养液和培养物绕轴做旋转运动,形成了动态培养细胞的环境,同时通过内外两相膜进行气体交换。旋转壁式生物反应器由内外同心圆筒组成,由可以进行气体交换的半透膜构成培养器的内层筒,内柱表层构成,内外筒之间进行充填培养基质和预先种植了细胞的微载体或支架材料。

反应器中培养液的驱动是以其本身的重力及液体与筒壁的相互作用产生的。它不同于机械搅拌、气液推动等传统驱动模式,较好地减少了机械剪切和气泡,满足了组织工程中对细胞的剪切力应充分小的要求。因此,培养细胞更接近自然条件下生长的细胞。另外,当反应器水平运转时,在浮力、离心力、培养液带动的共同作用下,培养物在反应器中处于微重力环境,使三维生长更加容易。由于培养液在反应器中进行层流,从而使其中的气体和养分交换更加充分。

三、生物反应器的应用技术

(一) 接种细胞

1. 种子细胞的种植 组织工程化组织的构建,需要按照构建不同种类工程化组织的要求,选择相对合适的种子细胞来制备细胞悬液,并给予种植。常用的种植方法有点状注射、吸附法、凝胶法、细胞悬液浸泡等方法。细胞经多次传代后要发生老化,在选择细胞时,要注意选择合适的代次。为了使研究更具有可比性及同一性,在研究中,最好选择同一批次、同一来源的细胞完成全部研究过程。

2. 种子细胞与支架材料共培养 种子细胞与支架材料共培养可分为静态培养、动态培养和动静结合培养 3 种模式,如组织工程化血管组织的构建。研究人员在早期的研究中,将血管壁主要的三种细胞内皮细胞、平滑肌细胞和成纤维细胞分别种植于支架,或者将其在体外静态环境下进行培养,制成不完全的在体状态,可培育出的血管壁具有内中外膜 3 层结构。但是将制备物移植后发现,因机械强度不够,造成内皮细胞在血流冲击下容易脱落。而采用动态培养的组织工程血管,可很好地耐受血液的冲击,保证内皮完整。

(二) 力学条件

力学条件因素影响涉及多个环节,包括一系列重要的基础性科学问题,如针对特定组织,影响组织生长发育的具体的力学因素条件;不同组织构建时所需要的具体在体或离体的力学特性;在组织发育生长的不同阶段,力学因素在期间所起的调节作用;不同的组织需要的力学特点;哪些力学特性对于不同的组织应该优先考虑;如何进行评测工程化组织的特性和功能;工程化构建的组织植入体内以后,与周围宿主组织的相互作用对其以后发展有何影响等。

(三) 培养具有功能组织器官的生物反应器

每种特殊类型的组织结构和生产过程(如骨、血管、软骨、心肌和肝脏)必须有一个独特的生物反应器的设计,这需要生物和工程条件,以解决可靠性、重现性、可扩展性和安全性问题。

1. 血管组织生物反应器 在血管组织工程实验研究中,灌注式生物反应器研究得最多。其将培养液灌注到复合细胞的三维支架材料的孔隙中,确保营养物质在支架材料表面和内部的孔隙均匀分布。培养液在反应器中的流动速度和培养物的发育阶段将影响直接灌注的效果。所以,用于培养三维工程化组织时,选择构建最优化的灌流式生物反应器,必须确保营养成分和代谢产物传质之间的动态平衡。优化新合成细胞外基质在支架材料内的保持能力以及流体在支架材料孔隙里的剪切应力。

血管生物反应器的构建主要是应用生物力学因素,充分模拟人体血管搏动及血流冲刷作用,进而用于体外构建组织工程化血管的装置。血管生物反应器主要由反应器部分和控制系统部分组成。其中培养室、硅胶管、储液罐三部分组成反应器部分。主要用于盛装培养用液、提供细胞材料复合物培养的场所,同时可实现对培养物进行的力学刺激;控制器、蠕动泵、加载装置及电磁阀等元器件组成控制系统部分。此部分用于控制力学刺激模式,用以模拟真实的体内环境,主要完成对反应器的自动控制。

正常生理性血管压力刺激,是构建具有功能性组织工程血管的关键。血管生物反应器的初级阶段是靠蠕动泵提供正压力,产生的搏动效果不确切。后期,伴随科学研究的不断发展,压力反馈自动调节系统在血管组织工程使用的生物反应器中被普遍采用。通过调节控制反应器的阻力,从而产生不同水平的压力和流体曲线。但这也存在一定的问题,在压力累积过程中,其他物理干扰有可能被引入,造成刺激敏感度的下降;此外,也有可能在材料内部容易产生紊流,冲刷细胞,对细胞造成损害。

灌流压力在支架材料中分布不均匀,压力不同,造成了传质效果不同,从而引起细胞的生长情况出现差异。如果流体从支架材料的一侧流向另一侧,那么前侧的细胞将会受到更大的应力作用,前面的细胞将分泌出比较厚的细胞外基质。如何改善支架材料的结构和生物反应器的灌流方式来提供均匀的应力,这将是生物反应器优化设计研究内容之一。通过计算机建模软件来评估培养室入口的几何形状,然后根据计算结果,调整弯曲导管的半径和长度来降低支架材料内的紊流。

应力刺激对血管细胞的生长、增殖表现一定的促进机制,在构建组织工程血管中具有积极的作用。由血流压力形成的环形张力可以促进细胞定向排列,刺激管壁中膜平滑肌细胞的生长、增殖与分化。刺激平滑肌细胞分泌胶原蛋白和弹力蛋白,进而增加构建血管壁生物力学性能,防止动脉瘤的产生。对内皮细胞,由血液流动产生的剪切力对其自适用生长和F-肌动蛋白的产生均有一定的促进作用。

迄今为止,组织工程血管的临床应用还处于少量的尝试性探索阶段,组织工程血管的研究主体仍处于实验阶段,有待验证。在体外完全模拟出与新生血管相同的力学生长环境,从应力与生长关系出发,让培养的组织能够按照其时间空间特异性地正确表达分化,正常生长。在此基础上,进一步解决体内移植的组织相容性等问题,才能形成可生长性、可塑形性和高度顺应性的组织工程血管。血管组织工程研究中缺乏具有良好传质特性、利于细胞接种、可提供适宜力学环境的专用组织工程生物反应器。大部分血管生物反应器研究集中在搏动装置的设计和力学加载上,并致力于支架材料和硅胶管的逻辑设计,缺乏对血管流动状况和受力的分析。通过对组织工程生物反应器内流动传质、血管支架材料构型与流动的耦合作用、细胞和支架复合物的应力应变分布分析,进行反应器内培养条件的优化,将是血管生物反应器设计研究的发展方向之一。

2. 心肌组织生物反应器 终末期缺血性心脏病的再生医学治疗,最初是从心肌细胞移植起步的,经过研究者和临床医生多年的努力,细胞移植已经进入Ⅰ期临床试验阶段,取得了一定效果。但是系列的研究中发现,单纯的细胞治疗存在着很明显的不足:①在病灶区移植的细胞出现游走现象,难以在待修复区聚集;②移植细胞与宿主心肌组织之间在结构和功能整合过程中存在一定的困难,不能达到正常心肌结构和功能;③细胞移植应用局限,适用于小范围、轻度心肌损伤的修复治疗。对于大片心肌梗死的室壁瘤病人而言,单纯点状的细胞移植难以修复大片的梗死组织,而且移植细胞也较难在大面积无血供的瘢痕区内存活;④细胞移植的成功率低,移植细胞容易出现颗粒化,大量死亡现象。因此,体外构建组织工程心肌成为继细胞移植之后新的心肌再生医学的研究方向。

在组织工程中,生物反应器的作用至关重要,其与细胞(或与支架结构物)规模化扩增、细胞在基质上高密度、均匀化生长、营养物的供给和代谢物的移出等重要物质传递过程,以及对细胞所施加的力学等物理作用密切相关。在组织工程化培养中,特别是尺寸较大的情况下,"组织空化"现象成为一个十分难以解决的问题。氧气和可溶性营养物质的输送成为体外培养三维组织最严重的制约因素。心脏是全身灌注率和耗氧率最高的器官之一,因而对这方面的要求更为苛刻。

在体外培养时,移植的心肌细胞需要专门的细胞培养环境。通过控制环境条件保持祖细胞的扩增和分化的一致。根据最终设计的不同产品,用于这些特化的细胞培养环境差别很大。但同一产品制备中,必须提供一个统一的环境,保持细胞的活力,进而用于后续的治疗。搅拌式生物反应器极大地提高了心肌细胞培养密度,同时克服了静态培养引起的物质传输限制,此方法改善了细胞接种率和心肌组织构建物的发育。与搅拌式生物反应器比较,旋转壁式生物反应器产生的流体剪切较低,还可提高营养物质的传输率。在心肌细胞悬液和小型组织工程化心肌构建中,旋转壁式生物反应器可加长心肌细胞,增强心肌细胞间的连接并构建成机械性能足够的心肌组织结构。该系统采用直接灌注的方法,解决了细胞浸润和不均匀的接种和分布的难题,实践证明,可以提高细胞的存活、生长和功能。

3. 软骨组织工程生物反应器技术 软骨缺损或损伤一直是外科修复治疗的难题,组织工程技术能够结合细胞学和工程学原理对受损组织进行生理性修复,是目前最理想的修复方法。应用这一技术,目前已能成功地修复高等哺乳动物的各类软骨缺损,但种子细胞来源不足,体外构建技术不成熟等问题严重阻碍了软骨组织工程的产业化发展及临床应用。干细胞研究的深入发展为解决软骨种子细胞问题提供了新途径。因此,体外构建技术成为软骨组织工程向临床应用过渡的关键。目前体外软骨构建技术主要存在组织"空心"、力学强度差以及难以精确塑形等问题。生物反应器的出现及其在软骨组织工程中的应用为解决这些问题带来了希望,主要是因为它能模拟体内微环境,为细胞生长传输物质,并可施加各种力学刺激,弥补体外培养条件的不足。

软骨组织的结构及功能特性决定构建软骨需要有适合的生物反应器。软骨组织结构简单,主要由软骨细胞及软骨基质(主要是Ⅱ型胶原和蛋白多糖)构成,不含神经、血管及淋巴管,培养条件要求不高,软骨生物反应器相对容易研制。从功能角度讲,软骨在体内主要发挥抗压、缓冲震荡和维持外形等功能,这些功能都与力学刺激直接相关。因此,要构建功能性软骨就必须通过力学刺激对其进行训练,这也有赖于生物反应器的参与。其次,体外软骨构建技术的优化也离不开生物反应器。三维立体培养和高密度接种是体外软骨构建技术的主要特点,这些方法提高了细胞的"群体效应";但同时也造成了物质传输障碍,形成构建组织内部的"空心"现象,这一问题依赖简单的体外培养无法得到解决。此外,单纯体外培养构建的软骨尚存在力学强度差和难以精确塑形等问题,这些问题的解决都有赖于生物反应器。

软骨的各项功能均与力学刺激密切相关,许多研究表明,力学刺激对软骨的发育和成熟至关重要。因此,软骨生物反应器的设计都是围绕软骨所处的力学环境而展开的。目前研究最多的是关节软骨的力学环境。在日常活动(站立、行走及跑跳)中,关节软骨主要经历周期性的流体剪切力、静态液压力或直接压缩力作用。与此相适应,关节软骨自浅至深分为浅表区、中间区、深区及钙化区,这种结构具有抗压和抗剪切功能,能够满足日常活动需要。所以,设计良好的软骨生物反应器都应该能对构建的软骨施加上述中的一种或几种力学刺激,以达到力学功能训练的目的。除力学刺激外,软骨生物反应器的设计还必须同时满足体外软骨构建技术的其他要求,如物质传输的稳定性和可控性,应力大小、频率、CO_2 和氧分压、pH 等的精确控制,以及操作简单方便、不易污染、使用寿命长等特点。

4. 肝脏生物反应器技术 最简单的肝脏生物反应器应包括构建培养液循环系统,流过一个单层的肝细胞或肝细胞与其他类型的细胞共培养体系,如循环系统可以设置在如胶原等细胞外基质材料的内部或者表面。肝脏生物反应器是一个封闭系统,由接种肝细胞后的多聚材料形成包囊,管接循环介质,培养液贮存器,捕捉气泡的除泡器,以及可以氧化培养液的增氧器组成。研究证明形成包囊的多聚材料可以促进细胞贴附,并且其多孔性有利于细胞接触以及营养交换,能为细胞黏附生长提供更广阔的空间。培养液循环系统可以增加细胞团中心细胞摄入营养和氧气,帮助其排出代谢废物和二氧化碳,明显降低细胞团中心细胞的死亡率。基于以上优点,肝细胞可以在生物反应器中长期存活,并保持细胞色素 p-450 和肝脏产物如白蛋白分泌的功能。更重要的是通过在生物反应器的培养,可以对组织工程肝脏未来应用所需的体内外特殊参数检测提供了前景。

尽管通过给予细胞刺激,生物反应器取得非常好的细胞应答,但是有些时候这些刺激也会对细胞造成一定的负效应和损伤,在不同组织器官的构建过程中需要进行综合分析与平衡,确保得到预期的组织工程产品。

推 荐 阅 读

[1] 柏树令,顾晓松,张传森. 组织工程学教程. 北京:人民军医出版社,2009.

[2] 高英龙,李和. 组织学与胚胎学. 北京:人民卫生出版社,2010.

[3] 傅松滨. 医学生物学. 8 版. 北京:人民卫生出版社,2013.

[4] Ao Q,Wang AJ,Cao WL,et al. Manufacture of multimicrotubule chitosan nerve conduits with novel molds and characterization in vitro. J Biomed Mater Res A,2006,77(1):11-18.

[5] Hubbell JA. Biomaterials in tissue engineering. Biotechnology(NY),1995,13(6):565-576.

[6] Ratner BD,Bryant SJ. Biomaterials:where we have been and where we are going. Annu Rev Biomed Eng,2004,6:41-75.

[7] Thomson JA,Itskovitz-Eldor J,Shapiro SS,et al. Embryonic stem cell lines derived from human blastocysts. Science,1998,282(5391):1145-1147.

[8] Weigelt B,Ghajar CM,Bissell MJ. The need for complex 3D culture models to unravel novel pathways and identify accurate biomarkers in breast cancer. Adv Drug Deliv Rev,2014,69-70:42-51.

[9] Weissman IL. Stem cells:units of development,units of regeneration,and units in evolution. Cell,2000,100(1):157-168.

（柏树令　田晓红　侯伟健　敖　强　范　军）

第五章　3D 打印与器官制造

第一节　概　　论

生命是一系列物理化学过程的综合体,其中人类作为地球上的一个物种存在。人体从微观到宏观根据结构和功能可划分为细胞、组织、器官和系统几个不同层次或水平。细胞是人体中最基本的结构和功能单位。在胚胎阶段,干细胞分化形成组织、器官和系统。人体中有四种基本组织:表皮组织、连接组织、肌肉组织和神经组织。几种组织连在一起形成有特殊功能的器官。几个器官按一定的次序相互配合形成系统,完成一种至几种生理功能。人体中有九大系统:运动系统、神经系统、内分泌系统、循环系统、呼吸系统、消化系统、免疫系统、泌尿系统和生殖系统,这些系统相互协调使各种复杂生命活动顺利进行。

一、器　官　制　造

(一) 器官制造的意义

器官是由多种组织有序排列形成的有特定功能的结构体,是人体的重要组成部分,参与许多重要生理功能,如合成分泌、感觉支撑、排泄解毒等。简单器官,如耳朵、鼻子、膀胱等至少含有三种以上不同组织;复杂器官,如肝脏、心脏、肾脏等,由大量不同类型细胞和细胞外基质材料组成,不同类型细胞在三维空间具有特定的分布和排列方式。通常,器官的结构特征适应其功能需求,如一些感觉器官,如眼睛、耳朵、鼻子、舌头和皮肤,一般出现在身体外部并易被发现;而内脏器官,如肝、心脏、肾、肺、胃,由皮层包裹并由血管和神经系统控制。内脏器官在结构和功能上联系非常密切。例如,胃的主要功能是接受食物和初级消化;脾进一步消化、吸收和转移营养;肝具有解毒、代谢、分泌胆汁、免疫防御等功能;肺的主要功能是气体交换,即氧与二氧化碳的交换,同时也是人体重要的造血器官;心脏的作用是推动血液流动,向各器官中的细胞提供充足的血流量,以供应氧和各种营养物质,并带走代谢产物(如二氧化碳、尿素和尿酸等),使细胞维持正常的代谢和功能;膀胱储存尿液和周期性排尿。内脏器官的相互配合使所有生理功能协调发展,并使机体保持健康状态。全世界每 1.5 小时有一位需要器官移植的病人因等待移植而死亡。

由于疾病、创伤和老化引起的器官损伤和功能障碍,严重危害人体健康和生命质量。据统计,1995—2009 年,全世界有 0.257 亿成人和 75 万儿童患有胃癌、肝癌、肺癌。目前,对于器官缺损或功能衰竭的病人而言,细胞移植能在一定程度上起到修复作用,但由于移植途径、细胞数量、局部微环境以及免疫排斥反应等因素的限制,至今未能在临床上广泛使用。体外透析、支持系统虽能完成肝、肾的部分过滤、净化、解毒功能,但难以提供连续的治疗效果,无法代替人体器官的全部生理功能,使用寿命只有几小时到几天(最多十几天)。器官移植是公认的最佳治愈手段,但同时受到供体严重短缺、同种异体的排斥反应、术后免疫抑制剂的副作用以及昂贵的医疗费用等种种限制。如在美国,2013 年约有 117 040 位病人需要进行器官移植,但供体只有 28 053 个。现阶段全世界每 1.5 小时就有一位需要器官移植的病人因等待而死亡。除了巨大的经济负担和免疫排斥反应外,供体短缺已成为器官移植最主要的限制因素。实现缺损器官的快速制造和再生修复,是人类有史以来的梦想和医学研究中持续关注的热点。

如果将细胞和细胞外基质材料视为一种特殊的加工材料,从几何原型看,器官实质上就是多细胞材料在一特定的三维结构体中非均质分布。器官制造旨在通过现代科技手段完成多细胞结构体的体外模拟构建,实现缺损器官的再生修复作用。因此,器官制造可以比作建"高楼"或"核电站",细胞就是一种具有特殊功能的"砖块"。器官制造涉及生物学、材料学、细胞学、信息学、制造学和医学等许多领域的科学与技术。其中生物材料(biomaterials)是指用于生物(主要是人体)组织和器官的诊断、修复或增进其功能的一类材料,即用于取代、修复活体组织和器官的天然或人造材料。从某种意义上讲,细胞及其调节因子(如生长因子)都属于生物材料范畴。换句话讲,细胞本身就是一种生物材料。生物材料经常被直接或者经过改造之后用于临床医学中。不同生物材料可被整合在一起,作为一个活体或者部分活体结构应用于生物医学中,以实现、增强或者代替病损组织和器官的正常功能。

在传统制造工程中,将不同材料放到空间相应位置上对于零部件的设计和加工有着深远的影响。类似的,将不同生物材料(包含不同类型细胞)精确地放到与某一器官相对应的位置上,对于器官的体外设计和构建会产生深远的影响。如在一个内脏器官,如肝中,至少有六种以上不同细胞(如肝实质细胞、胆管上皮细胞、卵原细胞、星状细胞、窦内皮细胞和肝巨噬细胞)构成一个整体结构与血管系统中的内皮细胞协同作用,方可实现其功能。肝脏的最基本组成单元为肝小叶,直径一般为 $500\mu m$。在肝小叶中,肝细胞、毛细胆管、血窦和相当于毛细淋巴管的窦周隙(狄氏间隙)协同作用以实现肝脏的合成、分泌、解毒等功能。这种多细胞/组织结构的空间异质排列方式使器官制造成为目前所有传统或已有的制造技术都难以完成的宏伟工程项目。

从生物学角度,动物体组织超过 $1mm^3$ 就必须有血液供应才能维持生长,否则就会由于缺氧/营养引起组织坏死。因此,体外构建体积超过 $1mm^3$ 的器官时必须首先解决新建组织的血供问题,满足深层细胞新陈代谢对氧气、营养物质和排出代谢产物的需求,也就是血管系统的构建问题。而多分支血管网络的构建已是几十年来制约组织工程向器官制造方向跨进的首要技术瓶颈问题。

（二）人工器官类型

人工器官是指用于代替病损器官结构和功能的天然器官的模拟体。人工器官根据材料组成可分为三类:机械型人工器官;生物机械(或半机械)型人工器官;生物型人工器官。

1. 机械型人工器官　由无生物活性的金属或聚合物(高分子)组成。1982 年美国犹他大学医疗中心 Devris W 博士带领其团队创建了首个机械型人工心脏并植入人体中。之后,机械型"人工肝""人工肾""人工肺"逐步应用于临床,完成衰竭器官的部分功能或作为器官移植前的辅助治疗手段。机械型人工器官常应用于体外,使用寿命有限。

2. 半机械型人工器官　20 世纪末,随着人类医疗水平的提高,半机械型人工器官被应用于临床。半机械型人工器官由无生物活性的金属或聚合物(高分子)与有活性的细胞一起组成。如"体外肝支持系统",主要包括生物反应器、机械泵、氧合器等,细胞可以在其中存活。氧合器中一般由中空纤维膜组成,利用细胞新陈代谢,如蛋白质合成与解毒。

3. 生物型人工器官 主要由可降解高分子材料和细胞组成,在结构和功能上更接近天然器官,能够完全代替修复病损器官。生物人工器官按细胞来源可以分为自体人工器官和异体人工器官两类。在自体人工器官中,病人自体细胞被分离和利用;异体器官中的细胞来源于他人或动物体。与机械型人工器官和半机械型人工器官相比,这类人工器官是最理想的器官再生修复替代品,也是科技发展的必然趋势。

二、3D打印

传统的工业制造技术,如锻压、铸造、车削,只能制备几何形状简单的长方体、圆柱体、球体等多孔结构。成形效果主要依赖于操作者的熟练程度,制备效率低下,不同批次之间质量差异悬殊,无法完成复杂形状的精密成形。随着科技的发展,各种先进的制造手段,如3D打印(three-dimensional printing,3DP),逐步应用于人体器官,包括血管系统的构建。

(一) 3D打印的概念

3D打印,也叫快速原型(成形)(rapid prototyping,RP)、快速制造(rapid manufacturing,RM)、固体自由成形(solid freeform fabrication,SFF)或增材(添加)制造(additive manufacturing,AM)(American Society for Testing and Materials(ASTM)F2792-10"Standard Terminology for Additive Manufacturing Technologies",2010),指一种三维结构体打印的各种过程,是一系列快速原型技术的统称。

3D打印是指在计算机控制下利用离散-堆积的原理将一立体结构分成若干层(包括点、线、面),在计算机三维数字模型(computer-aided design,CAD)的驱动控制下,将材料层层堆积成形。其中离散-堆积的原理可以概述为,首先对一立体结构的三维数字模型进行点、线或面分层处理,得到立体结构的二维截面数据信息;也可对所获得的二维截面继续进行线或点的离散得到相应的数据信息,然后以特定的方式生成与离散的点、线、面形状一致的材料单元,按照数据信息定义的位置逐个将点、线、面进行层层堆积,直至完成实体模型建立。

因此,3D打印只是快速成形制造(rapid prototyping manufacturing)技术的一种形式。其基本原理是叠层制造,由快速原型机在 X-Y 平面内通过扫描形式形成工件的截面形状,而在 Z 坐标间断地做层面厚度的位移,最终形成三维制件;或者是把一个通过设计或者扫描等方式做好的 3D 模型按照某一坐标轴切成无限多个剖面,然后一层一层地打印出来并按原来的位置堆积到一起,形成一个实体的立体模型。

3D打印是20世纪80年代中期发展起来的一种新型材料成形技术。这种技术集信息技术、材料技术和制造技术于一身,可实现材料制备、成形一体化,加工柔性大,成形精度高,成形过程稳定高效,既能满足大批量生产的需求,又能实现个性化制造的要求,在组织工程、器官制造和再生医学等领域受到越来越广泛的关注。

3D打印是一种高度柔性的材料加工方法,是制造复杂三维实体,尤其是个性化复杂器官的最为有效的手段之一。相对于传统锻压、铸造、车削等制造方法,3D打印可以很容易控制加工实体的内部结构和外部形态,通过不同材料单元的层层堆积控制,制造出任意复杂曲面、结构、形状和功能的三维实体。

(二) 3D打印的历史

离散-堆积成形原理早在3D打印之前就已出现。如20世纪60年代英国科幻小说家Clarke AC首先在其作品中提出了3D打印设想。1983年美国人查尔斯·赫尔(Charles Hull)受激光固化树脂现象的启发,将离散-堆积成形原理与数控加工技术结合,发明了液态树脂固化或光固化(stereolithography,SLA),即立体光刻技术。1984 年查尔斯·赫尔就立体光刻技术申请了美国专利,发明了第一台 3D 打印机,并于 1986 年在加利福尼亚州成立了公司,大力推动相关的业务。2014 年查尔斯·赫尔被提名欧洲发明家奖。

(三) 3D 打印的分类

在过去的 30 年中,尤其是近十年来随着计算机、材料等学科的蓬勃发展,3D 打印技术已取得了长足的进展,出现了数百种不同的快速成形工艺。这一技术已在世界范围内被公认为不可或缺的一种材料加工和成形手段,从最简单的塑料玩具到波音公司的精密飞机零件生产,从产品开发到器官制造已渗透到诸多领域并得到广泛应用。现在,人们可以在网上下载各种各样的 3D 打印软件,用 3D 打印机打印各种玩具、摆件、飞机零件,甚至人体模型、房屋等。

3D 打印技术种类繁多,分类方法也因材料性能、成形原理、能源形式等不同而分为许多种。其中按材料的物理性能可划分为:①流(液)体材料增材制造系统(liquid-based AM system);②固体(丝状)材料增材制造系统(solid-based AM system);③粉末材料增材制造系统(powder-based AM system)。

第二节　生物 3D 打印

传统的 3D 打印技术,成形材料多为塑料、金属、光敏树脂等,不适宜细胞生存。近年来,生物 3D 打印(bioprinting)迅速兴起并在生物制药产业得到广泛应用。对于器官制造而言,生物材料活性的保持对 3D 打印设备和工艺有了特殊要求,因而产生了生物 3D 打印等特殊名词和意义。

一、生物 3D 打印的概念及历史

生物 3D 打印(3D bioprinting)是指利用 3D 打印技术将细胞固定在空间某一位置上并保持细胞的活性和功能。

2003 年,美国 Boland T 课题组利用商业打印机将细胞打印成准 3D 结构。2004 年中国科学家 Yan Y 等创建了第一台挤出型细胞 3D 打印机。2005 年王小红教授等首次将细胞打印成大尺度三维立体结构,并形成功能组织(如肝组织、骨组织、软骨组织)。2007 年王小红教授等创建了首台挤出型双喷头生物 3D 打印机,用于含分支血管模板的血管化肝组织构建。2009 年王小红教授团队首次将脂肪干细胞通过 3D 打印技术培养出血管化脂肪组织,并将细胞冻存与打印技术相结合,创造出可长期储存和运输的人工组织器官。2010 年王小红团队首次利用有自主知识产权的双喷头 3D 打印机制造出含合成高分子和天然高分子/细胞两个材料体系的可与体内血管系统相连的大尺度器官。2013 年王小红团队创建了复合三四喷头生物 3D 打印机,并用于复杂器官,如血管神经化肝脏、乳房的快速制造,是迄今为止国内外结构和功能最复杂的器官制造技术。

二、生物 3D 打印的分类

根据成形原理,生物 3D 打印技术基本上分为三大类,即喷射成形(inkjet printing)、挤出成形(extrusion printing)、激光/光引导成形(laser/light-guided printing)(文末彩图 5-1)。

1. 喷射成形技术　主要指基于印刷的油墨喷射系统。其中包括 3D 打印(3DP)系统和蜡基系统,可完成液体材料微滴喷射成形和粉末状蜡质基底材料粘接成形。3DP 系统主要通过商用或家用打印机改装而成,如惠普研发有限合伙公司(Hewlett-Packard Development Company, L. P. 简称 HP)。2003 年美国克莱姆森大学 Boland T 和南卡罗来纳医科大学的 Mironov V 利用改装后的喷墨打印机将生物材料及细胞打印成简单的几何形状(文末彩图 5-1A)。

利用该技术,生物小分子、高分子聚合物、细胞等可以被当成"墨汁"喷射在成形板"打印纸"或热可逆凝胶上,然后再覆盖一层新的凝胶并使之固化,形成了类似面包圈的"准三维结构"。之后 Mironov V 等进一步改进了该技术,用于"无支架"细胞团簇成形,即"scaffold-free cell aggregate printing"。该技术通过将尺寸相近的细胞团簇(或微球)喷射在一些支架上,层与层之间黏合,得到细胞融合体(文末彩图 5-1E)。基于该装置,几种不同细胞,如血管内皮细胞,已与琼脂、胶原等水凝胶成形,打印过程中有约 8% 的细胞被破坏掉。

与其同时,哈佛医学院的 Lee 和他的同事通过机器人平台,将胶原溶液、成纤维细胞和角质细胞打印成了平面状准三维结构用于皮肤修复(文末彩图 5-1D)。液态胶原溶液通过雾化碳酸氢钠交联形成水凝胶,为细胞悬液提供结构支撑。事实上。这项技术是上文中提到的 3DP 系统的延伸,只是后者增加了功能类似"墨盒"的注射器,用于两种细胞悬液或水凝胶的装载。使用这种方法制造的样品在每层细胞间都观察到了高细胞成活率(如角质细胞 85%,成纤维细胞 95%)。

2005 年,明尼苏达大学的 Odde DJ 利用市售喷雾器将人脐静脉内皮细胞(human umbilical vein endothelial cells, HUVEC)和小鼠胚胎成纤维细胞(NIH3T3)的细胞悬液喷射成形,提出了基于细胞喷射技术的细胞绘图概念(cell patterning via cell spraying)。此技术主要是利用掩模法在胶原上成形 $100\mu m$ 线宽图案,然后在已成形细胞图案上覆盖一层胶原,制作三维结构。

喷射成形技术的优点是响应快、分辨率高、打印速度快、多种合成与天然高分子材料都可使用、可在细胞悬浮液中复合生物活性分子,可将几种温敏凝胶用作"生物纸",低黏度细胞悬浮液或聚集体可以用作"生物墨汁",细胞存活率大于 85%。对于简单小块组织/器官制造,这项技术是一个很好的选择。缺点是打印材料黏度必须低、机械强度差、成形高度有限,设备(包括软硬件系统)改造困难、难以形成复杂三维结构(包括分支血管系统)、凝胶交联过程难以有效控制。其中单由细胞团簇(或微球)融合形成的三维结构体机械性能差、制备周期长。

2. 激光/光引导成形技术　激光引导直写(laser-guided writing, LGDW)也叫光刻直写,或立体光刻(stereolithography, SLA 或 STL)技术,是利用激光选择性地让需要成形的液态光敏树脂发生聚合反应变硬,从而造型。1999 年由明尼苏达大学的 Odde DJ 提出,通过激光束对某种液体(树脂、粉末或蜡)进行光聚合,或对粉末状材料进行选择性烧结,从而达到对含细胞材料的有序排列(文末彩图 5-1F)。

该技术采用光压力推动并沉积细胞,以实现细胞的高精度空间定位。通常有两种不同的成形策略:①激光聚焦于悬浮细胞上后可产生气泡,气泡在光压作用下在液体中流动,并沉积到目标面,移动激光光束,可沉积出一条细胞组成的线段。②激光被耦合入空心光纤中,细胞经过几个毫米长度的空心光纤,传输到目标表面。经过以上沉积的细胞仍有活性、保持正常形态、黏附并分泌代谢产物。基于该技术,胚鸡脊细胞在培养液中被引导,并沉积于玻璃表面,形成设计的团簇。如人脐静脉内皮细胞(HUVEC)在 matrigel 基质上成形为血管状结构,与肝细胞的共培养之后,形成类似于肝血窦样的管道结构。到目前为止,人的脂肪干细胞(human adipose-derived stem cells,hASCs)、间充质干细胞(mesenchymal stem cells,MSCs)等已用于激光引导直写,形成组织样微细结构。当多种细胞集聚在一起时形成"微器官"样结构。

激光/光引导直写的优点是精度较高,可以操纵微米级的生物材料,也是目前报道的唯一可以操作单个细胞的方法。缺点是激光引导过程中细胞会因受热和受力变形。虽然这种变形可通过在"生物墨汁"中加入高分子材料而降低,但利用此技术构造一个三维结构体远比成形一个平面图案困难得多。不是单纯量的变化就一定引起质的突变。有限的细胞及生物材料吞吐量使该技术在构建宏观三维结构体中受到了很大的制约。

3. 挤压成形技术　包括喷嘴/注射针头/笔尖挤压、组装或沉积系统,如压力辅助制造(PAM)、熔融沉积成形(FDM)、低温沉积制造(LDM)、生物绘图(3D bioassembly,3DB)等,是指利用溶/熔材料的流体特性通过喷嘴/注射器/笔尖进行物理或化学沉积。

2004 年亚利桑那大学的 Smith CM 等开发了一种生物材料挤压成形技术(3D bioassembly)(文末彩图 5-1C)。该技术包括一个 X-Y 坐标定位系统及平台,一系列 Z 方向的材料沉积喷头(数目可增至多个,每一个配有专门控制摄像头),一个光纤源(照明成形部位,并促使光固化多聚物成形),每个喷头有独立的铁电加热温控,成形平台有水套温度控制,另外还有一个压电雾化喷头。基于此技术,混合于聚环氧乙烷/聚环氧丙烷中的人成纤维细胞,通过正压挤出喷头成形于聚苯乙烯台面上,形成二维平面图形,细胞存活率约 60%。其中悬浮于可溶性 I 型胶原中的胎牛大动脉内皮细胞(BAECs),经过 25 号针头挤出,成形于亲水的对苯二酸聚乙烯平台上,细胞存活率约 86%。体外培养 35 天后,图形仍保持原有形态。

从 2004 年起,王小红团队创建了一系列载细胞水凝胶挤压成形技术。由螺杆挤压装置将料桶中的流体材料挤压到运动平台上,通过天然或合成高分子材料的相变作用层层堆积成形。其中明胶基天然高分子材料在一定温度范围内由溶胶向凝胶转变,细胞与明胶基热可逆水凝胶混合后被装入无菌注射器(或料桶)中,通过重复操作三维定位系统,在一定的环境温度下以容积驱动的挤压单元被挤压到成形板上,层与层之间的黏合作用,构成含有活细胞的三维结构体。三维结构体中的高分子材料在 3D 打印后可进行化学交联,维持结构体在动物体外长期培养或体内植入时的相对稳定性。明胶基水凝胶材料能与不同类型动物细胞组装成各种形状的三维结构,应用于能量系统代谢模型的建立、高通量药物筛选和复杂器官制造领域,细胞存活率都达到了 98% 以上。该技术自论文发表后已显示出强大的生命力。如十多年后(2015 年),美国 Atala A 课题组将明胶基高分子材料变换了一种组合方式,明胶/透明质酸/纤维蛋白原/甘油,用于骨、软骨等组织成形。

挤压成形技术技术的优点是适用成形原材料广泛,对原材料的成分、品牌、形态和规格无限制,可以根据用户要求自行设计或选择,包括高分子、金属、陶瓷等溶液以及胶体、悬浮液、浆料或熔融体,是目前器官制造领域应用最广泛的 3D 打印技术。

第三节　器官制造技术

一、器官制造的定义和内涵

(一) 器官制造的定义

器官制造是利用先进成形技术,将多种细胞(或干细胞/生长因子)和其他生物材料(包括生物活性分子)组装成有生理功能的可替代或修复病损天然器官的过程。

不同于传统的机械零件加工制造技术,器官制造使用的材料是具有新陈代谢功能的细胞及其他生物材料,如细胞外基质、生长因子、合成高分子等。器官制造过程中材料的物理化学性能发生改变。如果材料性能不发生改变,这种过程只能称为"制备"(fabrication)、"加工"(machining)等。

器官制造是在体外构建和培养具有生物活性的天然器官替代物,常需要模仿人体器官中多种组织结构和功能特点,加工后的三维实体是适合细胞生长、分化、通信的动态复杂空间结构。这种结构中包含了多种细胞间、细胞与基质材料间、细胞与信号分子间的相互作用和转化过程,是一种具有生命特征的活的物体。

器官制造内容主要包括三维结构建模、成形技术或工具准备、生物材料制备、多种细胞(或干细胞/生长因子)组装和后续培养(包括多种组织协调、成熟)等几个方面。这些方面相互联系、相互依托、相互促进。

(二) 器官制造的步骤

器官制造的过程一般包括下列几步:①三维结构建模。利用计算机辅助设计(computer-aided design,CAD)软件构建所要制造的目标器官蓝图。②生物材料准备。提取、筛选自体或者是异体组织细胞,如脂肪干细胞、骨髓间充质干细胞、肝细胞和施万细胞等,在体外进行大量培养和扩增。③三维结构构建。利用先进成形技术,如多喷头 3D 打印,将多细胞/细胞外基质材料、干细胞/细胞外基质材料/生长因子等与合成高分子支架材料组合在一起形成复合结构体,同时利用物理、化学因素等使三维结构稳定,维持细胞活性。④后续培养(后熟作用)。利用生长因子将三维结构中干细胞诱导分化成不同类型细胞,经过后续培养使三维结构中多细胞定向排列形成特定功能组织和器官。

值得强调的是,细胞在组装后的三维结构体中进行生长、迁移、分化、组合的同时,天然高分子基质材料逐步降解由新细胞外基质材料代替,而在血管、神经等系统外起支撑作用的合成高分子材料可降解也可以不降解,以最终形成具有特定形态和功能的生物型或半生物型活性器官为目的。其流程如图 5-2 所示。

(三) 器官制造的现状

目前,器官制造技术经历了从理论探索到实验研究阶段,已有部分产品进入临床实验和临床应用阶段。人体器官工程化制造已成为必然趋势。由于目前技术水平有限,大多数工程化产品只能模仿器官尤其是复杂器官的部分结构和生物学功能,离个性化制造和整体修复还有一定距离。有些三维结构需要经过干细胞诱导分化、脉动培养等后续阶段才能具备特定的机械和生物性能。

二、器官 3D 打印材料

器官 3D 打印是利用 3D 打印技术将多细胞和其他生物材料构建有生物活性的人工器官。在器官 3D 打印过程中生物材料选取是不可缺少的一个环节。生物材料的细胞相容性、机械性能和可加工性能直接影响到目标器官的建模、形态、结构和功能。与其他可植入生物材料类同,用于器官打印的生物材料一般满足下列要求:良好的生物相容性、来源充足、理化性能稳定、易储存消毒、适当的降解速度、可塑性等。

(一) 用于器官 3D 打印的高分子材料

用于人体器官 3D 打印的高分子材料主要包括天然高分子和合成高分子两类。通常情

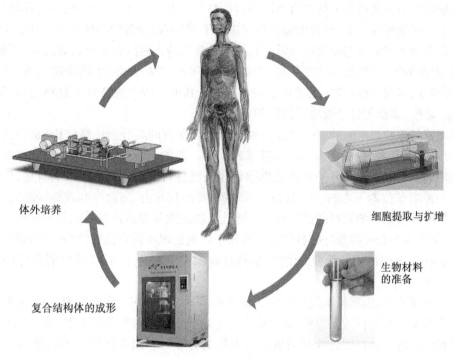

图 5-2 器官制造流程示意图

况下,天然高分子材料如胶原、明胶、纤维蛋白原、海藻酸钠、壳聚糖、透明质酸等,具有良好的生物活性和相容性。合成高分子如聚乳酸(poly lactic acid,PLA)、聚乙醇酸(polyglycolic acid,PGA)、聚氨酯(polyurethane,PU),具备优异的机械性能和无免疫原性。这些材料可以单独使用,或根据需要进行组合。

当高分子材料被构建成三维结构用于细胞寄住和交流场所时,细胞的生存状态,如分裂、分化等,将主要依赖于高分子材料的特性。高分子材料在器官 3D 打印方面的作用主要表现在:①定义人工器官的形态、大小和构型,维持 3D 打印结构的稳定性,给细胞提供生长和交流的多尺度环境;②抵抗外力、对器官整体结构维持起重要的机械支撑作用;③给细胞提供必要的营养、水和氧气,用于生物活性因子的控制性释放,如生长因子和冻存因子,以控制细胞的生长、分裂和分化等。

在器官 3D 打印过程中高分子材料在外界刺激(如温度、光、pH、电力、磁力、交联剂等)的作用下,有一个溶胶态向凝胶态转变的过程。这一过程能够对三维结构的层层堆积起着决定性的作用,也对 3D 打印设备和工艺提出了很严格的要求。高分子材料的一些加工参数,如温度、有机溶剂含量和缺水等都可能对细胞活性造成负面影响。高分子材料的流动性可因具体设备做相应的调整。其中合成高分子材料常溶于有机溶剂,对细胞有一定的毒副作用。这些材料主要用于临时替补性假体、含细胞水凝胶支架和药物控制性释放等方面。天然高分子材料由于在化学成分、亲水性、柔软性以及高含水性方面与细胞外基质成分相似,与细胞具有良好的相容性,通常作为细胞 3D 打印的基质材料。这些材料一般溶于水等无机溶剂,形成可流动的溶液或溶胶,在打印过程中或打印后可以通过一定的方法交联,使三维结构稳定,给细胞提供良好的生长、分裂和分化环境,在生物 3D 打印中发挥着非常重要的作用。

一般情况下不同高分子材料有不同的打印特性。每一台 3D 打印设备对打印材料都有特殊要求。在某种程度上,材料的加工特性决定了 3D 打印设备的特殊功能。其中天然高分子材料常作为细胞载体与细胞混合后进行打印。常用的天然高分子材料如胶原、明胶、纤维蛋白原、海藻酸钠、壳聚糖和透明质酸,除拥有良好的生物相容性、生物降解性外,还具备可加工、可储存、可调节的物理、化学和生物学特性。其他一些天然高分子材料,如右旋糖、淀粉、树脂、琼脂、多肽等也已被用于器官 3D 打印。

水凝胶是一种水溶胀的由一种或多种单体聚合而成的高分子网络结构,是一类高分子材料的总称,在器官 3D 打印方面应用越来越广泛。各种水凝胶,尤其是摩尔含水量≥30%的易操作的天然或合成高分子溶液是细胞打印基质材料的最佳选择。如上所述,明胶水凝胶就是一种溶点在 28℃左右,生物相容、可降解、柔韧且有力、易操作和改性、能防止大分子任意扩散的最常见的细胞打印基质材料。哺乳动物细胞与细胞外基质成分中含量非常丰富的胶原,可作为明胶一种很好的替代品。常用于细胞包埋和药物控制性释放的、遇二价阳离子发生交联反应的低毒性海藻酸钠在某种特殊工艺条件下也可以用作细胞打印的基质材料。

值得强调的是,细胞外基质成分(extracellular matrice,ECMs)在细胞 3D 打印过程中和打印之后除提供必要的机械支撑外,其中所含的生物化学信号对细胞的生存、移动、分裂、分化起重要作用。许多模拟细胞外基质成分的天然高分子材料组合已用于不同细胞 3D 打印。这些细胞外基质材料中的微孔可以促进营养扩散和细胞迁移。细胞 3D 打印过程中细胞外基质材料温度通常控制在 1~37℃,以防止过冷冰晶形成和过热对细胞造成伤害。打印后的三维结构在体内植入前后,尤其是用于软组织和器官再生修复时,需要适当的稳定性和通透性,以维持细胞的生理活性。将不同高分子材料,尤其是天然高分子和合成高分子材料,组合在一起已证明是一种卓有成效的生物 3D 打印技术,尤其是对复杂器官制造而言。

(二) 明胶基细胞 3D 打印基质材料

明胶(gelatin)没有固定的结构和相对分子质量,是由动物皮肤、骨、肌膜、肌肉等结缔组织中的胶原部分降解而成的白色或淡黄色、半透明、微带光泽的薄片或粉粒。它是一种无色无味,无挥发性、透明坚硬的非晶体物质,可溶于热水,不溶于冷水,但可以缓慢吸水膨胀软化,可吸收相当于自身质量 5~10 倍的水。明胶溶液一个重要的特性就是 28℃左右有一个溶胶-凝胶(sol-gel)相转变过程,在 3D 打印过程中通过凝胶逐层固化叠加,形成稳定的网络结构。

王小红团队在国内外首先推出明胶基细胞 3D 打印基质材料。这些材料包括明胶/壳聚糖、明胶/海藻酸钠、明胶/透明质酸、明胶/海藻酸钠/壳聚糖、明胶/海藻酸钠/纤维蛋白原、明胶/海藻酸钠/纤维蛋白原/甘油等。其特殊的温敏性使得明胶基水凝胶可以被逐层控制打印。所有类型细胞都可以包埋在明胶基水溶液中进行 3D 打印、构建复杂器官。打印过程对细胞几乎没有任何伤害作用。甘油、右旋糖、二甲基亚砜、肝素等生物活性因子都可以直接加入明胶基水凝胶中,起到冻存、抗凝血等目的。当环境温度超过 20℃时,明胶基水凝胶在培养液中是不稳定的,需要通过高分子交联以维持 3D 打印结构。其中分支血管系统可通过在其外围包裹一层有抗缝合强度的合成高分子材料实现。

(三) 海藻酸钠等对 3D 打印结构稳定性作用

海藻酸钠是由植物褐藻提取出的一种可溶于水的阴离子多糖,常作为离子敏感型水凝胶广泛应用于微囊技术、药物释放和生物 3D 打印中。海藻酸钠的一个典型特征是与二价阳离子,如钙(calcium)、锶(strontium)、钡(barium),螯合反应形成结构稳定的水凝胶。其中海藻酸钠与钙离子的聚合反应是可逆的。当聚合物放在培养液中时,钙离子会析出使三维结构松散开来。为了解决这一问题,王小红教授与其学生在明胶基胶打印基质材料中复合可交联的其他高分子材料,如壳聚糖、纤维蛋白原、海藻酸钠等。除了离子交联固化外,海藻酸钠水凝胶还可以被光固化或酶固化。海藻酸钠的组织相容性不如动物源性明胶、胶原、纤维蛋白原等。有的学者为了增强海藻酸钠水凝胶的生物相容性,在其水凝胶中接枝肽段RGD等。

(四) 用于器官 3D 打印的细胞

器官制造过程中需要大量细胞。用于器官 3D 打印的细胞可以归属于特殊生物材料范畴,根据来源可分为自体细胞和异体细胞两类,根据分化能力分为成体细胞和干细胞两大类。成体细胞,如施万细胞、内皮细胞、平滑肌细胞、肝细胞等,在器官制造过程中常存在来源和数量的限制,其中内皮细胞和平滑肌细胞是大动脉血管的构建的主要成分。内皮细胞在血管系统构建中有突出的作用,如抗凝血、降低血液伤害、抑制管腔狭窄等;平滑肌细胞主要是为血管抗缝合与抗压作用提供可塑性和必要的张力;干细胞,如脂肪干细胞(adipose-derived stem cells,ADSCs)、骨髓干细胞(bone marrow mesenchymal stem cells,BMSCs)、胚胎干细胞(embryonic stem cells,ESCs)等,因为具有较强的自我复制和多向分化能力,已被认为是器官制造中的理想细胞。在器官 3D 打印过程中,细胞类型的选取常常决定了所构建器官的类型,在器官制造过程中具有非常重要的意义。其中利用自体细胞可以避免人工器官植入病人体后引起的免疫排斥反应。

特别需要指出的是在过去的 20 多年中分化能力较强的 ESCs 常被用于发育生物学、再生医学、细胞移植治疗、药物发现等研究领域。由于伦理问题 ESCs 在器官 3D 打印方面受到很大的影响。近年来,一些成体干细胞,如 ADSCs 和诱导多能干细胞(iPSCs)已得到越来越多的青睐和重视。

ADSCs 可以从哺乳动物上皮组织中大量获取,除了可分化为心肌细胞、内皮细胞、平滑肌细胞外,还能分化为脂肪细胞、软骨细胞、肝细胞、胰细胞、神经细胞和成骨细胞等。王小红教授与其学生最早将 ADSCs 复合在各种天然可降解高分子水凝胶中用于器官制造。通过适当打印参数调整,使挤出成形的细胞存活率达到 100%。打印过程对 ADSC 的分裂、分化没有负面影响。打印后 ADSCs 可被诱导成不同细胞、组织或器官,位置效应非常明显。其中生长因子可在打印前复合在高分子基质材料中,也可在打印后以"鸡尾酒"式复合在细胞培养液中。三维结构中所有的 ADSCs 最终都可被诱导成目标细胞、组织或器官,诱导转化率达 100%。从此实现了多种组织可以在同一 3D 结构中协同共存,特别是血管网络中大小血管,乃至毛细血管结构的一体化制造。

iPSC 近年来发展很快,能克服细胞来源问题,被认为是器官 3D 打印的最佳细胞类型。在适当的条件下,iPSC 具备分化成所有细胞的能力。近年来,鼠、兔、猪、猴、人的诱导多能干细胞系已经构建成功。有些科研工作者甚至选择单一的 iPSC 作为疾病模型、药物发现、能量代谢、细胞治疗、甚至器官制造的研究对象。根据资料,生产非整合型 iPSC 的方法有非整合 DNA 法、RNA 法、蛋白质法。与其他细胞打印技术一样,3D 打印技术能给 iPSC 提供与体内类似的生存环境,解决异体器官免疫排斥问题。到目前为止,有关 iPSC 和再生医学的研究在快速增长,给有效治疗终末端器官衰竭带来更多的机会和希望。相应地,论文发表的数量和政府部门的支持也在急剧增长。

（五）用于器官 3D 打印的生长因子

生长因子主要用于调节 3D 打印结构中干细胞的生长、分裂和分化。生长因子可以是蛋白质、氨基酸、维生素、糖和无机盐等。可以单独使用，也可以组合形式出现；可以混合在细胞 3D 打印的细胞外基质材料中，也可复合在打印后细胞培养液中。由于共轭效应在某些特定环境下生长因子组合的效果常常大于单个生长因子的作用。例如，用于内皮化的生长因子组合有血管内皮细胞生长因子（vascular endothelial cell growth factor，VEGF）和碱性成纤维细胞生长因子（basic fibroblast growth factor，b-FGF）；用于平滑肌细胞诱导的生长因子组合有肝细胞生长因子（hepatocyte growth factor，HGF）、血小板源性生长因子（platelet-derived growth factor，PDGF-BB）、转化生长因子-β（transforming growth factor β，TGF-β1）和碱性成纤维细胞生长因子。王小红教授与其学生已通过不同生长因子组合与诱导方式，将 3D 打印的 ADSCs 分别诱导成内皮细胞和脂肪细胞、内皮细胞和平滑肌细胞、内皮细胞和肝细胞等。生长因子使用时应尽量避免恶劣环境导致的失活。由于生长因子的半衰期比较短，在细胞 3D 打印过程中可以使用微囊技术对生长因子进行控制性释放，以达到预期效果。

三、器官 3D 打印技术

（一）器官 3D 打印整体形势

在过去的十几年中，国际上许多科研小组分别对商用 3D 打印技术进行了改造以实现含细胞材料的三维受控组装，但得到的结构多数都是准三维平面几何图形。唯独清华大学机械系器官制造中心率先将快速成型技术应用于 3D 器官打印，开启了人类历史上生物型人工器官全自动化制造的新纪元。

近年来，国际国内器官 3D 打印技术如雨后春笋、蓬勃发展。新的 3D 打印材料也不断涌现。伴随着人们对生命体的物质本质、生物体的微观结构和新陈代谢机制等的深入系统认识，有生理功能的器官体外制造已经成为现实。由于能从临床成像技术如磁共振成像（MRI）、电脑断层扫描（CT）获取数据或者直接采用病人的个人具体数据应用于 3D 打印技术，生物型人工器官及机械型器官模型 3D 打印在生物医学受到越来越广泛的关注。其中新型打印材料包括光固化的聚乙二醇双丙烯酸酯（PEGDA）和明胶甲基丙烯酸（gelatin methacryloyl，GelMA）水凝胶等。打印分辨率达 $50\mu m$，细胞存活率达 85%，存活超过 5 天。

（二）器官 3D 打印实例

1. 单喷头细胞打印技术　2004 年，清华大学机械系器官制造中心自主研发了第一代细胞 3D 打印设备，即单喷头细胞打印机，又名细胞直接三维受控组装仪。该设备主要包括数控及路径扫描、螺旋挤压/挤出、成形环境和成形台四个功能模块，可用于各种细胞 3D 打印。首次将载细胞水凝胶打印成大尺度三维立体结构，并对细胞打印基质材料进行了大规模筛选，对细胞（如肝细胞、软骨细胞及心肌细胞）打印后三维结构的稳定性进行了优化，确定了适合所有细胞打印的明胶基水凝胶基质材料，如明胶/海藻酸钠、明胶/壳聚糖、明胶/透明质酸、明胶/纤维蛋白原、明胶/海藻酸钠/壳聚糖、明胶/海藻酸钠/纤维蛋白原等。其中由计算机 CAD 模型控制的网格状三维立体结构，给细胞提供了贯通的营养通道。细胞在打印后的明胶基水凝胶基质材料中生长、繁殖，建立起通信、联系，形成有生理功能的"活体组织"。由此解决了大尺度组织器官的营养供应和代谢物排出等技术难题（文末彩图 5-3）。

由于明胶溶液在 28℃ 左右有一个溶胶-凝胶（sol-gel）相转变过程，含细胞明胶基水凝胶材料在 28℃ 下从 3D 打印机喷头挤出后能直接"黏附"或"凝固"在成形板上，通过层层堆积形成相对稳定的三维结构。进而,将打印结构中的高分子材料进行化学交联或聚合,使三维结构稳定性进一步"加固",为器官制造提供进一步的保护和支撑作用。

图 5-3 是利用第一代单喷头细胞打印机组装起来的肝细胞和脂肪干细胞。肝细胞分泌物在显微镜下清晰可见,细胞之间能建立起联系并长时间表达生物学功能。其中三维结构中的海藻酸钠可通过氯化钙($CaCl_2$)交联、纤维蛋白原通过凝血酶聚合。由计算机控制的网格状管道结构可以为打印后的细胞及组织存活提供营养和氧气,类似于"血管系统",便于营养物质和氧气的扩散。通过调节打印参数,该 3D 打印过程本身对细胞的伤害作用可降到最低点,甚至忽略不计。即细胞在明胶基基质材料中的成活率可达到 100%。

2007 年,首次利用"位置效应"和"鸡尾酒式"生长因子组合将 3D 打印结构中脂肪干细胞顺序诱导成内皮组织和脂肪组织,使复杂器官制造途径多样化。其中生长因子的加入方式有许多种,将干细胞、生长因子和细胞外基质成分混合在一起模仿器官发育时的微环境已成为器官制造的主要途径。这种"位置效应"和"鸡尾酒式"诱导方式对三维结构中干细胞活性维持和器官形成具有非常重要的意义。此外,利用此技术可以很方便地将脂肪干细胞和胰岛组装起来建立能量代谢模型,并用于高通量药物筛选和病理模型研究(图 5-4)。脂肪干细胞因此被认为是一种人体器官 3D 打印比较理想的细胞来源。

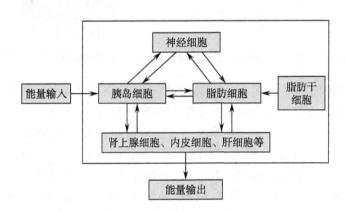

图 5-4　用于能量代谢系统建模的细胞 3D 打印技术

明胶基天然高分子材料在挤出型细胞 3D 打印技术中有两方面突出作用。一方面在打印时将细胞、生长因子等"支撑"起来,防止其"塌陷""走形";另一方面在打印后将细胞、生长因子等笼络在一起,防止其被溶液"冲散""瓦解",可形象地称其为细胞 3D 打印的"内骨骼"或"内支架"。

2. 双喷头细胞打印技术　对于挤压式生物 3D 打印设备而言,喷头的个数决定了可同时打印的细胞的数目。通过增加喷头的个数和选择适当的打印参数,多种细胞类型和生物材料体系可被整合在同一个三维结构中,形成含多细胞/组织的复杂器官。

2008 年,在第一代细胞打印的基础上率先开创了双喷头细胞 3D 打印设备。该设备同样包括数控及路径扫描、螺旋挤压/挤出、成形环境、支撑台和通风照明五大功能模块。借此建立了多分支三维血管系统数字模型,将两种细胞/基质材料组装成含分支血管模板的三维结构,并用于后续脉动培养(图 5-5)。确立了细胞在宏观/介观层次上受控组装与微观层次自组装相结合的器官制造的新理念、新技术和新路线。

伴随着计算机软硬件系统的升级换代,对复杂器官,如肝脏中分支血管网络的构建进行

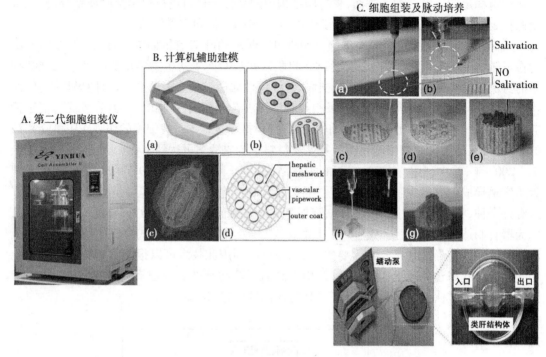

图 5-5 第二代双喷头细胞打印设备及对肝细胞和脂肪干细胞的组装

了大量深入而细致的工作。如图 5-5 是利用双喷头快速成型设备对肝细胞和脂肪干细胞同时打印的结果。分支血管系统构建是血管化实体器官 3D 打印的必经之路。由两种细胞建立起来的药物筛选模型比之前单种细胞平面或三维培养又大大向前迈进了一步,使药物反应更接体内的真实状态,在大大提高药物筛选效果的同时节约实验动物数量。

3. 细胞组装与冻存技术的结合　2009 年,首次在细胞打印的基质材料中复合细胞冻存液(如甘油、右旋糖、二甲基亚砜),使人工组织和器官获得了在低温(-80℃)下长期保存的能力。一方面便于节省财力、物力,另一方面便于相关产品的储存和运输。随着冻存剂的加入,明胶基高分子水凝胶的物理化学性能发生一系列改变(图 5-6)。包埋在水凝胶中的细胞能有效避免 3D 结构在冻存和复苏阶段冰晶形成,这一技术在未来器官制造和产品保存中具有非常重要的理论和实践意义。

4. 双喷头低温成形技术　2007 年,清华大学机械系器官制造中心创建了包括数控及路径扫描、螺旋挤压/挤出、成形环境、支撑台和通风照明五大功能模块的双喷头低温成形设备,首次将天然高分子和合成高分子两个不同材料体系通过 3D 打印复合在一起。与称为"内骨骼"或"内支架"的天然高分子明胶基基质材料相比,合成高分子材料则可被称为"外骨骼"或"外支架"(文末彩图 5-7),给含细胞明胶基天然高分子材料提供"支撑"和"保护"作用。这种"双保险"功能使所构建的 3D 结构可与体内血管系统相连接,具备了抗缝合强度的同时免于短时间被体液"冲刷"或"吞噬"掉,具有较长时期的稳定性。一般合成高分子,如聚氨酯、聚乳酸与聚乙醇酸共聚物(PLGA),机械强度明显高于明胶基天然高分子材料,在体内降解速度相对缓慢。文末彩图 5-8 是利用有自主产权的双喷头低温 3D 打印设备对合成高分子和天然高分子/细胞材料两种材料体系进行组装。这一技术体现了器官制造过程中"结构仿生""环境仿生"和"功能仿生"三位一体的可行性和重要性。

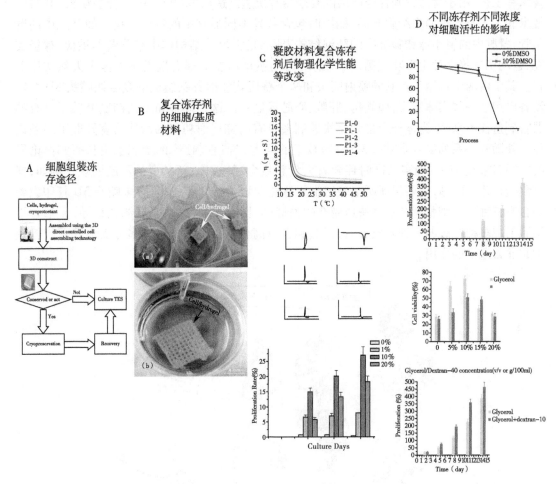

图 5-6　细胞 3D 打印与冻存技术相结合

TES, tissue engineering structure

　　5. 多喷头 3D 打印技术　人体器官,尤其是内脏器官,如肝、心、肾、胃等含有大量的不同类型细胞以及细胞外基质。这些细胞和外基质材料具有特殊的空间分布,尺寸较大,而且需要血管、神经等支持和调节。由于单喷头、双喷头 3D 打印技术在复杂器官制造方面存在许多局限性,特别是不能实现同时含血管和神经系统的多种细胞复杂结构体的受控组装和快速构建,开发多喷头 3D 打印技术已成为器官制造的前沿和必然趋势,也是实现复杂器官制造的一个重要环节,是对材料加工技术的重要拓展。这些技术旨在通过特定的工艺和设备,在数字模型的驱动下,将不同细胞、细胞外基质材料和调节因子排列在不同的空间位置,各细胞与细胞外基质材料和调节因子间建立起有机联系,最终构建出含有多种组织结构和特殊生理功能的器官替代物。

　　2009 年,清华大学机械系器官制造中心在单、双喷头细胞打印技术、低温成形技术的基础上率先开发了四喷头低温成形设备。该设备能同时将一种合成高分子支架材料和三种细胞/基质材料打印成带分支血管和胆管模板的可植入人工肝脏,使生物人工器官制造全自动化成为可能。

　　除上述单、双喷头细胞打印技术、低温成形技术外,还有多个系列的复合多喷头 3D 打印技术和工艺,用于含血管和神经网络的复杂器官快速制造(图 5-9)。由复合多喷头 3D 打印技术和工艺所实现的多细胞产品,能同时包含各种不同器官中的特殊结构。如肝脏中的肝胆管、肾脏中的肾小球和肺脏中的肺泡结构,能满足大尺寸结构体中细胞营养供应、神经支配、运动调节等多种生理功能需求,无论结构上还是功能上都更接近于人体中天然实体器官。其中由两个机械手控制的喷射喷头和两个挤压式注射针头组成的复合四喷头 3D 打印设备已用于一些实体器官,如乳房、肝脏、心脏等制造。这些设备和工艺彻底突破了已有的器官制造技术水平,为体外全自动化快速制造具有新陈代谢功能的活体器官开辟了多条途径。伴随着一系列复合多喷头 3D 打印技术的问世,"器官制造"的梦想也由科研和舆论界的"不可能"变成了"现实",同时伴随着大量新概念、新理论、新学说的不断涌现。例如,器官制造像建核电站,需要保证所组装细胞的活性和组织器官形成;复合多喷头 3D 打印设备是含有三种以上细胞复杂器官快速制造的关键;生长因子组合或"鸡尾酒式诱导"是通过干细胞形成多种组织的一种有效方式;天然和合成高分子材料在抗缝合多分支血管系统构建中起非常重要的作用。

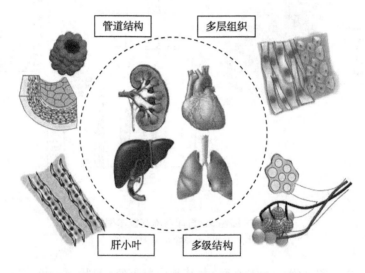

图 5-9　复合多喷头 3D 打印技术在器官制造方面的应用

第四节　器官 3D 打印的前景和挑战

一、器官 3D 打印的前景

近年来 3D 打印作为一项朝阳产业在国内外蓬勃发展,网络、媒体上炒作的热浪更是一浪高过一浪。利用 3D 打印技术进行复杂器官制造是一项极富挑战性的工作,它扩大了现代成形制造领域的学科内涵,拓宽了材料加工技术的应用领域,已在组织工程、器官制造、药物筛选、生物材料、再生医学、尤其是个性化器官制造等几大热门领域展现出巨大的科学价值和非常广阔的应用前景。由于器官结构的精细性和复杂性,目前的 3D 打印肝、肾、心脏等复杂器官还有一些细节问题亟待解决。

复合多喷头 3D 打印技术在器官制造中的优势表现在下列几方面:①复杂性。任何复杂的 3D 几何形状都可以被设计和制造,当一个复杂 3D 制造过程被转变成一系列 2D 堆积过程时,3D 打印已见证了其奇迹般的功效。3D 打印特别适合传统方法不易成形的盲孔、曲面等复杂结构体的制造。②自动化。从器官设计、CAD 模型到制造,整个过程由数字信息执行,可以非常简单、准确和高效。③灵活性。利用复合多喷头 3D 打印技术可对各种异质结构体迅速组装,尤其是面向个体病人的个性化修复治疗很容易被实现。④实用性。能同时解决器官供体短缺、免疫排斥反应、高额医疗费等实际问题,为复杂器官高效率制造提供平台。⑤方便性。由 3D 打印系统构建的组织器官 CAD 模型易于被科研工作者和医院大夫接受,方便临床应用。

未来器官 3D 打印的发展趋势将体现在以下几个方面:①多种技术之间的融合、配合应用。从上面的综述中可以看出,现有的 3D 打印技术、工艺都有存在一定的优点和缺点,随着技术和理念的进步,技术间相互融合能够克服彼此缺点,实现优势互补。如快速成形与微流体技术的结合使我们能更深入地了解细胞融合与组织形成的机制和要素。②细胞-材料-结构一体化成形。人体器官都是由多种细胞和细胞外基质材料构成的具有特定形态和功能的结构体,尤其涉及分支血管和神经网络。一体化成形能够实现多种细胞高密度定点种植,实现多种生理功能的协调统一,如载细胞水凝胶由机械性能较好的合成高分子保护能使三维结构体在体内外长期稳定、抵御外力冲击、液体侵蚀等。③提取-培养-储存一体化进行。器官制造需要提供大量细胞。其中使用病人自体干细胞比成体细胞更有优势,而成体细胞也可以与干细胞一起使用。细胞提取、培养、储存一体化进行能够有效避免细菌污染、提高细胞增殖速率等。如利用生物反应器中特殊的温度、微重力和营养成分能够有效调节细胞的活性和生长周期等。

器官制造的终极目标是利用器官移植手段来检验人工器官的可行性和实用性,即检验器官制造产品的人体相容性、匹配度、修复能力等。人工器官的功能发挥,包括其中的血管、神经系统与体内循环、神经系统的成功对接等,甚至包括免疫系统的参与和调节。完善的外科手术是人工器官体内植入的必要前提。除了外科手术技能外,人工器官本身的属性是否符合预期设想,涉及多种生物材料的优化、细胞活性保持和生理功能实现等。器官制造的产品除了被用于器官修复外,还可用于药物研发、病理分析和发育探索等,大量节约医疗界,特别是制药业的实验动物成本。作为一项高新科技产业,3D 打印技术必将在未来的器官制造、再生医学等领域发挥越来越重要的作用,使人类千百年来长生不老的梦想即将变成现实。

二、器官 3D 打印面临的挑战

到目前为止,不同的生物 3D 打印技术在器官制造方面有各自的优劣势。例如,打印材料多样性是喷射成形技术的主要优点,可用于动物体内直接成形,但设备软硬件升级常受到制约。挤出成形技术的优点是用于个性化器官制造的细胞与细胞外基质成分可高度统一,分支血管和神经系统容易通过计算机建模控制;缺点是材料的选择范围有限,载细胞水凝胶机械性能较差。现有的生物 3D 打印技术在实体器官制造方面普遍存在下列缺陷:①细胞打印密度有限。三维结构体中组织形成困难或新生组织生长速度缓慢,传统的 3D 打印技术难于解决复杂器官制造中对高密度细胞排列组合的要求。②多种功能难协调统一。多种细胞,尤其是干细胞,组装后与天然器官中细胞的生长环境相差甚远,直接影响到细胞-细胞相互作用,以及相关组织形成过程和特异性组织功能的发挥。③大尺寸实体器官构建困难。

对于含多种细胞的实体器官,特别是心、肝、肺、肾等,现有的生物 3D 打印技术还不够成熟。④复杂结构设计理念缺乏。尽管市场上金属、塑料等材料 3D 打印设计已蜂拥而出,但对含多种细胞的复杂器官的设计还非常肤浅。⑤供体细胞数量有限。器官制造需要大量细胞,目前的细胞提取培养技术,包括干细胞诱导、生物反应器等很难满足多种细胞的快速供应问题。⑥多维度发展缓慢。不同于金属、塑料零件成形,复杂器官中不同细胞对特定环境、结构和功能有特殊需求,需要综合考虑时间(4D)、环境(5D)甚至记忆(6D)等多种因素。目前,这方面的研究相对滞后。

由于人体器官在几何形状和材料组成上的异质特性,复合多喷头 3D 打印技术将成为未来器官 3D 打印的主流方向。越来越多的高通量器官生产将成为可能,如肝脏、心脏、肾脏、皮肤、大段骨 3D 打印产品。在复杂器官制造方面,3D 打印取代传统模具制作将是大势所趋,对于传统医疗器械市场发展起到锦上添花的作用。对于国际国内市场来说,器官 3D 打印商业化运作才刚刚开始,目前急需解决的几个突出矛盾表现在:①供需矛盾。21 世纪以来,器官 3D 打印技术的发展已进入了快车道,它引领的新产业革命已加速了医疗行业的个性化、精确化和远程化。未来,器官制造的生产模式也将从传统的流水线走向个体化定制。国际国内巨大的器官供体需求已与现有的生物 3D 打印技术和材料形成了巨大的缺口和反差,尤其是器官 3D 打印产品的国产化问题迫在眉睫。②行业标准。目前国际国内还没有针对人体器官 3D 打印制定相应的法规和行业标准。美国材料试验学会(ASTM)2010 年建立的 3D 打印行业标准,只对 3D 打印的定义分类进行了规定,没有对细节部分展开标定。不同器官 3D 打印和使用应该有不同的标准,人体器官 3D 打印法规的建立需要科研界、医疗界与法律界的共同努力和推动。

推 荐 阅 读

[1] Wang X, Yan Y, Zhang R. Rapid prototyping as a tool for manufacturing bioartificial livers. Trends Biotechnol, 2007, 25(11):505-513.

[2] Ott HC, Matthiesen TS, Goh SK, et al. Perfusion-decellularized matrix: using nature's platform to engineer a bioartificial heart. Nat Med, 2008, 14(2):213-221.

[3] Wang X, Yan Y, Zhang R. Recent trends and challenges in complex organ manufacturing. Tissue Eng Part B Rev, 2010, 16(2):189-197.

[4] Wang X. Intelligent freeform manufacturing of complex organs. Artif Organs, 2012, 36(11):951-961.

[5] Yu J, Vodyanlk MA, Smuga-Otto K, et al. Induced pluripotent stem cell lines derived from human somatic cells. Science, 2007, 318(5858):1917-1920.

(王小红 敖 强)

第六章　干细胞治疗

第一节　概　　述

一、定义与简介

干细胞治疗(stem cell therapy)是指运用干细胞来治疗或者预防某些疾病或者疾病状态。即通过干细胞移植等方法来替代、修复病人损失的细胞,恢复细胞和组织的功能,从而达到治疗疾病的目的。

骨髓移植(bone marrow transplant,BMT)是迄今为止运用最广泛的干细胞治疗方法。此外还有脐带血移植、成体干细胞移植等方法也开始兴起并进入临床使用。干细胞治疗主要是为了给一些难治性疾病提供治疗方案,如神经退行性疾病、糖尿病、心血管疾病、造血系统疾病及自身免疫性疾病等。

干细胞治疗属于典型的再生医学(regenerative medicine)领域,能迅速将基础研究的成果"转化"为临床病人的疾病治疗和预后评估,并为实验室研究提出新的研究思路。再生医学倡导"以病人为中心",这就要求从事干细胞治疗研究的学者要从解决实际临床问题出发,使得研究的问题有的放矢。对于具体的疾病,首先要明确是否为干细胞疾病,或者是干细胞可干预的疾病。以疾病诊疗为研究出发点,促进相关科学发现转化为医疗实践并最终服务于临床病人。

二、基础研究回顾

干细胞治疗的历史并不短暂,自人类成功应用输血来抢救生命到运用骨髓移植治疗恶性血液疾病以来,已有超过百年的历史。由于干细胞治疗自身的诸多优点,科学界和医学界都日益重视,因此具有十分广泛的应用前景,有望为传统疗法中被认为是"不治之症"的疾病提供崭新的疗法和希望。

迄今为止,干细胞治疗再生医学研究领域绝大多数的基础科学研究成果由美国和西欧为代表的经济发达国家完成,尤其是在干细胞治疗再生医学工程科技领域。自1980年的首次外周血干细胞移植以来,干细胞治疗再生医学的研究和应用取得了巨大飞越。1981年,埃文斯(M. J. Evans)等率先建立了小鼠胚胎干细胞系;1989年,Tseng等首创了自体角膜缘含干细胞组织移植术;1993年,Lindberg等用组织培养法从角膜缘干细胞组织中提取了角膜上皮融合单细胞层,并将其成功移植到裸鼠皮下,使之形成了5~6层较原始的角膜上皮细胞;1997年科学家第一次对淋巴瘤病人进行自体干细胞移植,同年Pellgrini等用自体健眼的角膜缘干细胞组织块培养后形成的细胞层,移植到患眼上获得成功;1998年是干细胞研究和应用历史上非常重要的一年,美国、以色列、澳大利亚、日本、新加坡等国的科研人员先后从囊胚和流产胎儿中分离获得人类胚胎干细胞系,而汤姆生等建立了人 ES 细胞系。

进入 21 世纪,干细胞治疗再生医学领域的研究和应用速度明显加快。2000 年,法国科学家在成年哺乳动物体内首次发现了可以分化为表皮、皮脂腺和毛囊等各种皮肤组织的干细胞,日本专家提取失明病人的角膜干细胞进行体外培养后将其移植到病人体内,使病人恢复了部分视力;2001 年,美国科学家从人脑部海马体取出干细胞并在体外培养成功,并在实验室中用骨髓干细胞培养出神经细胞;2002 年,干细胞领域的研究成果进一步增多:日本使用猿猴属的胚胎干细胞成功培育出神经细胞和视网膜细胞,塞姆细胞研究所从成年鼠骨髓中提取出能在老鼠早期胚胎中分化为各种细胞形态的"多效成年源细胞",罗恩·麦克凯等利用老鼠胚胎干细胞培育出大量的神经细胞并移植到帕金森病老鼠中观察到明显疗效,同年美国科学家还发现了能调控干细胞自我更新的新基因 *Foxd3*;2003 年的科研工作延续了前一年的高速发展,日本科学家成功培育出人体胚胎干细胞,美国的研究机构先后发现成体骨髓干细胞能分化出所有脑组织细胞类型,人体乳腺癌细胞中只有极少一部分具备形成恶性肿瘤能力的"干细胞",即肿瘤干细胞概念,以及从成人的血液中抽取单核白细胞等,加拿大科学家发现向动物体内注入干细胞可使受损器官自我恢复;2004 年,美国科研工作者从成年鼠的毛囊中分离出干细胞,将其植入鼠皮肤后再生出了新毛囊和毛发;同时,新加坡科学家培育出了鱼的精子干细胞和活的成熟鱼精子;2006 年,由日本和美国科学家分别完成的有关诱导多能性干细胞(induced pluripotent stem cell, iPS 细胞)的研究工作轰动全球,被视为干细胞治疗再生医学技术在发展历程中又一具有里程碑意义的标志性事件,使得人类为实现干细胞科技的临床应用走出了具有非凡意义的一步。

三、临床试验成果及进展

近年来世界各国科学家和临床工作者在一系列的动物实验和临床试验的基础上,在严格符合各国食品药品监督管理局的标准前提下,开展了临床试验,并取得了明显的成效。目前,全球以研制和生产供临床治疗与科研所需的干细胞治疗再生医学技术产品的公司已纷纷成立,正在美国、加拿大、日本和欧盟国家迅速发展,干细胞治疗再生医学技术产品的出现不仅将提高治疗水平和病人的生存质量,同时也降低了医疗成本。随着越来越多的干细胞研究成果的发现和转化并形成新的高新技术产业,发达国家的政府及产业、学术、研究机构均加大了对该领域的投入,促进了干细胞治疗再生医学技术产品开发的进一步发展(表 6-1)。

表 6-1 世界范围内已批准的干细胞治疗药物

年份、国家	商品名	干细胞来源	治疗适应证	备注
2008 美国 FDA 2012 加拿大 FDA 2012 新西兰	Prochymal	人骨髓间充质干细胞	GVHD;CD	异体
2010 澳大利亚 TGA	Mesenchymal pre-cursor cells(MPC)	人间充质前体细胞	骨修复	自体
2011 韩国 KFDA	Hearticellgram-AMI	人骨髓间充质干细胞	心脏病	自体
2011 美国 FDA	Hemacord	人脐带造血祖细胞	造血系统疾病	异体

续表

年份、国家	商品名	干细胞来源	治疗适应证	备注
2011 韩国 KFDA	Cartistem	人脐带间充质干细胞	退行性骨关节炎及膝关节软骨损伤	异体
2011 韩国 KFDA	Cuepistem	人脂肪间充质干细胞	CD 并发肛瘘	自体
2012 美国 FDA	Multistem	人骨髓干细胞	Ⅰ 型黏多糖贮积症	异体
2015 欧洲 EMA	Holoclar	人角膜上皮干细胞	角膜缘干细胞缺乏症	自体
2016 日本	Temcell	人骨髓间充质干细胞	GVHD；CD	异体

2005 年 12 月 20 日，美国食品药品监督管理局（FDA）以孤儿药核准一种人类干细胞产品（Prochymal）用于治疗移植物抗宿主病的急性排斥反应（graft-versus-host disease，GVHD）和克罗恩病（Crohn's disease，CD），该产品之前于 2005 年以 Fast Track 方式加速审查，并且在治疗急性 GVHD 的 Ⅱ 期临床试验中获得阳性结果。2008 年，Prochymal 在美国上市，并于 2012 年获得了加拿大食品药品监督管理局批准上市。随后，Provacel 被用于修复心脏组织的治疗，现处于临床 Ⅰ 期研究阶段，Chondrogen（TM）已经获得 FDA 批准开始临床 Ⅰ/Ⅱ 期研究，用于修复膝关节组织损伤及预防关节炎。

2005 年 10 月，FDA 正式批准用人神经干细胞治疗神经元蜡样脂褐质沉着症（或称贝敦症）的婴儿，其治疗途径是尝试通过给新生儿植入神经干细胞，合成出能够分解脂褐质的酶。

2010 年 4 月 29 日，美国 FDA 批准了第一个细胞治疗疫苗药物产品——树突状细胞（dendritic cell，DC）治疗疫苗 Provenge 上市，这是 FDA 药物审查工作中具有历史性意义的一页——细胞产品首次作为一种治疗药物产品获得批准，对于其他细胞治疗技术产品，尤其是正处于研发阶段的干细胞治疗再生医学产品具有重要的指导意义。

2010 年 7 月，自体间充质前体细胞（mesenchymal precursor cell，MPC）产品由澳大利亚治疗商品管理局（Therapeutic Goods Administration，TGA）批准在澳大利亚上市，该产品能有效促进受损组织的修复和再生。

2011 年 7 月，韩国食品药品监督管理局（Korea Food and Drug Administration，KFDA）正式批准心脏病治疗药物 Hearticellgram-AMI 在当月投放市场销售。Hearticellgram-AMI 的问世标志着世界首例干细胞治疗药物正式诞生。

2011 年 11 月，脐带血干细胞产品 Hemacord 获得了美国 FDA 的批准，成为第一个得到批准的脐带造血祖细胞（HPC-C）细胞疗法，为异体造血干细胞移植的实施提供了强大的储备。

2012 年初，KFDA 再次表示，给予治疗软骨再生药物 Cartistem 以及治疗肛瘘药物 Cuepistem 等的生产许可。

2012 年 7 月，干细胞疗法产品 MultiStem 被 FDA 授予孤儿药的地位，被用于治疗赫尔勒综合征（Hurler's syndrome），即 Ⅰ 型黏多糖贮积症（MPS-Ⅰ）。赫尔勒综合征是一种溶酶体贮积病，在儿童中的发病率大约为 1/100 000。

2015 年，欧洲药品局批准 Holoclar 在欧盟上市，用于治疗因（物理/化学因素所致）眼部灼伤导致的中至重度角膜缘干细胞缺乏症（limbal stem-cell deficiency，LSCD）的成年病人。

目前的干细胞技术较 10 年前在基础理论、技术应用、伦理认知等各个方面都取得了较大发展,美国 FDA 近年来对待干细胞产品的态度也发生了根本转变,从最开始的抵制到逐步接受,再到现在的鼓励和支持,这其中有政治环境和医疗卫生政策变化的影响,但最关键的因素还是干细胞自身技术的长足进步,使干细胞治疗的临床应用实现的可能性大幅增加。

但是目前我们必须面对的现实是,干细胞治疗再生医学相关的技术大多尚处于实验室阶段,技术特征的不确定性较强,受人为因素和外界环境干扰较大,技术重现性较差,还需标准化改进。

第二节　临床应用

一、干细胞治疗在血液系统疾病中的应用

血液系统疾病包括造血系统恶性疾病、造血系统非恶性疾病以及其他需要造血和间质组织修复和移植治疗的多种疾病。造血系统恶性疾病包括恶性淋巴瘤、骨髓增生异常综合征、各种急性白血病、慢性髓性白血病等血液系统恶性疾病;造血系统非恶性疾病分为遗传性疾病(包括造血缺陷病和其他遗传病,如重症地中海贫血、镰刀细胞病、血小板减少-桡骨缺陷综合征、遗传性中性粒细胞减少症、遗传性无巨核细胞症、白细胞黏附缺陷、X-连锁淋巴细胞增殖综合征等)和获得性疾病(包括重症再生障碍性贫血、单纯红细胞再生障碍性贫血等)。

大量的研究证明,造血干细胞移植技术(hematopoietic stem cell transplantation,HSCT)是治疗血液系统疾病的主要方式之一。2010 年,由 AloisGratwohl 开展对 71 个国家的 1327 个医疗中心 HSCT 应用的研究调查表明,自 2006 年开始共有 50 417 例首次接受造血干细胞移植的报道,其中应用异体造血干细胞移植来治疗常见的造血系统恶性疾病是急性髓细胞样白血病(33%),而自体造血干细胞移植治疗最常见的是一种浆细胞疾病(41%)。这一全球性的回顾研究证明,HSCT 已经成为许多病人的标准治疗方法,并在全世界范围内被广泛接受。HSCT 的移植物中包括造血干细胞(hematopoietic stem cell,HSC),造血祖细胞(hematopoietic progenitor cell,HPC),还应包括间充质干细胞(mesenchymal stem cell,MSC)或基质细胞(mesenchymal cell,MC)。

(一) 造血干细胞移植治疗血液系统疾病

造血干细胞可以自我更新,并且分化为各类成熟血细胞如红细胞、血小板、单核巨噬细胞和淋巴细胞等,以满足机体的生理需要及在应激状态下机体对血细胞的大量需求。人类 HSC 开始出现在胚龄 2～3 周的卵黄囊,接着在囊胚主动脉旁的午非氏区产生限定性造血,午非氏区的限定性造血干细胞可迁至肝、脾,随后迁至骨髓。从胚胎末期到出生后,造血干细胞的主要来源就是骨髓。目前分离 HSC 主要通过依靠其表面标志物来进行分离和纯化。造血干细胞的表面标志为 $CD34^+$、$CD38^-$、Lin^-、$HLA-DR^-$、$Thy1^+$、$c-kit^+$、$CD45^-$、$CD71^-$ 等。研究表明,放疗或化疗对动物或人类造血系统产生损害,而通过移植造血干细胞可长久稳定重建造血系统。

(二) 间充质干细胞移植治疗血液系统疾病

间充质干细胞是由中胚层分化但不具有造血功能的成体干细胞。在适当诱导条件下,间充质干细胞可以大量扩增,并分化为造血基质细胞和脂肪、骨、血管内皮等各种结缔组织

以构成造血微环境来支持造血干细胞生长;间充质干细胞同时分泌很多支持造血的细胞因子如 VEGF,对造血调控有着非常重要的作用。MSC 低表达 MHC-Ⅰ类分子,不表达共刺激分子(B7-1、B7-2、CD40 和 CD40L 等),可诱导表达 MHC-Ⅱ类分子及 Fas 配体。大量研究表明 MSC 对天然免疫(补体、TLR 信号、巨噬细胞、树突状细胞、中性粒细胞、肥大细胞及 NK 细胞)和获得性免疫(抑制 T 细胞功能、调节 Th 细胞平衡、诱导调节型 T 细胞生成)均具有一定调节作用。作为骨髓造血微环境重要组成部分,MSC 免疫调节功能紊乱可能在血液系统疾病发病及疾病干预中发挥重要作用。实验显示 HSCs 与 MSC/MC 有利于造血重建。同时,MSC 发挥免疫抑制效应,从而降低移植物抗宿主病(graft versus host disease,GVHD)的发生。所以目前普遍认为,造血干细胞移植最好与间充质干细胞同时输注。但对 MSCs 的研究目前还处于试验阶段,尚未用于临床。

HSCT 可用于治疗血液系统的多种恶性血液病和获得性或遗传性非恶性疾病,但具体到特定病人应结合病人的具体病情和条件进行个体化评估。无论恶性或非恶性血液系统疾病,HSCT 的疗效因疾病的状态不同和 HSC 种类来源不同而异,所以移植时机的选择以及 HSCT 来源非常重要。所谓的移植最适宜时机应考虑多种因素,如疾病性质、疾病状态、病人年龄以及 HSCs 来源情况和各单位的具体经验等。利用 HSCT 治疗遗传性血液病宜尽早,治疗获得性非恶性血液病应根据干细胞来源情况选择移植时机,治疗恶性血液病时,一般选择在疾病早期(如慢性白血病的慢性期、急性白血病的第一次完全缓解期)移植效果较好。HSC 来源选择主要依据是使供者和受者的遗传学差异尽可能缩小。现代免疫学研究表明,与移植相关的免疫元件位于第 6 号染色体短臂上的"主要组织相容性基因组",也被称为"人类白细胞抗原系统"(human leukemia antigen,HLA),人类白细胞抗原系统可分为Ⅰ、Ⅱ、Ⅲ类,其中 HLA Ⅰ、HLA Ⅱ与移植免疫关系最密切。在 HSCT 中,如果 HLA 不合,很可能发生移植排斥(受者残存的免疫细胞攻击植入的造血细胞)或 GVHD(移植物中的免疫细胞攻击受者的组织器官)。HLA 相合的位点越多,移植的免疫反应越小。因而移植时首选同基因和 HLA 相合的同胞供者,否则,可根据病人的病情和可选择的干细胞来源选择其他供者。在 HSCT 之前,病人需要接受预处理,即一个疗程的大剂量化疗,有时为化疗加放疗,其目的主要是清除异常克隆血细胞和抑制病人免疫功能。HSCT 后会经历一个阶段的造血重建,通过植活检测及观察嵌合体确认 HSCT 是否成功。此外,HSCT 后可能会伴随相应的并发症,主要包括感染、移植物抗宿主病、消化道反应、出血、间质性肺炎、中枢神经系统并发症。并发症存在主要是因为预处理相关毒性、治疗使用免疫抑制剂、抗生素的使用等,可根据并发症出现的原因进行相应防治,减少 HSCT 的毒副作用。

二、干细胞治疗在心血管系统疾病中的应用

心肌梗死是一种不可逆的心肌损伤,是一类较为恶性的心血管系统疾病,其急性期病死率高,远期预后也很差。心脏移植手术是挽救终末期心功能不全病人生命的唯一办法,但由于临床应用存在诸多不足,如配型合适的心脏来源非常有限、移植过程中使用免疫抑制剂会对病人造成一系列副作用,因而迫切需要建立其他有效的疗法。组织工程修复技术的不断进步为心肌梗死的治疗带来新的曙光。目前关于干细胞移植后对心脏功能修复作用机制有两种观点:一种认为干细胞在特定诱导条件下可以向心肌细胞分化,分化而来的心肌细胞具有相应功能;另一种观点认为,实际上这些细胞在心肌梗死后能够减弱心肌损伤的损害,不是通过转分化为有功能的心肌细胞,而是通过抗凋亡和多种旁分泌作用,干细胞释放的活性

生物蛋白有效地减少了心肌损害,促进了心脏功能的恢复。应用干细胞治疗急性心肌梗死的临床报道始于2002年,从那时起此类临床试验逐步展开。近几年有研究表明,干细胞移植对心肌梗死和充血性心力衰竭都展现出了一定程度的治疗效果。其中,胚胎干细胞(embryonic stem cell,ESC)、骨髓来源的干细胞(bone marrow derived stem cell,BMSC)等在特定诱导条件下可分化为心肌细胞,为心肌梗死的治疗提供了种子细胞。下面就胚胎干细胞和骨髓来源的干细胞在定向诱导向心肌分化以治疗心肌梗死的应用进行简单阐述。

(一)胚胎干细胞治疗心血管系统疾病

胚胎干细胞诱导体外分化为心肌时包含了心脏所有的组织细胞,如心房、心室、窦房结和浦肯野细胞。此外,研究人员利用绿色荧光蛋白(green fluorescent protein,GFP)基因转染标记胚胎干细胞,并在治疗组中该标记细胞注射到心肌梗死小鼠体内,而对照组注射等量培养液。结果显示6周后治疗组心肌功能得到显著改善,并在细胞输注治疗的心肌梗死小鼠体内分离到了GFP阳性且呈梭形的细胞。尽管胚胎干细胞在体内外均可以分化为心肌细胞,但将其应用于临床之前还存在许多问题,包括如何在体内外诱导胚胎干细胞定向分化为心房、心室、窦房结和浦肯野细胞,如何防止胚胎干细胞诱导过程中发生癌变而形成肿瘤等。

(二)骨髓源干细胞治疗心血管疾病

骨髓源干细胞是来源于骨髓的所有干细胞的总称,包括造血干细胞、单核细胞、间充质干细胞等。研究表明,来源于病人自身骨髓的干细胞在发生心肌梗死后能够在体外大量扩增,再通过导管经冠状动脉等方式导入心脏,经大量对照性临床试验研究表明,在心肌梗死后给予骨髓源性干细胞几天后,左心室射血分数会升高,有证据表明骨髓移植后增强了心脏的保护作用。研究表明MSCs不仅可以直接向心肌细胞诱导分化,还能通过其他间接途径来修复心脏功能。一方面,MSCs通过旁分泌VEGF、HGF等因子作用于内源性心脏干细胞进而修复心脏功能;另一方面,MSCs通过调节白细胞、巨噬细胞的免疫作用修复心脏功能。因此,体内移植的MSCs可能与多种内源性细胞相互作用,从而间接地修复损伤的心脏功能。目前,世界各医院进行了不同来源的干细胞治疗心肌梗死的临床研究和应用,发现效果不尽相同。这是由于在治疗后采用了不同的观察周期,而且干细胞的移植技术和时间以及数量也有所差异,移植后的辅助治疗方法、心脏功能的评价指标、自体干细胞迁移到病变部位的能力以及病人是否合并其他疾病的情况也不尽相同。无论干细胞移植后产生修复的作用方式如何,很多研究均表明心脏的功能在移植后在一定程度上都得到了改善,给干细胞的科学研究和临床应用都带来了希望。2011年7月,韩国食品药品监督管理局(KFDA)批准该国FCB-Pharmicell公司开发的治疗心肌梗死的干细胞新药Hearticellgram-AMI自7月1日起投放市场销售。这也是全球第一个获得政府部门批准上市的干细胞治疗药物。这表明干细胞治疗已不仅仅停留在概念和实验室阶段,已经正式作为一种药物应用到日常的医疗工作中,开启了干细胞再生医学发展的新阶段。当然,要真正实现干细胞在治疗心血管疾病方面广泛的临床应用,还有诸多问题需要解决,如移植后的细胞存活形式,以及如何将包括细胞种类、分离方法、注射方法、注射时间等在内的治疗方案标准化,建立统一的疗效评价方法。但随着未来方案的标准化和临床效果严格确认等技术的精细化,相信干细胞治疗会成为急性心肌梗死及慢性心力衰竭病人的新选择。

三、干细胞治疗在自身免疫疾病中的应用

自身免疫疾病(autoimmune disease,AID)发生的原因是机体异常的免疫系统对其自身抗

原产生免疫应答,引起自身致敏淋巴细胞和(或)自身抗体的产生,从而造成机体组织、器官的病理损伤和功能障碍。正常免疫系统对机体自身的细胞、组织和器官不会产生免疫应答,这种现象被称为自身免疫耐受(autoimmune tolerance)。在 AID 中,自身免疫耐受遭到削弱或破坏,使得异常的杀伤性 T 细胞和效应 B 细胞增殖,攻击自身正常组织和器官。AID 具备几个典型的特征:①可从病人血液中检出高滴度的自身抗体和(或)致敏淋巴细胞。②病人受损组织和器官的病理表现为免疫炎症,且损伤范围与自身抗体和(或)致敏淋巴细胞的分布相对应。③使用相同抗原可在实验动物中复制出相似的疾病模型,且移植自身抗体或致敏淋巴细胞可使疾病在同系动物中转移。

AID 主要包括类风湿关节炎(rheumatoid arthritis,RA)、系统性红斑狼疮(system lupus erythematosus,SLE)、多发性硬化症(multiple sclerosis,MS)和系统性硬化症(systemic scletosis,SSc,也称硬皮病)等。目前重症 AID 仍然缺乏理想的治疗方法,预后较差。临床上对 AID 的治疗主要还是运用免疫抑制剂来减轻症状,但不能从根本上控制疾病的进展和治疗疾病,且免疫抑制剂的使用会降低机体的免疫功能,导致微生物感染和肿瘤发生的概率大大上升。近年来,一些生物治疗如肿瘤坏死因子(tumor necrosis factor,TNF)拮抗剂、细胞因子阻断剂(cytokine blockade)等的运用,为 AID 病人的治疗带来新的曙光,但仍存在引起变态反应和增加感染的风险,且有相当一部分病人对治疗反应不佳。因此,如何根治 AID 一直是医学家长期以来追求的目标。

(一)造血干细胞移植治疗自身免疫疾病

早在 1977 年,Baldwin 等就采用同种异体骨髓移植(allo-bone marrow transplantation,allo-BMT)来治疗 RA 诱发的再生障碍性贫血(aplastic anemia,AA)时,发现在 AA 治愈的同时,RA 的临床症状也得到缓解,后来又有不少相似的报告发现在同种异体造血干细胞移植(allo-HSCT)后 AID 缓解或好转。后来又发现用自体骨髓移植(auto-BMT)也可治愈部分 AID,说明 AID 可能源于造血干细胞异常。1995 年以来,临床上开始使用 HSCT 来治疗一些常规药物治疗效果不佳的重症 AID 病人。1996 年,第一届国际造血干细胞移植治疗 AID 的专题讨论会在瑞士召开,此后 HSCT 便成为了治疗 AID 的新手段在世界范围内广泛展开。1998 年,Ikehara 等首次提出 HSCT 可逆转狼疮性肾炎所致的肾功能损害。

HSCT 按细胞来源可分为骨髓移植、外周血干细胞移植和脐带血移植三类。上文提到骨髓移植是应用最早、最常见的移植手段,而外周血干细胞移植(peripheral blood stem cell transplantation,PSDCT)的兴起虽然较晚,但却具备多项优点,如移植后造血较快、所需支持治疗较少、病人住院时间较短以及供者痛苦较小等,近年来渐有取代骨髓移植的趋势,但其缺点在于,移植后慢性 GVHD 的发生率较高。而脐带血移植的应用因受到脐带血中造血干细胞数量的限制,一般仅用于小儿 AID 的治疗,目前相关报道还较少。

HSCT 从供者来源上主要有 auto-HSCT 和 allo-HSCT 之分,两者治疗 AID 的原理不尽相同。对增量免疫抑制剂有效的 AID 是 auto-HSCT 的适应证,如 SLE、MS、RA 等。因此,1996 年第一届国际造血干细胞移植治疗 AID 专题讨论会上推荐的 auto-HSCT 治疗 AID 的主要适应证为:①风湿性疾病:类风湿关节炎、系统性红斑狼疮、系统性硬化症、自身免疫性肺动脉高压、幼年性关节炎、严重皮肌炎等;②神经系统疾病:多发性硬化症、重症肌无力、肌萎缩侧索硬化等;③血液疾病:特发性血小板减少性紫癜、自身免疫性溶血、Evans 综合征等;④其他:如炎症性肠病(也称克罗恩病,Crohn's disease,CD)、自身免疫性糖尿病等。

Allo-HSCT 是指使用同种异体正常的造血干细胞来替代病人血液系统的自体反应性细

胞,因此理论上可彻底治愈 AID,且复发率较低。Allo-HSCT 供者一般为同卵双生子或配型相合的同胞,一般不考虑无关供者。由此 allo-HSCT 的缺陷也十分明显,包括供者来源受限、GVHD 发生率高、移植相关死亡率高(15% ~ 30%)、治疗费用较高且同样有复发的可能性。因此,在 1999 年时 EULAT 和 EBMT 仍推荐首先考虑使用 auto-HSCT。

HSCT 治疗 AID 的方法大致如下:①确认病人的外周血中没有引起疾病复发的细胞,如白血病细胞、骨髓瘤细胞和淋巴瘤细胞;②对病人自身或供者进行造血干细胞动员,将造血干细胞尽可能动员到外周血中来;③对病人自身或供者进行外周血造血干细胞单采,并进行体外保存;④对病人和提取的造血干细胞进行预处理,以降低移植后免疫排斥的风险;⑤给病人输注外周血造血干细胞;⑥给予病人支持治疗以及促进造血重建的治疗。

目前 HSCT 治疗 AID 取得了令人欣慰的结果,尤其对一些难治、重症病人提供了一个有效的治疗手段。但也存在不少问题,有待基础和临床科学家去解决,如 HSCT 治疗 AID 的机制,复发率高如何解决,移植后是否能够重建病人的自身免疫耐受等。总之,不同的病人应采用个体化精准治,我们有理由相信 HSCT 治疗 AID 的方法将越来越完善。

(二) 间充质干细胞治疗自身免疫疾病

间充质干细胞(mesenchymal stem cell,MSC)是一类存在于骨髓和间充质组织中,具有自我增殖更新及多向分化潜能的成体干细胞。其在体外可在一定的条件下被诱导分化为骨、软骨、脂肪、肌肉和神经等多种组织细胞。由于 MSC 具有易于分离提取、体外扩增及进行遗传修饰的特点,且具备较强的抗感染和免疫抑制的特性,可能对炎症性和 AID 具有潜在的治疗作用,因此成为了近几年兴起的研究热点。

值得一提的是,我国科学家已对 MSC 与免疫系统的相互作用进行了系统的研究工作,初步阐明了 MSC 对免疫系统的调节机制,为 MSC 的临床应用奠定了基础。此后,MSC 在临床应用上也取得了一些成绩,我国科学家已对使用 MSC 治疗移植物抗宿主病、再生障碍性贫血、类风湿关节炎和系统性红斑狼疮等 AID 展开了研究。

MSC 治疗 AID 的机制首先在于其具有有效的免疫调节作用,显示出抑制淋巴细胞增殖和抑制炎症的能力。主要表现为抑制淋巴细胞的增殖和分化、抑制树突状细胞的成熟和功能以及影响其他免疫细胞如自然杀伤细胞(natural killer,NK)和巨噬细胞等的功能。MSC能够显著调节特异性和非特异性 T 细胞的增殖,且不依赖于主要组织相容性复合物(major histocompatibility complex,MHC)。有实验已证明,MSC 可以调节以及维持调节性 T 细胞的表型和功能。MSC 还有可能直接或间接抑制与 AID 相关的辅助性 T 细胞如 Th1、Th2 和 Th17 细胞以及细胞毒性 T 细胞。此外还有实验表明静脉单次注射自体 MSC 能够防止严重关节炎的发生,并且可以减少血清中的炎性细胞因子。利用其免疫调节特性,MSC 移植被用于治疗多种 AID 如 SLE、MS 和克罗恩病等。

MSC 治疗 AID 的另外一个机制是其具备强大的多向分化潜能。在再生医学和组织工程研究中,可利用 MSC 的自我更新和增殖能力来促进组织的再生修复,如骨及软骨的修复及神经元的再生和髓鞘重建。因此在 RA 等关节和软骨有损伤和 MS 等神经元损伤的 AID中,MSC 还可发挥其修复关节和软骨及重建神经元和髓鞘的作用。研究表明,在膝关节损伤的相关动物模型中,注射到关节腔内的 MSC 可被募集至损伤部位参与软骨、韧带及其他组织的损伤修复。

目前 MSC 输注治疗 AID 还没有形成统一性的治疗规范流程,由于 MSC 的低免疫原性,主要还是进行同源异体的 MSC 输注。通过静脉注射途径给予病人适量的 MSC,MSC 会自发归巢到病变部位,同时在血液系统中发挥免疫调节作用。

截至目前,临床上利用 MSC 治疗 AID 的案例还较少,但近年来的基础研究结果展现出了 MSC 临床治疗 AID 的巨大潜力。MSC 在治疗 AID 时,安全性高、不良反应小,而且 MSC 的来源丰富,易于培养,可被大量扩增。特别是 MSC 作为成体干细胞,几乎不存在伦理问题,其免疫原性低,悬浮注射到体内还未见成瘤报道。成体干细胞是未来 20 年内干细胞治疗再生医学工程技术领域最有希望走向临床治疗应用的干细胞,因此应用 MSC 治疗 AID 具有广阔的前景。

值得一提的是,在 MSC 广泛应用于临床之前,我们还需解决如下问题:①治疗 AID 时,自体和异体间充质干细胞的选择;②不同组织来源的间充质干细胞移植的选择;③间充质干细胞培养和扩增的规范化;④间充质干细胞体外扩增后使用的安全性问题;⑤间充质干细胞移植后,细胞在体内的分布、免疫调节特征的稳定性、分化的方向等还需要进一步的研究。

四、干细胞治疗在神经系统疾病中的应用

近年来,干细胞在神经系统疾病及其损伤修复方面的研究成为焦点。其中的研究发现,胚胎、神经干细胞及间充质干细胞等都可以分化为神经细胞,下面就这几种干细胞在神经系统的常见病——帕金森病、缺血性脑病的应用方面进行简单的阐述。

(一)帕金森病的治疗

帕金森病(Parkinson's disease,PD)主要为脑黑质的多巴胺神经元的退行性病变,导致纹状体多巴胺的含量明显下降,另外,对于纹状体受体而言,其发生了退行性变。最近几年来,干细胞的研究火热,并且可以用于该方向的治疗。但是,与许多其他的组织相比,脑及神经系统的自我修复能力不高。即使有研究表明,在成人的大脑内真的存在神经干细胞,而且这些神经干细胞的可塑性较强,但缺点是应答时的再生功能较弱。在程度较低的损伤时,通过脑内的神经干细胞可以完成自我修复,但是,一旦有大量的神经元发生死亡时,仅仅靠自身的脑内干细胞是不可能恢复的。因此,利用移植外源的干细胞,目前成为较为理想的治疗方法。

1. 胚胎干细胞治疗神经系统疾病　在脑内移植研究过程中,胚胎干细胞成为其中一种较佳的选择,在不同的移植治疗疾病方面应用前景很广泛。胚胎干细胞目前主要来源于体外受精的胚胎。诱导产生神经细胞的主要过程是,先将胚胎干细胞分化为神经前体细胞,再将其分化为能用于临床的有功能的神经细胞(少突胶质细胞、星形胶质细胞)。临床应用考虑到安全性,要求干细胞先分化为较成熟的细胞之后,再将诱导成熟的细胞移植到体内。

2. 间充质干细胞治疗神经系统疾病　骨髓间充质干细胞移植对神经系统损伤的治疗作用在不同的实验研究中得到证实,其作用机制可能是多方面的。其中包括移植间充质干细胞后,其向病变部位的渗透和融合,从而可以替代损伤的细胞,达到重建神经环路、恢复神经功能的目的。目前已有许多实验证明,经过一定改造的 MSC 可以在脑内存活,并且可以激活相关基因的表达,在治疗神经系统疾病中具有不可估量的应用价值。

(二)缺血性脑病的治疗

目前已知,无论在发育期或者成年,中枢神经系统(central nervous system,CNS)都有神经干细胞(neural stem cell,NSC),但是在成年 CNS 中,脑内有一定的 NSC 处于休眠、不增殖的状态,并且受 CNS 的调控。但是当 CNS 损伤时,细胞的内环境有一定的改变,激活 NSC,进行自我修复,缺点是它的修复作用有限。最常见的致死、致残疾病之一是缺血性脑损伤。

脑缺血后,脑内两个主要的病理生理过程是血管发生和神经发生,两者在促进损伤后修复具有重要作用。在脑内,对缺血、缺氧较为敏感的细胞为神经元和少突胶质细胞,所以脑发生缺血性疾病时,神经元和少突胶质细胞受到主要伤害,但是脑发生缺血时,可以促使神经细胞再生。最近几年,间充质干细胞移植成为研究新星,为治疗缺血性脑病带来了曙光。有研究证明,通过移植自体干细胞安全有效。研究者通过以下方式移植,如直接侧脑室注射、腰穿椎管内植入、直接注射及静脉移植。治疗机制可能有几个方面,如单核巨噬细胞发挥吞噬作用,促进新生血管生成重建,改善神经营养、神经再生等。由于 MSC 的易获得性及多分化潜能等生物学特性,它在缺血性脑损伤中显示出巨大的潜在应用价值,必将为缺血性脑病的临床治疗带来革命性的突破。

五、干细胞治疗在糖尿病中的应用

糖尿病主要分为三型,包括 1 型糖尿病、2 型糖尿病以及妊娠糖尿病。1 型糖尿病是一种 T 细胞介导的自身免疫性疾病,其主要表现为胰岛素分泌功能破坏和新生的胰岛素分泌不足;2 型糖尿病主要为胰岛素分泌不足和胰岛素抵抗,其发病机制复杂,涉及遗传、环境等在内的多种因素;妊娠糖尿病是妊娠期出现的糖尿病,可严重威胁母婴健康。不论是 1 型糖尿病还是 2 型糖尿病,均表现为不同程度的胰岛素缺乏,从而造成体内血糖升高,而高血糖的体内环境又可进一步损伤胰腺以及其他脏器,引起各种糖尿病并发症,如糖尿病肾病、糖尿病心肌病、糖尿病神经病变造成的糖尿病足等。目前的临床治疗方案主要是控制血糖,延缓糖尿病的病理进程,但无法从根本上治愈糖尿病。干细胞具有自我更新、多向分化、免疫调节、组织修复等能力,使其有可能参与到糖尿病的免疫调节、胰腺的损伤修复、胰岛结构及功能再造等方面的治疗中。下面对目前干细胞用于胰岛移植的应用进行简单介绍。

(一) 胚胎干细胞治疗糖尿病

胚胎干细胞具有发育全能性,在特定件下可以诱导分化为成体动物体内所有的组织和器官。具有胰岛素分泌表型的细胞出现在 ES 细胞分化的早期,人胚胎干细胞自然分化时胰岛素分泌细胞的比例只有 0.1% ~0.5%,因此科学家进行大量探索诱导干细胞的特定分化。目前得到 Isl-1、Ngn3、Pdx-1、Pax4 等转录因子以及 nestin 表达来筛选扩增诱导后分泌胰岛素的细胞,但这种方法存在很大争议。除在体外诱导胚胎干细胞分化外,直接将 ES 细胞移植入功能缺陷的胰腺中也可改善胰岛素缺乏情况,然而这种方法面临的最大问题就是 ES 细胞植入体内可能会形成畸胎瘤。此外,ES 细胞临床应用也面临伦理学挑战,各国对 ES 细胞的研究都持谨慎态度。

(二) 间充质干细胞治疗糖尿病

间充质干细胞具有自我更新、多向分化、免疫调控、可从多种组织分离以及分泌细胞因子参与微环境调控的特性,其研究越来越广泛,并用于治疗 1 型糖尿病和 2 型糖尿病。在治疗由 T 细胞介导的 1 型糖尿病中,来自骨髓、脂肪组织的间充质干细胞(MSC)主要发挥其免疫调节功能,MSC 产生可溶性因子,从而改善树突状细胞(DC)的分泌谱,增加抗感染因子的产生并减少 INF-γ 的产生。MSC 还可通过各种途径抑制 T 细胞的增殖,同时可增加调节性 T 细胞的数量,从而抑制免疫应答,这在治疗 1 型糖尿病的过程中将起到关键的作用。在针对 2 型糖尿病的治疗过程中,MSC 主要参与了组织损伤修复过程,MSC 可能在体外诱导分化成胰岛素分泌细胞,分化的胰岛素分泌细胞可作为胰岛的替代细胞移植入动物体内参与胰岛的替代修复,恢复胰岛素的分泌,达到降低血糖、治疗糖尿病的目的。此外,MSC 本身还可参与糖尿病肾病、糖尿病神经病变、糖尿病心肌病、糖尿病微血管病变等多种 2 型糖尿病并发症的体内修复替代治疗。

（三）其他成体干细胞治疗糖尿病

除了 MSC 之外,人们在探寻使胰岛自身发生及再生修复的研究中发现胰腺导管上皮细胞能够在体外分化扩增出具有葡萄糖应答功能的胰芽样细胞,认为它们可能是自身胰岛干细胞的所在。另一些研究则认为胰岛内即有胰岛干细胞的存在,这些存在于胰腺内的干细胞可在一定程度上内源性修复受损的胰岛,也可以此为基础使用一些方法激活受损胰腺的干细胞组分从而使其发挥损伤修复的目的。

无论是通过体外移植细胞达到免疫调节、胰腺修复,还是通过激发体内现有的干细胞组分进行内源性的胰腺修复均可成为糖尿病治愈的途径,但目前仍有一些问题需要解决,如干细胞植入与潜在成瘤性、干细胞体外分化分泌胰岛素细胞是否与体内功能细胞完全类似、植入的干细胞能否长期存活等。虽然目前使用成体干细胞进行再生修复治疗糖尿病还停留在动物模型研究阶段,但相信以上科学问题的逐步解决会很快将成体干细胞的糖尿病治疗扩展到临床应用阶段,并将成为糖尿病很具前景的治疗药物。

六、干细胞治疗在运动系统损伤中的应用

近年来干细胞在骨、关节与肌肉中的应用研究发展迅速,为临床上运用干细胞治疗骨科疾病提供了一定的基础。下面就干细胞在运动中的常见病——关节疾病及肌肉损伤的应用方面进行简单阐述。

（一）骨质疏松

骨质疏松症是指骨组织数量和质量发生异常,从而使人易发生全身性骨疾病。目前虽然仍不清楚详细的病理机制,但是急剧减少的激素分泌会造成不同的骨细胞种类不均衡从而产生骨质疏松。最近几年,干细胞治疗被人类所发现,其中利用较多的是脂肪间充质干细胞、骨髓间充质干细胞等。虽然骨髓间充质干细胞(MSCs)在骨髓中数量比较少,但是其自我更新能力超强,在一定处理后可以分化为不同的细胞系,常见的有骨细胞、纤维细胞、脂肪细胞和肌细胞等。

和骨髓间充质干细胞相比,脂肪干细胞大概有以下的优势:第一,通过吸脂和过滤的方法,脂肪组织容易获取;第二,脂肪干细胞具有与骨髓来源干细胞相似的功能,自我分化能力很强;第三,临床应用时,脂肪干细胞的利用消除了伦理方面的问题。因此,它具有的本身特点和优势,使脂肪干细胞成为研究人员心中理想的干细胞来源。

（二）肌肉损伤修复

当肌肉损伤修复时,会给休眠的卫星细胞及成人的干细胞发出复活的信号,从而使其加入到肌肉修复的工作中。密苏里大学的研究人员最近发现远端的卫星细胞能帮助修复,他们正在研究干细胞如何在组织中"旅游"。这种知识最后能帮助医生更有效地治疗类似于肌肉萎缩症样的肌肉疾病,在这种疾病中,肌肉易受伤,病人的卫星细胞丧失修复能力。

密苏里大学生物科学副教授和邦德生命科学中心的研究人员科内利森说:"干细胞的运动就像让一个人蒙住眼睛在过道上走,他们会通过触摸墙壁来感知路径。而长的、平行的肌纤维表面有这些蝶素蛋白,从而能帮助卫星细胞沿着更直线的方向到达发来求救信号的远处。"另外研究人员发现,给以不同的信号处理卫星细胞,卫星细胞可以形成肌纤维,这和活

组织组成相似,以前从未发现。注射方法为每平方厘米注射100次干细胞,病人一块肌肉大约需要4000次注射。

七、干细胞治疗在整形修复中的应用

皮肤是机体最大的器官,更是免疫系统的重要组成部分,它具有多重生理功能,如屏障、体温调节、感觉、吸收、代谢、免疫等。其中皮肤的烧伤、皮肤中的良性和恶性肿瘤、色素性皮肤的疾病等引起的皮肤损伤可以对机体产生很大的影响。皮肤的烧伤不仅可以破坏皮肤的屏障外界异物的功能,而且还改变皮肤对不同的环境产生的敏感程度。轻度皮肤的创伤常可以自身修复,但严重的损伤必须进行皮肤移植。在这个过程中需要有皮肤细胞的交叉、整合和分化、迁移、增殖和凋亡,皮肤才有可能再生。

近年来,随着对干细胞治疗在再生医学的深入研究,干细胞在组织器官再生上显示出了其广阔的应用前景,目前研究较多的可用于修复受损皮肤的干细胞包括 ESC、骨髓和脂肪间充质干细胞、脐带间充质干细胞等。

(一) 胚胎干细胞

胚胎干细胞具有强大的分化潜能,其子代细胞中,有一部分不分化而且可以稳定干细胞库,另一部分可以分化短暂增殖细胞并不断分化。皮肤创伤和修复主要有3阶段,即炎症应答期、结构重塑期及再上皮化。上皮化即发生角质细胞的增殖和迁移。

(二) 间充质干细胞

MSCs 的优点显而易见,它的早期细胞在中胚层发育,可以自我更新、分化,最重要的是具有低免疫原性,它的来源很广泛、在体外培养简单,从而为创面修复提供了新的治疗方法。MSCs 相关细胞因子参与调控创伤皮肤愈合的整个过程,某部位的再生和修复主要是干细胞迁移到相应的组织内才能实现,趋化因子/趋化因子受体系统在这个过程起重要作用。

MSCs 释放生长因子、细胞因子及趋化因子,在人体环境中参与组织创伤修复、组织再生、细胞凋亡的抑制、细胞增殖、调控免疫排斥反应。外泌体的出现提供了新的研究思路。研究表明,选择体外增殖能力强、细胞功能旺盛的种子细胞,可以为皮肤伤口修复提供充实的治疗基础。其目前随着干细胞研究深入,在皮肤科方面的应用也越来越广泛,尤其在自身免疫性疾病、遗传性的皮肤疾病、皮肤肿瘤等方面,干细胞的治疗更具有优势。

干细胞治疗具有多向分化潜能,对创面愈合具有良好的效果,但目前来源较少,技术要求较高,有关机制有待进一步明确。

第三节 问题与展望

一、当前问题

干细胞研究是一个充满着机遇与挑战的领域,随着科学技术的发展和人类生活方式的转变,该领域的受关注程度与日俱增,显现出其重要的学术价值和应用价值,近年来突飞猛进的发展脚步预示着该领域前景广阔,研究价值不可限量。我们将看到,随着干细胞相关基础研究的深入,干细胞作为种子细胞,进行再生医学疗法或替代疗法,将为多种慢性疾病或退行性疾病的治疗与康复带来希望,引发新一轮波澜壮阔的医疗技术革命。

干细胞具有高度自我更新和多向分化的潜能,通常存在于胚胎和成体多种组织器官中。干细胞和各种功能细胞一起,构成机体各种复杂的组织和器官。与其他种类细胞相比,干细胞的特殊性和价值在于它们具有自我更新和多向分化的潜能,这种潜能使得干细胞拥有分化为体内各种功能细胞的可能性。从干细胞基础理论研究的层面来讲,干细胞用于早期胚层分化和器官形成、动物细胞生长和发育等方面取得了重要突破;从临床治疗水平来讲,干细胞在疾病诊疗、创伤修复和抗衰老等医疗领域也日益体现出其不可替代的临床价值。

已经有案例证明,干细胞疗法对于许多传统疗法难以治愈的疾病具有显著效果。概括来说,干细胞治疗的主要机制是将体外培养健康的干细胞移植到病人或自身体内,以达到病变细胞损伤修复和功能重建的目的,这一作用机制已经广泛应用于再生医学领域。但是,目前针对干细胞的研究尚存在许多问题,如干细胞移植到人体内存活时间与迁移部位具有不确定性,检测指标难以评估且尚无严格的行业标准。这些问题极大地限制了人类对干细胞治疗的进一步探讨。

第一,如何获取干细胞并维持其干细胞状态是干细胞治疗面临的首要问题。稳定的干细胞来源是保证再生医学研究的前提。不同发育阶段的干细胞,均可作为干细胞治疗再生医学研究中具有应用价值的种子干细胞来源,但是,由于其增殖潜力不同,应用目的不同,应用范围不同,对于种子干细胞的筛选和研究也就成为了干细胞治疗再生医学的关键科学技术之一,这也是今后从事干细胞治疗研究工作者共同努力的方向。

根据所处发育阶段的不同,干细胞可以分为从体内胚胎分离获得的胚胎干细胞和成体干细胞两大类。最近,相关研究还提出了肿瘤干细胞的概念。胚胎干细胞的来源主要是人、鼠或其他动物发育期胚胎的原始细胞。胚胎干细胞应用于基础研究很有优势,主要体现在:胚胎干细胞可以被诱导分化成各种组织特异性干细胞,为修复和重建损伤的各种组织器官提供实质细胞,相关研究结果可为其他干细胞定向诱导分化提供依据和方法上的借鉴。另一方面,畸胎瘤易于形成,基于胚胎干细胞来源的伦理争议等问题极大地阻碍了胚胎干细胞理论研究和临床应用,这是进一步深入并细化胚胎干细胞研究亟待解决的问题。

与胚胎干细胞不同,成体干细胞不存在来源难以获取及伦理争议等质疑。目前研究较为成熟的成体干细胞主要包括骨髓间充质干细胞、造血干细胞、神经干细胞、脂肪干细胞等等。随着对成体干细胞可塑性认识的深入,其在多组织器官损伤性疾病治疗中的应用潜能进一步加大。成体干细胞在人体多种组织中分布,是再生医学目前最常用的种子细胞,为现代医疗带来巨大的应用前景。2006 年,日本科学家山中伸弥研究组首次提出 Oct4、Sox2、Klf4 和 c-Myc 这 4 个转录因子,可将体细胞重编程为多潜能性干细胞,即诱导多能性干细胞。诱导多能性干细胞的提出,有效地解决了胚胎干细胞所面临的伦理争议和免疫排斥的问题,为干细胞研究开启了一扇新的大门。然而,成体干细胞也存在致瘤性,如何维持干细胞状态是一大难题,这一特点从根本上制约了其临床实际应用。

第二,如何诱导干细胞定向分化并形成所需的各种组织和器官是干细胞治疗面临的重大问题。再生与修复的区别在于,再生是能够完全重建原有的功能性的组织和器官。干细胞具有多向分化潜能的特性,这种潜能也极有可能使得干细胞分化成为其他功能性细胞。例如,某研究目的是获得肝脏细胞,但植入体内的干细胞却分化为了纤维细胞,而不是研究所需的肝脏细胞。可见,在细胞治疗研究中,如何摸清干细胞分化以及形态发生的机制,使干细胞定向分化并在体内维持其稳定性,是具有重要意义的一个环节,也是一个需要攻克的课题。

　　第三,干细胞临床治疗是否会引起免疫排斥反应急需解答。再生医学是组织工程及分子生物学研究的一个分支,再生医学主要通过对人体细胞、组织或器官进行重建、移植及替代,从而达到恢复或形成正常功能的效果。但是,自体干细胞的获得有时候难以实现这一实践难题,迫使研究者们寻找更适合细胞治疗的资源。在前期重大基础研究成果的基础上,成体干细胞一直是干细胞领域的热点,因为其具有自我更新和多能性,并且来源广泛、免疫排斥反应弱、致瘤风险低、伦理争议较少等优势,为整个再生医学领域的前进做出了卓越的贡献和支柱性的作用。

　　近年来,间充质干细胞因其低免疫原性且具有靶向迁移能力和肿瘤趋向性,在组织修复中起到支持营养和免疫调节作用而得到更多关注。利用间充质干细胞治疗移植物抗宿主病(GVHD)、再生障碍性贫血(AA)、关节炎、系统性红斑狼疮(SLE)等自身免疫疾病的研究备受关注。同时,利用间充质干细胞治疗脑瘫、阿尔茨海默病、糖尿病、心血管等疾病已取得积极成效。然而,干细胞治疗是否会引起免疫排斥反应的相关的机制研究还不明确,仍需要在前进中摸索。

　　第四,干细胞与肿瘤细胞的关系是促进还是抑制尚存争议。干细胞与肿瘤细胞的关系是研究干细胞治疗和再生医学领域绕不开的话题,在已有干细胞与肿瘤细胞之间相关性的研究结果中,干细胞对肿瘤细胞具有促进还是抑制作用的问题仍悬而未决。实验中的参数和培养条件发生改变都有可能引起不同研究结果。相同实验条件下的 MSC 与不同类型的肿瘤细胞作用,也可能会对肿瘤细胞产生完全不同的影响。目前大量的研究结果显示,干细胞在肿瘤的生长过程中扮演着双重角色,促进还是抑制的结论仍然无法得到证实。

　　第五,干细胞治疗过早投入临床治疗或存在安全问题。随着干细胞研究的发展,人们逐渐认识到体外培养的干细胞,由于培养条件、时间筛选、人为操作等不可控因素的限制,并不是真正意义上的干细胞。人体内的微环境相当复杂,受温度、pH 和营养成分等诸多因素调控,干细胞需要在特殊的微环境才能维持其自我更新和多向分化潜能。通过脂肪、骨髓、胚胎分离出来的干细胞经过体外培养后,其生物学特性发生了很大变化。如果干细胞没有适合其存在的微环境,它们很可能丧失自我更新的能力,也就失去了干细胞的特性。当然,不同信号分子构成的微环境可以诱导干细胞向不同的组织器官分化。微环境中多种信号的交叉、整合、协同,构成一个复杂的调控网络,使干细胞处于一种动态平衡中。然而,体外培养的干细胞进入体内后,存在细胞突变引起肿瘤的风险。

　　虽然异体干细胞已经进入临床试验,其安全性问题仍不可忽视。移植入体内的干细胞是否存在免疫排斥、分化能力降低等问题需要得到有效解决。同时,由于受试者的疾病状态对于安全性也有影响,对于特殊人群尤其是免疫力低下的人群,更需严格管控干细胞治疗可能存在的安全问题。综上所述,有关干细胞临床治疗安全性的评价还有待进一步研究。

　　最后,实现干细胞治疗的核心机制以及干细胞再生医学产品技术标准化是学科研究和临床应用蓬勃发展的关键。干细胞在再生医学研究领域前景广阔,重要性凸显,正得到越来越多的关注,日益成为热点学科。目前,大量的关于干细胞基础的文章及临床应用的报告见诸各类研究期刊,这其中许多研究真实性、科学性以及权威性存疑。另一方面,国内的干细胞的临床应用也存在着诸多实质性问题。例如,干细胞来源随意,有的直接取自引产胎儿及脐带血细胞;再如,细胞的制备没有在正规 GMP 实验室内完成,为细胞治疗安全性和有效性埋下了隐患;还有,一些医疗机构对临床病人治疗适应证把握不准,没有实现好的治疗效果。这些问题的广泛存在,必将从理论阶段和实践阶段限制这一学科真正地造福于社会。国家相关卫生管理部门应当与时俱进,出台相应的法规使干细胞治疗标准化,合理发展,最终为临床病人提供切实有效的新型治疗策略。

二、展 望

干细胞与再生医学研究是当今生命科学及生物科技发展领域最前沿的新增长点,干细胞的自我更新、高度增殖和多向分化潜能几乎涉及人体所有的重要组织器官及人类面临的诸多医学难题。基于干细胞的损伤修复与移植的再生医学,为最终解决慢性难治症病治疗、老龄化与抗衰老、组织修复和再生以及肿瘤预防与治疗带来了新的希望,有望成为继药物治疗、手术治疗后的第三种疾病治疗途径,突破传统治疗方法,为疑难杂症的临床诊疗提供新思路,从而推动新时代下的医学革命。

21 世纪是基因治疗的时代,更是再生医学发展突飞猛进的时代。立足当下,把握时代发展脉搏,共同展望以干细胞研究与治疗为代表的再生医学时代,明确跨入这一时代必须遵循五大原则:科学性、安全性、伦理性、社会性和公开性。在这一行业共识的约束下,随着干细胞基础与临床研究进程的深入,国家加强支持力度,出台政策法规,加快干细胞再生医学产品技术标准化成为众望所归。

推 荐 阅 读

[1] 赵春华.干细胞原理、技术与临床.北京:化学工业出版社.2007.

[2] Zhao C. Stem Cells:Basics and Clinical Translation. New York:Springer,2015.

[3] Zhao C. Essentials of Mesenchymal Stem Cell Biology and Its Clinical Translation. New York:Springer,2013.

[4] Gross G, Häupl T, Stem Cell-Dependent Therapies:Mesenchymal Stem Cells in Chronic Inflammatory Disorder. Berlin:Walter de Gruyter,2013.

[5] Weyand B,Dominici M,Hass R,et al. Mesenchymal Stem Cells:Basics and Clinical Application Ⅰ/Ⅱ. New York:Springer,2013.

[6] Bernardo ME,Locatelli F. Mesenchymal Stromal Cells in Hematopoietic Stem Cell Transplantation. Methods Mol Biol,2016,1416:3-20.

[7] Heslop JA, Hammond TG, Santeramo I, et al. Concise review:workshop review:understanding and assessing the risks of stem cell-based therapies. Stem Cells Transl Med,2015,4(4):389-400.

[8] Daley GQ. The promise and perils of stem cell therapeutics. Cell Stem Cell,2012,10(6):740-749.

[9] Elnakish MT,Hassan F,Dakhlallah D,et al. Mesenchymal stem cells for cardiac regeneration:translation to bedside reality. Stem Cells Int,2012,2012:646038.

（赵春华　李　娜　陈　桦　薛春玲　邓璐婵）

第七章 皮肤再生

皮肤(skin)由表皮、真皮和皮下组织组成,一些部位有毛发、皮脂腺、汗腺和指(趾)甲等表皮衍生的皮肤附属器。皮肤覆盖整个人体外表面,一般成年人,皮肤的总面积可达15 000～17 000cm²,质量约占体重的1/16;皮肤是人体与外界环境的直接接触面,可接受冷、热、痛、触、压等刺激,除保护机体免受伤害外,还具有神经感觉、调节体温、排泄汗液、分泌皮脂、防止病菌或其他有害物质侵犯,阻止体内物质如血液、淋巴液、蛋白质和电解质的外渗等作用,从而保卫生命、维护机体与环境相适应。

皮肤的损伤是临床医疗工作者所面临的最古老、最常见和最昂贵的疾病之一。由于炎症、溃疡、外伤、烧伤、肿瘤术后以及先天性畸形等原因常造成皮肤的缺损与异常。因此皮肤的再生一直是国内外研究的热点。

第一节 皮肤的组织结构

皮肤从外到内,由表皮(epidermis)、真皮(dermis)和皮下组织(hypodermis)三部分组成。

一、表 皮

表皮主要由角化的复层扁平上皮构成,含两类细胞:一是角质形成细胞(keratinocyte),占表皮细胞的绝大多数,可不断增生并在分化过程中合成大量的角蛋白;二是非角质形成细胞,数量少,分散在角质形成细胞之间,包括黑色素细胞(melanocyte)、朗格汉斯细胞(Langerhans cells)和梅克尔细胞(Merkel cells),它们各有其特定功能,与表皮角化无直接关系。

表皮的典型结构由内向外分别为基底层、棘层、颗粒层、透明层和角质层。表皮的形成是由基底层到角质层的角质形成细胞不断增殖、分化、向上推移和脱落的过程。基底层的角质形成细胞逐渐分化成熟并不断从角质层的表面脱落,丢失的细胞由基底层的增殖细胞补充。此类位于基底层的细胞不断增殖分化,使得表皮终生处于不断更新之中,故称为表皮干细胞(keratinocyte stem cells,KSCs),为维持皮肤正常组织结构和细胞内环境的稳定,需要其增殖分化与外层细胞的不断脱落以保持动态平衡。

黑色素细胞是生成黑色素的细胞,其核小而深染,胞质透亮,分散于表皮基底细胞之间,真皮中也有少数存在。黑色素细胞可合成分泌黑素颗粒(melanin granule),为决定皮肤颜色的一个重要因素。朗格汉斯细胞与免疫系统的树突状细胞很相似,它是皮肤免疫功能的重要细胞。梅克尔细胞的功能还不清楚,生理学研究认为这种有突触样结构的细胞可能是感觉细胞,感受触觉刺激。

二、基 膜

基膜(basal membrane)用 HE 染色不能显示出来,但经过碘酸雪夫染色(PAS 染色),则在表皮与真皮连接处可见一条 $0.5 \sim 1\mu m$ 厚的均质带,表明该带内含有相当多的中性黏多糖。电镜下可见在半桥粒部位有细的固着纤维穿过透明板垂直连接基底层细胞膜和基板。基板下的纤维层有固着纤维、真皮微原纤维束和Ⅲ型胶原纤维3种纤维成分,大多一端连于基板,另一端伸入乳头层。

基膜由基底层角质形成细胞和真皮共同参与构成,包括半桥粒、透明板、基板和纤维层。基膜主要在真皮、表皮之间起连接作用,对表皮起机械支持作用,对细胞分化起调节作用,还作为半透膜对表皮与真皮间物质运转和细胞穿行起调节作用。

三、真　皮

真皮位于表皮的下方,借基膜与表皮牢固相连。真皮分乳头层(papillary layer)和网织层(reticular layer)两层。乳头层为真皮浅层,是紧邻表皮的薄层结缔组织。乳头层内胶原纤维和弹性纤维较细密,含细胞较多,毛细血管丰富,有许多游离的神经末梢,手指等触觉灵敏部位的真皮乳头内常有触觉小体。真皮靠真皮乳头(dermal papilla)扩大其与表皮的连接面,使两者牢固连接,并便于表皮从真皮的血管中获得营养。网织层在乳头层的下方,较厚,是真皮的主要部分,与乳头层无明显的分界。网织层由致密结缔组织组成,粗大的胶原纤维束交织成密网,其中含有较多弹性纤维,使得皮肤具有较大的弹性和韧性。此层内有许多血管、淋巴管及神经。

四、皮下组织

皮下组织即解剖学中所谓的浅筋膜,由疏松结缔组织和脂肪组织构成,与真皮间无明显分界。它将皮肤与深部组织连接到一起,并使皮肤有一定的可动性。皮下组织的厚度因个体、年龄、性别和部位的不同而有较大差别。腹部皮下组织中的脂肪组织丰富,厚度可达3cm 以上。眼睑、阴茎和阴囊等部位皮下组织最薄。分布到皮肤的血管、淋巴管和神经在皮下组织中通过。毛囊和汗腺也延伸到皮下组织中。

五、皮肤的老化与再生

(一) 皮肤的老化

皮肤的衰老变化表现为皮肤变薄和真皮萎缩。真皮乳头因弹性纤维消失而变得平坦,胶原降解、脂肪细胞减少、结缔组织基质与含水量减少,皮脂腺、汗腺及毛囊萎缩,使老人皮肤松弛干燥且多皱纹。老年人皮肤因黑色素分布不均而导致局部斑片状色素沉着,称为老年斑。也可伴随含黑色基底层细胞的芽状增生突起。

(二) 皮肤的再生

1. 皮肤的生理性再生　皮肤的生理性再生主要表现在表皮,一般成人表皮的基底层细胞分裂指数约为 10% ,更新 1 次需要 15 ~ 30 天,最表层的角化细胞不断脱落,然后由基底层细胞不断增生补充。表皮生长因子和维生素对促进表皮细胞增生有重要影响,除此之外,表皮细胞增生还受一些内外因素的调节。正常成人表皮厚度基本保持稳定,这取决于基底细胞的增殖率和角质形成细胞成熟率的协调,银屑病(俗称牛皮癣)病人表皮则表现为两者明显失调。

2. 皮肤的病理性再生　皮肤的病理性再生过程和修复时间与局部皮肤受损的面积和深度有关。由于表皮细胞的迁移和增殖,小而浅的损伤数天就能愈合,而且多不形成瘢痕;

较大而深的损伤,其再生过程较长。一般创伤后会出现炎症反应,由中性粒细胞清除细菌,随后巨噬细胞清除坏死组织,并释放一些生物活性物质以促进细胞的增殖和毛细血管生长,生成肉芽组织;之后创伤周围的表皮细胞开始增殖并迁移到创面;最后创面全由新生的表皮覆盖,并逐渐完成上皮化。

第二节 皮肤创伤愈合

皮肤创伤愈合一般包括组织再生、肉芽组织增生和瘢痕形成,是一个非常复杂的过程,表现为多种细胞以及细胞因子之间的协同作用。

一、创伤愈合过程

皮肤创伤愈合的过程既复杂又十分有序。可将其分为创面早期反应、细胞增殖、组织分化成熟和重塑三个阶段,这三个阶段互相联系并相互交叉。任何一个阶段的延长和阻断都将影响整个愈合过程。

(一) 创面早期反应阶段

创伤局部有不同程度的组织坏死、出血和凝血,并伴有炎症反应,表现为充血、浆液渗出及白细胞游出。一般早期反应的白细胞浸润以中性粒细胞为主,3 天后主要是巨噬细胞。创伤中的血液和渗出液中的纤维蛋白原很快凝固形成凝块,有的凝块表面干燥形成痂皮,凝块及痂皮起着保护创伤的作用。随后边缘的整层皮肤及皮下组织向中心移动,于是创伤迅速缩小,直到 2 周左右后停止。创伤收缩的意义在于缩小创面,不过在各种具体情况下创伤缩小的程度因创伤部位、大小及形状而不同。创伤收缩是由创伤边缘新生的肌成纤维细胞的牵拉作用引起的,而与胶原无关,因为创伤收缩的时间正好是肌成纤维细胞增生的时间。

(二) 细胞增殖阶段

细胞增殖阶段主要表现为角质形成细胞、血管内皮细胞、成纤维细胞等迁移增殖分化,达到再上皮化,形成肉芽组织,从而使创面愈合。

1. 再上皮化 皮肤受损后,缺损处周围断端的基底细胞不断分裂增殖,通过整合素 $\alpha_6\beta_4$ 使细胞内角质素细胞骨架与基膜中的层黏蛋白(laminin,LN)、缰蛋白(kalinin)连接形成半桥粒。伤后约 12 小时,创伤部位胶原酶、纤溶酶原激活物(plasminogenactivator,PA)等蛋白水解酶分解细胞周围的坏死组织和细胞外间质,为细胞迁移清除障碍,便于细胞在创面迁移。当新生的角质形成细胞铺满创面表面时重新形成薄的表皮。迁移的表皮细胞相遇时,接触抑制使细胞的迁移、分裂活动终止。但新生的表皮细胞继续分裂增生并向表面推移,逐渐分化形成复层扁平表皮。

角质形成细胞迁移有多种方式,滑动方式和蛙跳方式(leapfrog)。滑动方式是指创伤边缘的基底细胞带动其后面与上面的细胞以细胞块的方式一起向前移动。蛙跳方式是指创缘细胞不迁移而其后面和上面的细胞越过创缘细胞移动,以此循环往复,直到两侧细胞接触。

2. 内皮细胞与新生血管化 在创伤愈合过程中创伤部位可能产生新生血管,新生的血管为创伤部位提供氧、营养物质和生物活性物质,因此对创伤修复起了重要作用。

新生血管化的刺激因素有低氧、乳酸、生物胺和生长因子。前 3 者的作用虽早已了解,但作用机制还不十分明确。VEGF 是内皮细胞专一的有丝分裂刺激因子和趋化因子,由角质形成细胞、巨噬细胞等细胞分泌,它在体外可使内皮细胞 PA 和胶原酶合成增加,也可使毛细血管融合成血管的能力增加。PDGF 有同源双聚体(PDGF-AA、PDGF-BB)和异源双聚体(PDGF-AB)等 3 种亚型,其中 PDGF-BB 促新生血管化的作用最强。FGF,也是新生血管化的刺激物,有 aFGF 和 bFGF 两种形式。bFGF 即 FGF2,在创伤后新生血管化的作用最强。TGF-β 在新生血管化过程中可调节内皮细胞上整合素表达和细胞间质的堆积,抑制内皮细胞和平滑肌细胞的增殖和迁移,诱导间质细胞分化成平滑肌细胞。其他如血小板衍生内皮细胞生长因子(platelet-derived endothelial cell growth factor,PD-ECGF)、血管生成素、血管营养素、IL-8、TNF-β 也可促使新生血管化。

3. 成纤维细胞与肉芽组织形成 真皮和皮下组织损伤是通过肉芽组织形成来修复的。肉芽组织是一种幼稚结缔组织,它由细胞、细胞外基质和丰富的毛细血管构成,而胶原纤维是其主要成分。真皮缺损后,成纤维细胞大量分泌胶原蛋白、弹性蛋白、纤连蛋白和糖胺多糖等,并合成大量胶原纤维。在成纤维细胞合成胶原的同时,胶原酶却不断地分解胶原,但此时合成大于分解。随着胶原大量生成和毛细血管芽的增殖,肉芽组织逐渐形成,并不断充填创腔。因腔隙填满,肉芽组织成熟,其中的成纤维细胞转为纤维细胞,毛细血管闭塞、消失、数量减少,最后新生的肉芽组织变成缺乏血管的、颜色暗淡、坚硬、主要由胶原组成的纤维性结缔组织,瘢痕组织形成。

酸性和低氧环境是成纤维细胞产生细胞外基质的最佳条件。TGF-β 具有最强的刺激成纤维细胞合成胶原的作用,FGF 和 EGF 也刺激胶原合成,而糖皮质激素抑制胶原合成。成纤维细胞产生的胶原由新生的Ⅲ型转变为成熟的Ⅰ型胶原后交联,最终能够抵抗胶原酶。一旦创面组织中胶原大量沉积,成纤维细胞可停止产生胶原,但 TGF-β 仍继续分泌。

(三)组织分化成熟和重塑阶段

创伤愈合的最后一个阶段是基质的成熟和重塑期,这一阶段需经历相当长的时间,创伤外观可能出现瘢痕。瘢痕形成机制以及如何减轻甚至无瘢痕愈合是人们一直关心、不断研究的问题,至今的工作大多围绕在成人和胚胎(有瘢痕愈合和无瘢痕愈合)、人和动物(收缩少和收缩多)、皮肤和其他器官(不能再生和能再生)在创伤愈合过程中一些病理及生化指标的比较上。

瘢痕产生的机制很复杂,与许多因素相关。胶原代谢不平衡,胶原合成超过胶原降解;氨基多糖和蛋白多糖影响细胞增殖、迁移和胶原的合成;炎性反应时巨噬细胞释放大量细胞因子引起成纤维细胞增殖和胶原合成。

组织成熟和重塑过程包括:①胶原纤维交联程度增加和胶原强度的增加;②胶原酶或其他蛋白酶降解多余的胶原纤维;③胶原排列由杂乱无章趋向于皮肤平面呈平行的水平排列;④Ⅲ型胶原减少,被Ⅰ型胶原替代;⑤过度增生的毛细血管网消退,恢复至正常真皮中以小动脉和小静脉为主的格局;⑥细胞外基质中氨基多糖和水分含量减少。

组织成熟和重塑是一个缓慢、精细的生物学过程,经历数月至数年,最终将愈合过程中形成的暂时的新基质重塑为正常的真皮基质。

二、创伤愈合的细胞外基质调控

创伤愈合的基础是炎症细胞和表皮角质细胞、成纤维细胞、血管内皮细胞等组织修复细胞的一系列活动,这些活动受全身和局部因素影响,而局部因素更为重要。在局部因素中细胞外基质对创伤愈合过程的调控是必不可少的。细胞外基质包括糖蛋白、蛋白多糖(硫酸软骨素、硫酸角质素、肝素、硫酸肝素、透明质酸)和胶原,主要由成纤维细胞产生,具有调节细胞生长、增殖、分化和迁移等功能。

（一）胶原与创伤愈合

胶原是细胞外基质的主要成分,创伤愈合过程中胶原代谢状况可反映其对创伤愈合的调控规律。胶原不仅是创伤愈合过程中充填组织缺损暂时的新基质的主要成分,而且调控愈合过程。在对体外表皮角质形成细胞迁移运动的研究中发现活化和非活化的角质形成细胞经 I 型胶原调理后则出现较活跃的迁移运动。创面内暴露的 I 型胶原激活表皮角质形成细胞,由静息状态进入活化状态,呈现生物学功能,启动创面再上皮化过程。表皮角质形成细胞对胶原代谢的调控可能与表皮角质形成细胞分泌表皮源性生长因子有关。良好的上皮化过程控制胶原过度增生。 I、Ⅲ型胶原也可促进成纤维细胞迁移,而成纤维细胞迁移至创面又分泌 I、Ⅲ型胶原。另外,内皮细胞迁移也需依赖Ⅳ型胶原的促进作用。

（二）纤连蛋白

纤连蛋白(fibronectin,FN)是一种大分子糖蛋白,有可溶性和不可溶性 2 种形式,广泛存在于细胞外基质内的纤维连接蛋白为不可溶性。皮肤中 FN 存在于基膜真皮胶原纤维周围、毛囊上皮层和血管内皮层基膜中。正常皮肤中 FN 含量很少,损伤后增加,FN 含量的变化是组织对创伤的一种反应,这种反应在创伤愈合的各阶段都有重要作用,对创伤愈合有整体调控作用。FN 对单核细胞和中性粒细胞具有化学趋化作用,诱导这些炎性细胞向创面迁移,FN 参与了创伤愈合早期的炎性反应。FN 介导表皮角质细胞的黏附和迁移等功能。活化和非活化的表皮角质细胞经 FN 调理呈现活跃的迁移活动,并能够促进表皮角质细胞的黏附。

（三）层黏连蛋白

层黏连蛋白(laminin,LN)是基膜的主要成分,构成厚度为 30nm 的透明板,位于致密斑浅面,直接与表皮角质形成细胞中的基底细胞膜相接触。层黏连蛋白能促进表皮角质形成细胞的黏附,但抑制表皮角质形成细胞的迁移,还能有效地以浓度依赖方式减少和抑制纤维连接蛋白介导的表皮角质迁移,也能减少Ⅳ型胶原介导的表皮角质形成细胞迁移活动。Ⅳ型胶原和层黏连蛋白几乎同时出现在基膜重建过程中。表皮角质形成细胞分泌层黏连蛋白,层黏连蛋白的出现隔绝表皮角质与具有激活表皮角质形成细胞生物学功能的纤维连接蛋白、I 型胶原等细胞外基质的接触,封闭表皮角质形成细胞分泌的少量纤连蛋白,抑制表皮角质形成细胞的迁移,增进表皮角质形成细胞的黏附。层黏连蛋白的这些作用逐步使表皮角质形成细胞恢复生物学功能静止状态、增强烧伤创面表皮层的愈合与基膜结合的稳定性,使再上皮化过程得以终止,这些是层黏连蛋白在创伤愈合后期的重要调控作用。

三、创伤愈合的生长因子调控

生长因子是一类对细胞生长与分化有显著调节作用的多肽,由血小板、巨噬细胞、表皮角质细胞、成纤维细胞等产生。生长因子和靶细胞形成一个网络使创伤愈合过程中各个阶段都在生长因子直接或间接调控下。生长因子对创伤愈合的作用表现为多功能性,不仅促进细胞增殖与分化,而且引起炎性细胞趋化性迁移和合成、分泌创伤愈合所需的各种物质包括抑制细胞生长的物质。生长因子的作用在体内外可不一致,故呈现复杂性。在体内 1 个生长因子对创伤愈合的最终作用是其综合作用的结果(表 7-1)。

表 7-1　皮肤创面再生愈合过程中起作用的细胞因子及分泌来源和功能

生长因子	分泌来源	重要靶细胞和作用
EGF	血小板	角质形成细胞的运动及增殖
TGF-α	巨噬细胞、角质形成细胞	角质形成细胞的运动及增殖
HB-EGF	巨噬细胞	角质形成细胞、成纤维细胞的增殖
FGFs1、FGFs 2、FGFs 4	巨噬细胞和损伤的内皮细胞	血管生成和成纤维细胞的增殖
FGF7（KGF）	真皮成纤维细胞	角质形成细胞的运动及增殖
PDGF	血小板、巨噬细胞、角质形成细胞	巨噬细胞和角质形成细胞的趋化作用、激活巨噬细胞、成纤维细胞分裂、基质的形成
IGF-1	血浆、血小板	内皮细胞和成纤维细胞的增殖
VEGF	角质形成细胞、巨噬细胞	血管生成
TGF-β1、TGF-β2	血小板、巨噬细胞	角质形成细胞的迁移、巨噬细胞和成纤维细胞的趋化作用、成纤维细胞基质的形成和重新模式化
TGF-β23	巨噬细胞	抑制瘢痕的形成
CTGF	成纤维细胞、内皮细胞	成纤维细胞，下调 TGF-β1 作用
activin	成纤维细胞、角质形成细胞	刺激增殖
IL-1α、IL-1β	中性粒细胞	早期激活巨噬细胞、角质形成细胞、成纤维细胞分泌生长因子
TNF-α	中性粒细胞	同 IL-1

四、病理状态下的创伤愈合

创伤愈合是一个复杂的生物整合过程,由多种细胞如角质形成细胞、成纤维细胞、血小板、巨噬细胞和内皮细胞等协同参与,它们相互协调共同完成创伤修复。正常的创伤愈合由凝血期、炎症期、增生期、修复期组成,各个阶段之间没有明显的界限,它们连续发生并相互交错。创伤愈合不良是糖尿病的一个常见并发症,严重时可导致截肢,给病人、家庭、社会造成沉重的经济负担。有效地治疗糖尿病创伤愈合障碍,防止严重并发症具有重要的临床意义。研究显示糖尿病病人创伤愈合的各个阶段均有异常,如生长因子合成减少、血管新生降低、巨噬细胞数目减少及功能受损、胶原沉积减少、新生肉芽组织数量减少、角质形成细胞和成纤维细胞迁移以及增殖减弱等,最终使创伤愈合减慢。糖尿病创伤难愈合或出现溃疡最根本的原因是糖尿病病人末梢神经及血管异常,特别是微血管缺陷导致创伤周围组织血供障碍。虽然 VEGF 等细胞因子在实验中被证明能有效促进新血管生成,但由于 VEGF 缺乏良好的表达载体,以及在临床使用安全性上还存在一定争议,将其用于糖尿病创伤愈合的治疗还面临较多的临床转化问题。

内皮细胞的增殖和迁移为主导的新血管生成在皮肤创面愈合中起到了重要的作用。越来越多的证据表明促进血管生成有利于糖尿病创伤愈合。最新研究证实 C-肽通过激活

Erk1/2 和 Akt 信号诱导血管内皮细胞迁移形成微血管,从而促进糖尿病皮肤创伤愈合。创伤愈合过程从本质上来说是皮肤再生的过程,基于干细胞与组织再生密不可分的关系,有研究证明在糖尿病创伤周围皮下注射骨髓来源间充质干细胞,间充质干细胞分化成角质形成细胞,促进新血管生成来加速正常和糖尿病小鼠皮肤伤口的愈合。脂肪来源间充质干细胞不能通过分化成角质形成细胞促进血管生成,而是通过自分泌和旁分泌的方式增加 VEGF 的表达诱导新血管形成。大量的体外研究表明间充质干细胞可通过多种方式促进病理状态下皮肤伤口愈合:①间充质干细胞通过免疫调节来控制炎症微环境;②间充质干细胞促进血管内皮细胞增殖形成微血管结构;③间充质干细胞改善成纤维细胞功能,抑制纤维化;④间充质干细胞直接分化为成纤维细胞或角质形成细胞。其中三种调控方式都与间充质干细胞的旁分泌调控作用密切相关,由此可见间充质干细胞对糖尿病状态下的皮肤再生修复功能与其旁分泌作用密不可分,亦显示出良好的临床应用前景。

第三节 皮肤再生相关干细胞

一、表皮干细胞

表皮终生处于增殖、分化及脱落的不断更新之中,这是由其中表皮干细胞的不断增殖分化所致,且表皮干细胞的增殖分化与外层终末分化细胞的不断脱落保持动态平衡,而这种平衡是维持皮肤正常组织结构和细胞内环境稳定的基本条件。在损伤皮肤的功能与结构的重建方面,表皮干细胞也有着极其重要的作用。

表皮干细胞具有终生、无限的自我更新能力,其增殖方式通常有 2 种:一种是不对称分裂,表现为 1 个干细胞分裂成 1 个干细胞和 1 个短暂扩增细胞(transient amplifying cell);另一种是高度调控式分裂,表现为按一定概率分裂成两个干细胞或两个短暂扩增细胞。短暂扩增细胞具有定向分化成某种终末分化细胞的能力,因而是定向祖细胞,它经过数次分裂后可定向分化为有丝分裂后细胞。

(一) 表皮干细胞的分布

表皮干细胞分布不是任意的,由于与基膜、相邻细胞间的黏附性,其位置相对固定,一般位于表皮基底层内,在有毛发的皮肤中,干细胞位于表皮钉突的基底层内;在无毛发部位则位于紧挨真皮乳头尖端的表皮基底层内。表皮干细胞在正常组织中含量极少,Potten 及 Morris 提出在表皮的基底细胞中该类细胞约占 10%,目前一般认为,表皮基底层细胞中 1% ~10% 属于干细胞,并且干细胞的数量随着年龄的增长而相应减少。

表皮干细胞并不直接分化为终末分化细胞。Potten 提出表皮干细胞先分化为一种具有有限分裂循环的子代细胞,这种子代细胞有着很强的终末分化概率,称为过渡性扩充细胞(transitional amplifying cell),也有人称之为短暂扩充细胞。在此基础上,由过渡性扩充细胞再分化为有丝分裂后细胞(post-mitotic cell)和终末分化细胞(terminally-differentiated cell)。在正常皮肤组织中,干细胞与过渡性扩充细胞在基底层呈片状分布,由 1 个干细胞分化来的过渡性扩充细胞、终末分化细胞呈明显的立体层柱状排列,有人称之为表皮增殖单位(epidermal proliferation unit, EPU),而干细胞则位于该单位的底部。

(二) 表皮干细胞的特点

表皮干细胞在胎儿期主要集中于初级表皮嵴,至成人时主要分布在表皮基底层和毛囊外根鞘膨凸部(bugle),占基底层细胞的1%～10%,随着年龄的增大,表皮干细胞的数目逐渐减少。不同部位表皮干细胞的数量也存在差异,正常人头顶部、阴阜、阴囊皮肤组织中的表皮干细胞多于其他部位,皮肤基底层表皮干细胞以包皮及阴囊最多。表皮干细胞在组织学上相应表现为胞体小,胞体内 RNA 含量低,且细胞器少。

表皮干细胞具有以下特点:①是相对未分化的原始细胞,形态幼稚。②通常状态下具有慢周期性(slow cycling),在整个增殖过程中处于相对静息状态,在体内分裂缓慢。但在外界刺激下,可迅速进入细胞分裂周期,分化为与其具有相同组织起源的各个细胞系,维持器官或组织的形态和功能完整。③拥有强大的自我更新能力,体外培养时细胞呈克隆生长,可进行 140 次分裂。④基底层的表皮干细胞是一类多向分化潜能的细胞,除了能增殖分化为皮肤表皮的各层细胞外,还有可能分化形成汗腺和皮脂腺等各种皮肤附属器,被认为 3 者很有可能有 1 个共同的干细胞来源。

(三) 表皮干细胞的应用

皮肤直接与外界环境接触,是人体的屏障,由外伤、严重烧伤、大面积瘢痕切除等所致大面积皮肤缺损时,造成体液流失、感染等,使机体不能保持其正常自稳状态,甚至能导致死亡,因此需要皮肤或其类似物覆盖创面,修复缺损。可利用培养的表皮细胞进行自体或异体皮片覆盖创面,但目前培养的皮片有需时长、薄、抗拉力差、抗感染力差以及费用高等缺点影响临床应用。表皮干细胞的培养产生的皮片,则有可能缩短时间,且其中的干细胞仍保持自我更新能力,维持皮肤的更新,促进更好的修复。

表皮干细胞可分化为过渡扩充性细胞,继而分化为分裂后细胞、终末分化细胞,为研究细胞谱系提供一个便利的模型。同时,干细胞的终生存在性,在研究基因的作用及某些皮肤病的基因机制方面有重要作用。另外,利用基因转染干细胞对遗传性皮肤病进行基因治疗。

目前尚未发现有关表皮干细胞的绝对特异性标志物,国内外对表皮干细胞的分离鉴定、特别是表皮干细胞表面标志物的研究主要集中于整合素、角蛋白、转铁蛋白受体 CD71、基因物质 P63、连接蛋白 43、C8/144B 等,在有关标志物的选择方面进行了大量工作,但目前大多认为整合素 B1 和角蛋白 K19 阳性细胞可以表征表皮干细胞的生物学特性。因而,对表皮干细胞表面标志分子的研究以及分离纯化技术的进展,有望为皮肤的基础性研究、临床应用等方面开拓广阔的前景。

二、真皮多能干细胞

真皮中多能干细胞(dermal multipotent stem cells,dMSCs)是近年发现的新种子细胞,能够参与皮肤再生与修复过程,具有多向分化的能力。由于真皮组织来源广泛,且易于获得自体组织,有望成为成体多能干细胞又一可行的来源,是基因治疗、细胞移植以及组织工程中的良好种子细胞。

(一) 真皮多能干细胞的特点

dMSCs 是近年发现的新种子细胞,可作为真皮修复细胞的前体细胞,在毛囊和非毛囊的真皮中都有分布,研究发现该细胞体外诱导可产生多胚系细胞,在脊髓损伤、创伤修复等过程中发挥作用。2001 年,Toma 等自小鼠皮肤中分离培养出皮肤来源的祖细胞且传代超过一年仍具有多向分化的能力。Yoko 等研究证实 TGF-β 不仅能够保持体外培养的真皮多能干细胞的稳定,而且可进一步促进其增殖。Medina 等使用一种温敏性凝胶构建的三维培育系统,自小鼠皮肤中分离培养出真皮多能干细胞。

（二）真皮多能干细胞的生物学特性

现在并未发现特异性的真皮多能干细胞的表面标志物,但已有研究表明其相应表达 CD29、CD44、CD54、CD90、CD105、CD106 等表面标志,不表达 CD31、CD34,CD45,与骨髓间充质干细胞类似,不同的是真皮多能干细胞表达巢蛋白(nestin),而骨髓间充质干细胞不表达。目前真皮多能干细胞的分离多采用贴壁筛选的方法进行,也同时结合相对特异性的表面标志物、增殖活性、分化潜能等几方面对真皮多能干细胞加以鉴定。尽管对真皮多能干细胞的研究刚刚起步,但已有结果提示,该类细胞在组织工程、基因治疗和细胞治疗等方面具有潜在的应用前景。

三、毛囊干细胞

（一）毛囊干细胞的特点

研究发现,毛囊的干细胞位于毛囊中点下方,毛球外的区域,该区域在立毛肌毛囊附着处稍深部位,相当于毛囊隆突部(毛囊隆突是指皮脂腺开口与立毛肌毛囊附着处之间的毛囊外根鞘),毛囊富含增殖能力较强的表皮细胞,资料显示 $1mm^2$ 头皮平均约含 3 个毛囊,可含有 3000 ~ 6000 个该种细胞,而在 $1mm^2$ 无毛发表皮内仅含 1000 ~ 2000 个。毛囊干细胞(hair follicle stem cells)具有双向分化潜能,既可形成表皮,又可形成毛囊。

此外,毛囊也由此成为干细胞研究的模板。在正常生理条件下,毛囊干细胞是生长初期毛发循环再生的一个细胞库,此外它们也能再生受损的皮脂腺和表皮。最近,有研究表明毛囊干细胞和黑色素细胞以及其他类型的间充质细胞紧密联系共同形成了毛囊干细胞的特殊微环境,对皮肤创伤再生具有重要的作用。因此,毛囊及其邻近的组织是干细胞微环境研究的重点。有人更是猜测毛囊干细胞具有多能干细胞的特征,是再生医学的一个重要的潜在种子细胞。但目前围绕着毛囊干细胞还存在不少疑团,如它的分化潜能、特异性分子标记以及相关微环境等。

最近一项研究表明成人毛发生长初期外根鞘有 1 个特别的转节结构,这个结构中富含毛囊干细胞,是成人的毛囊突起结构。研究表明 C8/144B 单克隆抗体(开始针对 CD8 的多肽片段)能结合毛囊角质细胞的 K15 分子。因此可以利用此方法来标记毛囊突起区域。此外,CD200 也可以作为毛囊干细胞的分子标记。

毛囊突起区的细胞表现出非常强的克隆形成能力,这表明这些细胞可能具有多向分化潜能。细胞命运实验结果表明毛囊突起细胞能产生外根鞘、毛囊基质和髓质细胞。对毛囊突起细胞的 K15 基因启动子进行荧光示踪,结果表明毛囊突起来源的细胞分布于其下上皮、毛干、表皮等结构中。

（二）毛囊干细胞的功能

成体毛囊由 1 个相对恒定的上部分和 1 个不断变化的下部分——毛干工厂组成。在周期性的再生过程中,毛囊干细胞负责重建所有的分化上皮层,随后发生细胞凋亡并导致上皮退化,之后由毛囊干细胞合成内根鞘、外根鞘和毛干。这一复杂的过程是在毛囊干细胞周围具有诱导性的间充质组织的刺激下发生的。此外,在再生过程中,毛囊干细胞也生成毛囊相关腺体的上皮结构。一般生理条件下,毛囊干细胞更主要负责再生毛囊上皮,但在创伤或炎症刺激等条件下,它也有能力再生完整的上皮结构。因此,毛囊干细胞至少发挥着 2 种重要功能,即毛囊的重建和皮肤上皮的重建。

在表皮受损条件下,毛囊干细胞向上迁移到达表皮位置并获得表皮细胞性状。这也正是那些毛囊完好的烧伤病人不需要植皮的原因。在发育学上,毛囊上皮细胞来源于外胚层上皮组织,与表皮基底层细胞有相似之处。虽然毛囊干细胞能再生缺损的表皮,但反过来,表皮基底层细胞不能再生缺失的毛囊,除非这类表皮细胞,尤其是表皮干细胞受到了特定的毛囊间充质信号的刺激。因此,毛囊干细胞在发育过程中主要被用来分化成毛囊,但在适当条件刺激下,它们可以分化为几乎所有的上皮细胞。

毛发再生是正常皮肤的重要功能之一,也是组织工程皮肤研究的重点目标。毛干的形成和毛囊周期决定于毛囊干细胞和周围间充质之间的相互作用。毛囊间充质细胞,如结缔组织鞘、真皮乳突等的增殖与凋亡往往不是非常明显,也容易被忽略。因此毛囊间充质干细胞被忽略了很长一段时间,而这些细胞对正常的毛囊功能具有非常重要的作用。在正常的毛发生长初期,结缔组织鞘和真皮乳突都相应地增生膨大,这表明间充质前体干细胞的存在。毛囊结缔组织鞘还是肉芽组织形成了重要细胞库。此外,毛发生长都伴随着显著的血管化过程,可能也是来自于毛囊结缔组织鞘的作用。另外,一种神经嵴来源的毛囊黑色素干细胞也存在于毛囊区域,决定滤泡内的黑色素形成。

(三) 毛囊干细胞的调控

毛囊和表皮都具有自我更新的能力,不断地生成新的上皮细胞来补充老化或者缺失的细胞,尤其在创伤后,或者毛发新生时需要大量的表皮细胞供给。其间是什么样的信号刺激处于静置状态的干细胞转化成一个具有强大新生能力的细胞制备工厂是我们关心的共同课题。以上这些过程的实现首先要求干细胞的存在作为再生的源头。毛囊干细胞在毛发生长周期或者创伤愈合结束后能替换掉过渡态细胞,那么是什么样的机制保持毛囊突起中长期的干细胞供给变得十分有趣。在人类年龄增长到 40～50 岁时,毛囊的黑色素干细胞会丢失并导致毛发失色,但是毛囊干细胞一直存在并保持毛发的更新能力,这表明毛囊干细胞必须保持它干细胞的原始状态并持续一生。

因此,对毛囊干细胞的信号转导(增殖还是分化)必须受到严格调控,如果干细胞的量不足,可能就会导致毛囊功能的缺失,另一方面,干细胞过多可能导致癌变,事实上,毛囊干细胞处于一个相对生长受抑制的微环境中。

在鼠毛囊突起中,Wnt 信号通路的抑制剂 DKK3、Dab2 和 Sfrp1 处于高表达状态,而在人类毛囊突起中 DKK3 和另外一个 Wnt 通路的抑制剂 WIF1 也处于高表达水平。Wnt 通路在发育、干细胞分化和成体稳态维持中发挥重要的作用。有多项研究综合表明,Wnt 信号通路在毛囊形成中有重要的作用。而 Wnt 抑制剂在毛囊突起区的高表达和毛囊干细胞处于一个相对静止周期的现象是一致的。除了 Wnt 信号通路之外,TGF-β2 以及相关的通路成分在毛囊突起区也都处于高表达状态,相信这对维持毛囊干细胞的稳态具有重要的作用。

四、外周血液循环成纤维细胞

作为外周血中造血干细胞的重要亚群之一,一种新型的成体干细胞——循环成纤维细胞(circulating fibrocytes,CF)受到了广泛的关注。它们在 1994 年首次被人发现,是从成人外周血中分离得到的新型纤维细胞,在组织损伤、修复重建和基因治疗中发挥着重要的功能。

循环成纤维细胞群作为一个系统来源,在组织中参与成纤维细胞的成熟,也很可能在组织中进一步分化为肌成纤维细胞。肌成纤维细胞除参与正常组织的构建外,还在与纤维化损伤相关的病理过程中起重要作用。在研究中发现,循环成纤维细胞不仅参与肉芽组织形成、递呈抗原以及各种纤维化过程,而且可以分泌波形蛋白、Ⅰ型胶原蛋白、Ⅲ型胶原蛋白,并通过分泌基质金属蛋白酶参与组织的修复。同时循环成纤维细胞能合成分泌血管生成因子(angiogenic factors),并极大地促进新血管的形成。

循环成纤维细胞还可在一定条件下再次分化并表现出很多其他间质细胞和非间质细胞的表型。2003年,Yong Zhao等发表论著,将从成人外周血中获得的循环成纤维细胞在体外培养并鉴定,通过多向分化等研究证明其为一种外周血中单核细胞亚群中的多潜能干细胞。循环成纤维细胞是从成人外周血中分离到的,并能够表达造血干细胞表面标记蛋白CD34和白细胞共同抗原CD45,显示其具有血系细胞的骨髓来源。CD34很可能参与了细胞早期的黏附作用。CD45通过对蛋白酪氨酸激酶的调节,在淋巴细胞的发育和活化中起重要作用。随着CD34和CD45这两种细胞表面标记逐渐减弱,这些有着造血系统特点的前体细胞分化成有功能的成纤维细胞,并开始表达成纤维细胞的经典标志Ⅰ型胶原蛋白。

第四节 组织工程皮肤

对于小面积的皮肤创面(<3cm)通常可自行愈合,而对于大面积的烧烫伤病人则不能自愈,通常使用病人自体皮肤移植(split-thickness skin autograft)。但创伤较深且皮肤愈合能力较差的病人,如糖尿病病人的肢体末端溃疡,就需要利用其他来源的皮肤移植,包括异种或异体皮肤。

在异种皮肤来源方面,1500年即有人试图使用青蛙皮肤作异体皮肤移植,1692年有人使用蜥蜴皮肤,1906年使用兔子皮肤,1966年使用狗的皮肤,1965年到现在有科学家陆续使用猪皮改良后作为异种皮肤移植的材料。异种皮肤移植的优点在于其来源丰富,且皮肤内层为生物兼容性的胶原蛋白;缺点为异种移植的皮肤含有大量引起抗原性的物质,常导致严重的排斥反应,动物来源的皮肤还可能引起感染病毒的风险。

同种异体皮肤移植的来源包括人类尸体皮或胎儿羊膜,优点在于其处理方式较不复杂,和人类皮肤组织兼容性高;缺点在于其来源严重不足,使用来自人体的异体移植用皮肤也有感染疾病的风险,此外同种异体真皮移植也有免疫排斥的问题。寻找一种理想的皮肤替代物一直是临床上一个亟待解决的难题。

组织工程是一门新兴学科,专门研究与制造人体组织器官并修复器官的损伤与缺损,将取代传统的器官移植。组织工程皮肤概念的提出为寻找皮肤替代物提供了挑战性的新方法。

一、组织工程皮肤的研究进展

(一) 人工表皮

1975年,Rheinwald和Green提出了上皮细胞培养技术,使体外培养上皮细胞成为可能。这样即可从病人取得小块皮肤,在体外培养上皮细胞,经过2~3周的体外复层培养,形成复层上皮,然后再植回病人,用于皮肤缺损的修复。这一方法经临床应用后,发现其培养后的复层上皮有较大的收缩,易脆且薄,不适合临床操作,而且移植后耐磨性较差、易起疱。

(二) 真皮替代物

1. 胶原-GAG真皮替代物 胶原-GAG真皮替代物是一种双层人工复合真皮。其底层主要由牛胶原-6-硫酸软骨素(CAG)构成的呈多孔状的真皮类似物。Integra就是这样的人工真皮,真皮部分由牛肌腱的胶原蛋白及 6-硫酸软骨素制成,可以允许成纤维细胞、巨噬细胞、淋巴细胞及血小极生成,表皮层则为暂时性的敷料,由硅胶膜组成,可以避免创伤水分的蒸发,在创伤愈合过程,真皮层会和创伤结合,表皮层的硅胶膜可以在真皮层愈合后去除,再进一步做自体刃厚皮片或培养的自体表皮细胞膜片覆盖,美国 FDA 已在 1996 年核准 Integra 用在伤烫伤治疗。临床试验表明,此种人工真皮可永久性地修复创面,产生瘢痕少,创伤挛缩小,外形佳,异种牛胶原未导致明显免疫排斥反应。

2. 高分子合成支架网-成纤维细胞真皮替代物 胶原虽然是皮肤中重要的组织成分,但其对微生物及酶类敏感,创面修复过程中炎性细胞释放的酶类、角质形成细胞和成纤维细胞也可合成胶原酶,这些因素均可使胶原较早地被降解,使植入率下降。而高分子合成材料对酶解不敏感,因此可大大提高人工皮肤的支架作用。

Transcyte 为美国第 1 个获得 FDA 认可的人工皮肤替代品,真皮层采用真皮成纤维细胞,培养在 PGA 编织的真皮支架上,适用于Ⅱ度烧烫伤病人皮肤移植或Ⅲ度烧伤的暂时性覆盖用敷材,Trancyte 在 1997 年 3 月被 FDA 许可用于Ⅲ度烧伤用覆盖材料,同年 10 月又被 FDA 许可用于Ⅱ度烧伤皮肤移植,Trancyte 也被澳大利亚、英国、加拿大、丹麦、芬兰、挪威、荷兰及新西兰等国认可使用在糖尿病的足溃疡治疗。人工真皮进一步改良后的新产品为 Dermagraft,将真皮成纤维细胞种植在三维结构的 PGA 真皮支架上,提供更良好的创伤愈合,在 2001 年 9 月已获得美国 FDA 的批准用于糖尿病所引起的足部溃疡。临床试验表明,Dermagraft™结合网状皮覆盖切痂创面,网间隙表皮再生,受体对异体成纤维细胞和 PLA 纤维无免疫排斥及炎症反应,植入 2 周后,形成连续的基膜带,2~4 周 PLA 纤维水解,3 个月后其网状外形较单纯网状皮移植轻。

3. 人工复合皮肤 理想的皮肤代用品应该是能够将所缺失的真皮和表皮层同时修复,因为这两种成分不仅影响皮肤的功能和外形,而且会相互影响,促进彼此的分化。复合皮肤包括 2 种细胞成分,即表皮细胞和真皮层成纤维细胞,其中真皮层的支架可由胶原构建,在复合皮肤方面,OrCel 双层人工皮肤使用牛胶原蛋白为支架,在其上下层各培养人类表皮层角质形成细胞及真皮成纤维细胞,可以促进皮肤愈合,被 FDA 核准用来治疗隐性皮肤异常-大泡性表皮松解(recessive dystrophic epidermolysis bullosa,RDEB)及静脉溃疡。

1998 年,Apligraf 为美国 FDA 核准用来治疗糖尿病所引起的溃疡及静脉溃疡的人工皮肤替代品,它也是双层的人工皮肤,其做法是先将人类真皮成纤维细胞种植在牛胶原蛋白基质中,6 天后,细胞成长并分泌细胞外间质,形成类似真皮层的组织,再将来自人新生儿包皮的角质形成细胞种植上去,让角质形成细胞附着在真皮上并开始分裂分化形成表皮层,再继续培养在空气及培养基的界面,诱导表皮层更加成熟,最后再包装运送,Apligraf 的保存时间约为 10 天。

中国人民解放军第四军医大学与国内某公司联合研制的一种组织工程双层皮肤(见文末彩图 7-1),表皮层由人表皮细胞构成,真皮层由人成纤维细胞和牛胶原蛋白构成,同时包含两种细胞分泌合成的细胞外基质。2007 年 11 月被中国 SFDA 批准用于治疗Ⅱ度和Ⅲ度烧伤。

(三) 含色素细胞和血管的组织工程皮肤

如上所述,目前所报道的复合皮肤包括 2 种细胞成分,即位于表层的表皮细胞和位于真皮层的成纤维细胞,但是没有正常皮肤的毛囊、血管、汗腺以及黑色素细胞、朗格汉斯细胞等成分,而尽量建立与正常在体皮肤结构相近的复合皮肤是目前组织工程皮肤研究的方向。

现阶段对于含有色素的组织工程皮肤的研究较多,但是尚未见到成熟的产品问世,大多尚处于实验研究阶段,一般的思路是在体外扩增培养黑色素细胞,将其按照一定比例混合到前述所构建的全层组织工程皮肤中,持续培养以获得有颜色的皮肤。该研究基本尚处于动物实验阶段,要实现临床应用,还需要大量工作。

由于组织工程皮肤具有先天优势,所以其在组织工程产品的研制中最先获得成功并已经应用于临床。但是在实际应用中依然存在较多问题,如容易感染,成功率不高,以及对于移植条件要求较高等。要解决上述问题,首先必须解决组织工程皮肤的血管化。该研究目前报道不多,因为组织血管化涉及问题较多,机制复杂,是目前研究的热点和难点。尽管目前组织工程已经成功构建并应用了类似皮肤这样较薄的器官,将来组织工程的巨大挑战来自如何构建具有更大体积、更为复杂的器官,如肾脏等。这样的大器官需要完整的血管网络结构来把组织生长所需的营养运送到每一个细胞。找到一种行之有效的方法来促进组织工程产品的血管生成势在必行。

目前已经有前述三种促进组织工程产品血管化的方法问世。要想实现组织工程产品的血管化,必须执行以下几个原则:①所使用的材料必须适合血管内皮细胞的生长,并可以促进血管的生成,材料必须有一定的孔隙以有利于外部血管的长入;②无论是采用直接应用还是基因改造的方法,必须要有促血管新生因子的存在,因子不仅可以促进内皮细胞的生长和血管的形成,而且还可以诱导外周的内皮细胞前体到移植区,进一步促进血管化的进程;③可以在体外将内皮细胞或是其前体细胞复合到组织工程产品中,最好是同时与促血管新生因子一起复合;④血管新生的过程必须得到有效的控制,避免血管的过度增生,以形成功能良好的器官;⑤为了避免过度血管化的出现,也可以使用一些抑制血管新生的措施(如加入抑制血管生成的因子等)。

二、组织工程皮肤产品发展史

1975 年,Rheinwald 和 Green 提出的上皮细胞培养技术,解决了表皮细胞体外的传代扩增的难题,使体外培养的人工表皮成为可能。

1981 年,美国 O'Conner 首次成功地将培养的自体表皮膜片(cultured epithelial autograft,CEA)应用于治疗烧伤创面。由于真皮成分在促进创伤愈合及改善预后上起着重要的作用,所以自体表皮膜片提供的只是表皮部分,移植存活率不稳定,预后功能和外观得不到改善。

1996 年,人工皮肤产品 Integra 获得批准用于Ⅲ度烧伤治疗中,得到广泛的临床试验,能够明显缩短创面的愈合时间。

1996 年,来自人类尸体皮肤的 Alloderm 产生,它去除了表皮和细胞等抗原成分,保留了真皮层细胞外基质和完整的基膜复合体。

1997 年 3 月,人工真皮 Transcyte 被美国 FDA 批准用于治疗Ⅱ度和Ⅲ度烧伤。

1998 年,人工皮肤 Apligraf 是目前较成熟的组织工程双层皮。1998 年 5 月被美国 FDA 批准用于治疗糖尿病性溃疡和静脉性溃疡。

2001 年 8 月,双层皮肤(culture complex skin,CCS)被美国 FDA 批准用于治疗隐性皮肤异常-大疱性表皮松解。

2001 年,另一种人真皮替代物 Dermagraft,被美国 FDA 批准用于治疗糖尿病性溃疡和静脉性溃疡。

2007 年,中国组织工程双层皮肤诞生,该产品是一种双层人工皮肤替代物。2007 年 11 月被中国 SFDA 批准用于治疗Ⅱ度和Ⅲ度烧伤。

组织工程皮肤产品发展史参见表 7-2。

表 7-2 组织工程皮肤产品发展史

产品名称	表皮部分	真皮部分	FDA 批准时间
Transcyte	硅胶膜	Ⅰ型牛胶原蛋白	1997 年 3 月
Apligraf	异体表皮细胞	Ⅰ型牛胶原蛋白 异体成纤维细胞	1998 年 5 月
CCS	异体表皮细胞	Ⅰ型牛胶原蛋白 异体成纤维细胞	2001 年 8 月
Dermagraft	—	PGA 异体成纤维细胞	2001 年 9 月
Integra	硅胶膜	Ⅰ型牛胶原蛋白 GAG	2002 年 4 月
安体肤	异体表皮细胞	Ⅰ型牛胶原蛋白 异体成纤维细胞	2007 年 11 月

目前,国际上运用组织工程方法研制人工皮肤技术进步迅速,但仍多局限于皮肤的表皮组织和结缔组织,不管用哪一类人工皮肤,其制备过程较长、方法烦琐,价格也都不便宜,一般最快也需要 1~2 个月的时间使创伤愈合,而且也无法满足各种皮肤缺损病人的需要。人工皮肤本身仍有许多可以改进的空间,包括增加其对创伤的贴附性、防止细菌入侵及生长、增加弹性及延展性、增加保存期限、不具免疫排斥性、水气可以渗透、内部孔径可以容许细胞移动、使用生物可分解性材质、具生物兼容性、不具毒性、易于储存、减轻创伤瘢痕产生、缩短创伤愈合时程及降低价格。

推 荐 阅 读

[1] Blanpain C. Stem cells:Skin regeneration and repair. Nature,2010,464(7289):686-687.

[2] Heng MC. Signaling pathways targeted by curcumin in acute and chronic injury:burns and photo-damaged skin. Int J Dermatol,2013,52(5):531-543.

[3] MacNeil S. Progress and opportunities for tissue-engineered skin. Nature,2007,445(7130):874-880.

[4] Nystrom A,Velati D,Mittapalli VR,et al. Collagen Ⅶ plays a dual role in wound healing. J Clin Invest,2013,123(8):3498-3509.

[5] Pasparakis M,Haase I,Nestle FO. Mechanisms regulating skin immunity and inflammation. Nat Rev Immunol,2014,14(5):289-301.

[6] Rivera-Gonzalez G,Shook B,Horsley V. Adipocytes in skin health and disease. Cold Spring Harb Perspect Med,2014,4(3):a015271.

[7] Shyh-Chang N, Zhu H, de Soysa TY, et al. Lin28 enhances tissue repair by reprogramming cellular metabolism. Cell,2013,155(4):778-792.

[8] Sun BK,Siprashvili Z,Khavari PA. Advances in skin grafting and treatment of cutaneous wounds. Science,2014,346(6212):941-945.

[9] Rinkevich Y,Walmsley GG,Hu MS,et al. Skin fibrosis. Identification and isolation of a dermal lineage with intrinsic fibrogenic potential. Science,2015,348(6232):aaa2151.

（金 岩 胡成虎）

第八章 骨 再 生

骨缺损的修复是一个世纪以来不断深入研究的重要方向和热门课题之一,然而迄今为止临床上对创伤、感染和肿瘤切除后造成的大范围骨缺损的修复仍未得到有效解决。据国内外骨缺损修复生物学研究表明,影响骨再生的因素主要包含以下4个方面:①有分化增殖能力的原始细胞;②调控骨发生的多种生物活性物质,包括细胞因子及其受体;③适合细胞生长并利于恢复原有骨形态及骨连续性的微环境和框架结构;④机体自身所提供的血供和营养成分。自体骨移植是目前最常用的方法,但自体骨的来源是有限的,且供区会出现一些并发症,异体骨和异种骨具有抗原性,尤其当移植骨较大时,常因剧烈的免疫排斥反应导致移植失败。采用组织工程原理和技术,将具有成骨潜能的细胞诱导分化、增殖并种植到可生物降解的支架材料上,形成的组织工程骨将有助于促进大范围骨缺损的修复。

第一节 骨的基本结构和功能

骨的基本结构包括骨膜、骨质和骨髓。骨质构成骨的主要成分,由于有大量的钙盐沉着,骨是体内最硬的组织。体内99%的钙以羟基磷灰石形式储存于骨内,因而骨也是体内最大的钙库,与钙、磷代谢有着密切关系。骨内含有骨髓,执行造血功能。

一、骨的基本结构

（一）骨膜

被覆于骨表面,由致密结缔组织所组成的纤维膜称为骨外膜,附着于髓腔内面的则称为骨内膜。

1. 骨外膜（periosteum） 传统上常将骨外膜分为浅表的纤维层和深面的生发层。纤维层较厚,细胞成分少,主要为粗大的胶原纤维,彼此交织成网,有些纤维穿入骨质,称 Sharpey 纤维或穿通纤维,具有固定骨膜和韧带的作用。生发层较薄,紧邻骨外膜表面,结缔组织较疏松,纤维成分少,有丰富的血管和细胞,如骨祖细胞、成骨细胞、破骨细胞和血管内皮细胞。生发层有成骨能力,故又称成骨层。

2. 骨内膜（endosteum） 为一薄层结缔组织,除衬附于骨髓腔面以外,也衬附在哈弗管内及松质骨的骨小梁表面。骨内膜细胞具有一定的成骨和造血功能。成年后的骨内膜细胞呈不活跃状态,但有骨损伤时,可恢复其成骨功能。

（二）骨质

骨质分为骨密质和骨松质。

1. 骨密质（compact bone） 骨密质的骨板排列十分致密而规则,肉眼不见腔隙。在骨干,根据骨板的排列方式不同可分为环状骨板、骨单位和间骨板。

（1）环状骨板（circumferential lamellae）：是指环绕骨干内外表面排列的骨板，分别称为内环骨板和外环骨板。外环骨板在骨表层，由数层到十多层骨板组成，比较整齐地环绕骨干平行排列，表面由骨外膜覆盖。骨外膜中的小血管横穿外环骨板深入骨质中，贯穿外环骨板的血管通道称福克曼管，其长轴与骨干长轴垂直。内环骨板靠近骨干的髓腔面，由少数几层骨板构成，表面衬以骨内膜，也有福克曼管穿行，管中小血管与骨髓血管连通。

（2）骨单位（osteon）：又称哈弗系统（Haversian system），是骨干骨密质的主要部分，介于内外环骨板之间，为圆筒状结构，与骨干的长轴平行，其中央有 1 条细管称为哈弗管，其内含有 1～2 条血管，围绕哈弗管有 4～20 层骨板呈同心圆排列，哈弗管与其周围的骨板层共同组成骨单位，即哈弗系统。哈弗管借着横行或斜行的福克曼管相连通，血管从骨内膜，少数从骨外膜，经由福克曼管进入骨，与哈弗管内的血管相通。在哈弗管内还可见到细的神经纤维与血管相伴行。此外，骨单位的表面都有 1 层黏合质，为 1 层骨盐较多而胶原极少的骨基质。在横断的骨磨片上，这层黏合质呈折光较强的骨单位轮廓线，称黏合线，伸向骨单位表面的骨小管，都在黏合线范围内折返，不与邻近骨单位的表层骨小管通连，而骨单位最内层的骨小管末端开口于哈弗管。

（3）间骨板（interstitial lamella）：是填充于骨单位之间的一些不规则平行骨板。它是长骨发生过程中，骨改建时未被吸收的原有骨单位或内、外环骨板的残留部分。

2. 骨松质（spongy bone）　骨松质的骨小梁也由骨板构成，但结构简单，层次较薄，一般不可见骨单位，而仅由多角形骨板小块镶嵌形成。血管较细或缺如，骨板层间也无血管。骨细胞的营养经骨内膜表面由微细的骨小管弥散而来，这些骨小管互相连接骨陷窝，并延展到骨内膜表面。

（三）骨髓

骨髓充填于骨髓腔和松质间隙内。胎儿和幼儿的骨髓内含发育阶段不同的红细胞和某些白细胞，称红骨髓，具有造血功能。5 岁以后，长骨骨干内的红骨髓逐渐被脂肪组织代替，呈黄色，称黄骨髓，失去造血活力。但慢性失血过多或重度贫血时，黄骨髓可转化为红骨髓，恢复造血功能。而在椎骨、髂骨、肋骨、胸骨、肱骨和股骨的近侧端松质骨内，终生都是红骨髓，因此，临床常选髂后上棘等处进行骨髓穿刺，检查骨髓象。

二、骨组织的组成

骨组织由数种细胞成分和大量钙化的细胞间质（又称骨基质）组成。

（一）骨组织的细胞成分

骨组织的细胞成分包括骨祖细胞、成骨细胞、骨细胞和破骨细胞。只有骨细胞存在于骨组织内，其他 3 种细胞均位于骨组织边缘。

1. 骨祖细胞（osteoprogenitor cells）　骨祖细胞是骨组织中的干细胞。细胞呈梭形，胞体小，核卵圆形，胞质少呈弱嗜碱性。骨祖细胞存在于骨外膜及骨内膜内层及中央管内，靠近骨基质面。在骨生长发育时期，或成年后骨的改建或骨组织修复过程中，可分裂增殖并分化为成骨细胞。

2. 成骨细胞（osteoblast）　成骨细胞由骨祖细胞分化而来，较骨祖细胞大，呈矮柱状或立方形，带有小突起。核大而圆、核仁清楚。胞质嗜碱性，含有丰富的碱性磷酸酶（alkaline phosphatase，ALP）。电镜下，细胞质内可见大量粗面内质网、游离核糖体和发达的高尔基复合体，线粒体亦较多。当骨生长和再生时，成骨细胞于骨组织表面规则排列成 1 层，并向周围分泌基质和纤维,逐渐包埋于其中,形成类骨质,有钙盐沉积则变为骨组织,此时细胞内的合成活动停止,胞质减少,胞体变形,成为骨细胞。

3. 骨细胞(osteocyte)　骨细胞为扁椭圆形多突起细胞,核亦扁圆、染色深。胞质呈弱嗜碱性。电镜下,胞质内仅有少量溶酶体、线粒体和粗面内质网,高尔基复合体亦不发达。骨细胞夹在相邻两层骨板间或分散排列于骨板内。相邻骨细胞突起之间有缝隙连接。在骨基质中,骨细胞胞体所占据的椭圆形小腔,称为骨陷窝,其突起所在的空间称骨小管。相邻骨陷窝借骨小管彼此通连。骨陷窝和骨小管内均含有组织液,骨细胞从中获得营养并向其中排出代谢产物。

4. 破骨细胞(osteoclast)　破骨细胞由多核巨细胞组成,直径约 $100\mu m$,有 $2\sim50$ 个核。破骨细胞数量较少,多位于骨组织被吸收部位所形成的陷窝内。电镜下,破骨细胞靠近骨组织面有许多高而密集的微绒毛,形成皱褶缘,其基部的胞质内含有大量溶酶体和吞饮小泡,泡内含有小颗粒钙盐结晶及溶解的有机成分。皱褶缘周围有环形胞质区,其中只含微丝,其他细胞器很少,称为亮区。亮区细胞膜平整,紧贴于骨组织表面,恰似 1 道围墙在皱褶缘周围,使封闭的皱褶缘处形成一个微环境。破骨细胞可向其中释放多种蛋白酶、碳酸酐酶和乳酸等,溶解骨组织。

(二) 骨基质

骨基质即骨钙化细胞间质,由有机成分和无机成分构成。

1. 有机成分　包括胶原纤维和无定形基质,约占骨干重的35%,由骨细胞分泌形成。

有机成分的95%是胶原纤维,主要由Ⅰ型胶原蛋白和少量Ⅴ型胶原蛋白构成。无定形基质含量只占5%,呈凝胶状,化学成分为糖胺多糖和蛋白质的复合物。糖胺多糖包括硫酸软骨素、硫酸角质素和透明质酸等。而蛋白质成分中有些具有特殊作用,如骨黏连蛋白可将骨的无机成分与骨胶原蛋白结合起来;骨钙蛋白是与钙结合的蛋白质,与骨的钙化及钙的运输有关。有机成分使骨具有韧性。

2. 无机成分　主要为钙盐,又称骨盐,约占骨干重的65%。主要成分为羟基磷灰石结晶$[Ca_{10}(PO_4)_6(OH)_2]$。电镜下可见骨的羟基磷灰石晶体呈针状或长条状结晶,它们位于基质内胶原纤维物质的表面及内部,并不是杂乱无章地分布,而是沿纤维长轴,以 $60\sim70nm$ 的间隔规律地复现。骨胶原纤维的抗压性和弹性较差,而羟基磷灰石结晶易碎,但两者有规律地结合在一起,使骨具有独特的硬度和韧性,从而使骨组织获得坚强的机械性能。

成熟骨组织的骨基质均以骨板形式存在,即胶原纤维平行排列成层并借无定形基质黏合在一起,其上有骨盐沉积,形成薄板状结构,成为骨板。同一层骨板内胶原纤维平行排列,相邻两层骨板内的纤维方向互相垂直,类似于多层木质胶合板,这种结构形式,能承受多方压力,增强了骨的支持力。

由骨板逐层排列而成的骨组织称板层骨。成人的骨组织几乎都是板层骨。按骨板的排列形式和空间结构不同而分为骨松质和骨密质。骨松质构成扁骨的板障和大部分长骨骨骺;骨密质构成扁骨的皮质、大部分长骨骨干和骨髓的表层。

三、骨的发生

骨的发生(osteogenesis)方式有 2 种,一种是膜内成骨(intramembranous ossification),即在间充质增殖形成的原始结缔组织膜内成骨;另一种是软骨内成骨(endochondral ossification),即在间充质分化形成的软骨雏形内成骨。虽然这 2 种骨发生的方式不同,但成骨的过程基本一致,都表现为骨组织的形成和骨组织的溶解吸收两个方面,通过两者相辅相成密不可分的活动,才能完成骨的成形与改建。

（一）膜内成骨

颅骨的某些扁骨（额骨、顶骨、枕骨和颞骨）、上颌骨和下颌骨、短骨的生长和长骨的增粗都是由膜内成骨形成的。

在将要成骨的结缔组织层内,血管增生,间充质细胞增殖、密集,形成含血管网的原始结缔组织膜,膜内某些血管网眼中的间充质细胞首先分化,形成许多成骨细胞群,成骨细胞合成并排出细胞间质的有机成分,形成类骨质,类骨质钙化形成原始骨组织。这些最早骨化的部位(称骨化中心)将继续向周围骨化。原始骨组织由细针状或薄片状骨针或骨小梁组成,骨小梁逐渐连成网,形成海绵状的原始松质骨,其网眼内有毛细血管及与血管伴行的原始结缔组织,后者又不断提供成骨细胞,新的成骨细胞总是排列在骨小梁表面,继续为骨小梁增添新的骨质,于是形成的骨小梁不断增多,骨的体积不断增大。因骨小梁外表面骨的形成皆超过骨的吸收,因而产生密质骨。此外,不发生骨化的结缔组织层形成膜内成骨的骨内膜和骨外膜。

（二）软骨内成骨

人体的四肢骨、盆骨、脊柱骨和部分颅底骨都以软骨内成骨的方式形成。这种骨发生的过程较复杂,它包含着软骨的生长和退化、骨的生长和骨组织的重建等。

1. 软骨雏形形成 间充质细胞在形成骨处增殖、密集,分化为骨祖细胞,部分分化为成软骨细胞,并进一步分化为软骨细胞,分泌软骨基质,在软骨周围则形成软骨膜,这样形成的软骨雏形很小,但初具骨的外形。

2. 软骨周围骨化 类似膜内骨发生过程,发生在软骨雏形的中段,软骨膜内层的骨祖细胞分化为成骨细胞,在软骨表面产生类骨质,再逐渐钙化为骨质。这种在软骨膜深部形成的骨质包绕软骨,称为骨领,是最早出现的成骨区。骨领出现后,此处的软骨膜即为骨膜,其内层的骨祖细胞不断向骨领表面形成新的成骨细胞和添加类骨质,使骨领增厚,同时向两端延伸,以后逐渐改建成骨干的密质骨。

3. 软骨内骨化 在骨领形成的同时,被骨领包围的软骨开始退化,软骨细胞肥大,基质钙化,骨膜的血管及骨祖细胞和破骨细胞穿越骨领及钙化的软骨基质,进入软骨中央,破骨细胞继续分解吸收退化的软骨,形成许多不规则的隧道,即原始骨髓腔。成骨细胞则在残留钙化的软骨基质表面开始形成原始的骨小梁,继而在软骨内出现了初级骨化中心。初级骨化中心的软骨成骨由骨中段向两端替换,同时骨领也不断增长增厚,从而形成骨干。破骨细胞又不断吸收骨干中央的骨小梁,使许多原始骨髓腔融合为 1 个大骨髓腔。

骨的发生和生长过程很长,在长骨的两端又先后出现次级骨化中心,其发生过程与初级骨化中心相似,呈辐射状扩大,在骨端形成骨骺。在骨骺与骨干之间暂时保留一软骨称骺板,它是长骨增长的基础,骨增长主要通过骺板软骨向两端增长,故又称为生长板。骺板内的幼稚软骨细胞不断增殖、生长,分泌软骨基质,形成基质钙化。与此同时,初级骨化中心不断向两端扩展,破骨细胞分解钙化的软骨,成骨细胞形成类骨质并钙化。

四、骨的生长、改建与修复

已形成的骨组织不断生长和改建,以适应所有部位功能上的需要,颅骨生长主要是由骨缝间和骨外膜形成骨组织,同时在骨内面发生骨质吸收,为适应脑的生长,颅骨形成大小适宜的颅盖骨。

长骨的生长过程较为复杂,其增长主要由于骺板的成骨作用,增粗是由于骨表面的骨外膜形成外环骨板所致,同时在骨的内表面,骨组织被吸收,使得骨髓腔扩大。一旦骺板的软骨停止生长,就骨化变为骨组织,这个过程发生在20岁左右,以后骨就不再增长,但还可能增粗,一般25~30岁时停止增粗。

在骨发生的过程中,随着骨的增长和增粗,每个骨的形状都需经过不断改建才能与身体的生长和体形相适应。最初形成的原始骨小梁,纤维排列较乱,骨细胞较多,支持性能较差,经多次改建后才有整齐的骨板,骨单位也增多,骨小梁依照张力和应力线排列,以适应机体运动和负重。骨的改建贯穿机体一生,幼年时骨的生成大于吸收,成年时渐趋于平衡,而老年时骨质吸收大于生成,骨质变得疏松,其坚固性与支持力也减弱。

骨折时,局部血管断裂造成局部出血,形成血块,骨折附近的骨基质破坏和骨细胞死亡。修复时,血块被肉芽组织机化,肉芽组织变为致密的纤维结缔组织,然后两断端间和髓腔内的纤维组织逐渐转化为纤维软骨痂,软骨细胞增生,经钙化而骨化,即软骨内成骨。同时骨折周围的骨外膜和骨内膜发生反应,其中的成纤维细胞大量增殖,并且骨外膜深层和骨内膜的骨祖细胞增殖分化为成骨细胞,成骨细胞在断端的内、外形成的骨样组织逐渐钙化而形成新骨,即膜内成骨。这样经过一段时间后,修复过程中形成不规则未成熟的骨小梁,暂时把断端连接起来,形成骨痂,其中膜内成骨形成内骨痂和外骨痂,软骨内成骨形成环状骨痂和腔内骨痂。最初形成的原始骨痂由排列不规则的骨小梁组成,欠牢固,但随着肢体的活动和负重,应力轴线上的骨痂,不断得到加强和改造,而应力轴线以外的骨痂,则逐步被清除,使原始骨痂逐渐改造为永久骨痂,后者具有正常骨结构,同时骨髓腔再通,恢复其原形,这样骨的结构便恢复原状。

五、影响骨生长发育的因素

影响骨生长发育的因素很多,如遗传因素、母体的营养和健康状况、激素、营养、维生素、物理因素、气候、环境及社会因素等。

(一)激素对骨生长发育的影响

骨的生长发育受多种激素影响,包括生长激素、甲状旁腺激素、降钙素、甲状腺素和性激素等,其中前3种激素作用十分重要。

一般认为生长激素能刺激骺软骨细胞分裂。甲状腺素能促使骺板软骨细胞成熟、肥大和退化死亡,还能促进骨骼中钙的代谢。甲状旁腺素的活动则通过反馈机制调节血钙水平,当血钙水平下降时,可刺激甲状旁腺素分泌增加。甲状旁腺素对骨的作用有4个方面:①活化破骨细胞;②活化骨生成细胞;③抑制成骨细胞;④抑制破骨细胞向成骨细胞转化。其结果是破骨细胞增多,成骨细胞减少,致使骨吸收增加,使血钙增高,而骨形成则受抑制。降钙素对骨的作用是:①促进破骨细胞向成骨细胞转化,减少破骨细胞数量,并降低其活性,同时阻碍骨组织的溶骨作用;②刺激大量骨祖细胞分化为成骨细胞;③抑制成骨细胞向破骨细胞转化,抑制骨吸收,促进骨生成,使血钙水平降低。此外,性激素具有促进骨细胞合成代谢的作用,与骨的生长和成熟也有关。

(二)骨生长因子对骨生长发育和愈合改建的影响

骨的再生和修复需经历一系列复杂的过程。在此过程中,生长因子通过调控细胞活动的序贯作用十分关键。多数生长因子是由成骨细胞产生并分泌到胞外基质中,通过自分泌和旁分泌作用影响成骨。目前已知许多与骨修复有关的生长因子,包括骨形态发生蛋白(bone morphogenetic protein,BMP)、转化生长因子(transforming growth factor beta,TGF-β)、血小板源性生长因子(platelet-derived factor,PDGF)、胰岛素样生长因子(insulin-like growth factor,IGF)、成纤维细胞生长因子(fibroblast growth factor,FGF)等。通常存在于骨基质中,当骨改建或创伤发生时被释放出来,在骨修复过程中调节骨的生长。

骨的代谢和改建过程中存在骨吸收和骨形成两个方面。生长因子通过各自不同的作用机制,始终严格调控这2个方面,使其达到平衡。如,TGF-β 被释放后,立即产生其生物学效应,抑制破骨细胞活动,减少骨继续吸收。BMP 诱导骨细胞分化。其他生长因子,如 IGF 和 TGF-β 共同刺激邻近骨膜的骨祖细胞分裂增殖。随后,PDGF 和 TGF-β 激活成骨细胞的趋化作用,使其迁移到骨吸收部位,开始合成骨基质,同时通过自分泌和旁分泌调节生长因子浓度。正是通过这种激活-诱导-趋化-反馈机制,使骨得以增长和改建。

(三) 维生素对骨生长发育的影响

对骨生长发育影响的维生素主要是维生素 A、维生素 C、维生素 D 等。其中维生素 A 可影响骨的生长速度,它能协调成骨细胞和破骨细胞的活动能力,可维持骨的正常生长和改建。此外,维生素 A 缺乏还可影响骺板中软骨细胞的发育,使骨生长迟缓,但若维生素 A 过量时,破骨细胞特别活跃,骨因过度侵蚀而易折断,若骺板因侵蚀而变窄或消失,则骨的生长停止。维生素 C 能影响成骨细胞分裂增殖,并与成骨细胞合成胶原和有机质的功能直接有关,从而对骨的生长发育产生影响。维生素 D 能促进小肠对钙、磷的吸收,提高血钙和血磷水平,有利于类骨质的钙化,在年幼的动物骺板内软骨矿化和规律性生长需要维生素 D。

(四) 物理因素对骨生长发育的影响

一些物理因素如机械应力可刺激骨形成。实验表明,在压力作用下,破骨细胞受到活化,并向成骨细胞转化,在一定阈值内,压力越大,骨吸收也越强,越有利于骨形成;微电流能刺激成骨活动,用不同材料或不同形状的电极以不同强度的电流刺激骨细胞时,虽然产生的效果有差异,但均能促进骨的生长和修复。此外,激光、紫外线、超声波等对骨生长也有促进作用。

第二节 生长因子与骨再生

促进骨再生的机制主要有3种:①骨发生:指移植物携带的细胞能在移植骨区形成新骨;②诱导成骨:指移植物的生物活性物质能诱导宿主间充质细胞聚集,并分化为成骨细胞,进而形成新骨;③传导成骨:指移植物能提供支架结构引导血管和成骨细胞长入移植物形成新骨。诱导成骨和传导成骨是骨再生修复的生物学基础。

一、骨生长因子及其生物学特性

骨生长因子是由细胞分泌的蛋白质或多肽类分子,是影响骨再生修复的主要因素,通过促进骨祖细胞的趋化、募集、增殖、分化,骨基质的合成改建以及血管的再生等活动,对于骨再生起着核心调控作用。骨组织是一个庞大的生长因子库,目前已知的骨生长因子主要有包括 BMP 在内的 TGFs 家族、FGF、PDGF、VEGF、IGF 等。不同生长因子作用于骨形成的不同阶段,根据其生物学特性可分为4类:①促进靶细胞趋化、增殖和分化,如 BMP、TGF-β、bFGF、PDGF、VEGF 和 IGF;②促进靶细胞内基质合成,如 BMP、IGF;③与血管生成有关,包括

bFGF、VEGF、PDGF；④偶联骨形成和骨吸收，包括 TGF-β、IGF。

（一）骨形态发生蛋白

骨形态发生蛋白是 1965 年由美国学者 Urist 等发现并命名，是最早被发现的具有诱导骨形成作用的活性蛋白，也是目前已知的活性最强、唯一能单独促进干细胞向骨细胞分化的生长因子。BMP 是广泛存在于骨基质中的疏水性酸性糖蛋白，现已分离和纯化出 20 余种，以 BMP-2 和 BMP-7 促进骨再生的作用最强。2002 年，美国 FDA 批准了 BMP-7 应用于临床。

大量研究证实，BMP 是唯一能诱导异位成骨的生长因子，在骨修复、再生方面发挥重要作用。BMP 通过自分泌和旁分泌在细胞和细胞间质间传递信息，调节细胞分化和增殖。骨祖细胞分化期间 BMP 可明显增加 I 型胶原、ALP、骨钙蛋白、骨桥蛋白、VEGF 及 PDGF 的 mRNA 表达，刺激成骨细胞分化、骨基质蛋白形成和矿化、血管发生和软骨形成。BMP 无种属特异性，具有跨种诱导成骨的能力，可刺激 DNA 合成和细胞复制，但对于分化后的细胞无刺激作用。此外，BMP 也可诱导肌源性细胞向骨及软骨细胞分化。

（二）转化生长因子 β

转化生长因子 β 是一族具有多种功能的蛋白多肽，由两个分子质量均为 12.5kD 的亚基经二硫键联结而成，广泛存在于动物正常组织细胞及转化细胞中，在骨组织和血小板中的含量最为丰富。TGF-β 具有广泛的生物学活性及多种调节功能，能促进成骨细胞增殖分化，促进成纤维细胞分泌 FN 和胶原，并抑制破骨细胞的活性，对骨细胞的生长、分化和免疫功能都有重要调节作用。TGF-β 是损伤反应过程中的重要生物递质，TGF-β1 是重要的亚型之一，可诱导原始的间充质干细胞分化形成软骨组织，同时具有促进软骨细胞增殖和成熟的作用，在骨组织中含量最为丰富。

TGF-β 是目前所知在骨代谢中作用最复杂和多样的生长因子，低剂量时对成骨细胞增殖具有促进作用，高剂量时则有抑制作用。不同种属间的 TGF-β 具有高度同源性。TGF-β 在骨生成各阶段、骨改建修复及骨折愈合过程中均具有十分重要的作用。目前对其精确的作用机制仍不十分了解，有待进一步研究。

（三）成纤维细胞生长因子

成纤维细胞生长因子是一种对中胚层和神经外胚层细胞具有促有丝分裂作用的多肽类生长因子，对胚胎发育及骨、软骨的修复起重要作用。FGF 家族有多个成员，其生物活性十分广泛，几乎可刺激所有的间充质细胞。目前研究最多的是 FGF-1 和 FGF-2，根据等电点的不同，FGF-1 又称为酸性成纤维细胞生长因子（aFGF），FGF-2 又称为碱性成纤维细胞生长因子（bFGF），它们均通过自分泌和（或）旁分泌方式在组织修复中发挥重要作用，两者的生物效应基本相同。

FGF 主要通过蛋白激酶 C 信号通路促进骨祖细胞及成骨细胞增殖，并调节成骨细胞黏附，FGF 不仅在骨损伤初期促进新生骨痂形成，还在骨痂改造塑型期介导骨吸收，在骨改建的过程中发挥重要作用。另外，FGF 还有很强的促进新生血管形成的作用。

（四）胰岛素样生长因子

胰岛素样生长因子家族由 2 种相关的多肽组成，主要有 IGF-1 和 IGF-2 两类，分别为含有 70 个和 67 个氨基酸残基的单链多肽。IGF 在骨基质中含量丰富，是一种调节骨细胞功能的重要骨生长因子。IGF-1 和 IGF-2 都能促进成骨细胞的增殖和基质合成。其中 IGF-1 是骨生成的强刺激因子，可诱导间充质细胞转化，调节破骨细胞和成骨细胞分化，从而调控骨组织的改建。IGF-2 由成骨细胞合成，通过自分泌或旁分泌调节骨发育，对成骨细胞代谢具有重要调节作用。IGF-2 能有效促进骨细胞的有丝分裂和成骨细胞的功能分化,增强 ALP 的活性和钙盐沉着,对骨骼体积增大及长度延长起重要作用。

(五) 血小板衍生生长因子

血小板衍生生长因子分子质量为 28kD ~ 31kD,是一种骨细胞促分裂素及成骨细胞趋化因子,具有刺激骨细胞 DNA 和蛋白质合成,促进骨形成细胞迁移募集、分裂增殖、分化的作用。PDGF 还可刺激内皮细胞有丝分裂,促进移植区毛细血管生长,而且可使成骨细胞趋化增殖并且增加胶原蛋白合成。

(六) 血管内皮细胞生长因子

血管内皮细胞生长因子为一类糖蛋白,其单体分子质量为 18 ~ 24kD,总蛋白分子质量为 34 ~ 46kD。由于编码 VEGF mRNA 的剪切方式不同,VEGF 共有 5 种存在形式,即 VEGF121、VEGF165、VEGF189、VEGF206 及 VEGF145。各种 VEGF 的活化形式是通过二硫键连接的同源二聚体。VEGF 中研究最多的是 VEGF121 和 VEGF165,它们以可溶性蛋白形式存在,能分泌到细胞外。VEGF 是一种特异作用于血管内皮细胞的多功能细胞因子,与内皮细胞的 flt1 和 flk1 受体具有高度亲和力。VEGF 通过受体的作用,一方面促进微血管内皮细胞增殖、迁移;另一方面促使微血管通透性增加,使血液中的大分子物质,如纤维蛋白原等,进入细胞外基质中,形成纤维蛋白凝胶,作为暂时性基质允许和支持新生血管和基质细胞的内向性生长。

VEGF 诱导成骨细胞迁移,增加甲状旁腺激素刺激的 cAMP 反应,增加 ALP 活性,同时成骨细胞自身可合成 VEGF。前列腺素 E_1、前列腺素 E_2、$1,25\text{-}(OH)_2Vit\ D_3$ 及 IGF-1 能增加成骨细胞的 VEGF 的 mRNA 表达,说明这些因子可能通过诱导血管再生作用加速骨折愈合。

(七) 肿瘤坏死因子

肿瘤坏死因子(tumor necrosis facto,TNF)是一种糖蛋白的低聚物,有 TNF-α 和 TNF-β 两种性质相同、分子结构各异的形式,它们共同作用于同一受体。TNF 分子质量为 39 ~ 70kD,主要由巨噬细胞产生,主要功能在于特异性地抑制肿瘤细胞增殖,杀死肿瘤细胞,它与干扰素具有协同的抗癌作用而又不影响正常细胞生长、分化与代谢。

TNF-α 可刺激培养的成骨细胞和骨组织合成 DNA 和前列腺素 E2、TNF-α 和 TNF-β,可抑制胶原和骨钙素的合成以及 $1,25\text{-}(OH)_2Vit\ D_3$ 刺激 ALP 活性。此外 TNF-α 还可抑制成纤维细胞合成胶原和软骨细胞合成蛋白多糖,但它可刺激 I 型胶原 mRNA 表达,说明 TNF-α 对胶原的合成抑制作用受翻译后产物调节。

(八) 白细胞介素-1

白细胞介素-1(IL-1)在体内可由多种细胞产生。现已知有 2 种 IL-1 分子,分别为 IL-1α 和 IL-1β。在大部分组织中,IL-1 以自分泌或旁分泌的方式发挥作用。IL-1 诱发的生物效应多通过其他激素或因子的介导而产生作用。IL-1 可刺激靶细胞产生促肾上腺皮质激素、前列腺素 E_2、集落刺激因子、IL-6 及中性粒细胞趋化因子。

成骨细胞上存在 IL-1 受体,IL-1 对骨形成和骨吸收均有作用。IL-1 对分化不全的成骨细胞 DNA 合成,细胞增殖、胶原合成以及 ALP 在成骨细胞内的表达有促进作用,对分化成熟的成骨细胞则起抑制作用。另外,IL-1 能促进成骨细胞表达整合素(integrin)α2β1、α5β1 的 mRNA,增加成骨细胞与细胞外基质中 I 型胶原和纤连蛋白的黏附力,促进骨形成。同时,IL-1 还是破骨细胞进行骨吸收的重要调节因子,作用于成骨细胞并诱导其产生 IL-1、集落刺激因子等破骨细胞活化因子,使处于前体状态的破骨细胞分化为成熟的破骨细胞,参与骨吸收。

二、生长因子的作用机制

细胞间通信及细胞内信息传递是机体实现自我调节及多种生命过程的重要方式。细胞产生的各种信号蛋白分子(包括激素、生长因子等)作用于各自靶细胞的相应受体,引发出一系列级联反应,最终产生生物效应。随着诸多生长因子的发现和对它们结构、功能的进一步认识,学者们对它们激活受体后引发最终生物学效应的中间环节进行了大量研究,目前认为ras通路和JAKs-STATs途径是生长因子主要的信号传导通路。

(一) ras通路

大多数生长因子受体本身具有酪氨酸激酶活性,构成所谓的酪氨酸激酶受体家庭。酪氨酸激酶受体包括胞外段、跨膜区及胞内段3部分,胞外段含有供生长因子特异性结合的位点,而胞内段则具有酪氨酸激酶活性,当生长因子与胞外段结合后导致受体蛋白寡聚化,受体蛋白自身的酪氨酸残基发生磷酸化后,便具有催化其他蛋白磷酸化的特性,通过中介分子活化癌基因 ras 编码的 Ras 蛋白,它又进一步活化其底物,实现生长因子的最终生物效应。由于 Ras 蛋白为多种生长因子信号传递过程所共有,因此称 ras 通路。向细胞内注射微量ras 抗体可抑制酪氨酸激酶受体所介导的 DNA 合成;另外 ras 基因位点的突变也能阻断EGF、FGF、PDGF 等诱发的 DNA 合成。

(二) JAKs-STATs途径

一部分生长因子受体缺乏内在酪氨酸激酶活性,这类受体的信号传递是借助细胞内另一类具有酪氨酸激酶活性的蛋白质 JAKs,又通过激活信号转导子和转录激活子 STATs 家族来完成的,同时 JAKs 最终实现基因的转录调节,因此称为 JAKs-STATs 信号转导途径。

生长因子在骨代谢过程中起极其重要的调节作用,通过自分泌和旁分泌的生长因子调节代谢活动,成骨和破骨这对矛盾处于动态平衡中,使骨组织的结构和功能与外界环境相适应。但骨组织是一个庞大的生长因子库,任何时候骨细胞的微环境中都存在多种生长因子,任何单一的生长因子都不能完善地调节骨代谢。不同的生长因子可能作用于骨代谢的不同阶段,并且相互间可能存在协同或抑制效应。

三、生长因子的协同作用

骨再生是一个复杂的过程,是在多种生长因子相互作用的网络调节下实现的。单一使用某一种生长因子刺激骨形成,不一定能获得有意义的结果,因为即使这种生长因子能启动骨形成,也不一定最终修复骨折。研究骨生长因子之间的相互作用对进一步阐明骨形成、发生机制、生长因子优化组合及临床应用等方面都有积极意义。

(一) PDGF与IGF的协同作用

PDGF 能使处于静止期的细胞转变为具有复制 DNA 潜能的细胞,而 IGF 则可在此基础上,使细胞通过 G_0、G_1 期进入 S 期进行 DNA 复制,进而发生有丝分裂。骨生长因子通过丝氨酸/苏氨酸激酶的激活促进骨的增殖分化,而丝氨酸/苏氨酸激酶的激活与 IGF-1 受体有密切关系。PDGF 与 IGF-1 联合使用可以提高 IGF-1 受体活性,两者联合有利于骨的增殖。

(二) VEGF与BMP的协同作用

VEGF 能特异性作用于血管内皮细胞,促进细胞增殖和血管生成。BMP 可以上调 VEGF的表达,而 VEGF 又通过促进局部血管增生和成骨细胞分化,参与 BMP 的诱导成骨,两者联合应用有良好的协同作用。

（三）BMP与TGF-β的协同作用

BMP能使具有成骨潜能的间充质细胞向骨或软骨细胞分化的作用,但对于已成熟的骨和软骨细胞基本无促增殖作用。而TGF-β一方面可促进成骨细胞增殖,刺激骨和软骨细胞合成胶原和基质蛋白,另一方面TGF-β可抑制破骨细胞形成和已存在的破骨细胞的活动。BMP与TGF-β协同作用时,TGF-β可以增强BMP-2诱导成骨中Ⅰ、Ⅱ型胶原mRNA及ALP的表达。但由于BMP属TGF-β超家族成员,在结构上与TGF-β有一定相似性,从而相互竞争受体,可能出现一定的时间-效应错位。TGF-β促进成骨细胞增殖,BMP促进成骨细胞分化,它们在不同时期各自发挥对成骨细胞增殖和分化的影响。

（四）BMP与FGF的协同作用

FGF是促进有丝分裂的重要因子,也是形态发生和分化的诱导因子,对中胚层及神经外胚层来源的细胞都有强烈的促有丝分裂作用,此外还具有刺激血管生长、软骨修复及骨折愈合等广泛的生物学效应。BMP/bFGF有良好的协同作用,bFGF促进血管生成并长入移植骨和促进细胞增殖的作用是加速新骨形成的决定因素,可弥补单一使用BMP的不足。

（五）富血小板血浆

富血小板血浆(platelet rich plasma,PRP)是全血经过浓集、分离得到的提取物,主要含大量纤维蛋白原、高浓度血小板及其脱颗粒后产生的高浓度的各类生长因子,天然比例的高浓度生长因子通过网络化的调节发挥协同作用。PRP来源于自体血浆,排除了疾病传播及免疫排斥的可能,且取材方便,作用持久。PRP中含有高浓度生长因子,如PDGF、TGF-β、IGF、EGF和VEGF等。经酶联免疫吸附试验证实,除IGF以外,其余4种生长因子的浓度约为体内正常浓度的3~8倍。PRP通过多种生长因子协同作用,促进成骨细胞和间充质细胞增殖,增加细胞外基质合成,提供利于成骨的微环境,在各种动物以及临床试验中显示了良好的促进骨缺损修复的特性。

第三节　细胞工程骨的种子细胞

成骨细胞是组织工程骨的关键细胞,成骨细胞合成分泌Ⅰ型胶原,并在Ⅰ型胶原上形成钙、磷结晶,完成骨基质的矿化过程,自身最终包埋在骨陷窝中,转变为骨细胞。

一、成骨细胞的组织来源

成骨细胞的组织来源主要有骨髓、骨膜及颅顶骨、髂骨等的松质骨。随着细胞培养技术的提高,现已可从各种动物及人的胚胎、幼年及成年个体中培养出相应的成骨细胞。

骨髓由造血系统和基质系统两部分组成,成骨来源于基质系统中的干细胞。骨髓基质系统来源的干细胞具有多向分化潜能,可分化为成纤维细胞系、网状细胞系及成脂肪细胞系、成骨细胞系等。骨髓基质系统来源的干细胞数量稀少,体外培养时呈克隆生长。

外骨膜的生发层紧邻骨外表面,纤维成分少,排列疏松,血管和细胞丰富,有成骨能力。其细胞成分有骨祖细胞、成骨细胞和血管内皮细胞。松质骨含多种细胞成分,以骨陷窝中的骨细胞为主,这些骨细胞可分为:①失活骨细胞;②溶骨性骨细胞;③成骨性骨细胞;④仅有骨细胞残骸的空陷窝。其他尚有骨内膜的成骨细胞及骨髓间充质干细胞。来源于松质骨的成骨细胞,一方面来源于成骨性骨细胞的去分化;另一方面来源于骨内膜成骨细胞及骨髓间充质干细胞。

二、不同来源成骨细胞的培养方法

骨髓间充质干细胞采用骨穿刺抽吸骨髓或去除骨端冲洗出骨髓,离心后取细胞进行培养。造血干细胞呈悬浮生长,随换液而被去除。巨噬细胞随传代而消失,经过传代后只剩下间充质干细胞。间充质干细胞为条件成骨细胞,在一定理化条件下可向成骨细胞方向转化。多数学者研究表明,维生素 C 和 β-磷酸甘油钠(β-glycerophyosphate,β-GP)为这种转化所需。维生素 C 为胶原合成所必需,还可调节 ATP 酶及 ALP 活性和蛋白合成,使用剂量为 50μg/ml。β-GP 可为成骨细胞功能活动提供磷离子,使用剂量为 10mmol/L。另外,地塞米松可诱导骨髓间充质干细胞向脂肪细胞和成骨细胞方向分化,加用 1,25-(OH)$_2$Vit D$_3$ 后则主要向成骨细胞方向转化,两者使用浓度均为 8~10mmol/L。此外,BMP 能有效地将骨髓中未分化的间叶细胞诱导为成骨细胞。

骨膜和松质骨来源的成骨细胞培养方法相似,有 2 种培养方法:一是组织块培养法,将骨膜及松质骨剪成 1mm×1mm×1mm 大小组织块,植入培养瓶,加入培养基和适当浓度的小牛血清,在 37℃、5% CO$_2$ 饱和湿度环境中培养。成骨细胞可从组织块边缘长出,细胞长满后去除组织块,用胰蛋白酶消化后作传代培养。二是酶消化培养法,就是利用酶将细胞从组织块中分离出来。具体方法为将骨膜、松质骨剪碎,加入 0.25% 胰蛋白酶消化 30 分钟去除表面杂细胞,0.1% 胶原酶 37℃环境中消化适当时间,收集细胞作培养。2 种培养方法都要注意去除成纤维细胞的污染,利用成纤维细胞比成骨细胞更易贴壁的特点,将收集的细胞接种到第 1 个培养瓶中 5~10 分钟,然后轻轻倾斜吸出培养液,再接种到第 2 个培养瓶,如此再反复处理 2~3 次,最后贴壁的细胞主要是成骨细胞。

三、成骨细胞的生物学特性

成骨细胞的主要功能是合成、分泌骨基质并促进基质矿化形成骨组织。成骨细胞分泌的基质从形态上可分为定形和无定形成分,前者主要是 I 型胶原,是钙盐沉着和细胞附着的支架。后者则包括骨结合素(osteonectin,ON)、骨钙素(osteocalcin,OC)、骨桥蛋白(osteopontin,OPN)、纤连蛋白及一系列生长因子。此外,成骨细胞还可通过基质小泡释放钙离子和 ALP 等酶类物质,钙离子在 ALP 作用下沉积在胶原纤维丝上,完成基质矿化过程。

体外培养的成骨细胞表现为增殖态和功能态 2 种相对状态,可发生交替,有相互依存关系,依顺序进入增殖期、胞外基质合成期及钙化期。增殖期的成骨细胞处于增殖态,细胞进行细胞质和细胞核的复制,完成有丝分裂,细胞一分为二,大量增加细胞的数目。基质合成期和钙化期的成骨细胞处于功能态。成骨细胞首先合成 I 型胶原,OC、ON、OPN 等胞外基质,并从基质小泡中释放出钙离子并在胞外基质上完成钙化,最终形成骨组织。其基因表达情况为:I 型胶原从增殖期开始表达,基质合成期达到高峰;ALP 是成骨细胞分化的早期标志物,基质合成期开始出现,钙化期达到高峰;OC 是成骨细胞分化成熟的标志,一般钙化早期开始表达,钙结节成熟后达到高峰。一般常用 I 型胶原、ALP、OC 作为成骨细胞的鉴定指标和功能状态的评价指标。

不同来源的成骨细胞生物学特性有一定差异。骨髓来源的成骨细胞属于干细胞来源,以增殖态为主;而松质骨、骨膜来源的成骨细胞以功能态为主,体外培养很容易形成钙结节,而间充质干细胞需要维生素 C、β-GP、地塞米松等诱导条件下才能形成钙结节,且含量少;间充质干细胞体内植入早期表达Ⅰ、Ⅲ型胶原,后期以Ⅰ型胶原为主,形成的结节边缘为骨组织,中心为软骨组织,且有造血骨髓;而松质骨、骨膜来源的成骨细胞体内植入时只形成骨组织,不形成软骨和造血骨髓。

构建组织工程骨对种子细胞有2个基本要求:一方面需要成骨细胞增殖能力强,经短时间体外培养可获得大量成骨细胞;另一方面还需要这些成骨细胞成骨能力强,植入体内能较快形成新骨代替支架材料。骨髓具有取材方便、对供体损伤较小、可反复抽吸等优点。

但骨髓间充质干细胞为条件成骨细胞,需要合适的诱导因子,且成骨量少,另一方面原代培养时获得的有效细胞数量较少,需较长时间的体外培养才能达到适宜的细胞数量。骨膜和松质骨来源的成骨细胞具有原代细胞数量多、易定向分化为成骨细胞、成骨能力强等优点。但取材对供体有创伤,来源受限,增殖能力不如骨髓间充质干细胞。总之,种子细胞的选择应根据实验条件和实验目的而定。

四、成骨细胞的细胞社会学特性

在体内环境中,成骨细胞在细胞外基质(extracellular matrix,ECM)中,与骨细胞、破骨细胞、血管内皮细胞等有广泛联系。

(一) 成骨细胞与细胞外基质的关系

组成ECM的成分是极其复杂和多样的,ECM的作用也非常重要。一方面细胞与ECM的黏附是细胞迁移、增殖、分化的基础,许多类型的正常细胞生长呈停泊依赖(anchorage dependence),当细胞-ECM的黏附作用被阻断时,细胞会从基质上脱落下来,停止生长,另一方面细胞-ECM的黏附还与胚胎发育、伤口修复、肿瘤转移、炎症反应等密切相关。

细胞与ECM的联系是由细胞膜上ECM的特异性受体整合素所介导,整合素一方面介导细胞-ECM及细胞-细胞间的黏附作用,另一方面具有信号转导功能,结合细胞外微环境与细胞内代谢活动,对细胞生长、代谢起重要调节作用。

整合素是由α、β 2个亚基组成的跨膜受体,是通过共价键结合形成的异二聚体。整合素介导的成骨细胞与ECM的黏附对成骨细胞的功能活动有重要的调节作用。成骨细胞的ECM包括有机和无机两种成分,无机成分主要为磷酸钙,结构与天然羟基磷灰石相似,基本分子式为$Ca_{10}(PO_4)(OH)_2$,钙:磷为2.15:1,主要作用是增强骨组织的力学强度。有机成分包括定形的Ⅰ型胶原和不定形的纤连蛋白、OC、ON、OPN等,对成骨细胞功能活动起重要调节作用。

Ⅰ型胶原为骨组织中主要的有机成分,是成骨细胞表型及基质钙化的基础。介导Ⅰ型胶原作用的整合素包括α1β1、α2β1、α3β1,其中α2β1起主要作用。已有大量研究证明Ⅰ型胶原及其受体系统调控着成骨细胞增殖和分化。

ECM与成骨细胞的密切关系要求构建支架材料时,不仅需要理想的力学强度,同时还要求支架材料在结构和功能上接近正常骨,为成骨细胞功能活动提供理想微环境,并通过Ⅰ型胶原、纤连蛋白等组分对成骨细胞的增殖、分化进行调控。

(二) 成骨细胞与血管内皮细胞的关系

成骨和血管化是不可分割的,成骨细胞总与血管床的内皮细胞紧密相邻,两者在功能上互相影响。血管内皮细胞可合成和分泌一系列可溶性调节介质,如FGF、IL-1、IL-6、集落刺激因子、内皮素及前列腺素等,这些因子具有控制成骨细胞聚集、增殖、分化等作用。

此外,内皮细胞来源于间充质,和骨髓紧密接触,与骨髓细胞具有共同的抗原,因而被认为可能直接分化为成骨细胞和造血干细胞而参与骨发育。另一方面,成骨细胞可分泌VEGF、FGF等促血管形成因子,作用于内皮细胞,促进血管形成。在骨髓造血微环境里,成骨细胞起中心作用,通过产生集落刺激因子促进造血干细胞和血管内皮细胞再生。

在构建组织工程骨时,如何实现其体内血管化是重要的关键技术(见文末彩图8-1)。一方面组织工程骨的快速血管化能为成骨细胞功能活动提供充足的营养成分,决定成骨量多少;另一方面只有实现了组织工程骨的血管化,组织工程骨才能演变为自体骨,在体内持久发挥生理功能。

(三) 成骨细胞与破骨细胞的关系

在体内环境中,成骨和破骨既对立又统一。成骨细胞的成骨可以不断形成新骨,而破骨细胞的破骨活动将对新骨进行不断改造,两者之间的动态平衡是使骨组织的结构和力学性能与环境相适应的根本保障。在这对矛盾中,成骨细胞是关键,一般认为破骨细胞的启动因子来源于成骨细胞,细胞因子、激素通过成骨细胞调节破骨细胞活力,从而调节骨吸收。另一方面破骨细胞也分泌一些细胞因子影响成骨细胞的功能活动。如破骨细胞可产生肝细胞生长因子,作用于成骨细胞,促进其迁移及DNA复制。

组织工程骨进行体内植入时,实现成骨与破骨这对矛盾的正负调控有着重要意义。在植入早期应该对成骨进行正调控,对破骨进行负调控,期望形成大量新骨,后期则反之,使组织工程骨上沉积的新骨不至于过量,同时尽早完成组织工程骨的改建,使其早日发挥生理功能。通过合理使用生长因子,构建适宜的ECM以及为组织工程骨提供三维力学环境,可实现这种正负调控。

(四) 成骨细胞与骨细胞的关系

在体内,成骨细胞产生ECM并实现ECM钙化,成骨细胞被埋于钙化基质中,最终转化为骨细胞。在一定条件下,骨细胞在自身ECM包埋中可转化为成骨细胞。两者相比,骨细胞ALP活性低,但甲状旁腺激素刺激的cAMP及OC、OPN、ON的表达强于成骨细胞,此外,骨细胞的机械应力感受能力比成骨细胞强,通过细胞膜上整合素与ECM紧密接触感受机械应力,引起胞内信号传递,最终将导致ALP活性及膜上的界沟变化,并通过界沟将信号传递到相邻成骨细胞,引起相邻成骨细胞发生相应变化。

根据成骨细胞的细胞社会学特点,理想的组织工程骨应具有以下特点:①包含无机和有机成分,力学性能类似于自然骨,同时可为成骨细胞提供最佳的胞外基质环境;②含有成骨细胞、血管内皮细胞等复合细胞成分,植入体内后成骨和血管化能够同步、快速完成;③通过合理使用生长因子和构建三维力学环境,对成骨和破骨进行正负调控。

第四节 细胞工程骨的支架材料

支架材料不仅具有连接和支持细胞的重要作用,而且调控着细胞形态、特异性黏附、增殖及定向分化等生物学行为,决定着组织工程骨移植后的修复质量和远期效果,在骨组织工程研究中占有重要地位。

理想的支架材料应具备以下条件:①良好的生物相容性;②足够的机械强度、良好的可塑性和骨传导性;③适度的生物可降解性,降解速度应与骨再生速度相匹配,降解产物不产生炎症反应和毒性反应;④特定的生物活性和良好的表面相容性,可在分子水平诱导特异性细胞应答;⑤良好的结构相容性,具有相互连通的孔隙,一定的孔隙率及特定的三维结构,有利于新骨长入和营养物质的输入以及代谢产物的排出。

一、复合支架材料

传统支架材料主要分为以下几类:①人工合成无机材料,如羟基磷灰石、磷酸三钙、生物活性玻璃等,这类材料具有良好的生物相容性、较好的力学性能和骨传导性,植入机体后有利于骨组织生长,但是这类材料在体内不能完全降解,质脆,易断裂;②人工合成有机高分子材料,主要有 PLA、PGA、PGA-PLA 共聚物、聚酸酐、聚己内酯、聚反丁烯二酸酯和聚甲基丙烯酸甲酯等,这类材料具有来源丰富、结构和性能可人为修饰和调控、易加工性、可塑性及可构建高孔隙率三维多孔支架等优点,缺点是机械强度低,降解速率无法与新骨形成速率相匹配,降解产物易引起无菌性炎症;③天然生物衍生材料包括胶原、纤维蛋白支架、藻酸盐、煅烧骨、脱钙骨基质等(文末彩图 8-2),其优点是生物相容性好,具有天然多孔隙结构,缺点是一致性和可修饰性较差。为了充分发挥各类材料的优势,弥补其不足,目前多采用结合多种材料制备复合支架的方法。如联合磷酸钙陶瓷与 PLA 制备复合支架,其中 PLA 可提高支架的韧性,增强力学性能,而磷酸钙陶瓷能缓冲 PLA 的酸性降解物。复合支架需要解决的关键问题是如何避免钙磷相与聚合物相之间的分离倾向,使两者达到良好的物理结合和化学结合。

二、支架材料的表面修饰

材料的表面相容性是指细胞与材料表面接触时产生相互反应的能力,其本质是细胞膜表面的受体与生物材料所提供的相应配体之间的分子识别过程,这与材料表面的成分、结构、拓扑结构、表面能、活性基团、蛋白质吸附、荷电状态及亲水疏水性等多种因素有关。改善材料的表面相容性需在明确细胞与材料表面相互作用的分子机制的前提下,对表面进行仿生分子设计,减少不必要的界面反应,使表面结构具有有序性和特定分子间的可识别性,并可对环境中的生化、力学等各种刺激信号做出响应。目前支架材料表面修饰的主要途径和方法包括:①通过物理和化学方法进行材料表面的净化、粗化、微孔化、亲水化、电极化处理。如超声处理纳米钛粉/PLGA 复合材料增加其表面粗糙度后,可明显促进与其复合培养的成骨细胞的黏附和生物活性。②通过光刻蚀法、微印刷技术、沉积法、烧结法、喷涂法等在材料表面形成特定结构。如通过微印刷技术在 PLGA 薄膜表面制造出不同浓度的小坑和不同宽度的小沟,将成纤维细胞与其复合培养,发现不同尺寸的小坑和小沟均可促进其表面细胞的黏附,但仅 150mm 宽的小沟可以明显促进细胞的增殖,这说明细胞对材料表面拓扑结构的反应具有选择性。③通过低温等离子沉积法、离子注入法、溅射洗等,使材料表面获得人体组织所需的离子、活性分子和活性基团,如氨基、羟基、羧基等。④通过共价或非共价方法使材料表面获得各种有机活性物质,如氨基酸、单糖、多糖、多肽、蛋白质、酶和基因等。其中多肽修饰是研究最多的一类,目前发现的可以进行材料表面修饰的活性多肽据来源可分为以下几类:纤维结合素来源的 RGD 和精氨酸-谷氨酸-天冬氨酸-缬氨酸(Arg-Glu-Asp-Val,REDV)、层黏连蛋白来源的酪氨酸-异亮氨酸-甘氨酸-丝氨酸-精氨酸(Tyr-Ile-Gly-Ser-Arg,YIGSR)、肝素结合区来源的苯丙氨酸-组氨酸-精氨酸-精氨酸-异亮氨酸-赖氨酸-丙氨酸(Phe-His-Arg-Arg-Ile-Lys-Ala,FHRRIKA)和赖氨酸-精氨酸-丝氨酸-精氨酸(Lys-Arg-Ser-Arg,KRSR)以及 BMP2 来源的 P24,这些多肽可以影响细胞黏附、增殖和分化等生物学行为,有些多肽还具有细胞特异性,如 REDV 仅对内皮细胞的黏附有促进作用。多肽的固定方法与支架材料和多肽的化学性质有关,若支架材料含有活性基团如 NH2,则可用多功能交联剂如碳二亚胺和 N-羟基琥珀酰亚胺,将多肽固定于材料表面,如果支架材料为不含活性基团的人工聚合物如 PLA,可以采用光化学方法将多肽固定在材料表面。

三、仿生支架材料

　　天然骨是由胶原纤维和晶体相羟基磷灰石组成的具有复杂分级结构的生物矿化系统,其强度和韧度及韧性最佳匹配的综合力学性能与其有机和无机成分的微观特征及在分子水平上的独特组装密不可分。骨组织中的有机基质模板-Ⅰ型胶原限定了矿物晶体形核的位置和生长空间,纳米羟基磷灰石晶体生长于胶原纤维间隙,并且表现出择优取向,其晶体 C 轴与胶原纤维轴向平行。仿生支架材料研究主要是模拟上述天然骨成分和结构特征制备骨组织工程支架材料。

四、纳米支架材料

　　纳米材料因其独特的小尺寸效应、表面效应和界面效应,成为骨组织工程支架材料的研究热点。纳米材料以纳米涂层、纳米晶体和纳米纤维等形式应用于骨组织工程,其中纳米纤维构成的支架材料,因具有较高的表面积与体积比、高孔隙率和与天然细胞外基质类似的表面拓扑结构而备受关注,体外研究结果显示,骨髓间充质干细胞可以在纳米纤维表面很好的黏附、增殖及向成骨方向分化,且纳米纤维对细胞的变形运动几乎没有阻碍作用,细胞可以很好地迁移并结合纳米纤维形成细胞网络。

　　纳米纤维的制备技术包括静电纺丝技术、自组装技术和相分离技术。静电纺丝技术是通过在聚合体溶液中加入电荷悬浮微粒制成超细的纳米纤维。目前组织工程中广泛应用的生物基质材料大多是由静电纺丝技术制成的纳米纤维。天然聚合体,如胶原、丝蛋白、弹力蛋白衍生肽、纤维蛋白原以及人工合成有机聚合物如 PLA、PGA 等均是制作纳米纤维支架的理想材料,静电纺丝技术制备的支架具有多样性、可控性更好等优点。自组装技术是一种通过分子间非共价键键合作用制备超分子纳米材料的技术。研究结果显示,自组装后形成的纳米纤维,经矿化后可以生成 HA 纳米纤维,其钙磷比及纤维排列与天然骨的纳米结构高度相似,这为骨组织工程基质材料的仿生设计提供了有益启示。相分离技术是将聚合物溶液、乳液或水凝胶在低温下冷冻,冷冻过程中发生相分离,形成富溶剂相和富聚合物相,经冷冻干燥或萃取,除去溶剂而形成多孔结构聚合体支架的方法,其制备的支架结构更接近于天然细胞外基质的微结构,与天然的胶原非常相似,其纤维直径为 50～500nm,孔隙率>98%。相分离技术的优点是操作简单,可以生成连续的纤维网状支架,并具有良好的机械性能。

　　细胞与支架材料的相互作用不仅与支架材料的结构特征有关,而且与其表面的生物活性基团有关,因此开发具有良好分级结构,并能以分级结构为基础有效递呈生物活性基团的纳米生物材料,将是今后骨组织工程支架材料的发展方向之一。此外明确细胞与纳米材料间的相互作用及其分子机制、纳米材料在体内的生物安全性评价、纳米材料的降解及力学强度之间平衡的维持及纳米材料的血管化等,也是纳米材料作为骨组织工程支架材料必须解决的关键问题。

五、支架材料的三维成型

　　制备具有合理孔隙率、孔隙连通率、适当孔径和良好三维结构的支架材料是骨组织工程取得成功的关键因素之一,这涉及支架材料的三维成型和加工。传统的支架材料制备方法包括纤维黏合法、溶剂浇铸法/颗粒滤粒法、熔融法、相分离法、气体发泡法、烧结微球法等,以上方法制备的支架材料存在力学强度差、孔隙连通率低、孔隙率与孔分布的可控性差等缺陷,快速成型(rapid prototyping,RP)技术的出现很好地解决了上述问题。RP 是集新型材料科学、计算机辅助技术、数控技术为一体的综合技术,以 CT 或 MRI 影像数据资料为基础,利用离散/堆积成型原理,将三维模型变成系列二维层片,再根据每个层片的轮廓信息进行工艺规划,选择合适的加工参数,自动生成数控代码,最后由成型机接受指令制造出支架材料。RP 的突出优点是可以制备完全通孔、高度规则、形状与微观结构具有重复性的支架,并且能设计出宏观结构与缺损组织几乎完全相同的三维结构物。目前较成熟的 RP 技术有 3D 打印法、立体光刻法、掩模固化法、分层实体制造法、熔融沉积法、激光烧结法、喷粒法等,其中3D 打印法以其设备简单、材料来源广泛、成本低、工作过程无污染、成形速度快和可靠性高等优点,成为在支架制备中应用最广的一种快速成型技术。

3D 打印技术自 20 世纪末出现以来逐渐应用在医学领域已成为一种趋势。近年来 3D 打印技术被广泛用于骨组织工程支架材料的成型,并取得了一些令人惊喜的成果。3D 打印技术具有高精度、构建速度快、可按需制造实现个性化定制等优势。3D 打印需要多学科联合攻关,具有广阔的临床应用前景。

六、展　　望

目前骨移植在应用数量上已经成为仅次于输血的人体组织移植,因此骨组织工程支架材料有着广阔的应用前景。经过不懈努力,支架材料研究已经取得了飞速发展,但是理想的骨组织工程支架还未出现。今后骨组织工程支架材料研究的发展方向大致为:由单一材料向复合材料方向发展;由宏观向微观材料方向发展;由惰性材料向智能响应材料方向发展;由非活性材料向活性仿生材料方向发展。相信随着材料学、生物学、分子生物学等学科的快速发展,支架材料研究将会不断取得新的突破,并推动骨组织工程学发展,最终研发出成熟的骨组织工程产品应用于临床,造福广大骨缺损病人。

第五节　　组织工程骨的临床应用

自体骨移植是目前骨缺损修复最常用的方法,但自体骨的供给有限,且供区会出现一些并发症,异体骨和异种骨具有抗原性,尤其当移植骨较大时,常因剧烈的免疫排斥反应导致移植失败。目前,临床上尝试应用各种以金属、陶瓷或高分子制造的人工骨替代材料,但这些材料在生物相容性、生物活性、生物降解性及与宿主骨的力学匹配性等方面都有各自的缺点,而且更为重要的是,这些人工骨替代材料,大都是通过"爬行替代"实现新骨的生长,即由宿主骨床的外骨膜、内骨膜、骨髓、基质等具有成骨细胞的组织向植入材料长入,最终产生新骨。这一方式要求植入材料与宿主骨床接触,其成骨量有限,在大范围骨缺损的情况下,成骨往往仅限于植入材料的边缘区域,难以完全修复骨缺损。采用组织工程的原理和技术,将具有成骨潜能的细胞诱导分化、增殖并种植于可生物降解的支架材料上,形成的组织工程骨将有助于促进大范围骨缺损的修复。

采用骨组织工程技术来修复骨缺损,相比其他骨移植(自体骨、异体骨和异种骨移植)有以下优点:①需要的供体组织少(细胞可在体外培养、增殖),供体来源不受限制,供体损伤较小;②无抗原性或抗原性甚微;③可根据修复缺损需要将植入物制成精确的三维形状;④可利用仿生设计技术,设计出与天然骨相似的组织工程骨,为长管状的大段或较大范围的骨缺损修复提供新的途径;⑤组织工程骨具有生命力,是一种活骨移植,可缩短骨缺损修复的时间并提高修复质量。

一、组织工程产品临床应用的基本条件

(一) 扎实的基础研究

组织工程产品的形成涉及细胞生物学、分子生物学、移植免疫学、医学生物材料学、生物工程学、生物化学、临床医学等,需要进行多学科交叉,联合攻关,围绕临床应用,阐明一些基础理论。

1. 种子细胞的研究 从临床应用出发,种子细胞可来自同种异体细胞和自体细胞。组织工程产品的产业化,最理想的形式是建立同种异体标准细胞系。在实验研究中,用标准细胞系的细胞完成实验研究的全过程,使研究结果更有可比性和科学性;在临床应用中,用标准细胞系构建的组织工程产品才能做到批量生产,便于检验及评价临床效果。但需要阐明移植免疫问题,降低其免疫性,使其产生的免疫反应不至于影响组织的愈合、再生及功能发挥。自体细胞构建的组织工程产品只能用于个体化治疗,即从病人身体某一部位获取组织,分离培养功能细胞,经过扩增,达到相当数量后,与支架材料联合培养,构建成为组织工程产品,再植入病人体内,修复组织缺损,重建生理功能。完成这一过程需 4~6 周,在某些病例,如陈旧性骨折不愈合、骨缺损、关节软骨损伤、神经损伤等是适用的,在新鲜损伤病例则不能适用,但由于种子细胞来自于同一个体,不产生免疫排斥反应仍有很好的临床应用意义。

2. 支架材料研究 可降解支架材料作为人工细胞外基质,为细胞停泊、生长、繁殖、新陈代谢提供场所,也为构建的组织提供一定的早期生物力学强度。临床应用的支架材料除了应满足生物材料体内植入的基本要求以外,尚需根据构建不同组织的需要,满足其孔隙率、孔径、孔间交通,生物力学强度等。由于人体组织结构的复杂性,很难用单一材料去构建不同组织,这对支架材料的研究提出了更高的要求。

3. 细胞与支架材料的相互作用研究 研究细胞与支架材料的相互作用不仅是评价材料的细胞毒性,更重要的是研究在材料降解过程中,细胞的功能发挥与材料降解速度相匹配,即形成新组织的能力。在这一过程中,材料和细胞均会发生一系列改变,在分子水平、蛋白水平研究克服其不利因素,促进有利因素,使新形成的组织更接近于人体组织的结构和功能是十分重要的环节。

4. 生长因子在组织工程中的应用 正常组织的愈合、再生均有赖于多种生长因子的有序作用及调节。在组织工程研究中,已经证明多种生长因子对形成工程化组织是有重要作用的。如 BMP 对成骨的作用,bFGF 对形成上皮组织的作用,NGF 对形成神经组织的作用等。然而外源性生长因子常常仅能一次性给予,且不能做到同时应用多种生长因子,更无法使其达到在组织形成的不同时期,外源性生长因子的有序作用及调控。已有研究将生长因子基因导入细胞,以增强细胞功能,但尚未进入临床应用阶段,这是一个尚需深入研究的课题。

5. 动物体内植入研究 在体外形成的组织工程产品必须经过动物体内植入研究,以明确在动物体内形成组织、修复组织缺损、发挥功能的能力。

（二）安全性、有效性评价

安全性、有效性的评价是在基础研究获得阳性结果之后进行的，人体内植入物的临床调查（clinical investigation）需遵循 1964 年第 18 届世界医学会发布的、并经以后多次修改、补充的赫尔辛基宣言"医生进行人体生物医学研究指南"，主要内容是"医学进步有赖于与人体有关的实验研究；区分两种不同实验研究：对病人进行诊断和治疗以及纯粹出于科学要求的实验研究；人体实验基本原则：必须符合一般科学原则。应在实验室测试和动物试验的基础上进行，并以掌握科学文化文献知识为基础；病人的健康高于一切，尊重病人意愿；必须首先对受试对象负责；其次才对科学负责和社会负责；受试自愿：由不参加临床调查的医师去获取证明；如医师认为无必须得到受试者（对象）自愿，其特殊理由应向有关部门呈交的方案中陈述"。在这份宣言中体现了以下原则：

1. 临床调查是组织工程产品临床广泛应用前必须进行的人体实验研究　组织工程研究的目的是将体外构建的有生命的组织植入体内，修复组织缺损，重建或替代组织（器官）功能，达到治疗伤病的目的，将会极大地促进医学进步，最大限度地减少伤残、病残，提高生活质量，保障人民健康的目的，与纯粹出于获取科研资料进行科学研究的目的进行的人体实验不同。

2. 确保人体植入物的安全性、有效性　无论是在小动物或大动物的研究中证明是安全的、有效的组织工程产品，在人体内植入时均不能保证其一定安全、有效。因此在进行人体内植入前，需预先估计可能对人体产生的不良影响及补救措施。如同种异体细胞可能产生局部或全身的免疫反应，应在临床试验中动态监测其免疫指标，并予以及时处理；细胞培养过程中使用的胎牛血清和抗生素，可能对人体产生组织反应或过敏反应，应在植入人体前作相应的处理，去除异种蛋白及可能产生过敏反应的药物等。

3. 坚持病人知情同意原则　在临床应用前，必须将组织工程产品的形成，修复组织的有利因素，可能产生的不良反应，保证体内植入后的安全措施等让病人充分了解，以寻求病人的认可与合作，才能取得可靠的临床资料，以便进一步评价临床应用的安全性和有效性。

4. 符合医学伦理学原则　从组织工程研究的技术路线及临床应用的角度，在使用同种异体细胞及其来源、支架材料、组织工程新产品的临床应用等方面可能存在医学伦理学问题，需要进行严格论证和规范。

5. 符合国家政策法规和国际法规　按我国和国际上有关法规，组织工程产品属于第 3 类医疗器械，即长期植入体内，可能对人体产生不良反应的一类器械，因组织工程产品植入体内后，最终将与自体组织融为一体，参与生理功能及新陈代谢，因此对其临床应用、生产、市场准入等有严格的审批制度，对产品也有可参考的相应标准，但尚无单个组织工程产品质量标准。在临床应用时，必须做到"合理""合法"，切不可为了获取临床资料而不顾国家相关法律法规，损害病人利益。

二、组织工程骨的临床应用

目前尚无正式批准的组织工程骨的临床产品。目前组织工程骨的临床实验已有不少单位开展。在已报道的病例中，其临床应用的初步结果令人满意，尚未发现并发症和骨不愈合。但其远期结局尚需要经过更长时间随访，并继续深入研究之后才能判断，因此目前还不能作为常规植骨术用于临床，只能在严格的适应证下进行有限的临床应用，并必须征得病人的同意，签署知情同意书，获得有关政府部门的批准。

（一）手术适应证

手术适应证可包括：

1. 骨良性囊性病变,如骨囊肿、动脉瘤样骨囊肿、良性骨巨细胞瘤、骨纤维结构不良等,在彻底清除病灶之后,作为骨腔填充植骨。

2. 陈旧骨折不愈合或畸形愈合,需行截骨术时的植骨。

3. 慢性骨髓炎病灶清除术后骨缺损,伤口愈合 4~6 个月后,可接受组织工程骨植骨术。

4. 关节端的塌陷性骨折,骨折复位后遗留的骨缺损。

5. 严重粉碎性骨折伴骨缺损。

6. 脊柱融合、关节融合术中的植骨。

（二）手术禁忌证

手术禁忌证包括：

1. 急性或慢性炎症发作期。

2. 有严重过敏史。

3. 恶性骨肿瘤。

4. 病人不愿接受组织工程骨植骨者。

手术适应证及禁忌证有时是相对的,随着研究深入,临床应用病例数增加,临床经验的积累,可能使组织工程骨临床应用范围扩大。

（三）组织工程骨临床应用的检测技术

组织工程产品植入人体后,最终将与受区组织融为一体,发挥修复与再生功能。要判断组织工程产品的最终结果较为困难。从临床修复效果判断组织工程产品的作用有时缺乏客观依据,因为这种修复作用可能来自周围组织或受区组织的参与。因此,随着组织工程研究的不断深入,临床应用的增多,需要研究组织工程产品人体内植入后的检测方法。在临床上,自体组织移植、人工材料植入替代术后,已经沿用的成熟的检测方法,可用于组织工程产品植入人体内的检测。近几年影像学、分子生物学的发展,又为临床提供了新的检测手段。

1. 一般检查　组织工程产品人体内植入术后一般检查与常规外科手术后一样,需检查全身反应,包括体温、脉搏、呼吸、血压、氧饱和度等。同时也应对植入的局部进行动态观察,包括局部皮肤颜色、肿胀程度、伤口引流量及其性质、伤口愈合情况等。

2. 化验检查

（1）一般化验检查:包括血常规、尿常规检查等,引流物的涂片检查,可以确定有无感染。

（2）生物化学检验:包括肝功能、肾功能、电解质等。

3. 免疫学检查　组织工程产品形成过程中,使用的支架材料或同种异体细胞,有可能引起局部或全身免疫反应。术后应常规进行免疫球蛋白、CD3、CD4、CD8、黏附分子等检测。目前缺乏十分准确、可靠的免疫学检测指标。可根据多因素综合分析,做出无排斥反应的诊断。

4. 影像学检测

（1）X 线摄片:组织工程骨移植术后,应在术后 1、3、6 个月常规进行正位、侧位 X 线摄片,必要时加做斜位 X 线摄片,观察骨愈合的过程及愈合程度。

（2）CT 检查:对于骨、关节的修复,术后 X 线检查具有价廉、方便等优点,但对一些细微结构的观察存在不足。CT 检查可弥补其不足,具有下列优点:①敏感性高,尤其对结构复杂、重叠较多的部位,CT 检查显示更为清晰;②可以明确显示组织工程骨植入区与周围组织的关系,尤其能对组织工程骨的成骨、骨愈合能力等做出较 X 线片更好的评价;③应用 CT 三维重建技术,能立体地观察组织工程骨的愈合再生能力。因此临床上已将 CT 检测作为术后评价的重要检查方法。CT 检查的缺点是如果进行术后动态观察,则费用较高;对软组织植入物的显示不够清晰等,行 CT 检查时,要注意检查部位的准确定位,扫描层厚要适中,一般以薄层扫描为好。

(3) MRI 检查:T1 像能较好地显示受检部位的解剖结构,有利于受检部位与脂肪组织的区分,对骨结构显示较好;T2 像能较好地显示软组织结构。MRI 成像平面包括横断面、冠状面和矢状面,必要时还可选择斜面,以薄层扫描为好。与 CT 检查相比,MRI 检查有以下优点:①受检者无需变更体位就可进行多个断面的检查;②伪影少,受检区显示清晰;③检查时所产生的电离辐射对人体无害。缺点是检查费用较高,若用于动态观察,则费用更高。

5. 活体组织检查　活体组织检查是在人体某个部位,用穿刺或手术切开等操作,获取组织用于组织学和其他检查的方法。这是一种侵入式检查方法,在组织工程临床应用中,几乎不可能作为常规检查方法,但一些特殊病例可在征得病人同意的情况下进行。如在骨缺损修复病例,几乎都需要做内固定,有些病人骨愈合后,要求取出内固定物,此时,经病人同意切取少量组织进行组织学检查。在组织学检查中,主要观察组织形态、结构,包括细胞成分、基质成分、炎症细胞数量、血管化程度等。还可进行免疫组织化学检查,如胶原染色等。

6. 功能检测　组织工程产品植入人体,修复各种组织缺损,最终目标是恢复功能,因此术后的功能检测极为重要。组织工程骨修复骨缺损,主要观察承重功能。

三、骨组织工程研究中有待解决的问题

(一) 成骨细胞的培养

如何获得大量细胞并且能保持成骨细胞的表型? 传代后细胞的增殖和分化功能如何? 如何提高移植细胞的增殖和分化功能? 怎样控制细胞的增殖分化? 诱导因子的开发利用及对成骨细胞的作用如何? 胞外基质成分如何影响细胞功能? 还需明确复合于支架上的最佳接种细胞密度,如何使成骨细胞在支架材料的三维空间内迅速增殖? 明确其最佳移植细胞密度? 如何建立成骨细胞库及大规模成骨细胞培养系统? 如何保存移植细胞并防止其老化? 此外,异体和异种成骨细胞移植所带来的免疫学问题亦有待解决。

(二) 支架材料的选择

如何研制合成材料和加工天然材料,使其成为多孔,具有一定可塑性和机械强度,在体外降解速度可控制,利于细胞黏附和发挥功能,移植后能保持原状且能根据骨缺损的形状、大小、病变程度,调整与之相适应的立体支架材料? 如何研制作为血管组织长入的支架材料和细胞生长的载体材料,以利于移植物尽快血管化,保证移植受区骨缺损处的组织细胞能成活并发挥其正常功能? 在生物医学材料领域,仿生思想尤为重要,骨是具有复杂结构的天然生物复合材料,如何模仿天然骨的成分及结构特征研制骨移植替代材料,为细胞提供与天然骨相类似的微环境? 如何解决天然异体和异种支架材料的抗原性问题?

(三) 种子细胞和支架材料的组装模式

在骨的仿生研究中,强度和韧性最佳匹配的综合力学性能与有机和无机成分的细微结构特征及在细胞分子水平上的独特组装密不可分。因此,移植支架材料中有机和无机的组装与种子细胞体外应力条件下的培养也是有待解决研究的问题。此外,为保证移植后种子

细胞获得足够的营养和发挥功能,组织工程骨的血管化问题也有待进一步解决。

推 荐 阅 读

［1］ Lanza R,Langer R,Chick W. Principles of tissue engineering. Austin:R G Landes Company,1997.

［2］ Service RF. Tissue engineers build new bone. Science,2000,289(5484):1498-1500.

［3］ Einhorn TA,Gerstenfeld LC. Fracture healing:mechanisms and interventions. Nat Rev Rheumatol,2015,11(1):45-54.

［4］ Stegen S,van Gastel N,Carmeliet G. Bringing new life to damaged bone:the importance of angiogenesis in bone repair and regeneration. Bone,2015,70:19-27.

［5］ Xie H,Yang F,Deng L,et al. The performance of a bone-derived scaffold material in the repair of critical bone defects in a rhesus monkey model. Biomaterials,2007,28(22):3314-3324.

［6］ Xie HQ,Huang FG,Zhao YF,et al. Tissue-engineered ribs for chest wall reconstruction:a case with 12-year follow-up. Regen Med,2014,9(4):431-436.

［7］ Aryal R,Chen XP,Fang C,et al. Bone morphogenetic protein-2 and vascular endothelial growth factor in bone tissue regeneration:new insight and perspectives. Orthop Surg,2014,6(3):171-178.

［8］ Thavornyutikarn B,Chantarapanich N,Sitthiseripratip K,et al. Bone tissue engineering scaffolding:computer-aided scaffolding techniques. Prog Biomater,2014,3:61-102.

（解慧琪）

第九章 软骨再生

各种原因造成的软骨缺损或发育畸形在外科临床上极为常见。据美国调查,关节炎和肌肉骨骼系统疾病是 16~72 岁人群中不能工作的主要原因之一,也是 65 岁以上人群残疾的主要原因之一,其发病率随年龄增长而增加,75 岁以上人群高达 50%。我国人口基数是美国的 5~6 倍,60 岁以上的老年人达 1.4 亿,健康保障水平又远低于美国,再加上创伤和先天性疾病引起的软骨损伤或发育缺陷,软骨缺损病人总数显然极为惊人。因此,有效治疗软骨缺损重建软骨功能,对于缓解或解除病人痛苦,提高社会劳动生产力,提升病人生活质量意义重大。然而,正如前面所介绍的,由于软骨组织缺乏血供和神经的滋养,软骨损伤后的自我修复和再生能力极为有限,软骨缺损的修复也因此一直是外科临床治疗的一大难题。

第一节 软骨的基本结构和组织发生

软骨是一种高度分化的结缔组织,由软骨组织及其表面的软骨膜构成。胎儿早期,躯干和四肢的支架主要为软骨。发育至成年后,软骨主要分布在关节面、椎间盘、气管以及耳郭。软骨组织由软骨细胞、基质及纤维构成。根据软骨组织内所含纤维成分的不同,软骨可分为透明软骨、弹性软骨和纤维软骨 3 种;其中以透明软骨分布最广,结构最具有代表性。

一、软骨的基本结构、组成和功能

(一) 透明软骨

透明软骨(hyaline cartilage)分布较广,成年的关节软骨、肋软骨及呼吸道的某些软骨等均属透明软骨,其基本结构和组成如下。

1. 软骨膜(perichondrium) 除关节面的软骨表面以外,软骨的周围均附有一层较致密的结缔组织,即软骨膜。其外层纤维较致密,主要为保护作用;内层较疏松,富含细胞、神经及一些小血管。在紧贴软骨面的软骨膜内还有一种能形成骨或软骨的幼稚细胞(干细胞),称为软骨前体细胞,呈梭形,可增殖分化为软骨细胞。软骨膜能保护及营养软骨,同时对软骨的生长有重要作用。

2. 软骨细胞(chondrocyte) 软骨细胞位于软骨基质内的小腔——软骨陷窝(cartilage lacuna)中。在陷窝的周围,有一层深染的基质,称软骨囊(cartilage capsule),主要由硫酸软骨素和硫酸角质素等嗜碱性蛋白多糖组成。软骨细胞在软骨内的分布有一定的规律性,靠近软骨膜的软骨细胞较幼稚,体积较小,呈扁圆形,单个分布。当软骨生长时,细胞渐向软骨的深部移动,并具有较明显的软骨囊,细胞在囊内进行分裂,逐渐形成由 2~8 个细胞组成的细胞群,称为同源细胞群(isogenous group)。由于软骨细胞不断产生新的软骨基质,各个细胞均分别围以软骨囊。

3. 基质（matrix） 透明软骨基质的主要化学组成为大分子软骨糖蛋白，其主要成分是酸性糖胺多糖（glucosaminoglycan，GAG）。软骨糖蛋白的主干是长链的透明质酸分子，其上结合了许多蛋白质链，蛋白质链上又结合了许多硫酸软骨素和硫酸角质素，故染色呈嗜碱性。软骨基质中结合着大量的水，大分子之间相互结合构成分子筛，并和胶原纤维一起形成固态结构。软骨内无血管，但由于软骨基质内富含水分（约占软骨基质的 75%），营养物质易于渗透，故软骨深层的软骨细胞仍能获得必需的营养。

软骨的细胞外基质呈区域性分布。邻近软骨细胞的区域称为软骨细胞周围区域（pericellular region），该区域边界层胞外基质富集，核心蛋白多糖（proteoglycans decorin）和多聚糖胺（aggrecan）含量丰富，胞外基质主要以无定形（amorphous）的形式存在。远离软骨细胞的间质区域称之为软骨细胞周边区域（territorial region），含有大量的多聚糖胺降解产物。基质成分的主要功能是维持软骨的抗压性能，缓冲运动过程中的机械压力。

4. 纤维 胶原是透明软骨最主要的纤维成分，占软骨有机成分的 40% 以上。在软骨细胞周围及周边区域都有大量的网状胶原纤维支架，它们与大分子的糖胺多糖密切整合，共同形成复杂有序的软骨细胞外基质网络。关节软骨的胶原纤维主要由 II 型、IX 型、XI 型等胶原成分组成，其中 II 型胶原是最主要的胶原类型，占胶原总量的 90% 左右，因此 II 型胶原是软骨表型鉴定最重要的指标。其他胶原成分对于胶原网状支架的最终形成同样具有重要作用。例如，IX 型胶原是各胶原纤维之间、胶原纤维之间以及胶原纤维与糖胺多糖大分子之间发生交联形成基质网络的最主要分子，因此，IX 型胶原对于形成有序的基质网络从而维持透明软骨的力学特性至关重要。透明软骨中的纤维排列很不整齐，纤维直径也粗细不一，从表层到深层直径逐渐增加（20~120nm），以适应不同的力学功能。软骨中胶原纤维网络的主要功能是维持软骨的抗张、抗压性能，缓冲运动过程中的机械张力，减轻震荡。

（二）弹性软骨

弹性软骨（elastic cartilage）主要分布于耳郭及会厌等处。结构特征类似透明软骨，主要区别是弹性软骨间质中含有大量交织成网的弹性纤维，纤维成分在软骨中部较为密集，周边部较稀少。弹性软骨具有良好的弹性，以适合耳郭及会厌等部位的特殊功能需要。

（三）纤维软骨

纤维软骨（fibrous cartilage）主要分布于椎间盘、关节盘及耻骨联合等处，其结构特点为基质内含有大量的胶原纤维束，呈平行或交错排列，软骨细胞较小且数量稀少，平行排列于胶原纤维束之间。HE 染色切片中，大量胶原纤维被染成红色，故不易见到软骨基质，仅在软骨细胞周围可见到深染的软骨囊及少量淡染的嗜碱性基质。大量平行排列的胶原纤维束可以很好地缓冲运动过程中的机械应力，减轻震荡。

二、软骨的发育与生长

（一）软骨的发生

软骨细胞由间充质细胞分化而来。在人胚第 5 周将要形成透明软骨的部位，间充质细胞突起消失，并聚集成团，形成前软骨组织（protochondrial tissue）或称软骨形成中心。软骨形成中心内细胞密集，细胞界限不清，细胞团中间的细胞经分裂分化后转变为大而圆的细胞，称为成软骨细胞（chondroblast），这些细胞能不断地产生基质和纤维，随基质和纤维量的增多，细胞逐渐被分隔在各自的软骨陷窝内，最终分化为成熟的软骨细胞，细胞团周围的间充质则分化为软骨膜。软骨膜内层细胞分化成为成软骨细胞的能力终生保存，但在成年期一般处于有潜能的相对静止状态。

弹性软骨的发生和透明软骨略有不同。胚胎时期，在将要形成弹性软骨的部位，首先由间充质分化为原始结缔组织，其中含有成纤维细胞和波浪形的原纤维束。这些原纤维束在弹性纤维成熟之前6~7天时出现，主要由成纤维细胞分泌产生，当成纤维细胞被它产生的基质和纤维完全包围时，则转变为软骨细胞。位于软骨周围的结缔组织则分化为软骨膜，并开始生长。

纤维软骨的组织发生基本上与透明软骨相同。

（二）软骨的生长

软骨的继续生长有两种不同的方式：一是软骨细胞不断的分裂增殖，产生新的软骨细胞，由新的软骨细胞产生新的基质，致使软骨从内部向周围扩展。这种生长方式叫内积性生长（interstitial growth），它是幼稚时期软骨生长的主要方式，其生理意义在于细胞不断地增加其表面积，从而维持细胞对氧和营养的需求。但由于软骨组织内无血管和神经，内积性生长不能无限制地进行，当间质生长超过一定厚度时，细胞代谢减退，细胞将趋于退化死亡或凋亡（apoptosis）。关于间质性生长的详细机制，目前还不够清楚，发育至成年后，这种生长方式基本停止。

软骨生长的另一种方式叫附加性生长（appositional growth），即在整个胚胎时期，软骨膜的内层细胞不断地分裂分化为成软骨细胞，由成软骨细胞产生新的基质并逐渐转化为新的软骨细胞，附在原有的软骨表面，以增加其厚度。由附加性生长所产生的软骨细胞又可进行间质性生长，当间质性生长和附加式生长进行到一定程度，软骨组织达到一定厚度时，软骨细胞便开始肥大凋亡，代谢减退，随后血管长入，组织钙化成骨，这就是软骨内成骨的经典途径。当成人骨骼发育完成时（约25周岁），附加式生长也基本停止。

第二节　软骨的损伤和再生

软骨损伤或缺损后将直接导致相应的软骨功能障碍，劳动力的部分或全部丧失，或造成明显的容貌及外观上的缺陷与畸形。随着年龄的增长，各类关节炎的发病率迅速上升，病损后的关节软骨很容易出现软骨磨损和退行性变化，最终导致关节功能的丧失。此外，各种创伤、烧伤及先天性疾病也可导致人体不同部位和器官的软骨损伤或发育缺陷。因此，各种原因造成软骨缺损或发育畸形在外科临床上极为常见，已成为人类面临的主要健康问题之一。

一、软骨的损伤

在介绍软骨再生之前，首先应了解一下软骨损伤后的主要病理过程。

（一）软骨的退行性变化

软骨组织内没有血管和神经，营养摄取和代谢产物排出只能通过体液扩散实现，因此，软骨对营养物质的缺乏以及激素水平的变化非常敏感，容易出现退行性变化。

软骨最突出的退行性变化是钙化（calcification）。在软骨基质将要钙化的部位，首先出现基质小泡，小泡表面有明显的单位膜，泡内含有核糖体及其他胞质成分。基质小泡可通过离心方法分离出来，分析结果显示小泡内的物质具有酸性磷酸酶和ATP酶活性。骺板的各个部分均有基质小泡，但以软骨细胞肥大区最多。在基质钙化早期，基质小泡的内部和表面均有细小的羟磷灰石结晶，因此，推测小泡有结合和浓缩 Ca^{2+} 的能力，能使羟磷灰石沉淀于它们附近。当羟磷灰石结晶扩大并合并时,软骨变得不透明,坚硬度和脆性增加。由于基质内的这些变化,软骨细胞肥大区又被称作临时钙化区。基质小泡内酶的含量对于软骨钙化与否至关重要,Nielsen 等的研究显示,会厌软骨内也有基质小泡,但小泡内不含酸性磷酸酶、碱性磷酸酶和 ATP 酶,这可能是会厌软骨很少发生钙化的重要原因。

除钙化外,当软骨细胞衰老时,其合成和分泌蛋白多糖的能力明显下降,蛋白多糖含量降低会导致软骨内水含量明显减少,胶原等硬蛋白(albuminoid)含量因而相对增多,基质内往往出现粗大致密的纤维束,肉眼观察成石棉样,故称为石棉样变性(amianthus degeneration)。由于软骨基质变性,软骨细胞的营养受到限制,糖原储存减少,软骨不久即退化死亡。

(二) 关节软骨的磨损

关节软骨的磨损主要包括界面磨损和疲劳性磨损两大类。界面磨损是指两承载面接触后,因界面间粘连或相对运动时的研磨等相互作用引起的接触体变形和损伤。由于关节表面润滑很好,关节表面上的剪切力对于软骨磨损的作用微乎其微。界面磨损主要是由关节表面负荷不均衡所致。如果整个关节软骨面受到平均一致的压力,就不存在张应力,但实际上并非如此,在关节运动的任何时候其实只有一部分关节面负重。由于关节面是连续的,若一处受压另一处不受压,连接两者之间的组织就受到张力牵拉,这样负荷区的边缘就产生张应力。这些表面切线张应力达到一定大小时,就有可能将纤维层结构拉断并出现裂隙和破损,一旦出现软骨面超微结构损害和(或)质量耗损,软骨的表面层即变软,随之出现液体泄漏,组织内渗透压增加。液体的流失会增加不光滑软骨面紧密接触的可能性,从而进一步加剧研磨过程。

即使承载面润滑作用良好,表面切线张应力不足以拉断纤维层结构,周而复始的反复变形同样可导致疲劳性磨损。疲劳性磨损的发生是因为软骨反复受压而产生的微小损伤累积而成。虽然施加应力的量级远小于软骨损伤的极限强度,但如果经常施加应力最终仍可发生磨损。软骨承受持续性较重的负荷时,可引起大量的水分从组织中丢失,产生较大的压力性变形。如果反复长时间承受这种负荷,关节软骨就会发生蜕变和软骨细胞坏死。疲劳性磨损是由于软骨组织反复变形引起的显微损害的积累,磨损应力虽不大,但反复磨损可扩大应力的量值。

未负荷时,软骨组织中的胶原纤维排列很紊乱,但正常软骨在受压时这些纤维就沿张力线改排成最适宜对抗张力的模式,以增大受损和断裂的量值防止磨损和结构破坏。如果由于酶变性或细胞代谢削弱了这一结构,反复正常的应力也能造成断裂。软骨因先天性或发育异常出现结构或几何学上的改变,或在软骨修复过程中,即可发生这种现象。

软骨所承受的不均等的压应力不单因其自身结构的不规则,也来自下面和软骨紧连的软骨下骨中不均等的应力。正常软骨的结构,就是在最深层也能防止很大的应力梯度。在比较容易变形的关节软骨和坚硬的松质骨之间,夹着一层具有中等弹性模量的钙化软骨,它能协助平稳地传递应力。胶原纤维的最深带可贯穿这些板层,起着稳定和支撑作用。软骨和钙化床之间的连接并非平直而呈波纹状,这就扩大了表面面积,增加了传递应力的能力,但不扩大从剪力而发生的张应力。尽管如此,某些关节在自然负重时,关节面临界区的深层也能发生显著的剪力差。

(三) 软骨外伤或先天缺损

创伤、烧伤及先天性疾病等也可以导致软骨的损伤或缺损。突然、巨大的暴力或高强度的持续运动或严重的创伤可以直接引起急性的软骨损伤甚至缺损。对于急性的关节软骨损伤,可能仅发生了超微结构损害而无明显的软骨缺损,但如此时治疗不及时或保护措施不恰当,损伤程度会随软骨磨损而进一步加重,以致发生创伤性骨关节炎,甚至退变。先天性的耳、鼻、关节等软骨发育异常在临床上也较常见,这些先天性软骨缺损很难靠自身的软骨再生来修复,只能通过外科手术进行软骨移植或通过再生医学(组织工程)手段进行重建。

二、软骨的再生和移植

由于软骨组织内部没有血管和神经分布,因此,软骨组织的再生能力极低。软骨损伤或被部分切除后,几乎看不到直接的软骨再生。但如果软骨受损后软骨细胞保存完好,软骨基质仍可以迅速再形成。例如,将粗制的木瓜蛋白酶(papain)注射至年幼家兔的外耳,可见耳郭的塌陷,此时软骨的嗜碱性消失,电镜检查证实弹性纤维消失,但在48小时后,基质可以完全再生,耳郭能逐渐恢复到原有的形态。

当软骨发生小范围损伤时,首先是在损伤处出现坏死和萎缩,随后受损区被软骨膜或邻近筋膜所产生的结缔组织所填充形成肉芽组织。这些肉芽组织中的一部分成纤维样细胞可转变为成软骨细胞,产生新的基质,形成新的软骨,完成再生。但当缺损较大(例如成人关节软骨缺损直径超过4mm)时,损伤区很难再生出软骨样组织,最终以纤维结缔组织修复。从上述的软骨再生过程可以看出,成年哺乳动物的关节软骨损伤后,主要出现结缔组织化生。一般认为关节软骨的存在与关节运动时所承受的经常性机械作用有关,当这些机械影响消除时,例如关节脱臼,关节软骨便处于"解除分化"状态,即可重新转变为结缔组织。

软骨不需要血管和神经长入组织内部,因此是一种易于移植的组织。而且由于软骨内无血管长入,软骨细胞又禁锢在陷窝内,所以软骨组织的抗原性相对较低,软骨移植后不易引起细胞免疫反应和体液免疫反应,但长期的同种异体软骨移植最终仍会被排斥或完全吸收。由于人体内可用于移植的软骨供体极为有限,移植后的软骨又容易发生退行性变而被吸收,因此,如何有效地再生或重建软骨缺损一直是外科治疗领域的一大难题。

三、软骨再生和生长因子

软骨在胚胎发育、成熟、老化等各阶段都与不同的生长因子密切相关并受其精细调控,因此软骨的再生离不开生长因子的调控。由于和软骨有关的生长因子种类繁多、生物作用复杂,各生长因子间又相互关联、相互协同、相互拮抗,因此,人体内的软骨实际上是受到一个生长因子网络的调控,目前尚不可能对所有生长因子对软骨细胞的作用进行全面讨论,本节仅选择其中相对较重要、国内外研究较多、了解较深入的几种生长因子进行叙述。生长因子对软骨细胞以及具有软骨分化潜能的干细胞的分化、增殖与代谢具有重要的调节作用。

(一)调节软骨分化的生长因子

转化生长因子β(transforming growth factor beta,TGF-β)是调节软骨分化的最重要的关键的生长因子,其中最主要的是TGF-β1、TGF-β2和TGF-β3。前面已经提到,软骨是由间充质细胞分化而来。在人胚第5周将要形成软骨的部位,间充质细胞突起消失并聚集成团,此时,在细胞团周围的局部微环境中已存在较高浓度的TGF-β,在TGF-β与其他因子的协同刺激下,间充质细胞分化为成软骨细胞,并不断地产生软骨基质和纤维,最终分化为成熟的软骨细胞。除在胚胎软骨分化过程中具有重要作用外,TGF-β对体外培养的各种来源的间充质干细胞以及胚胎干细胞等也都具有很强的软骨定向诱导作用,促进这些细胞向软骨表型细胞分化,表达软骨细胞特异性的Ⅱ型胶原及蛋白多糖。在 TGF-β 的诱导作用下,干细胞甚至可以在体外发育成三维的软骨样组织。此外,TGF-β 对于成熟软骨细胞体外培养过程中软骨分化表型的维持也具有重要作用,能有效地延缓软骨细胞体外培养过程中的老化与去分化,延长软骨细胞对Ⅱ型胶原及蛋白多糖等特异性软骨细胞外基质的表达时间。

骨形态发生蛋白 2(bone morphogenetic protein-2,BMP2)是另一个重要的软骨分化因子。BMP-2 也是 TGF-β 超家族的成员,以往人们研究最多的是它的成骨作用。但目前研究发现,BMP-2 还具有很强的促进软骨分化以及保持软骨细胞分化表型的作用。应用含有 BMP-2(30ng/ml)的培养液培养已发生去分化的软骨细胞后,细胞可以重新表达Ⅱ型胶原。BMP-2也能诱导体外培养的间充质干细胞向软骨表型细胞分化,显著提升间充质干细胞对蛋白多糖的表达。BMP-2 还能促使高密度聚集体培养的多能干细胞系向软骨细胞分化,分化后的细胞呈现软骨细胞的形态并表达软骨特异性基因。体内实验也证实,将提取的 BMP-2 蛋白质异位注射到肌肉内,7 天后便能诱导软骨样组织形成。此外,BMP 家族中 BMP-7 也具有促进软骨蛋白多糖以及Ⅱ型胶原合成的作用。

与 TGF-β 和 BMP 的作用相反,碱性成纤维细胞生长因子(bFGF)虽能够促进软骨细胞增殖,但较高浓度的 bFGF 则可以抑制软骨细胞的胶原合成,使软骨细胞去分化。然而,bFGF 对于干细胞仍具有促进软骨分化的作用。有研究显示,适当浓度的 bFGF 和 TGF-β 联合应用可以协同诱导间充质干细胞向软骨表型细胞分化,分化效率明显优于应用单一因子。最近研究发现,表皮生长因子(epidermal grwoth factor,EGF)也能诱导软骨细胞去分化,EGF可以通过促进环氧化酶-2(cyclo-oxygenase-2,COX-2)及前列腺素 E_2(prostaglandin E_2,PGE_2)的产生导致软骨细胞Ⅱ型胶原以及蛋白多糖合成减少,从而导致软骨细胞的去分化。

(二) 调节软骨增殖的生长因子

人体内同时具有促进和抑制软骨细胞增殖的细胞因子。其中 bFGF、TGF-β、IGF、PDGF、BMP-2 等能够增加软骨细胞的 DNA 合成,促进其增殖;IL-1、TNF-α、PGE-2 等则能明显抑制软骨细胞的增殖。

bFGF 是目前最为公认的软骨细胞增殖刺激因子。观察 bFGF 对离体和在体软骨细胞的影响发现,经 bFGF 处理后的兔关节软骨细胞增殖明显增强,并呈明显的量效关系,其峰值浓度为 10ng/ml,用含此浓度 bFGF 的胶原凝胶修复兔关节软骨缺损,能明显改善其软骨的再生与修复。丁小邦等在猪的耳郭软骨细胞培养过程中也证实,10ng/ml 的 bFGF 能显著刺激软骨细胞的增殖,与不含 bFGF 的对照组相比,扩增 2 代后细胞总量就可以增加 70 倍以上,而且经 bFGF 刺激大量扩增的软骨细胞仍具有良好的软骨形成能力,与 Pluronic F-127 混合注射到猪自体皮下后仍可以形成典型的软骨组织。

TGF-β 促进软骨细胞的增殖作用具有二重性,在低血清或无血清培养基内,TGF-β 的作用是抑制软骨细胞的增殖,而在 10% 的血清浓度下,TGF-β 能明显促进软骨细胞的增殖。关节软骨细胞能够表达 3 种 TGF-β 即 TGF-β1、TGF-β2、TGF-β3,并且 3 种 TGF-β 都有自身正反馈,研究表明 TGF-β 的表达有赖于足够的血清浓度,否则 TGF-β 不表达。除血清浓度对TGF-β 作用具有二重性外,TGF-β 自身的浓度对软骨细胞增殖的调控也具有二重性。同样在 10% 的血清浓度下,低浓度的 TGF-β 显示了明显的促增殖作用,约在 5ng/ml 左右时达到最强,如再继续升高 TGF-β 浓度,其促增殖作用反而下降,至 10ng/ml 时已无明显的促进作用,甚至有轻微的抑制作用。前面已经提到,TGF-β 是诱导间充质干细胞软骨分化的最关键因子,但在细胞增殖方面,TGF-β 则是明显地抑制间充质干细胞的增殖,在软骨诱导浓度下

（10ng/ml），间充质干细胞基本不增殖。

IGF-1、PDGF、BMP-2 等也都是较为重要的软骨细胞增殖刺激因子。需要特别强调的是，上述所有这些因子常常可以联合协同发挥促增殖作用。例如，IGF-1 和 TGF-β 联合应用对软骨细胞具有明显的协同促增殖效应，这是因为 TGF-β 可使 IGF-1 受体数目增加的缘故。bFGF 和 PDGF 都能刺激 TGF-β 分泌增加而加强其促增殖作用，但前者是调节 TGF-β 的转录后水平，而后者是调节 TGF-β 的转录水平。同时，bFGF 还能促进软骨细胞分泌 IGF-1 而加强其促增殖作用。此外，BMP-2 也是较强的软骨细胞增殖刺激因子，特别是与小剂量维生素C 联合应用时具有明显的协同促增殖作用。

（三）调节软骨代谢的生长因子

与调节增殖效应的因子基本一致，人体内也同时存在着促进软骨细胞合成代谢以及分解代谢的两类细胞因子。IGF-1、TGF-β、BMP-2、PDGF 等可以促进软骨细胞的合成代谢，而IL-1、TNF 以及 PEG-2 则促进软骨细胞的分解代谢。生长因子对软骨细胞代谢的调节对于软骨损伤后的再生与自我修复至关重要。检查软骨损伤后自我修复反应中各种生长因子的时空表达以及蛋白多糖情况时发现，伤后 7 天时，损伤软骨内蛋白多糖下降达到高峰，IGF-1、IGF-2、bFGF-2、TGF-β 水平也于此时表达最高，然后逐渐下降，表明软骨细胞在软骨损伤的初期可以通过增加生长因子的表达来迅速恢复减少的蛋白多糖的含量，软骨细胞的这种生长因子暂时性表达增加，表明软骨细胞可通过自分泌或旁分泌的形式来调节软骨细胞自身的代谢，可以认为是软骨细胞对损伤的一种积极反应，这是软骨轻度损伤后能够完全再生的基础。

在上述所有因子中，IGF-1 是软骨细胞最重要的关键合成代谢刺激因子。人体软骨组织中含有一定浓度的 IGF-1，其对软骨细胞正常基质分泌以及软骨损伤后刺激基质合成具有重要作用。当软骨被损伤或破坏时，IGF-1 的表达含量逐渐升高，于损伤后 8 周时达到高峰并维持在较高水平，至 16 周左右 IGF-1 才逐渐下降。IGF-1 不仅刺激软骨细胞的基质合成还促进未分化的软骨前体细胞（cartilage progenitor cells）向成熟软骨细胞分化，这是软骨损伤后修复的重要机制。体外研究证实，IGF-1 能明显上调软骨细胞对蛋白多糖及Ⅱ型胶原的表达并呈正性量效关系，是软骨细胞基质合成代谢最强有力的刺激因子。体外转染 IGF-Ⅰ基因进入软骨细胞后其基质浓度是未转染细胞的 8 倍，并且更能抵抗体外培养条件下的去分化，使软骨细胞的表型维持达 28 天以上。在促进软骨基质合成代谢的同时，IGF-1 还能抑制软骨胞外基质的分解代谢，并能对抗 IL-1 对软骨基质的降解作用。

软骨组织内 IGF-1 的产生主要依赖于生长激素的存在。人体对 IGF-1 作用的调控过程相当复杂，其中最重要的调控因子是 IGF 结合蛋白（insulin-like growth factor binding protein，IGFBP）及 IGF 受体。IGFBP 属于 IGF-1 调控系统的一部分，对 IGF-1 作用的调节十分关键。存在于软骨细胞外基质中的 IGFBP 可促使 IGF-1 与其靶细胞受体解离来抑制 IGF-1 的生物活性，协助调控 IGF-1 在细胞水平上的作用。IGF-1 促使软骨细胞基质合成增加则是通过与细胞表面相对应的 IGF 受体结合（胰岛素也是通过 IGF 受体起作用的，但用量更高才能达到相同效果），然后通过信号蛋白磷酸化等一系列信号通路的激活来实现。

与调控软骨细胞增殖的作用相似，TGF-β 对软骨细胞合成代谢的调节也具有二重性。TGF-β 能否刺激软骨细胞基质合成增加取决于血清浓度、其他生长因子（如 IGF-1）浓度、细胞培养方式（单层培养或立体培养）、细胞分化状态（分化或去分化）以及作用时间等诸多因素。TGF-β 对无血清培养，短时间（24 小时）处理单层培养的原代兔关节软骨细胞可使Ⅱ型胶原合成增加;而对有血清,长时间(6 天)刺激单层培养的原代兔关节软骨细胞则可使Ⅱ型胶原合成减少。单独使用 TGF-β 处理单层培养的传代兔关节软骨细胞不能阻止其随着传代次数增加而导致的去分化;但联合应用 TGF-β 和 IGF-1 处理藻酸盐三维立体培养的已去分化的人关节软骨细胞,则可使其重新表达Ⅱ型胶原表型。因此,TGF-β 总体上的作用是刺激胶原合成,但这种刺激与软骨细胞的分化状态以及培养方式等诸多因素密切有关。

IL-1、TNF 以及 PEG-2 都属于致炎因子,前面已经提到,这 3 种因子对软骨细胞的增殖具有明显的抑制作用,现已证实,这几种因子同时也是软骨基质分解代谢的主要刺激因子。在骨关节炎病人中,这 3 种因子均异常增高,是导致骨关节炎病人软骨基质进行性破坏的主要因子。体外实验也证实,IL-1 能明显降低软骨细胞对Ⅱ型胶原及蛋白多糖的合成,100pg/ml 的 IL-1 就可刺激金属基质蛋白酶 3(matrix metal proteinase-3,MMP-3,一种主要的软骨基质降解酶)活性提高 44%,从而使关节软骨细胞的蛋白多糖及多聚糖胺合成急剧减少。

需要特别指出的是,软骨细胞的分化、增殖与基质合成并不是相互分离、分别进行的独立事件,而是相互重叠同时进行,在某一阶段可能以分化、增殖为主,在另一阶段则可能以基质合成为主。各生长因子的作用也不是独立实现的,而是相互协同、相加或拮抗,形成一个复杂的生长因子网络,我们所看到的是这个网络中各种因子综合作用的结果。人体体液中的生长因子网络错综复杂,而且由于软骨组织内没有血管,外源性生长因子只能通过体液扩散来实现对软骨分化、增殖和基质合成的调控,因此添加少量特异性外源性生长因子很难实现对体内软骨再生的调控,而大量添加因子又必然导致对人体正常生长因子网络平衡的破坏,产生不必要的副作用,因此,尽管我们对生长因子调控软骨再生的作用有了充分的了解,如何调控体内软骨损伤后的再生仍然是一个巨大的挑战。

但我们也应该看到,充分掌握上述生长因子与软骨再生的关系,对于精确地在体外调控软骨的再生以致在体外重建三维软骨组织至关重要。虽然不同生长因子对软骨分化、增殖以及基质代谢均有一定程度的影响,但每种因子又各有其不同的侧重点。例如,TGF-β 主要调控软骨的分化,bFGF 主要调控软骨的增殖,而 IGF-1 则主要调控软骨的基质合成。充分整合所有这些信息,就可根据研究与应用的需要,在体外培养的不同阶段通过添加各种特异性的生长因子来更好地调控具有软骨形成能力细胞的分化、增殖与基质合成,从而更好地在体外调控软骨的再生甚至在体外重建三维软骨组织用于软骨缺损的修复,这可能是未来软骨缺损修复与再生的最重要途径。

第三节 组织工程技术再生软骨

软骨移植虽然在一定程度上取得了较好的修复结果,但供体来源问题极大地限制了它的广泛应用,因为自体来源的软骨供体极为有限,而且会在供区造成新的软骨缺损,是一种创伤修复创伤的治疗模式;异体软骨供体来源也明显不足,且异体移植存在 2 个致命的弱点,一是无法克服的免疫排斥问题,二是可能带来外源性疾病的危险;人工合成替代品植入后的异物反应和感染也使这一治疗方法受到了极大的限制。

组织工程学的发展为软骨缺损的修复带来了新的契机。它是应用细胞生物学和工程学的原理,研究和开发用于修复损伤组织和改善功能的生物替代物的一门科学。利用组织工程技术再生软骨的基本原理和过程是:将具有软骨形成能力的种子细胞体外大量扩增后,种植于可生物降解、组织相容性良好的支架材料形成复合物,再将该复合物直接植入或经体外培养和(或)诱导一段时间软骨组织初步形成后再植入软骨缺损处,生物材料降解的过程中,种植的细胞形成新的软骨来填充缺损,完成软骨的再生与修复。软骨是应用组织工程技术最早构建的组织,软骨组织工程的历史也因此最为久远,同时也最能代表组织工程的整个发展历程。早期的组织工程研究之所以从软骨组织构建开始探索,主要基于2方面的原因:一是软骨组成单一,结构简单,仅由一种细胞——软骨细胞构成,无血管与神经等结构,影响因素少,便于研究;二是临床上病人软骨缺损后几乎不能自身修复,又缺乏合适的软骨移植供体,是外科治疗中的一大难题。因此,软骨组织如果能够构建成功,不但具有重要的理论创新意义,还具有重大的临床应用价值。

一、软骨组织工程发展历史

纵观软骨组织工程的历史,大致分为4个发展阶段,基本代表了组织工程阶段性的发展历程。第1阶段在20世纪80年代末至90年代初,主要是进行软骨构建的初步探索,证实组织工程基本原理的可行性。这2个阶段的主要特点是采用无免疫功能的裸鼠作为动物模型来进行软骨构建,所用的细胞也多以牛等大动物原代或早期传代的软骨细胞为主,尚未涉及种子细胞来源不足及细胞老化去分化等问题。其中最具有代表性的研究是,1991年Vacanti等用牛关节软骨细胞与可降解的生物材料在裸鼠皮下成功构建出透明软骨组织。这一研究成果具有重要意义,因为在临床上透明软骨缺损后自身修复能力极低,采用组织工程技术构建出有功能的透明软骨,无疑为将来的软骨缺损修复开辟了一条重要途径。

软骨组织工程发展的第2阶段在90年代中后期,主要是在裸鼠、兔等小动物体内构建各种形状的软骨并开展了初步的软骨修复研究,主要是证实组织工程软骨未来应用的可能性。其中以曹谊林等在裸鼠体内成功构建出具有皮肤覆盖的人耳郭形态软骨最具有代表意义,该项研究标志着组织工程技术可以形成具有复杂三维空间结构的软骨组织,显示了组织工程从基础研究迈向临床应用的广阔前景,被誉为组织工程发展史上的一个里程碑。在这一阶段内,研究者们还对复合软骨组织的构建进行了初步的探讨,如Vacanti等应用组织工程技术构建出复合组织——气管(含软骨和气管纤毛上皮细胞)并替代动物自身的气管,在修复后的短期内,组织工程化气管不仅具有良好的形态而且能维持动物正常的呼吸功能。此外,在这一阶段内,人们开始重视软骨种子细胞研究,研发了多种促进软骨细胞增殖或延缓其老化的方法或培养体系,如生长因子、力学刺激、灌注培养、三维培养等各种培养体系的建立。

在裸鼠及小动物体内的研究,不能全面反映机体与细胞、生物材料及组织工程化组织之间的相互作用,因此软骨组织工程要向临床应用过渡,就必须在具有完全免疫功能的大型哺乳动物体内构建组织工程化软骨,修复软骨缺损,重建软骨功能,即软骨组织工程发展的第3阶段,主要是证实软骨组织工程技术实际临床应用的可行性、有效性和稳定性。这一阶段内软骨组织工程的各项研究均全面展开。在实验动物的选择上,多以猪、羊等大型哺乳动物为研究模型,因为这些动物免疫功能完全,体重及关节软骨形态结构也与人相近,软骨缺损模型基本能够模拟临床软骨缺损病例,研究结果容易向临床应用转化。在种子细胞的选择上,由于自体软骨细胞来源不足,取材创伤大,体外大量扩增易丧失软骨表型,而同种异体细胞免疫排斥问题尚无法彻底解决,因此,人们开始重视干细胞(主要是骨髓间充质干细胞,MSCs)的软骨定向诱导分化,主要是应用转化生长因子β超家族(包括TGF-β1、TGF-β2、TGF-β3及BMP2、BMP7、BMP13等)、IGF-1及地塞米松等因子进行成软骨定向诱导分化,大量研究已证实 MSCs 能够诱导分化为软骨表型的细胞并在一定条件下形成软骨样组织。在生物材料方面,这一阶段也进行了大量的研究与探索,并开发出几种较为适合软骨构建的可降解支架材料,如聚氧化乙丙烯(Pluronic)、聚羟基乙酸(PGA)、纤连蛋白及胶原等。

经过上述 3 个阶段的发展,软骨组织工程未来临床应用的可行性和有效性已得到了充分的证实和肯定,因此,接下来的主要任务就是如何将软骨组织工程技术真正地转化为临床上可实际应用的技术,这就是软骨组织工程发展的第 4 个阶段,也是目前正在进行中的阶段。这一阶段以组织工程软骨的产品化、产业化和临床应用为主要研究目标,着重解决限制软骨组织工程临床应用和产业化的体外构建关键技术、软骨产品的质量控制、生产流程标准化以及生物安全性等问题。

二、软骨组织工程研究现状

经过前几个阶段的长足发展,人们越来越清楚地意识到,种子细胞将是限制软骨组织工程走向临床应用最主要的障碍之一,这也是软骨组织工程经过如此长期的发展仍未进入大规模临床应用的主要原因。因此,目前的研究也多集中在延缓细胞老化及干细胞软骨定向诱导等方面。另外,软骨种子细胞研究的飞速发展,也对体外软骨构建与生物材料研究提出了更高的要求,客观上要求其向工程化与产业化方向发展,因此,体外软骨组织构建、生物材料及生物反应器等相关研究也成为目前研究的热点。

(一) 细胞老化规律及延缓老化的研究

细胞老化规律及延缓老化的研究虽不是目前软骨组织工程种子细胞研究的主要焦点,但阐明细胞老化规律与机制仍然十分必要与迫切,因为它直接关系到临床应用中细胞数量与质量等具体问题,而且即使应用干细胞也同样会面临细胞老化的问题。体外研究发现,软骨细胞的老化与其细胞外基质代谢水平、细胞增殖能力、相关生长因子表达水平及特异性软骨基质表达水平等均密切相关,老化的软骨细胞(常规培养第 4 代以后)基质合成下降、降解增加,细胞增殖能力下降、与凋亡相关的基因表达增加,多数与分化相关的生长因子表达水平下降,特异性细胞外基质 II 型胶原表达水平也明显下降。这些结果表明,软骨细胞老化是一个综合的多因素参与的结果,单一改变某一因素不太可能全面纠正细胞的老化状态。研究提示,应用 bFGF 可实现软骨细胞的快速增殖,而将生长因子基因(如 TGF-β1)及端粒酶基因转入软骨细胞,可在一定程度上延缓其老化。但这些研究很难从根本上解决软骨细胞来源问题,因此,近几年研究焦点主要集中在干细胞的软骨诱导分化及软骨构建。

(二) 干细胞的软骨定向诱导分化研究

1. 具有软骨潜能的干细胞来源　干细胞软骨分化研究在软骨组织工程发展至第三阶段后越来越受到重视,目前已成为软骨种子细胞研究的主要焦点。这主要是由于干细胞来源充足,体外增殖能力强,且具备肯定的软骨分化潜能,如能转化到临床应用,将具有重大的推广价值。目前新发现的具有软骨潜能的干细胞种类逐年增加,除 MSCs 外,脂肪、骨膜、皮肤等组织来源的干细胞以及胚胎干细胞等都有可能成为软骨组织构建种子细胞的新来源。

在 MSCs 研究方面,上海市组织工程重点实验室进行了大量的探索。目前已建立了稳定的 MSCs 软骨诱导分化及表型鉴定技术,并应用自体 MSCs 结合可降解生物支架材料,成功地修复了猪膝关节软骨与骨复合缺损,使软骨缺损与骨缺损分别得以修复,有效地恢复了关节的正常结构,并经绿色荧光蛋白标记直接证实植入 MSCs 是关节缺损修复组织的主要细胞来源(文末彩图 9-1)。随着体外软骨构建技术的发展成熟,MSCs 复合三维可降解支架在体外构建一定形态软骨的核心技术和关键参数也逐步建立。这些研究为以 MSCs 为种子细胞的软骨组织工程临床应用和产业化奠定了实验基础与理论依据。

在其他干细胞软骨诱导分化方面，近几年也有较多的报道。其中以脂肪干细胞研究报道较多，但可能由于其干细胞含量和纯度的限制，脂肪干细胞构建的软骨总体上均质性较差。最近的一些研究证实，通过 CD105、CD271 等间充质干细胞相对特异性表面标志分选纯化，可以在一定程度上从脂肪干细胞混合细胞群体中富集具有软骨潜能的干细胞，有效提高构建软骨的均质性。胚胎干细胞的软骨诱导分化也已有报道，目前甚至已成功地应用胚胎干细胞在体外培育出软骨样组织。近年来的研究还发现，在皮肤来源的细胞中也存在软骨分化潜能的干细胞。这些研究为进一步拓宽了软骨组织工程种子细胞的来源。

2. 干细胞的软骨诱导方法

（1）外源性因子诱导软骨分化：前文已经提及，软骨的增殖、分化与基质合成与多种生长因子密切相关。同样，干细胞的软骨诱导分化也离不开生长因子的调控。目前认为能够促进 MSCs 软骨分化的细胞因子主要有 TGF-β、IGF、PDGF、bFGF 和 EGF。其中起最主要诱导作用的是 TGF-β 超家族的成员，包括 TGF-βs、BMPs 等 40 种多肽生长因子。研究表明，TGF-β 超家族成员在骨缺损部位和胚胎期骨、软骨形成部位均有大量表达，它们对干细胞的软骨定向分化具有很明确的诱导作用。研究发现，TGF-β 超家族成员主要通过激活细胞内信号级联反应实现对软骨特异性基因表达的调控。

另一个起重要作用的生长因子是 IGF。IGF 主要调节软骨的基质合成代谢，其在体内能够促进骨骺软骨生长，还能调控体外长期培养软骨块的蛋白聚糖代谢，应用 IGF-1 处理成体牛软骨块可以刺激蛋白聚糖的合成，抑制蛋白聚糖降解。因此，在干细胞软骨诱导过程中加入 IGF-1 同样可以刺激干细胞大量合成软骨特异性基质，促进其向软骨细胞表型转化。bFGF 也具有协同的软骨诱导作用，且对胚胎期软骨发育及软骨修复起着重要的调控作用。特别值得一提的是，多种生长因子的联合应用可以显著提高干细胞的软骨分化效率，例如，TGFβ 与 IGF-1 或 bFGF 相结合对干细胞体外软骨分化具有明显的协同作用。

生长因子在诱导干细胞软骨分化中的作用已得到公认，其主要优点是作用直观、效果肯定，而且在应用过程中因子种类和剂量可以人为精确控制。但生长因子的半衰期很短，因子效价会随着应用时间迅速下降，因此，应用过程中需不断补充。由于这些生长因子的造价都十分昂贵，因而长期体外诱导的花费很大。应用外源性生长因子进行软骨诱导的另一个缺点是，体外诱导的干细胞植入体内后无法再继续维持软骨诱导作用，受体内复杂环境和干细胞本身可塑性的影响，植入后的细胞有可能会逐渐丧失已具有的软骨分化表型。

（2）转基因技术诱导软骨分化：将外源性生长因子或软骨转录因子导入干细胞可以有效地通过自分泌或旁分泌方式诱导干细胞向软骨定向分化，这种方法与添加外源性生长因子相比，成本大大降低，且诱导作用可以在植入体内后持续一段时间。目前研究较多的是软骨分化通路中的各种转录因子和信号分子，包括 Sox 家族成员、Smad 家族信号分子等，这些因子调控着软骨分化的整个蛋白系统。其中，Sox-9 是目前所知的最重要的软骨分化下游调节子。除转录因子及信号分子外，许多生长因子或蛋白的重组表达也能促进软骨分化，如 IGF-1、TGF-β2、BMP-2、Midkine 等。

在临床应用中，通过转基因操作诱导软骨分化的主要缺点在于其安全性隐患。例如，某些蛋白或生长因子在转染细胞中的过表达在体内移植后会产生不可预知的生理影响，某些转基因载体还可能激活原癌基因导致细胞恶变等。

(3) 应用非蛋白物质促进软骨分化:除细胞因子和生长因子外,许多非蛋白性化学成分对体外软骨分化也有促进作用。非蛋白性化学成分性质稳定,半衰期长,对于长期体外诱导极为有利。而且,与蛋白成分不同,其不需要活细胞来合成,也不需要复杂的转录后调节,只要通过化学反应就能合成,因此获得方便。这些非蛋白性化学成分主要包括地塞米松、甲状腺素、维生素 D_3、PGE_2、维生素 C 等。地塞米松是一种合成糖皮质激素,可诱导人 MSCs 分化为软骨表型。甲状腺素是胆固醇代谢的类固醇衍生物,对软骨分化有重要作用。维生素 D_3 是维生素 D 的活性形式。能够刺激胚胎肢芽间充质细胞的软骨分化,促进分化的软骨细胞的功能表达。PGE_2 在肢芽软骨形成和软骨细胞分化中也有作用。维生素 C 可通过促进维生素 D_3 和软骨基质产物的合成而刺激软骨分化。非蛋白物质虽然应用方便,易获得,价格便宜,但在软骨诱导分化中只是发挥辅助作用,单独应用诱导作用不强,因此体外诱导时只能辅助性应用。

(4) 天然或人工合成的细胞外基质成分促进软骨分化:天然及人工合成的细胞外基质成分(extracellular matrix,ECM)有利于细胞的贴壁、生长和分化,而且 ECM 成分更接近于支持软骨分化的生理微环境。软骨 ECM 主要由胶原蛋白和蛋白多糖构成,占其干重的 60% ~ 90%,另外还有少量的非胶原蛋白和透明质酸。ECM 除发挥其结构功能外,还可影响软骨细胞微环境而发挥生理作用。特异性组织基质微环境对干细胞的分化命运具有重要的调控作用。因此,在体外培养中,合适的 ECM 成分能促进干细胞向软骨表型细胞分化。

干细胞及软骨细胞在 ECM 成分上的黏附、增殖和分化能力依赖于许多相关特性,如基质化学成分、静电电荷、表面结构以及几何构造等,其中化学成分是影响软骨分化能力的最重要因素。软骨细胞自身产生的 ECM 可为软骨分化提供最合适的生理环境。Ⅱ型胶原是最重要的 ECM 成分,据报道Ⅱ型胶原较Ⅰ型胶原更利于原代软骨细胞的培养。另一类对软骨分化有重要作用的是糖胺多糖。硫酸软骨素是最主要的硫酸化糖胺多糖,能够促进软骨细胞的增殖和成熟。透明质酸在软骨组织工程中也有广泛应用。静电电荷是影响软骨分化的另一重要因素。负电荷有利于干细胞在 ECM 成分上的黏附伸展。

天然及合成的 ECM 以及经 ECM 修饰的支架材料在软骨组织工程中均有应用,但应注意人工合成基质成分的生物相溶性、细胞毒性以及生物降解性等。

(5) 共培养与细胞条件培养:微环境在决定干细胞的分化命运方面起着非常重要的作用。研究发现,关节的软骨微环境具有很强的软骨诱导作用,干细胞植入关节软骨缺损处可以直接再生软骨组织,而在皮下环境中,即使植入经体外诱导的已具有软骨分化表型的干细胞也会很难再生出均质的软骨样组织。根据这些现象,提出了软骨微环境诱导干细胞软骨分化的理论。利用软骨细胞模拟软骨微环境,通过将干细胞与软骨细胞体内共移植或体外共培养可以成功地再生软骨,而且只需要很少量的软骨细胞(仅占细胞总数的 20%)与多量的 MSCs(占细胞总数的 80%)混合即可再出均质的软骨组织,通过细胞标记可直接证实 MSCs 在软骨细胞诱导下形成了成熟的软骨陷窝。这种方法仅需少量的软骨细胞即可诱导大量 MSCs 形成软骨,无须应用任何生长因子,成本低且诱导效果肯定,而且可以用于构建各种形状较大体积的软骨,有望发展成为一种可实际临床应用的软骨诱导技术。

软骨细胞如何诱导干细胞软骨分化已成为目前研究的另一个热点。在共移植或共培养时,软骨细胞可能通过与干细胞间的相互作用、分泌多种生长因子以及软骨特异性细胞外基质来模拟体内软骨局部微环境,诱导干细胞向软骨定向分化。为进一步明确其诱导机制,研究人员先后进行了多种混合的或隔离的(利用 Transwell system)共培养实验,以及利用软骨细胞条件培养液和软骨脱细胞基质分别进行诱导实验。目前的结果初步显示,软骨细胞与干细胞的直接接触不是软骨细胞实现诱导作用的主要方式,分泌软骨特异性细胞外基质具有一定的软骨诱导作用,但软骨细胞最明确最主要的诱导机制是通过分泌可溶性细胞因子来实现,软骨细胞仅通过分泌可溶因子便可以独立地诱导干细胞向软骨定向分化。

(三) 生物材料、体外软骨构建及生物反应器的相关研究

软骨组织工程种子细胞研究的迅速发展,对生物材料及软骨构建技术等相关研究也提出了更高的要求,客观上要求其向工程化与产业化方向发展,以适应大规模临床应用的需要。近几年来,尽管纳米材料、仿生材料及各种复合型智能材料的研究有了较大的发展,但整体上还未真正应用到组织构建领域,软骨构建用的生物材料研究目前尚无重大突破。值得欣慰的是,目前最常应用的 PGA、胶原、Pluronics 等支架材料已能在体内、体外构建出较为均质的软骨组织,而且通过简单的修饰、包埋或多种材料联合应用,就可以基本满足三维软骨构建对支架材料的需求。

软骨组成单一,无血管与神经等复杂结构,对营养要求较低,非常适合体外构建与产业化发展。因此,在软骨组织工程发展的第 3 阶段就已开始了软骨体外构建的探索。上海市组织工程重点实验室在国家“863”计划资助下,近年来一直致力于体外组织工程软骨产品的研发,目前已建立了一系列体外软骨构建的核心技术和关键参数,充分证实了体外软骨构建的可行性和产品化、产业化发展的可能性,同时将体外软骨构建技术与干细胞诱导分化技术相结合,以 MSCs 为种子细胞,以 PGA 为主要支架材料,通过多种因子(TGF-β1、IGF-1 及地塞米松)的联合诱导,在体外已成功地构建出具有一定体积和形态的软骨组织(文末彩图9-2)。在新近的研究中,通过计算机辅助支架设计,还在体外成功地培养育出具有精确人耳郭形态的均质三维软骨(文末彩图9-3),充分展示了组织工程软骨未来临床应用的广阔前景。

生物反应器研究取得的一些最新进展也为软骨体外构建研究提供了便利条件。生物反应器可以在一定程度上模拟体内软骨微环境,为体外软骨形成提供一个动态的力学刺激,以进一步提高体外构建软骨的基质合成及力学性能。目前常用的生物反应器主要有旋转式(rotating)及灌注式(perfusion)2 种。旋转式反应器主要提供一个动态的切向流体力学刺激,使细胞处于微重力环境中培养,有利于细胞与材料充分黏附并促进软骨细胞外基质的合成与重塑。灌注式生物反应器主要提供一个静态的流体力学刺激,有利于细胞在材料上的均匀分布,使新生的软骨均匀一致,并能提高其力学性能。但目前这些研究所用的种子细胞仍以软骨细胞为主,干细胞诱导分化的研究成果尚未与生物反应器研究充分结合。全面地有机地整合上述各项研究的最新成果,无疑将极大地推动软骨组织工程向临床应用的转化和产业化发展。

三、软骨组织工程未来的发展方向

软骨组织工程发展至今,已与临床应用非常接近,但要真正走向临床仍有大量的具体问题尚需解决。种子细胞研究在相当一段时间内仍将是软骨组织工程研究的重点内容,特别是干细胞诱导分化技术的进一步改进及新型种子细胞的开发。现代免疫学的发展,有希望使免疫排斥问题逐步解决,通用型种子研究可能会成为一个新的增长点。

适用于软骨构建的支架材料研究与开发应越来越受到重视,因为与软骨种子细胞研究相比,目前软骨支架材料研究相对薄弱,有可能成为限制软骨组织工程临床应用的障碍之

一。在生物材料研制与开发过程中,应特别注重细胞与生物材料相互作用的研究,避免生物材料研究与种子细胞研究脱节。对材料进行生物或化学修饰的复合型材料、纳米材料、仿生材料及智能材料等的研制与开发将是未来生物材料研究的重要内容。

软骨组织的特点及软骨组织工程研究的长足发展终将使其走向产业化发展及临床应用。因此,组织工程化软骨体外构建及相关生物反应器研制将是软骨组织工程未来发展的重要方向。种子细胞、生物材料研究成果与生物反应器研制开发相结合,是改进和完善体外软骨构建技术及产业化发展的必由之路,在今后的研究中必须注重多种最新研究成果的融合与协调发展。当然,软骨组织工程的产业化研究才刚刚起步,要走向临床应用还必须经过大量的动物实验对体外构建的软骨进行综合的体内外评价,反复验证,及时发现问题并做出相应的改进。

推 荐 阅 读

[1] Zheng R,Duan H,Xue J,et al. The influence of Gelatin/PCL ratio and 3-D construct shape of electrospun membranes on cartilage regeneration. Biomaterials,2014,35(1):152-164.

[2] Zhang L,He A,Yin Z,et al. Regeneration of human-ear-shaped cartilage by co-culturing human microtia chondrocytes with BMSCs. Biomaterials,2014,35(18):4878-4887.

[3] Sakata R,Iwakura T,Reddi AH. Regeneration of Articular Cartilage Surface:Morphogens,Cells,and Extracellular Matrix Scaffolds. Tissue Eng Part B Rev,2015,21(5):461-473.

[4] Makris EA,Gomoll AH,Malizos K,et al. Repair and tissue engineering techniques for articular cartilage. Nat Rev Rheumatol,2015,11(1):21-34.

[5] Liu Y,Li D,Yin ZQ,et al. Prolonged in vitro precultivation alleviates post-implantation inflammation and promotes stable subcutaneous cartilage formation in a goat model. Biomed Mater,2016,12(1):015006.

[6] Huang BJ,Hu JC,Athanasiou KA. Cell-based tissue engineering strategies used in the clinical repair of articular cartilage. Biomaterials,2016,98:1-22.

[7] Di Bella C,Fosang AJ,Donati AM,et al. 3D Bioprinting of Cartilage for Orthopedic Surgeons:Reading between the Lines. Front Surg,2015,2:39.

[8] Anz AW,Bapat A,Murrell WD. Concepts in regenerative medicine:Past,present,and future in articular cartilage treatment. J Clin Orthop Trauma,2016,7(3):137-144.

（周广东）

第十章 肌与肌腱再生

　　肌与肌腱是肌肉骨骼系统的重要部分,承担着人体运动系统的重要功能。肌肉组织包含了骨骼肌、平滑肌和特殊肌肉组织如心肌。由于承担了人体的大量运动功能,骨骼肌和肌腱损伤情况较为常见,同时肌肉和肌腱疾病也是导致运动系统功能障碍的常见原因。近年来,再生生物学和再生医学的兴起以及干细胞和组织工程技术的发展,为肌肉和肌腱的再生与修复提供了一个良好的途径,本章将就骨骼肌与肌腱的基本结构和功能,骨骼肌再生修复的方法和机制以及组织工程肌腱构建和肌腱再生修复等领域进行相关介绍。

第一节　骨骼肌再生

　　骨骼肌是人体中最大的一种组织,占人体体重的 40% ~ 50%。骨骼肌的主要功能是进行收缩而产生肢体运动或其他部位的组织移动。

一、骨骼肌的结构和功能

　　骨骼肌是由数以千计具有收缩功能的肌肉细胞所组成。这些肌细胞由于其形态呈长条纤维状,故又称为肌纤维,而这些肌纤维又通过结缔组织连接成肌肉组织。每一条肌纤维被肌内膜包绕,多条肌内膜覆盖的肌纤维组合在一起形成肌束并被肌束膜所包绕维系在一起。不同数量的肌束组合在一起形成肌肉组织并由肌外膜包绕和维系。肌肉组织可以通过结缔组织网络组合在一起并通过其两端的延续致密结缔组织肌腱连接到骨骼上。

　　骨骼肌中含有大量的血管和微血管,形成一个庞大的供血网络以保证每条肌纤维均能得到足够的养分并可随时将有害代谢产物如 CO_2 等排出体外。肌肉组织中还存在与血管一起进入的神经纤维,包括运动神经元纤维和感觉神经元纤维,将中枢神经系统的刺激信号传递至肌纤维引起肌肉收缩或将局部的信息传递到中枢神经系统。

　　骨骼肌纤维是由多个成肌纤维细胞融合而成,初始形成的肌纤维呈现出细胞核中心定位,一旦胞核转移到肌膜下细胞质位置后便形成了较为成熟的肌纤维。在电子显微镜下肌纤维呈现出深浅相间的横纹,故骨骼肌又称为横纹肌。肌纤维膜包含肌细胞内的肌浆,内含细胞核、线粒体、肌红蛋白、脂肪、糖原、ATP 和肌原纤维。肌原纤维内含有肌节,是骨骼肌收缩的基本功能单位。肌节主要由较粗的肌球蛋白微丝组成,它们与较细的肌动蛋白微丝连接在一起共同行使收缩功能。肌动蛋白微丝可以感受到神经肌肉信号并对这些信号做出反应,包括细胞去极化和从肌浆网中释放出钙离子,诱导 ATP 驱动的肌球蛋白丝和肌动蛋白丝之间的相互作用,导致肌节缩短和肌肉收缩。

　　大部分骨骼肌含有 3 种不同的肌纤维:①Ⅰ 型纤维,抗疲劳慢收缩纤维;②2A 型纤维,具有快收缩和一定的抗疲劳特性;③2B 纤维,快收缩纤维,无疲劳抵抗能力。这些肌纤维含有慢速肌球蛋白重链(myosin heavy chain, MyHC)或快速 MyHC,它们具有相同的亚结构,但具有不同的腺苷三磷酸酶活性。骨骼肌中肌纤维的成分处于一种持续的动态变化中。

此外,骨骼肌含有肌肉干细胞,又被称为肌卫星细胞(muscle satellite cells, SCs)位于肌纤维的肌纤维膜和基膜之间。这些细胞平常处于静止状态,但在肌肉受伤之后被激活、增殖、自我更新并最终分化为多细胞核的骨骼肌纤维。自从被发现以来,SCs 一直被认为是胚胎肌细胞发育成为节体过程中所残留下来的细胞,来自于生皮肌节的前体细胞可以形成SCs。出生之后,SCs 迅速增殖并在骨骼肌的生长和再生中起重要的作用。同样重要的是,SCs 所处的内在微环境在肌组织再生中也起着重要的作用,这些微环境因素包括生长因子及其他干细胞等。

二、骨骼肌损伤及愈合

骨骼肌损伤后的愈合过程取决于损伤的种类,诸如撞击伤、拉伤和撕裂伤以及受伤的程度。原则上肌肉损伤后的愈合过程包括 3 个阶段:组织破坏期、修复期和重塑期。破坏的特征包括组织坏死、血肿形成和炎症细胞侵入。在修复期中,坏死组织被吞噬,而 SCs 被激活并开始再生肌纤维。在这个过程中,表达 Pax7 的静息 SCs 进入受损部位,上调成肌调节因子(myogenic regulatory factor, MRFs)、生肌调节因子(myogenic differentiation antigen, MyoD)和 Myf5 的表达,并出现细胞增殖。随后,激活的 SCs 转化为成肌细胞并下调 Pax7 的表达,上调 Mrf4 和 Myogenin 的表达。最后这些分化的成肌细胞融合形成多细胞核的肌纤维或与受损的肌纤维相融合来再生肌肉。然而,有一些激活的 SCs 并未进入增殖状态或分化为成肌细胞,相反它们继续维持着自我更新并不断补充卫星细胞库中的 SCs。SCs 的不对称分裂结果产生 2 种子代细胞,一种分化为肌细胞,另一种维持静息状态和自我更新的能力。近来的研究发现 SCs 的不对称自我更新现象可以在骨骼肌肉中出现。研究显示,约有 10% 的SCs 从不表达 Myf5,提示这群细胞从不进入增殖和分化状态而仅仅维持其自我更新的特性。相反,对称分裂产生的子代细胞全部可以被激活并进入增殖期。同时,自我更新的 SCs 通常维持 Pax7 的表达并下调 MyoD 的表达。相反,被激活和增殖 SCs 下调 Pax7 后开始分化为肌细胞。损伤肌肉愈合的最后一个阶段为组织重塑期。在这一期中,再生的肌纤维逐渐成熟并获得收缩的功能。然而,在某些情况下可以出现结构形成不良的结缔组织挛缩导致瘢痕形成和肌肉的不全再生。

周围神经与骨骼肌之间存在着相互营养的联系。当周围神经与骨骼肌的连续性被中断,骨骼肌由于失用和失去神经的营养作用,则不可避免地会造成骨骼肌不同程度的萎缩、纤维化。同时由于周围神经再生速度缓慢(1mm/d),在骨骼肌重新获得神经支配以前,往往已发生不可逆萎缩,严重影响肢体功能。因此了解骨骼肌萎缩的分子机制对防治骨骼肌萎缩、保护其生理功能具有重要意义。骨骼肌的萎缩过程是涉及细胞内众多分子事件的复杂过程。但以往有关失神经肌萎缩的研究多数集中于单个或少数几个基因和蛋白质,通过基因组学和(或)蛋白质组学技术从整体水平上分析失神经肌萎缩的报道还比较少。本实验室首次利用蛋白质组学技术从整体水平上分析失神经-神经再支配过程中大鼠腓肠肌蛋白表达的动态变化发现,在坐骨神经夹伤后肌萎缩和恢复过程中有 61 个蛋白质的表达发生变化,它们主要包括代谢相关蛋白、收缩蛋白、骨架蛋白、伴侣蛋白等。这部分蛋白质多参与细胞能量代谢,细胞骨架微管结构的维持和细胞转化凋亡等生理过程,提示失神经肌萎缩的发生与这一系列生理过程受到影响有关。

β烯醇(化)酶在横纹肌的发育与再生中起作用,本研究发现β烯醇(化)酶在坐骨神经夹伤后表达逐渐上升,1周时达高峰,1周后表达又逐渐下降,于4周时基本恢复正常。肌酸激酶在骨骼肌的能量转移中起重要作用。本研究发现其在坐骨神经夹伤后肌酸激酶表达逐渐下降,1周时最低,于4周时基本恢复正常水平。这些代谢相关蛋白的变化可能与坐骨神经夹伤后肌肉的缺血、缺氧以及不能活动有关。另外有研究表明肌萎缩的同时伴有肌纤维直径的减少和纤维型号的转变,这些变化会导致红肌中糖酵解的增加。这些是否可以解释烯醇(化)酶的表达变化尚待进一步验证。本研究发现MHC(ⅡX/ⅡB)在坐骨神经夹伤后表达明显下调,于1周后又开始渐渐恢复。Davis研究发现在失神经诱导的肌萎缩中,表达MHCIIB的纤维萎缩程度比表达ⅡA型MHC的纤维严重,且表达ⅡA型MHC的纤维横截面积几乎不受影响。失神经后MHC各种亚型发生不同的变化,可能是由于不同的神经营养效应。例如,神经营养因子-3可以优先地修复轴突损伤的快肌型的趾长伸肌,而对慢肌型的比目鱼肌没有影响;另外,脑源性神经营养因子和神经营养因子-4可使快运动神经元转变成慢运动神经元。神经夹伤后,由于神经营养因子的作用消失,将会对MHC(ⅡX/ⅡB)纤维的形态、收缩特性以及对MHC亚型的表达均有较大影响,而对MHCⅡA或MHCⅠ纤维的影响较小。但这些可能的事件仍需进一步探索。Alpha B-crystallin是一个小的分子伴侣蛋白,主要结合未折叠蛋白、抑制其聚结。Alpha B-crystallin除了具有分子伴侣的作用,最近研究发现其还具有抗多种刺激诱导的凋亡作用。研究发现,alpha B-crystallin可通过结合caspase-3前体的活化中间产物P24,并阻止P24的进一步自体水解活化,从而抑制caspase-9(线粒体通路)和caspase-8(死亡受体通路)对caspase-3的激活。研究发现在坐骨神经夹伤后早期alpha B-crystallin表达下降,而且此时的肌萎缩也很严重,是否是由于alpha B-crystallin在坐骨神经夹伤后表达下降,从而使其抗凋亡能力下降,肌细胞凋亡增加,萎缩加重;随后是否是由于坐骨神经轴突的再生,Alpha B-crystallin的表达又开始逐渐恢复,其抗凋亡能力也逐渐恢复,使肌萎缩减轻。这些仍有待于进一步证实。

同时研究人员还发现Raf激酶抑制蛋白(Raf kinase inhibitor protein,RKIP)在大鼠骨骼肌生长发育过程中表达逐渐下降,而在大鼠失神经肌萎缩过程中表达逐渐升高。RKIP属于磷脂酰乙醇胺结合蛋白家族成员,广泛分布于多种组织,参与许多蛋白激酶信号通路的调控。RKIP可抑制Raf-1/MEK/ERK和NF-κB信号通路,因而可以废除该信号通路的存活和抗凋亡的性能。RKIP在骨骼肌生长发育过程中表达逐渐下降,即RKIP对Raf-1/MEK/ERK和NF-κB信号通路的抑制作用减弱,从而可以促进肌细胞的生长发育;而在大鼠失神经肌萎缩过程中表达逐渐升高,即RKIP对Raf-1/MEK/ERK和NF-κB信号通路的抑制作用增强,则可能使肌细胞的抗凋亡能力减弱,不利于肌细胞的存活,从而使肌细胞的萎缩加重。进一步的蛋白质分析可以为研究人员提供更多的有关肌萎缩过程的信息,以便为研究失神经支配骨骼肌萎缩的分子机制提供科学资料。

除了损伤之外,肌肉疾病如肌营养不良(muscular dystrophy)也是导致肌肉功能受损的重要原因。肌营养不良的主要特征是肌萎缩和肌力下降,有多种形式,其中最严重的形式被称之为杜兴肌营养不良(Duchenne muscular dystrophy,DMD)。该疾病主要是因为缺乏抗肌萎缩蛋白(dystrophin),该分子连同其他膜蛋白是维持肌纤维稳定的重要分子。该分子的缺乏导致肌纤维膜的不稳定和撕裂。这一结果导致肌纤维坏死和再生的重复循环直至肌肉再生能力耗竭,最终肌纤维被脂肪和纤维组织所替代。

三、肌卫星细胞及其微环境在骨骼肌再生中的作用

如前所述,SCs 在肌再生中发挥重要的作用,而其所处的微环境又调节其对肌肉再生的作用。如同其他干细胞一样,SCs 的微环境可被定义为:一个干细胞所处的特殊组织环境,可以维持干细胞终生存在并不断产生具有自我更新能力的子代细胞。SCs 微环境的特征之一是能够维持 SCs 一直处于静息状态。从组织结构而言,SCs 的微环境为被基膜和肌纤维的纤维膜所包绕的部分。在这个微环境中多种因素参与了调节 SCs 再生骨骼肌的功能,这些因素可能包括了生长因子、力学因素、电刺激及化学信号等。同时,局部的微血管系统也在骨骼肌再生中起着重要的作用。另外,巨噬细胞也被发现在肌再生中起重要作用。

微环境调控细胞行为的基础是通过细胞-基膜和细胞-细胞相互作用来影响 SCs 在其特殊微环境中的黏附。例如,SCs 通过在其基底面表达$\alpha_7\beta_1$整合素来连接细胞骨架和基膜中的层黏连蛋白,从而将机械张力转化为化学信号来调控肌肉的再生。此外,整合素介导的细胞与基膜黏附还可以调控细胞的迁移、细胞形态和细胞-细胞间的相互作用等 SCs 的生理功能。而 SCs 的顶侧面则表达 M-钙黏着蛋白(M-cadherin)将 SCs 黏附到附近的肌纤维上,可以介导 SCs 与成肌细胞融合来再生受损的肌管。可见,SCs 通过表达其特异的分子并与其特异的胞外基质成分相结合,从而实现微环境对其功能的调控。

此外微环境中的细胞外基质也可以通过捕获一些生长因子来发挥对细胞的调控作用。例如硫酸乙酰肝素糖蛋白(heparin sulfate proteoglycans,HSPG)分子能够特异地结合某些生长因子并将它们递呈给 SCs。Syndecan 就是这类分子中的一种,在激活的 SCs 中表达升高,可以将 FGF 和 HGF 等传递给 SCs,进一步促进其再生肌肉的作用。

(一) 生长因子在肌肉再生中的作用

生长因子对于肌肉再生非常重要,能提供再生过程中细胞所需要的信号和调控相关基因的表达。此外,生长因子的释放顺序以及各种因子间作用的相互协调也是其中重要的再生调控作用机制。如前所述,结合在胞外基质上的因子可以通过 SCs 分泌的金属基质蛋白酶被释放出来激活 SCs;另外,损伤过程中参与修复的炎症细胞也可以分泌相关生长因子来激活 SCs 并促进其分化。在肌肉损伤后修复的过程中,大部分因子具有促进再生的作用,称为刺激因子,少部分因子具有抑制再生的作用,称为抑制因子。

1. 刺激性因子　研究发现许多生长因子具有刺激肌肉再生的作用,如 HGF、FGF-2、FGF-6、VEGF、PDGF-AA、PDGF-BB、SDF-1 和 IGF-1、IGF-2。其中,IGF-1 和 IGF-2 对肌肉的生长至关重要,包括促进 SCs 增殖和分化为成肌细胞和调控成肌基因的表达。此外,直接注射 IGF-1 也可以促进肌肉的再生。除了 IGF-1 之外,HGF 和 VEGF 也是肌肉再生的重要因子。HGF 在肌肉创伤之后特别是肌肉再生早期的细胞增殖期,其表达明显升高,并促使 SCs 迁移到肌肉损伤部位参与再生。此外,牵拉刺激可以促进肌肉分泌 HGF,提示可能在 SCs 激活过程中起到一定的作用。

VEGF 也是参与再生的一个重要因子,能够通过刺激血管再生增加氧供应来改善损伤肌肉组织的愈合。PDGF 可能也参与了调控 SCs 功能的过程,并可以与 VEGF 协同来促进肌肉再生。FGF 也是重要的因子之一。例如,FGF-6 在肌肉再生过程中的表达可以被上调,但确切的作用机制仍不明了;SDF-1 被认为可以作为一种化学趋化因子招募其他细胞参与肌肉的再生。另外,肌肉损伤之后,粒细胞集落刺激因子和干扰素-γ也可以促进肌肉细胞的增殖。重要的是,这些因子在体内行使功能时通常与其他因子共同作用产生协同的促肌肉再

生作用,如 HGF 和 FGF-2 或 HGF 与 FGF-6 可以协同促进 SCs 的增殖。上述刺激因子的作用大致可以总结为:具有高度促细胞分裂作用的 IGF-1 可能是促进骨骼肌再生的主要生长因子,HGF 是促使静息 SCs 进入增殖状态的主要因子,而 VEGF 则可通过促进血管增生提供肌肉再生所需要的养料和氧供应。

2. 抑制性因子　同样在肌肉损伤修复过程中可以产生一些抑制性的因子,主要包括 TGF-β、肌生成抑制素(myostatin)以及 BMP。这 3 种分子均属于 TGF-β 超家族。其中,TGF-β 的主要作用是促进成纤维细胞增殖、分泌和沉积胶原及其他细胞外基质,并抑制细胞外基质的重塑,从而导致损伤肌肉的瘢痕形成。BMP 已被证实在多种干细胞微环境中(如神经嵴)起到抑制干细胞增殖的作用,可能对 SCs 参与肌肉再生有着同样的抑制作用。myostatin 主要在 SCs 和成肌细胞中表达,可以下调 Pax3 和 Myf5 的表达并抑制 MyoD 的表达。此外,它可以维持 SCs 一直处于静息状态无法进入增殖期并抑制 SCs 的自我更新。myostatin 和 TGF-β1 还可以减少细胞的成肌分化和减少成肌细胞被募集到受损部位。

研究表明 myostatin 表达降低或丧失会使肌肉组织的比例增大,推测将对肌肉萎缩症、肿瘤恶病质、艾滋病等与肌肉有关疾病的诊断、治疗和预后有重要的临床意义。分别采用大鼠和小鼠坐骨神经横断损伤模型进行研究,发现在大鼠坐骨神经横断损伤后,伴随着腓肠肌湿重比和肌横截面积减小的肌萎缩进程,腓肠肌组织中 myostatin 基因表达持续上调,在第 28 天达到最高,并继续高表达,至 56 天时尚未低于假手术组;小鼠坐骨神经横断损伤后,腓肠肌组织中 myostatin 基因表达上调,其 mRNA 和蛋白分别在 3 天和 7 天达到最高,期间同时检测 smad2 磷酸化水平也于损伤后上调,至第 7 天表达最高。研究人员亦采用大鼠坐骨神经夹伤的神经损伤恢复模型了解 myostatin 基因的表达情况,发现神经损伤靶肌萎缩在术后 14 天最严重,此时腓肠肌组织中 myostatin 基因表达也最高,随后腓肠肌湿重比和肌横截面积逐渐恢复,myostatin 表达也逐渐回复到正常水平。由此可见,在失神经损伤过程中,靶肌组织中 myostatin 的表达变化与肌萎缩进程相伴随,可以作为失神经靶肌萎缩程度的诊断指标。

(二) 巨噬细胞在肌肉再生中的作用

近来的研究显示,巨噬细胞在肌肉损伤后可以被招募到受损部位发挥再生肌肉的重要作用。体内实验研究显示,抑制巨噬细胞的功能可以导致肌肉再生不完全,而阻断单核细胞被募集到损伤部位可以完全抑制肌肉再生。还有研究显示,巨噬细胞参与再生的机制可能包括通过分泌可溶性因子影响 SCs 和通过细胞-细胞间的相互作用。损伤修复过程中存在两种类型巨噬细胞——致炎症巨噬细胞和抗感染巨噬细胞,前者诱导具有成肌分化潜能的前体细胞的增殖,而后者诱导其分化和细胞间的融合。两种类型巨噬细胞间的相互转化可见于体内肌肉损伤后,或在肌萎缩的过程中发生。耗竭抗感染类型的巨噬细胞可以导致再生肌纤维直径变小。

四、干细胞在骨骼肌再生中的作用

除了肌卫星细胞外,其他种类的干细胞在肌肉再生中也具有重要的作用,包括肌肉来源的干细胞和非肌肉来源的干细胞。根据研究结果,肌肉来源的干细胞包括血管相关间充质干细胞(mesoangioblasts,MAB,或 vessel-associated stem cells)、侧群细胞(SP 细胞)、肌肉干细胞(muscle derived stem cells,MDSCs)和周细胞(pericytes);非肌肉来源干细胞包括 CD133+ 细胞和造血干细胞。其中 MAB 位于血管壁,这些细胞可被分离出来并用于移植再生肌肉。

骨骼肌 SP 细胞是一群异质性含量很少且未被很好鉴定的细胞群,在肌肉损伤之后能够分化为肌细胞。在 Pax7 敲除小鼠中,虽然 SCs 严重缺乏,但 SP 细胞依旧存在。体外培养诱导的 SP 细胞可以表达成肌细胞的标志物,与 SCs 细胞向成肌细胞分化时的表型类似。此外,SP 细胞还具有向造血细胞分化的潜能,提示 SP 与 SCs 是不同的两类细胞,尽管它们在肌肉再生方面有着相似的特性。

MDSCs 是一群早期的成肌前体细胞,与 SCs 不同之处在于除了具有成肌分化能力外,还具有多向分化潜能。研究发现,移植 MDSCs 可以获得比移植 SCs 更好的肌肉再生作用。这类细胞的优点在于增殖能力和自我更新能力强,有一定的免疫耐受能力,可被注入血管内治疗肌肉疾病,被认为是治疗杜兴肌营养不良很好的细胞来源。

周细胞位于微血管壁基膜下,可能在发育过程中源于 MAB。它们有助于维持微血管的结构稳定性,同时也可以调节血流和血管的渗透性。在体外,周细胞可以被诱导为成肌细胞,在通过动脉内注射入肌营养不良小鼠后可以参与肌肉再生。与 SCs 不同,周细胞来源的成肌细胞仅在分化良好的肌管中表达成肌细胞标志物。当周细胞被注射入免疫缺陷严重肌营养不良(scid/mdx)小鼠中,它们可以被种植在宿主的骨骼肌中并再生出许多含有抗肌萎缩蛋白的肌纤维。此外,周细胞还被发现出现在 SCs 所处的部位,虽然出现的频率很低,但仍然提示周细胞可以被用来补充 SCs 库。因此,周细胞也有可能被用于治疗杜兴肌营养不良症。

CD133$^+$细胞循环在血液中并且可以穿越血管壁进入肌肉中。将人 CD133$^+$细胞注射到 scid/mdx 小鼠中可以改善骨骼肌结构和功能并补充 SCs 库中的细胞。最近的研究显示相对于成肌细胞,肌肉内注射的 CD133$^+$细胞具有更强的再生能力,并能补充 SCs 库更多的细胞,提示 CD133$^+$细胞对于治疗肌肉损伤和肌肉疾病具有很大的潜力。造血干细胞也可以参与肌肉再生,也是肌肉再生最为重要的多能干细胞。研究显示移植后的 HSC 大约有 3.5% 的细胞参与肌纤维的形成并补充 SCs 库细胞。

五、力学刺激在骨骼肌再生中的作用

近来的研究提示力学刺激也是肌肉再生的重要因素之一,其主要的机制可能是通过激活肌卫星细胞和募集干细胞来达到相应的作用。增加肌肉的负载可以通过释放炎性因子及生长因子来激活 SCs。一项研究显示通过 10 周的运动锻炼可以使肌肉中的 SCs 数量增加46%,伴随肌肉细胞核 70% 的增加,提示激活的 SCs 细胞不仅被用于促进肌肉的肥大,也进一步补充 SCs 库中的细胞量。此外服用非激素类消炎药能够减少运动导致的 SCs 数量增加,提示了炎性因子的作用。机制研究也表明过度运动可以导致肌肉组织超微结构破坏,导致相关因子的释放及随后的 SCs 激活和数量增加。另外的机制可能是运动导致局部缺氧,VEGF 的释放增加,而 VEGF 可以刺激 SCs 的增殖、迁移和再生肌纤维,并通过增加血流量来提供更多的养分和氧用于组织的再生。肌肉负载增加还可以促进局部和全身的 IGF 分泌增加,而 IGF 可以通过相关转录因子来促进成肌细胞的增殖和 SCs 的激活。

六、组织工程化骨骼肌构建

组织工程是再生医学的一个重要手段,其目标是通过获取少量自体组织来得到自体种子细胞并经过扩增后种植在支架材料经过一定时间的体外培养之后再回植入体内进行组织修复。骨骼肌构建大致有 2 种方式:第一种是通过活检获取自体的肌卫星细胞,体外扩增后种植在三维支架上并在生物反应器中进行培养使其分化为新生肌肉样组织,被称之为体外肌肉构建方法。第二种是获取自体的卫星细胞,经过体外扩增,种植到有助于成肌分化功能的支架材料上后再植入体内,使这些细胞分化和形成肌管,被称之为体内肌肉构建方法。

早在 1988 年 Vandenburgh 等报道了将禽类的成肌细胞种植在胶原上进行体外培养最终形成的新生组织表达肌球蛋白重链和形成发育完好的新生肌纤维、基膜和外周分布的肌细胞核并具有收缩的功能。另一种方法为通过单层培养的肌肉细胞自组装功能形成组织工程骨骼肌。Strohman 等将原代成肌细胞种植在莎伦包装膜(Saran wrap)上并用钉子固定在 Sylgard 层上,分化的肌细胞及它们的收缩导致单层肌细胞膜片从膜上脱落并卷成海星样结构。在肌管重构成 1 个三维结构的同时,培养的成纤维细胞也形成了正常的结缔组织层、肌外膜、肌束膜和肌内膜。在随后的研究中,有许多报道采用不同的支架材料来进行骨骼肌的体外构建,包括模拟肌肉自然胞外基质的成分等或采用合成支架材料等。

其中脱细胞肌肉支架是值得关注的一种材料,其优点包括:①通过脱去细胞去除了组织的免疫原性;②可以保持肌肉天然的结构,包括支配神经的完整结构,有利于构建肌肉的再神经化;③肌肉供应血管结构的维持也有助于再细胞化后的血管长入形成较大的可以存活的组织工程肌肉;④有助于维持肌肉组织天然的形态和尺寸。Conconi 及 De Coppi 等将酶消化获取的成肌细胞接种在脱细胞肌肉基质上用于修复大鼠的斜腹肌缺损,体内植入的组织工程肌肉可以维持很好的组织结构,与宿主组织有较好的相容性并维持其原来的形状和厚度,同时体内回植后宿主的肌细胞及支配神经也可以长入以维持其结构的完整性。合成聚合物也是肌肉构建中的常用材料,包括聚羟基乙酸、己内酯和壳聚糖-多肽复合物等。鉴于肌肉的纵向排列结构,Huang 等制备了具有表面微型图案化的纳米纤维用于引导肌肉再生,因为表面的微结构图案可以调控细胞骨架的排列、肌管的组装和成肌细胞的增殖,是肌肉组织构建的方向之一。

种子细胞也是组织工程肌肉构建的重要组成部分。理想的肌肉种子细胞被认为是自体的肌肉前体细胞或干细胞。这些细胞可以在体外较好地扩增,并能够被诱导分化为肌肉细胞。MSCs 是能够被高效率地诱导成为具有成肌分化潜能的细胞,因其具有较好的扩增能力和较强的自我更新能力,可能是较好的种子细胞之一。相对而言,骨骼肌组织拥有自身的成肌干细胞及卫星细胞,可以成为重要的细胞来源之一。不同于 MSCs,SCs 只能定向分化为成肌细胞,因此更加适合用于肌肉的构建。具有成肌分化能力的 SCs 可以从肌肉组织中获取,也易于在体外进行扩增,因此 SCs 可能是构建肌肉更好的种子细胞来源。但是如何在体外将 SCs 诱导成为成肌细胞并形成肌纤维仍然是一个比较困难的课题,同时不同组织来源肌肉组织的 SCs 细胞具有不同的生物学特性,其构建的组织工程肌肉也可表现出不同特性,进一步增加了其复杂性。其他潜在的肌肉来源的前体细胞还包括 CD56$^+$ 细胞及肌肉中 CD31$^-$ 和 CD45$^-$ 的间充质细胞。

功能性的组织工程化肌肉的特征之一可能是需要形成运动终板来完成构建肌肉的神经支配,神经终板是运动神经元与一条肌纤维间形成的神经肌肉接头。在体外系统中,肌管与神经细胞共培养过程中可以自发出现神经肌接头样的结构,在肌肉细胞上乙酰胆碱受体逐步积聚并被神经细胞的神经突起所包绕。这些形成的神经肌接头样结构可以导致构建肌肉出现自主的收缩并可以感受到刺激信号后收缩。Larkin 等的研究提示体外经过刺激的含有神经肌接头的构建肌肉较单纯的构建肌肉具有更好的收缩力;Dhawan 等的研究显示体外构建的肌肉组织植入体内获得神经支配后较未神经化的构建肌肉具有更好的收缩能力,提示神经化可以促进组织工程化肌肉的进一步成熟。重要的是,许多化学因素及物理因素如电刺激和力刺激已在实验中被证实可以促进功能性神经肌接头的形成,这些可能是组织工程肌肉构建中需要考虑的重要因素。

构建组织的血管化是成功构建功能性骨骼肌的另一个重要考虑因素,因为成肌细胞只要远离营养源或 O_2 来源 $150\mu m$ 以上的距离便不能再增殖和分化。但是大部分的肌肉都超过了 $300\mu m$ 的厚度,因此构建的组织需要与血管系统相连以获得充分的营养物质和 O_2,并排出 CO_2 及代谢产物。文献报道了几种方法来促进构建肌肉的血管化,如 Bach 等将纤维蛋白凝胶置于异位动静脉环,将扩增的成肌细胞接种在已初步血管化的凝胶中可以有望形成血管化的组织工程肌肉,但是可能需要进一步的化学刺激剂和电及力学刺激来促进细胞的分化成熟和肌纤维的形成;Borschel 等将体外构建的肌肉组织移植到大鼠股动脉周围,可以促进血管化的骨骼肌形成并在接受电刺激后产生一定的收缩力;Levenberg 等发展了一种被称之为预血管化的构建方法,即在体外构建过程中除了成肌细胞外,另外加入内皮细胞和胚胎成纤维细胞,这些加入的细胞可以促进血管网的形成。事实上,预血管化的构建肌肉植入体内后其细胞的凋亡率大大降低,其机制可能是预构的血管网能与宿主血管相连。另一种方法采用细胞膜片技术,即将细胞接种在温控培养皿上,通过改变温度将培养的肌肉细胞膜片取下,将膜片逐层叠加最终可以形成肌肉组织。由于细胞膜片可以快速获得血管化,也可以有助于解决移植肌肉的血管化问题。构建功能性组织工程骨骼肌是未来应用的关键所在,通过神经组织和肌管共培养有望建立功能性的神经肌肉接头以利于植入的构建肌肉神经化。而通过不同手段来促进构建肌肉的血管化将有助于保障植入体内的构建肌肉的组织量及功能。

七、干细胞移植再生骨骼肌

早在 1989 年,Partridge 等已经报道了将肌卫星细胞移植到小鼠杜兴肌营养不良模型,实验结果显示注射入的细胞能与 scid/mdx 小鼠的肌纤维融合并形成许多表达抗肌萎缩蛋白的肌纤维,能在一定程度上再生具有正常功能的肌纤维。此外研究还发现新鲜分离的 SCs 细胞较体外扩增的 SCs 细胞具有更好的肌再生作用。但是 SCs 细胞较难跨越血管内皮使得血管内注射移植的方式仍然存在一定的技术障碍。Fararrie 等报道了具有成肌能力的骨髓来源的干细胞植入后可以分化为肌肉细胞并参与肌纤维的再生。Dezawa 等报道了人和大鼠的骨髓间充质干细胞在体外能被高效率地诱导成为成肌分化的细胞(89%),且诱导的细胞植入后能分化形成肌纤维。Benchaouir 等报道了将杜兴肌营养不良病人中分离出来的 CD133[+]细胞,转入 *dystrophin* 基因再回植入 scid/mdx 小鼠后可以恢复肌肉的形状和功能,提示这一策略有望成为一种临床治疗方法。

MAB 具有很好的跨越血管壁的功能,因此可以作为一种细胞载体携带转入的基因,植入因某种基因缺陷而病变的肌肉组织有助于治愈肌肉疾患并再生相应的肌肉组织。基于这些实验研究的结果,利用干细胞移植治疗肌肉营养不良和其他肌肉疾患有望在不久的将来进入临床实验。从全能干细胞诱导分化为成肌细胞也是一个重要的途径,包括采用 ESCs 和 iPS。其他类型干细胞如自体脂肪干细胞、自体血管内皮祖细胞和自体肌肉干细胞等都是较好的治疗细胞来源,这些细胞在体外已被证实可以诱导成为肌肉样细胞,但尚未进行体内回植实验来验证其再生肌肉的功能。

细胞移植临床治疗杜兴肌营养不良早在 1990 年就已在《柳叶刀》上报道,采用了 SCs 细胞移植入 1 个 9 岁男孩体内进行相关治疗。随后,不同的单位也报道了类似的临床试验。

这些临床试验并未显示有明显的临床治疗效果,主要是因为采用肌内注射无法均匀地将细胞注射到整个肌肉群中,因此临床疗效有限,未来的治疗方式可能需要通过血管内注射来获得更为均质的细胞分布。如前所述,克服 SCs 跨越血管壁障碍仍然是一个重要的研究课题。随着各种不同干细胞在肌肉再生中的作用被发现,采用其他类型的干细胞进行临床试验也是未来的一个方向。

第二节　肌　腱　再　生

肌腱和韧带是致密而结构有序的结缔组织,肌腱通过连接肌肉和骨组织来传递肌肉的动力带动关节的活动;韧带则是连接骨与骨之间的组织来引导骨与骨之间的相对运动。两种组织均承受高度的张力,因此具有相似的结构。

一、肌腱及韧带的结构和功能

肌腱和韧带在新鲜状态下大体观呈银白色、呈束状排列。光镜下观察,组织中的纤维呈平行波浪状,组织横断面近似椭圆形。肌腱和韧带胶原纤维的排列与受力方向平行,其中也有部分纤维束呈扭转或交错排列,防止纤维分离,也可以有助于对来自不同方向的力的缓冲。在手和足部的某些区域,肌腱被一层膜状结构所包绕,称之为腱鞘。腱鞘又分为脏层和壁层两层,脏层位于肌腱表面。两层之间形成一个腔隙,中间充满滑液,其主要成分为透明质酸,有利于肌腱在其中的滑动。

肌腱和韧带均由肌腱/韧带细胞和细胞外基质所组成。两种组织的细胞成分均为成纤维细胞,具有长梭状形态,散在分布于整个组织中并与胶原纤维的长轴相平行。这些细胞负责分泌细胞外基质和补偿缺损的胞外基质。相对于其他组织而言,这两种组织中的细胞含量较少,细胞较少分裂,导致组织的更新率较低,这也解释了为何肌腱和韧带的愈合能力相对较弱。

肌腱和韧带的主要细胞外基质成分是Ⅰ型和少量的Ⅲ型胶原,但也有其他多种胶原的存在,如Ⅳ型、Ⅴ型和Ⅵ型等。其他胶原含量较低但有着一些特殊的功能。在韧带组织中,Ⅰ型和Ⅲ型胶原的比例约为 9∶1。胶原纤维能提供如此强的力学性能与其特殊的结构有着直接的关系,胶原形成右手超螺旋的结构,在胶原纤维中,超螺旋结构由 3 个左手螺旋结构所组成,这些结构所提供的刚度和韧性使得肌腱和韧带组织具有高度的抗张能力。这些小螺旋结构的基本肽链序列包含了甘氨酸-X-Y 重复序列,其中 10% 的重复序列中的 X 和 Y 分别代表了脯氨酸和羟脯氨酸。其中分子较小的甘氨酸有利于形成紧密的胶原螺旋结构,而脯氨酸和羟脯氨酸则影响胶原的螺旋结构以提供蛋白的钢硬度。胶原的另一个特征是胶原纤维被交联在一起,使得胶原的力学特性结构更加稳定而组织的抗张强度更高,胶原交联主要是通过半胱氨酸间形成的二硫键来进行的。肌腱/韧带中还含有一定量的弹性蛋白,使得肌腱和韧带组织具有一定的弹性。

蛋白多糖是肌腱和韧带胞外基质中的另一个重要组成部分,对于组织的黏弹性和其他力学特性的形成具有重要作用。蛋白多糖由核心蛋白和糖氨多糖支链所组成,这些具有负电特性的支链形成特征性的"瓶刷"结构可以吸引水分子使得组织水化,蛋白多糖则被包埋在胶原之间提供了组织的抗压特性,水化也使得水溶性分子能够在组织中快速弥散。

肌腱细胞合成的蛋白多糖包括透明质酸、装饰蛋白(decorin)、黏胶蛋白(tenascin)和纤维调节素(fibromodulin)等。Decorin 抑制粗大胶原的形成,因此通过下调其表达可以有助于瘢痕愈合过程中粗大纤维的重建。透明质酸在承受压力部位如肌腱骨连接处表达较高。Tenascin-C 能与纤连蛋白结合,特别是在承载力较大的部位其表达上调,使肌腱细胞能更好地适应压力。Fibromodulin 则被发现起到稳定纤维中成熟原纤维结构的作用。

二、肌腱损伤模式

急性损伤和慢性损伤是肌腱的主要两种损伤模式,不同的模式需要不同的治疗方式。急性损伤通常由创伤所致,而慢性损伤通常出现在反复的肌腱过度负荷受损后并伴随着炎症反应。急性伸肌腱损伤(如手部和腕部的闭合伤)可以通过非手术方法来治疗,但是急性闭合屈肌腱损伤则需要进行手术治疗。慢性肌腱损伤可以伴有炎症反应(肌腱炎)或无炎症反应(肌腱变性)或涉及周边组织(腱鞘炎)。早期的诊断对明确病因和手术干预及预防永久性功能障碍的出现具有重要的意义。

一个典型的过度使用损伤常见于肩关节囊肌腱套的损伤,急性撕裂伤多见于人体上部的运动损伤,而慢性退行性病变和撕裂伤则多见于老年不太活动的个体。跟腱常受到外伤性的损伤,多出现在运动员或经常活动的个体,在承受超过极限的负荷后受损,通常需要手术治疗以防在以后的运动中再次出现断裂。跟腱也可以有慢性损伤的出现(肌腱病变)通常是由于反复的微小损伤加上退行性变和愈合不良所引起。

三、肌腱损伤的自然愈合过程

肌腱的愈合过程与其他结缔组织愈合方式相似,包括炎症期、组织形成期和组织重塑期。炎症期中有多种炎症介质的释放,如组胺、激肽、前列腺素、补体和淋巴因子等。在组织形成期中,随着成纤维细胞的迁入和毛细血管的长入,肉芽组织形成。在组织重塑期,肉芽组织被新合成和沉积的胶原所替代,进一步被肌成纤维细胞重塑并沿肌腱长轴收缩。此阶段,伤口细胞和它们分泌的胞外基质以一种互动方式存在,即细胞不断分泌和沉积新的基质,而基质分子则调控相关基因和细胞基质受体的表达。随之,通过细胞-细胞相互作用和细胞-细胞外基质的相互作用,胶原纤维与成纤维细胞平行排列并与其他原纤维首尾相接和共价键的交联,而大部分成纤维细胞进入凋亡期,最终将高细胞含量的肉芽组织转化为细胞含量降低的瘢痕组织。

肌腱愈合过程中的几个重要因素包括愈合的细胞来源、营养的来源和肌肉-肌腱复合体断裂时存在的空隙以及保守治疗是否足于愈合一个肌腱的伤口。首先是肌腱的愈合方式。内源性愈合完全依赖肌腱组织自身的细胞来完成这个过程;而外源性修复则依赖外部组织(包括腱鞘)的细胞浸入。通常情况下,两种模式均参与了肌腱的修复过程,外源性主要在早期起作用,而内源性则在晚期起作用。外源性愈合的结果是肌腱与外周组织的粘连和瘢痕形成,常见于屈肌腱的愈合过程,可导致肌腱活动范围受限。其次是营养的来源。在肌腱愈合过程,血管化出现在绝大部分区域以提供充分的营养和氧气的供应;但是在滑车部位,肌腱的营养主要依赖于滑液中营养成分的渗透。再次是断端间的空隙是否被去除将会直接影响到肌腱的活动范围和愈合肌腱的力学性能。最后是治疗方式的选择。一般来讲保守治疗和手术治疗是否有效取决于各自的适应证。相比而言,手术治疗能够更好地形成肌腱断端之间的愈合,特别是手部屈肌腱的修复常常需要手术来促进两个肌腱断端间的良好对合及后续的良好愈合和功能康复。

四、组织工程肌腱/韧带构建及组织缺损的修复

肌腱损伤的自然修复虽然可以在某种程度上恢复肌腱的功能,但在大部分情况下肌腱损伤的同时可以伴随肌腱组织的缺损。现代外科技术的发展使得肌腱移植术可以很好地用于肌腱缺损的修复和功能的康复,但自体肌腱移植物的缺乏严重限制了肌腱缺损的临床修复和功能康复。组织工程技术的发展为克服这一临床难题提供了一个有效的途径。

利用组织工程的基本原理和现有的技术,目前已经能够成功构建出组织工程骨、皮肤、软骨、血管、角膜和外周神经等组织。同样,近10年来,肌腱和韧带的组织工程构建和修复也获得了很大的进展。早在1994年,Cao等报道了将小牛肌腱组织中获取肌腱细胞接种于条索状PGA无纺棉支架上,经过体外培养1周后,将细胞材料-复合物植入裸鼠皮下,12周后取材发现这些新生的肌腱组织可以具有类似于正常肌腱的组织特征即呈纵向排列的胶原纤维和肌腱细胞,提示了组织工程肌腱构建的可能性。

(一) 组织工程肌腱和韧带的支架材料

如同其他的组织构建一样,肌腱构建的重要因素包括了支架材料的选择和种子细胞以及组织构建的微环境。由于肌腱具有特殊的组织结构和较强的力学特性,故组织工程肌腱构建的支架材料被认为需要具备以下的条件:①具有良好的生物可降解性,且其降解率可被很好地控制;②无论是在材料降解前、降解过程中或降解后,材料本身或其降解产物均对细胞和宿主的组织有良好的生物相容性;③具有优良的力学性能并在组织再生过程中仍然能维持很好的力学特性;④具有良好的生物功能特性,有利于细胞增殖和分化及基质分泌和组织形成;⑤具有良好的可加工特性,包括能被制备成特殊的结构和形状,如可被进一步针织或编织加工。

根据文献报道,肌腱或韧带的支架材料可以分成合成材料和天然材料。前者最常用的材料为聚α-羟基酸,包括了PGA、PLA和PLGA;后者包括胶原衍生物、同种异体脱细胞肌腱基质、异种脱细胞肌腱基质、丝蛋白和多糖等。合成材料可以多种物理形式存在。无纺棉材料易于细胞黏附和具有较好的细胞相容性,有利于组织的形成。合成纤维也可以通过编织来形成力学性能较强的材料或通过电纺丝的方法形成纳米级的纤维更有利细胞的黏附和基质分泌。脱细胞肌腱基质材料由于维持了肌腱的天然细胞外基质结构和良好的生物力学特性,被认为是一种较好的支架材料。丝蛋白是近年来发展起来的新兴肌腱支架材料,具有较强的力学性能和较好的生物相容性,有助于适应肌腱或韧带构建所需的力学强度要求。

(二) 组织工程肌腱和韧带的种子细胞

在早期的组织工程肌腱或韧带构建的探索性研究中,从肌腱组织中分离出来的肌腱细胞常被用作为种子细胞观察其形成肌腱组织和修复缺损的能力,同样韧带来源的成纤维细胞也被用来探索形成组织工程韧带的能力。这些探索虽然提供了组织工程肌腱和韧带构建的可行性,但缺乏实际的应用价值,因为在组织缺损的情况下不可能再牺牲正常的肌腱或韧带来获取细胞进行组织构建和修复。为此,各种替代性的种子细胞探索得以广泛开展,MSCs是最早被探索用于组织工程跟腱和髌韧带的构建和修复的一种细胞。后续又有许多报道将MSCs用于组织工程跟腱和前交叉韧带修复组织缺损的研究。基于MSCs的肌腱构建和修复的策略具有较好的前景,但也有许多基础科学问题有待进一步的研究,包括如何调控MSCs的成肌腱专向分化、避免异位骨化和探索较好的成肌腱诱导分化方案等。除了干细胞外,类似细胞的转分化作为组织工程肌腱构建也是一个可行的选择。作者前期的工作中

采用皮肤成纤维细胞分别在体内和体外构建出组织工程肌腱,为临床实践应用打下了较好的基础。

(三) 体内构建组织工程肌腱/韧带和修复肌腱/韧带缺损

很多早期的组织工程化组织构建多是利用体内回植动物模型来进行研究的。鸡爪的结构与人的手部结构具有一定的相似性,故成为研究组织工程肌腱修复屈肌腱的模型。曹谊林等2002年就报道了此项研究:首先,通过酶消化肌腱组织获得自体肌腱细胞,经过体外扩增后接种到PGA无纺棉,外裹脱细胞小肠黏膜下层组织以增强其力学性能。经过体外培养1周后,在鸡爪底面切开皮肤,暴露腱鞘,做两个小的横切口,切断并取出一段肌腱,然后将培养的细胞-材料复合物植入腱鞘内肌腱缺损部位,并与宿主自体肌腱缝合;术后14周探查可见腱鞘内有乳白色组织工程肌腱形成,外观与正常肌腱较为类似,组织学检查可见与肌腱长轴平行排列的胶原纤维及少量的肌腱细胞;此外,组织学检测还显示了组织工程肌腱与自体肌腱之间有着良好的界面愈合(文末彩图10-1)。更为重要的是,构建肌腱在14周时可达到约90N的最大抗张力,约为正常肌腱的83%,提示可以构建出具有功能的组织工程化肌腱组织并可修复肌腱的缺损。

为了探索可替代的种子细胞,曹谊林等2006年报道了利用皮肤成纤维构建和修复猪趾浅屈肌腱的缺损,在这项实验中,动物被分成3组,分别是成纤维细胞修复组、肌腱细胞修复组和单纯材料修复组。首先获取自体皮肤和肌腱组织,通过酶消化分离出自体皮肤成纤维细胞和肌腱细胞,扩增后分别接种到PGA无纺棉并外裹脱细胞小肠黏膜下层组织。在猪的后肢切开皮肤并造成3cm的趾浅屈肌腱的缺损,将体外培养1周的细胞-材料复合物回植入肌腱缺损处,分别在植入后6周、14周和26周取材。电镜观察显示体外培养过程中,两种细胞接种在PGA无纺棉上具有相似的黏附率和胞外基质分泌能力。体内回植6周和14周时,形成的组织还不够成熟。到26周时,植入的细胞-材料复合物形成了成熟的肌腱样组织,表现为胶原纤维和细胞呈纵向平行排列,与自体肌腱组织有良好的界面愈合。并且,皮肤成纤维细胞和肌腱细胞构建的肌腱组织在组织学结构、胶原纤维直径和生物力学等方面均非常相似,提示皮肤成纤维细胞可以成为替代肌腱细胞的良好种子细胞来源。相对而言,单纯材料组形成了不规则结构的瘢痕样组织。有趣的是,皮肤成纤维细胞构建的肌腱经过体内长期的力学重塑后可以形成较为粗大的Ⅰ型胶原,而较少见细小的Ⅲ型胶原,提示细胞在长期力学刺激下可以向肌腱细胞样表型转化。

为了克服PGA无纺棉生物力学性能弱的特点,作者等正在开展PGA长丝的制备,并利用PGA和PLA混合的长丝纤维编织成不同类型的力学性能增强型支架材料。实验结果显示在种植皮肤成纤维细胞并体外培养2个月后能够形成初步的组织工程新生肌腱,且未完全降解的支架材料可以提供约40N的抗张强度。利用这一增强型材料的特性,开展了组织工程肌腱修复猴手部屈肌腱缺损的修复并获得了初步成功,为转化为临床治疗手段奠定了良好的基础。

跟腱损伤也是临床上较为常见的肌腱损伤类型,因此有较多的研究将跟腱损伤修复作为组织工程肌腱应用的模型。Young等早在1998年就报道了用MSCs复合胶原支架修复兔跟腱缺损,初步显示了组织工程肌腱修复跟腱缺损的可能性。Ouyang等报道了用异体MSCs来再生肌腱的研究结果。首先将动物分成3组:异体MSCs加上针织的PLGA纤维支架;单纯针织的PLGA纤维支架;正常对照。在兔子的跟腱上造成1cm的组织缺损,分别植入细胞-支架材料复合物或单纯支架,于术后2周、4周、8周和12周分别获取组织进行相关检测。

实验结果显示在早期 2 周和 4 周时,加入异体 MSCs 组较未加细胞组能够形成更好的组织,但在晚期 8 周和 12 周时,未加细胞组与加细胞组在组织形成方面无差异,提示在这项实验中,植入的异体 MSCs 在早期起到了促进组织形成的作用,但最终的组织形成可能还是依赖于宿主细胞的参与。

前交叉韧带(anterior cruciate ligament,ACL)是临床韧带损伤中最为常见的一种,因此也成为组织工程韧带修复缺损的常用模型。Fan 等近来报道了利用间充质干细胞和丝纤维支架修复大动物前交叉韧带的研究。在这项研究中,微孔状的丝蛋白海绵被插入针织的丝纤维网,然后再利用编织技术形成丝蛋白核心束,最后将微孔海绵和丝纤维网围绕丝蛋白核心束形成一个复合支架。从猪骨髓获得 MSCs,将分离和培养的 MSCs 接种在支架上并回植入体内修复前交叉韧带的缺损。实验结果显示 MSCs 能在支架材料上生长并分泌大量胞外基质,随着培养时间的延长,韧带组织相关基因的表达逐步升高。植入体内 24 周后,组织学显示植入的细胞可以均匀分布在整个支架上并展现出成纤维细胞样形态。这些细胞表达 I/III 型胶原和 Tenascin-C。在韧带-骨连接处,构建的韧带组织展示出典型的 4 区结构,即骨区、矿化纤维软骨区、纤维软骨区和韧带区。再生韧带的力学强度可以满足韧带功能所需,组织学结构明显优于对照组,表明通过组织工程方法来再生韧带并修复韧带缺损是一条可行的途径。

(四)体外构建组织工程肌腱

尽管上述结果显示将细胞-材料复合物植入体内,可让组织工程肌腱、韧带在体内的环境中形成肌腱/韧带,但此种方法也存在一定的不足。作为将来的临床应用,医师们可能希望植入的是构建的肌腱或韧带组织,而非细胞-材料复合物,因为后者在形成组织工程肌腱的过程中会受到很多因素的影响,如细胞活力、材料的稳定性及体内的环境因素。相对而言,若是能在体外初步构建出肌腱样组织后再植入体内则有利于组织成熟及手术后的早期功能锻炼和功能康复。

例如,将体外培养的肌腱细胞膜片通过自组装的方式形成新生肌腱样组织,其结构类似于新生大鼠的肌腱。Garvin 等报道了将肌腱细胞接种到胶原支架上并在生物反应器给予力学负荷形成初步的肌腱样结构。这些研究的目的主要还是探讨体外培养环境中,细胞与支架材料的相互作用,培养时间较短。曹德君等在 2006 年报道了利用鸡肌腱细胞和 PGA 纤维体外构建肌腱的初步研究。首先将获取鸡爪中的肌腱组织并用酶消化的方法获取肌腱细胞,经过体外扩增之后接种在排列成束状的无纺面纤维上,分别将细胞-材料复合物放置在一"U"型的钢丝架上,给予静态牵张力或不给力学刺激,体外分别培养 6~10 周后获取组织。实验结果显示,经过体外较长时间的培养,细胞-材料复合物形成了大体观为条索状的肌腱样组织,组织学检测显示了呈纵向排列的胶原和肌腱细胞的结构,类似于正常肌腱的结构。施予静态牵张力的肌腱组织其结构明显较无力学刺激组的组织更为成熟。最近,曹谊林等又报道了利用人皮肤成纤维细胞在体外构建组织工程肌腱的研究。首先分别获取人的皮肤和肌腱组织(截肢的组织),利用酶消化的方法,分离出人的皮肤成纤维细胞和肌腱细胞,经过体外扩增之后,分别将两种细胞接种在"U"形钢丝架上的 PGA 长丝条索状支架材料上,然后分别在体外培养皿中持续培养 5 周、9 周、14 周和 18 周。实验结果显示,随着培养时间的延长,构建的肌腱组织逐步趋于成熟,并形成纵向排列的胶原和细胞的结构(文末彩图 10-2)。但是培养超过 14 周后组织反而退化,提示体外构建的培养需要一个合适的时间区域。重要的是,经过比较两种细胞在体外构建的肌腱组织可以发现,无论在大体观、组织学结构、生物力学性能和胶原纤维直径等方面都没有明显的差异,提示了皮肤成纤维细胞替代肌腱细胞在体外构建肌腱的可行性。

同时,这两项研究的结果也显示,体外静态张力下构建的肌腱其最大张力一般均小于5N。为了探明环境因素对组织工程肌腱形成的作用,曹谊林等开展了以人胚胎肌腱细胞为种子细胞和PGA纤维为支架材料体内和体外复合构建伸肌腱的研究。首先获取流产胎儿的肌腱组织,酶消化后分离肌腱细胞,经体外扩增后接种到放置在钢丝架上的伸肌腱复合体形状的PGA纤维支架上,先在体外动态力学刺激下培养6周,然后分别将细胞-材料复合物分成3组:体外继续培养6周;体内回植不加张力刺激14周;体内回植施加张力刺激14周,其方法是将构建物分别缝合在裸鼠背部的颈部、骶部和四肢的深筋膜上,利用裸鼠的躯体/肢体运动来提供自然的动态力学刺激。实验结果显示,在体外形成肌腱样组织后再植入体内给予动态力学刺激能够使得胚胎肌腱细胞构建的肌腱得到最好的肌腱发育和成熟。组织学、偏光显微镜和电镜的观察均显示,体内动态力学刺激能够形成较为粗大和相对成熟的胶原纤维,并获得较高的力学性能。基于这项实验结果的提示,正在开展利用增强型支架材料和皮肤成纤维细胞体外构建组织工程肌腱,在体外形成初步的肌腱样新生组织之后再回植入体内修复猴的屈肌腱缺损并获得了初步的成功,有望进一步向临床应用转化。

（五）组织工程腱鞘的构建和缺损修复

腱鞘为一膜状结构,它主要有内侧的滑膜(主要成分为滑膜细胞)和外侧的纤维层(主要由滑膜下成纤维细胞组成)。在手足等部位有腱鞘包绕肌腱,滑膜细胞可以分泌滑液以利于肌腱在腱鞘内的滑动,同时也提供了肌腱所需要的营养成分。临床实践中,在手或足等部位的肌腱损伤通常会伴有腱鞘的损伤,造成肌腱粘连和功能障碍。此外,腱鞘也可以充当一个生物屏障,防止周围组织中的细胞浸入肌腱组织。因此,肌腱-腱鞘为一个结构和功能相互依赖的复合体,单纯修复肌腱的损伤可能不足以保存肌腱的良好功能。在以往腱鞘损伤和防肌腱粘连的研究中,通常采用抗粘连物质如透明质酸膜或静脉移植物替代等方法,但是随着添加物质的代谢,抗粘连的功能逐渐消失,而静脉替代物由于不能分泌滑液而无法很好替代腱鞘的功能。组织工程腱鞘构建可能是未来解决这些问题的较好途径,而文献尚无相关的报道。曹谊林等就这一领域的研究开展了探索并于2010年报道了初步的研究结果。在这项实验中,首先获取鸡爪的自体腱鞘组织,酶消化分离出腱鞘来源细胞(包含滑膜细胞和滑膜下成纤维细胞)。将分离出来的细胞接种到PGA无纺棉支架上,体外培养1周后进行Scott氏阿里新蓝染色鉴定。结果显示在0.06mol/L MgCl$_2$的特殊浓度下,腱鞘细胞-PGA复合物染色阳性,提示这些细胞具有分泌透明质酸的功能。在体内构建和修复实验中,在鸡爪的中趾造成1cm的腱鞘缺损而维持肌腱结构完整,所有动物分成3组:采用腱鞘细胞-复合物修复;采用单纯的支架材料进行修复;不予以修复。手术后12周获取组织观察其大体形态、组织学结构、内表面的超微结构及肌腱-腱鞘粘连程度。实验结果显示,采用经过体外培养1周的腱鞘细胞-材料复合物修复的实验组形成了光滑的内表面,腱鞘与肌腱之间无粘连,容易分离,与正常肌腱-腱鞘结构相似。相反,单纯采用材料修复或不修复的对照组肌腱与腱旁组织发生严重的纤维化粘连,两者间不易分离(文末彩图10-3)。

组织学的检测显示,实验组形成典型的肌腱-腱鞘复合结构,两者之间有明显的腔隙存在及滑膜的脏层和壁层结构,与正常的腱鞘结构相似。相反,单纯材料对照组和不修复对照组均在肌腱与腱周组织之间形成明显的纤维化组织,肌腱旁间隙消失(文末彩图10-3)。为了更为客观地反映组织工程腱鞘的抗粘连功能,采用屈曲功测量即肌腱在腱鞘内滑动来牵拉末节趾使远侧趾间关节达到40°时所需耗费的功率。实验结果显示实验组耗费的功率要显著低于对照组,提示构建的组织工程腱鞘具有一定的抗粘连和促进肌腱滑动的功能。同时将分离的腱鞘内表面组织进行扫描电镜检测,显示了其超微结构的光滑性与正常腱鞘较为相似,提供了支持屈曲功能的一个佐证。在以后的研究中,将进一步探索肌腱损伤的条件下,组织工程腱鞘的构建和修复及对肌腱滑动的影响等研究。

五、肌腱和韧带损伤的再生治疗

再生医学中,除了组织工程技术外,其他治疗手段如干细胞和生长因子的应用及生物诱导性材料的应用均有可能成为肌腱损伤后再生修复的重要手段。

(一) 基于细胞治疗的肌腱/韧带再生治疗

可用于肌腱再生相关研究的干细胞大致可以分为胚胎干细胞和成体干细胞两大类,这两类细胞在肌腱再生中的应用研究均有文献报道。首先成体间充质干细胞是最为常用的干细胞类型。如前所述,MSCs 已被广泛地应用在组织工程肌腱/韧带的构建,但是在肌腱修复中可以出现异位成骨现象,提示有效调控 MSCs 特异地向肌腱细胞分化是干细胞应用的一个重要前提。Hoffmann 等的研究为解决这一难题提供了很好的启示。在这项研究中,将 Smad8 和 BMP-2 基因转入小鼠 MSC 细胞株,结果发现这些细胞呈现出长条状细胞形态(肌腱细胞的典型形态)并表达肌腱细胞相关分子如 Ⅰ 型胶原(Col-Ⅰ α1)、six1、six2、scleraxis、eya1 和 EphA4 等。在体内实验中,将这些转基因的 MSCs 植入小鼠可以异位形成肌腱样组织。更为重要的是,将这些过表达 Smad8 和 BMP-2 基因的细胞种植在胶原海绵支架上然后植入裸鼠 3mm 的跟腱缺损处,手术后 5~7 周可见有新生肌腱组织的大体结构形成,组织学也显示类似肌腱样的结构形成,表明了干细胞作为细胞治疗手段用于肌腱组织的再生治疗具有一定的科学基础。但是在实际的应用中,还需进一步验证是否上述基因转染对从骨髓中新鲜分离出来的 MSCs 具有同样的成肌腱诱导分化能力,基因转染的安全性问题等均是需要继续探索的科学问题。此外细胞来源也是一个重要的问题,近来已有文献报道将脂肪干细胞用于肌腱的再生治疗,这类细胞是否与 MSCs 一样具有类似的可诱导性和分化为成熟的肌腱细胞的能力也是值得探讨的一个科学问题。

胚胎干细胞也是组织再生的重要细胞来源。最近,Chen 等报道了从小鼠胚胎干细胞中分离出间充质干细胞,在体外培养成细胞膜片卷曲之后给予力学刺激可以将这些细胞诱导成为肌腱样细胞,形成肌腱样结构组织,并表达肌腱细胞相关标志物。这些细胞植入体内后可以促进缺损肌腱的再生。此项研究结果表明胚胎干细胞具有多项分化潜能,可能是研究肌腱细胞发育和干细胞成肌腱诱导分化的一个良好细胞模型。但是在实际应用中,还需要克服免疫排斥和生物安全性等缺陷。

(二) 基于生长因子的肌腱/韧带再生治疗

肌腱损伤后许多生长因子参与了肌腱的修复,如 PDGF、TGF-β、EGF 和 IGF-1 等。这些因子是否参与了肌腱组织的再生及其相关的机制仍然不明确。Sahoo 等报道利用缓释 bFGF 的方法可以促进构建的肌腱组织形成。Anaguchi 等的实验显示在切除膑韧带中间部分组织之后,添加外源性 TGF-β可以明显增强再生韧带组织的力学性能。血小板中含有大量的生长因子,而血小板富集血浆则被用来促进损伤肌腱和腱鞘的愈合。Sarrafian 等报道了一项实验研究结果显示局部注射血小板富集血浆可以促进跟腱缺损区域的组织再生。而 Radice 等报道了一项 50 例前交叉韧带修复的临床研究,实验组病人接受含有富集血小板的移植物重建术,对照组病人接受单纯的移植物重建术,随后采用磁共振技术进行随访研究,结果显示实验组在术后 177 天就形成了关节内均质的组织图像,而对照组需要 369 天后才能形成,提示采用的富集血小板具有促进韧带组织再生的作用。在未来的研究中,还需要进一步的研究来探索何种生长因子和哪些因子的组合才具有最佳的再生作用以及它们使用的最佳时间区域,以利于引导临床的实践。

（三）基于生物活性支架材料的肌腱/韧带再生治疗

近年来,采用生物活性材料植入招募宿主细胞进入支架材料来原位再生和修复组织缺损成为再生医学的重要手段并受到重视。这些具有组织再生能力生物活性支架材料通常都整合了组织再生的诱导信号。一般而言,这些诱导信号通常模拟组织特异微环境的信号,如物力和化学信号。肌腱的结构主要由平行排列的胶原纤维及所含的狭长形态肌腱细胞所组成,同时肌腱组织受到持续的单向牵拉力的刺激。因此平行排列的微纳米结构及单向力学刺激被推测构成了肌腱组织微环境的物理信号。

根据这一假说,我们采用了具有平行排列微米结构的硅胶膜培养肌腱细胞,可以促使培养的肌腱细胞成狭长状态,实验结果显示这一特殊拓扑结构可有效维持培养细胞的表型。在最近的一项研究中,我们利用这一特殊的拓扑结构促使皮肤成纤维细胞呈现出特殊的狭长细胞形态,进而将细胞诱导成肌腱细胞表型。机制研究显示细胞骨架信号和转化生长因子-β间的协同作用在这一转分化过程中起着关键的作用。在此基础上,我们进一步采用平行排列的纳米纤维诱导皮肤成纤维细胞呈现出肌腱细胞表型,并促进组织工程肌腱的形成（文末彩图 10-4）。更为重要的是,平行排列的纳米纤维能够有效招募宿主细胞进入支架材料并再生和修复大鼠跟腱组织,而随机排列的纳米纤维支架材料却不能有效诱导细胞进入（文末彩图 10-5）。平行排列的纳米电纺丝结构也被用来诱导间充质干细胞和诱导多能干细胞来源的间充质干细胞成肌腱分化并促进肌腱组织形成。

力学刺激可能是促进肌腱再生的另一重要物理信号。以往研究显示在体外肌腱构建时,施加静态张力相较于无张力状态下培养能更加有利于肌腱组织的形成。另一项研究显示示,无论是体外还是体内的动态牵拉力均有利于组织工程化肌腱的形成。同样利用胚胎干细胞来源的间充质干细胞诱导成肌腱分化过程中,动态力学牵拉刺激同样显示具有重要的作用。这些研究成果充分显示了肌腱结构特异的拓扑结构和力学刺激的物理诱导信号在诱导肌腱再生中起着重要作用,而将这些物理诱导信号整合到支架材料的设计中,将无疑有助于制备出具有肌腱再生诱导作用的支架材料。

肌腱再生的化学诱导信号也应该是需要关注的重要领域。以往研究显示 BMP-2、bFGF、GDF-8 等生长因子在肌腱发育或干细胞成肌腱分化诱导中起着重要的作用。利用缓释系统将上述因子结合到肌腱支架材料中将有助于起到诱导肌腱再生作用。肌腱细胞外基质成分也可能是肌腱组织特异微环境的组成部分。研究显示 Fibromodulin 和 Biglycan 是肌腱组织的重要胞外基质成分,敲除这两个分子的基因导致小鼠肌腱不能有效发育。Ⅰ型胶原也是肌腱的主要基质成分,在介导细胞-基质相互作用中起着重要的作用。这些分子是否能有效诱导其他细胞类型分化为肌腱细胞仍需要进一步的研究。随着电纺丝技术的发展,将肌腱细胞外基质分子作为原料制备成纳米纤维支架是将胞外基质诱导信号整合到支架材料的重要手段之一。随着这些研究及相关技术的进展,制备出含有诱导肌腱再生物理和化学信号的支架材料及体内植入有望将组织工程肌腱再生从基于种子细胞的策略过渡到无细胞支架材料诱导再生的策略。

推 荐 阅 读

［1］Smith BD,Grande DA. The current state of scaffolds for musculoskeletal regenerative applications. Nat Rev Rheumatol,2015,11(4):213-222.

［2］Nourissat G,Berenbaum F,Duprez D. Tendon injury:from biology to tendon repair. Nat Rev Rheumatol,2015, 11(4):223-233.

［3］Endo T. Molecular mechanisms of skeletal muscle development,regeneration,and osteogenic conversion. Bone, 2015,80:2-13.

［4］Deng D,Wang WB,Wang B,et al. Repair of Achilles tendon defect with autologous ASCs engineered tendon in a rabbit model. Biomaterials,2014,35(31):8801-8809.

［5］Crist C. Emerging new tools to study and treat muscle pathologies:genetics and molecular mechanisms underlying skeletal muscle development,regeneration,and disease. J Pathol,2017,241(2):264-272.

［6］Costamagna D,Berardi E,Ceccarelli G,et al. Adult Stem Cells and Skeletal Muscle Regeneration. Curr Gene Ther,2015,15(4):348-363.

［7］Corona BT,Greising SM. Challenges to acellular biological scaffold mediated skeletal muscle tissue regeneration. Biomaterials,2016,104:238-246.

［8］Chen B,Wang B,Zhang WJ,et al. In vivo tendon engineering with skeletal muscle derived cells in a mouse model. Biomaterials,2012,33(26):6086-6097.

（刘　伟　曹谊林）

第十一章　心　肌　再　生

　　心血管疾病严重危害人类健康，心肌的损伤与修复对心脏疾病的治疗具有重要的意义。心肌缺血或梗死会造成心肌损伤、细胞数量减少和瘢痕形成，继而进行性左心室重构，导致顽固性心力衰竭。针对缺血性心脏病，传统治疗是恢复缺血区周围的血流量，但不能阻止心肌损伤的进程。有研究发现，心肌中存在具有再生能力的心肌前体细胞（cardiac progenitor cell, CPC），在心肌梗死后可加速其生长。因 CPC 数量有限，主要能修复毛细血管闭塞后的亚临床病变，而不能完整地修复组织，不足以阻止心功能衰竭的发生。随着对干细胞认识的提高和研究的深入，利用干细胞分化潜能再生心肌细胞，修复受损心肌组织，恢复心脏功能，已成为目前治疗心功能衰竭的一种新的策略。在心肌再生研究中，细胞移植和心肌组织工程已取得了明显的进展，在心血管疾病的治疗方面具有广阔的临床应用前景。

第一节　心肌的结构和功能

　　心肌（cardiac muscle）是由心肌细胞构成的一种肌肉组织，是心房和心室壁的主要构成部分。

一、心肌的结构

　　广义的心肌细胞包括组成窦房结、房内束、房室交界部、房室束（即希斯束）和浦肯野纤维等特殊分化了的心肌细胞，以及一般的心房肌和心室肌工作细胞。前 5 种组成了心脏起搏传导系统，它们所含肌原纤维极少，或根本没有，因此均无收缩功能；但是，它们具有自律性和传导性，是心脏自律性活动的功能基础。

　　心肌细胞与骨骼肌细胞的结构基本相似，也有横纹，但在结构上具有以下几个特征：

　　1. 心肌细胞为短柱状，一般只有一个细胞核，而骨骼肌纤维是多核细胞。心肌细胞之间有闰盘结构，该处细胞膜凹凸相嵌，并特殊分化形成桥粒，彼此紧密连接。电子显微镜显示心肌细胞间有明显的隔膜，过去认为心肌组织是合胞体的观点得到纠正。心肌的闰盘有利于细胞间的兴奋传递，一方面由于该处结构对电流的阻抗较低，兴奋波易于通过；另一方面又因该处呈间隙连接，内有 15~20 埃的嗜水小管，可允许钙离子等离子通透转运。因此，正常的心房肌或心室肌细胞虽然彼此分开，但几乎同时兴奋而同步收缩，大大提高了心肌收缩的效能，功能上体现了合胞体的特性，故常有"功能合胞体"之称。

　　2. 心肌细胞的细胞核多位于细胞中部，形状似椭圆或似长方形，其长轴与肌原纤维的方向一致。肌原纤维绕核而行，核的两端富有肌浆，其中含有丰富的糖原颗粒和线粒体，以适应心肌持续性节律收缩活动的需要。从横断面来看，心肌细胞的直径比骨骼肌细胞小，前者约为 15μm，而后者则为 100μm 左右。从纵断面来看，心肌细胞的肌节长度也比骨骼肌的肌节短。

3. 在电子显微镜下观察,也可看到心肌细胞的肌原纤维、横小管、肌质网、线粒体、糖原、脂肪等超微结构。同骨骼肌细胞相比,心肌细胞的肌原纤维粗细差别很大,介于 0.2～2.3μm 之间,同时,粗的肌原纤维与细的肌原纤维可相互移行,相邻者又彼此接近以致分界不清。心肌细胞的横小管位于 Z 线水平,多种哺乳动物均有纵轴向伸出,管径约 0.2μm。而骨骼肌细胞的横小管位于 A～I 带交界处,无纵轴向伸出,管径较大,约 0.4μm。心肌细胞的肌质网丛居中间,侧终池不多,与横小管不形成广泛相贴。

二、心肌的功能

心肌细胞具有自主性、传导性和兴奋性,执行收缩功能,是心房和心室壁的主要构成部分。自律心肌细胞丧失了收缩性,它们和工作心肌细胞一样具有传导性和兴奋性,而且还具有独特的自律性,即使离体的心脏仍可以表现出自律的舒张收缩活动。同时,心房肌纤维除有收缩功能外,还有内分泌功能,可分泌心房利钠尿多肽(又称心钠素),具有排钠、利尿和扩张血管、降低血压的作用。

第二节　细胞移植与心肌再生

血栓等引起的冠状动脉缺血可以导致心肌梗死,从而引起缺血梗死区心肌细胞死亡。损伤的心肌不可再生,一旦发生心肌梗死后成纤维细胞大量增殖从而使梗死区形成不可收缩的瘢痕组织,继而心室收缩力减弱,邻近正常心肌代偿性肥大,最终发展为心功能衰竭,甚至死亡,其中以冠心病、心肌梗死等最为常见。细胞移植即把健康的细胞移植到病损的心脏中,可以发现心肌再生,从而增强心脏功能及限制心肌梗死区的扩大。

一、干细胞移植

20 世纪 60～80 年代,首先由前苏联科学家尝试诱导大鼠及兔损伤心肌的再生修复。通过腹膜内注射骨骼肌或心肌的水解产物,骨骼肌移植物,脑神经或外周神经进行治疗,发现少量横纹肌纤维再生,同时光学及电子显微镜观察结果提示部分心肌纤维去分化成为新生心肌细胞。1980 年,通过 ^{3}H 掺入法标记心肌细胞细胞核,Polezhaev 提出新生心肌细胞可能来源于邻近血管中的循环干细胞。随着 90 年代干细胞技术的飞速发展,干细胞作为修复损伤心肌结构和功能的一种治疗手段得到广泛研究。移植中应用的干细胞主要有胚胎干细胞(embryonic stem cells,ESCs)和成体干细胞(adult stem cells,ASCs),后者包括造血干细胞、心肌组织的 CPC 和骨髓来源的间质干细胞等。

（一）胚胎干细胞

胚胎干细胞起源于受精卵发育到囊胚期的内细胞团,1981 年首先从鼠中成功分离出 ESC,1998 年 Thomson 等首次建立了人类的 ESCs 系。

1. 鼠源性胚胎干细胞(murine embryonic stem cell,mESC)　来源于小鼠受精后 3.5 天,胚胎发育至囊胚期的内细胞团细胞。体外培养 mESC 需在鼠胚成纤维细胞(mouse embryonic fibroblast,MEF)培养液中添加白血病抑制因子(leukemia inhibitory factor,LIF)才能保持其未分化状态。mESC 被广泛应用于研究,在 90 年代 Wobus 等体外通过悬滴法将 mESC 自然分化成有节律性收缩的心肌细胞;另外,一些小分子化合物如 5-氮胞苷、维 A 酸和维生素 C 或生长因子包括转化生长因子-β(transforming growth factor beta,TGF-β)、成纤维细胞生长因子(fibroblast growth factor,FGF)、胰岛素样生长因子(insulin-like growth factor,IGF)、血小板源性生长因子(platelet-derived factor,PDGF)和 Wnt 家族的成员等也可以促进 mESC 向心肌细胞分化。mESC 在体外还可以分化为各种不同的细胞包括心房细胞、浦肯野细胞、窦房结细胞和类起搏点细胞等。也有研究发现在新生鼠睾丸中可获得类 ESC,这些类 ESC 在体外适当条件下可以诱导分化为包括心肌细胞在内的很多成体细胞类型。通过免疫组织化学和 RT-PCR 可以检测到拟胚体(embryoid bodies,EBs)表达心肌特异性胞质蛋白如肌球蛋白重链、α-肌动蛋白、α-辅肌动蛋白和心脏特异转录因子如 Nkx2.5、GATA-4 和肌细胞增强子因子 2C(myocyte enhancer factor 2C,MEF2C)。在动物心肌梗死模型中,mESC 可以代替损伤的心肌细胞,小鼠心肌梗死后 8 周将 mESC 注入小鼠体内,新形成的心肌细胞与受损的心肌结合,并表现出正常的结构,3 周后可以检测到心肌功能恢复。

2. 人胚胎干细胞(human embryonic stem cell,hESC)　同 mESC 相似,hESC 需在 MEFs 滋养层中培养才能保持干细胞特性,2001 年 Kehat 等首先报道了 hESC 可以通过悬浮培养法分化为心肌细胞,其次,将 hESC 与其他成熟心肌细胞或类内胚层细胞系共培养可以诱导分化。hESC 与鼠内胚层样细胞(endoderm-like cell line,END-2)共培养 6 天左右可观察到收缩区,12 天可见其分化,特别是在无血清条件下进行分化。但是研究发现心脏形成因子如骨形态发生蛋白(bone morphogenetic protein,BMP)、TGF-β、FGF 或 Wnt 家族并不能促进 hESC 向心肌细胞的分化;二甲亚砜、维 A 酸和 BMP2 并不能增加 hESC 中收缩区的数量,而只有 5-氮胞苷可以增加 hESC 周边区域部分向心肌细胞分化。收缩的 EBs 染色后可检测到心肌细胞特有的胞质蛋白如 MHC、α-肌动蛋白、α-辅肌动蛋白和心脏肌钙蛋白 I(cTnI)、心脏特异转录因子如 Nkx2.5 和 GATA-4、心脏特异基因(*cTnI* 和 *cTnT*)及心房肌球蛋白轻链(MLC-2A)。近期有研究正在进行 hESC 来源的心肌细胞移植,一个将 EBs 来源的收缩细胞接种于鼠左心室,检测出人心肌细胞与房室完全阻滞的动物心脏同步跳动,另一个则证实了 hESC 来源的心肌细胞与豚鼠的心肌结合,并表现出起搏点的作用。

ESCs 在体外更易扩增得到大量细胞,由于 ESCs 的多向分化全能性,在体外更易被诱导分化成心肌细胞,获得大量心肌细胞。目前发现了诱导性干细胞(induced pluripotent stem cell,iPS)具有胚胎干细胞的特性,体内外也可分化为心肌细胞。然而这些干细胞应用还存在一些问题需要解决:伦理、法律、政治及免疫排斥反应的限制;hESC 移植后安全性和致瘤性;缺乏像猕猴、猪等大型动物的 ESCs 研究;ESCs 体内分化的控制问题;需要研究开发更好的 ESCs 滋养层,避免来源于动物滋养层细胞病原体的传播。其中关键问题是需要明确 ESCs 分化成心肌细胞的全路径。

(二) 成体干细胞

成体干细胞是存在于分化组织或器官中的未分化细胞,能分化成一定类型的组织细胞。成体干细胞在移植修复损伤组织和器官中具有明显的作用。

1. 造血干细胞(hematopoietic stem cells,HSCs)　Jacks 等首次通过动物实验提出 HSCs 可以用来进行心肌再生。将表达 CD34$^+$、c-Kit$^+$ 和 Sca-1$^+$ 的 HSCs 分离出来后移植到致死量照射的小鼠体内,然后构建鼠冠状动脉缺血再灌注损伤模型,2~4 周后在缺血区周围可见供体来源的心肌细胞,证明 HSCs 可以分化成心肌细胞。此外,Orlic 等将 c-Kit$^+$/Lin$^-$ 的骨髓干细胞注入小鼠左心室心肌梗死区周围,9 天后 60%~70% 梗死心肌组织得到修复,通过注射干细胞因子(stem cell factor,SCF)和粒细胞集落刺激因子(granulocyte colony-stimulating

factor,G-CSF)动员的骨髓干细胞也可以改善心肌梗死后心脏功能,说明了 HSCs 对梗死的心肌有再生作用。

2. 心脏前体细胞　在心肌梗死死亡病人的心脏组织中发现了一种不成熟的心肌细胞。该细胞具有复制和分化成心肌细胞的能力,2003 年 Beltrami 等从小鼠心脏中分离出 c-Kit$^+$/Lin$^-$细胞和 Sca-1$^+$亚群细胞,实验证明它们可以分化成心肌细胞、平滑肌细胞和内皮细胞。2005 年,Laugwitz 等发现了心脏干细胞的另一个亚群 Isl1$^+$,存在于新生鼠和人的心脏中,Isl1$^+$表达心脏转录因子 Nkx2.5 和 GATA-4,但不表达 Sca-1、CD31 或 c-kit。与新生鼠心肌细胞共同培养时,30% Isl1$^+$细胞分化围为成熟心肌细胞亚型,并表达心肌细胞标志。

3. 内皮前体细胞(endothelial progenitor cell,EPC)　血管内皮损伤与心血管疾病的发生关系密切。有报道指出心肌梗死后 EPC 释放入血液,循环中的 EPC 可在缺血部位形成血管。由此可见,内皮功能异常及心血管疾病的发生与 EPC 水平有关,EPC 维持血管正常结构的功能将为治疗心血管疾病提供一个重要的手段。Kawamoto 等将人 EPC 注射入左冠状动脉前降支结扎术后的鼠静脉,发现细胞聚集在梗死部位,并有新血管形成。自体 EPC 应用可以避免排斥反应的发生,却存在着细胞供应和动员问题。而细胞素可以极大提高 EPC 增殖,血管内皮生长因子(vascular endothelial growth factor,VEGF)和 G-CSF 均可以促进内皮细胞增殖,其中在鼠心肌梗死模型中 G-CSF 可以促进 EPC 释放到心肌缺血区,从而改善血管功能和促进新血管形成。

4. 骨髓间充质干细胞(mesenchymal stem cells,MSCs)　MSCs 又称骨髓基质细胞,是一种在骨髓和多种组织中分离出的多潜能前体细胞,数量极少,大约是 HSCs 的 1/10。MSCs 在体内外可以分化成各种中胚层类型细胞系如内皮细胞、成骨细胞、软骨细胞等,在体外可以传 15~50 代。2000 年,Wang 等对正常心脏移植 MSCs,供体细胞表达心脏标志,且细胞间形成缝隙连接。Toma 等在严重联合免疫缺陷(severe combined immunodificiency,SCID)鼠心脏中注射人 MSCs(LacZ 标记),虽然受体中的标记细胞仅占 0.44%,但这些细胞均表达心脏标志。Mangi 等通过过度表达基因 *Akt1* 动员鼠骨髓来源的 MSCs(表达 LacZ),将其移植到鼠的缺血心肌中,2 周后梗死面积减小并伴有心脏功能的提高,MSCs 来源丰富,尤其是脐带 MSCs 的分离和培养规模化生产,将推动 MSCs 在心肌再生治疗中的应用。

(三) 干细胞移植在心肌再生中的分子机制

目前认为骨髓来源的细胞中,MSCs 体外可以分化成心肌细胞,需要利用 5-氮胞苷或将 MSCs 与成体心肌细胞共同培养诱导其分化。另外,CPC 也可利用 5-氮胞苷或与新生鼠心肌细胞共培养方式进行分化。干细胞移植改善心功能的机制尚不明确,干细胞的多向分化、旁分泌、免疫学和细胞外基质改变作用对干细胞移植改善心功能提供合理的解释。

1. 多向分化　多向分化包括 MSCs 向心肌样细胞、平滑肌细胞和内皮细胞分化等。人们将 MSCs 移植到心脏,MSCs 在局部微环境下分化为心肌细胞从而起到治疗作用,移植后的组织学资料显示,移植的 MSCs 部分能表达心肌特异性蛋白和转录因子如肌钙蛋白、肌球蛋白重链、GATA-4、连接蛋白-43(connexin-43)、MEF2 等,提示其向心肌样细胞分化。但是,能够分化为心肌样细胞的 MSCs 毕竟是少数,有的实验甚至得出阴性结果,大部分研究都能观察到 MSCs 能显著改善心功能,提示可能存在其他的机制。不少资料报道 MSCs 移植后表达平滑肌细胞及血管内皮细胞特异性蛋白,移植后梗死区域毛细血管密度明显增加,提示 MSCs 可能向平滑肌细胞或内皮细胞分化,促进毛细血管再生,增加心肌再灌注、改善心肌缺血从而减少心肌细胞凋亡,改善心室重构等。因此,移植后的 MSCs 既可向心肌样细胞分化,也可向平滑肌细胞及内皮细胞分化,其分化潜能依赖于局部心肌微环境。

2. 旁分泌 MSCs 可分泌一系列细胞因子包括 bFGF、SCF-1、IGF-1、VEGF、肝细胞生长因子(hepatocyte growth factor,HGF)、基质金属蛋白酶(matrix metalloproteinase,MMP)-2、MMP-9、肾上腺髓质素(adrenomedullin,AM)、LIF 等。这些细胞因子在促进 MSC 向心肌细胞、平滑肌细胞和血管内皮细胞分化,抑制细胞凋亡,增加心肌细胞基质,改善心肌细胞膜 Na^+-K^+ATP 酶和肌浆网 Ca^{2+}ATP 酶的异常,促进心脏神经再生,维持心肌细胞的数量,减少心室重构,改善心脏功能等方面发挥作用。Gnecchi 等将体外培养的 Akt 转基因 MSCs 的培养液注射到大鼠的心肌梗死区,72 小时后观察到梗死区域明显缩小,心肌细胞凋亡减少,证实了 MSCs 移植治疗心肌梗死的作用源于其旁分泌作用。Dai 等比较了 MSCs 移植和 MSCs 培养液注入对心肌梗死 1 周后大鼠的疗效,结果表明两者均能明显改善心功能,但是 MSCs 移植后心室壁厚度明显增加。因此,MSCs 的旁分泌作用在保护心功能方面起到了重要作用。最近有学者提出 MSCs 移植后分泌的一系列细胞因子可以将心脏前体细胞从"干细胞龛"中动员出来,在趋化因子的作用下,使其向心肌梗死组织趋化,并向心肌细胞和血管组织分化。Ohnishi 等对 MSCs 和骨髓单个核细胞在正常氧供和缺氧状态下的基因表达的研究解释了旁分泌机制。在正常氧供状态下,MSCs 表达的基因与发育、形态生成、细胞黏附和增殖有关。在缺氧状态下,MSCs 表达上调的分子主要影响细胞增殖和生存如 VEGF-D、胎盘生长因子(placenta growth factor,PGF)、前 B 细胞促进因子 1(pre-B cell colony-enhancing factor 1,PBEF1)、肝素结合的表皮细胞生长因子(heparin binding epidermal growth factor-like growth factor,HBEGF)和 MMP-9 等。尽管发现其他类型干细胞也有类似的旁分泌作用,但是,目前资料表明 MSCs 的旁分泌作用明显强于其他干细胞。Iso 等将人 MSCs 移植到小鼠 AMI 模型后发现,尽管 MSCs 没有分化为心肌细胞,但 MSCs 分泌的 LIF、白细胞介素-6(interleukin-6,IL-6)和 VEGF 家族因子的量是 CD133$^+$骨髓干细胞的 40~200 倍,MMP-2、金属蛋白酶组织抑制剂-1(tissue inhibitor of metalloproteinases 1,TIMP-1)、TIMP-2 等也明显增高。Nagaya 等研究发现 MSCs 分泌的 IGF-1 是骨髓单个核细胞的 10 倍。这可能是 MSCs 移植效果优于其他类型干细胞的原因之一。

3. 免疫调节 MSCs 具有抑制局部免疫反应的作用,Guo 等在大鼠 AMI 模型中移植 MSCs 发现心肌组织中 TNF-α、IL-1β 和 IL-6 等炎症因子表达减少,心肌细胞凋亡减少、心室重构减轻、心脏功能得到明显改善。Ohnishi 等构建大鼠急性心肌炎模型并移植 MSCs,结果发现移植后心肌组织单核细胞趋化因子-1(monocyte chemoattractant protein-1,MCP-1)明显减少,炎症细胞浸润也相应减少,提示 MSCs 移植具有一定抗感染作用。同时还发现体外培养 MSCs 后的培养液具有减轻 MCP-1 对胚胎心肌细胞损伤的作用,MSCs 移植后的抗感染作用源于旁分泌。

4. 细胞外基质改变 Berry 等在大鼠心肌梗死模型中发现 MSCs 移植能减少左心室扩张和心室壁纤维化、增加心室肌厚度、改善心室肌顺应性,从而改善心脏收缩和舒张功能。另外,MSCs 移植后能增加细胞外基质厚度,从而对收缩功能起到一定的保护作用。Hou 等证实了 MSCs 移植后心肌梗死区域厚度增加是由于胶原酶 I、III 表达增加。

干细胞的多向分化、旁分泌、免疫调节和细胞外基质改变相辅相成,密不可分,它们形成一个交叉的网络系统,在心肌细胞保护、CPC 动员、抗感染、心肌细胞分化等方面发挥积极的作用。

（四）干细胞心肌再生的移植路径

1. 心肌内注射 心肌内注射可分为直视心脏的情况下注射和导管介入注射2种,目前多采用前者。将在体外纯化培养的干细胞连同培养液一起直接注射到功能缺失的心脏区域,能促进血管再生,改善侧支循环,该方法适合于外科手术时做辅助治疗。

2. 组织工程介导法 在人工材料载体携带下将细胞植入体内以达到准确定位,提高移植细胞存活率。Sakai 等将心肌细胞种植到吸收性明胶海绵补片上,并移植到大鼠的右心室流出道,明胶溶解后,种植的细胞形成存活心肌组织,该方法适合于先天性心脏病的手术治疗。

3. 经冠状动脉介入法 经心导管将移植细胞选择性地注入需要补充心肌细胞区域的冠状动脉,可以实现细胞均匀、全层、高度选择性的移植,从而显著提高病人运动能力以及左心室的射血分数,改善心肌灌注。这种方法是细胞移植的最佳途径。

4. 经静脉注入法 经外周静脉注入移植细胞是一种更为简便的移植途径。目前对于血液循环中的 MSC 如何在梗死区域归巢并分化成心肌细胞的过程与机制尚不清楚,有待进一步深入研究,肺截流过多也限制了该方法的临床应用。

干细胞用于临床移植还面临着很多问题,如人的成体干细胞是否能分化为心肌细胞,干细胞分化与组织微环境的关系,如何精确调控干细胞定向分化为心肌细胞,选用何种方式进行干细胞移植,这些都将是需要进一步解决的问题。许多学者认识到组织微环境在干细胞转化中的重要性,组织微环境与干细胞转化的关系可能涉及多种细胞因子的作用及复杂的细胞信号转导机制。

二、骨骼肌卫星细胞移植

骨骼肌卫星细胞是一种具有增殖分化潜能的肌源性干细胞,平时处于未分化状态。当骨骼肌受损时能被激活进入细胞周期,与受损的肌纤维融合,恢复骨骼肌的功能。骨骼肌卫星细胞在缺血组织能够成活,采用自体骨骼肌卫星细胞移植无免疫排斥反应。骨骼肌卫星细胞移植可应用于肌营养不良萎缩症和心肌梗死的治疗。

将自体或非自体的骨骼肌卫星细胞移植到心肌梗死区后通过[3]H-Thymidine、β-半乳糖苷酶基因(β-galactosidase,LacZ)、荧光标记法等标记方法证实移植细胞能够成活,并逐渐发育成成熟的肌细胞,在移植区或附近出现血管结构,部分肌细胞与宿主心肌细胞以闰盘相连。骨骼肌卫星细胞移植到心肌梗死区后心脏功能也能得到改善,主要表现为左心室内径减小,心室梗死壁加厚,提示心室扩张减小,防止瘢痕组织变薄与心脏功能增强有关,防止心脏最大运动能力减弱,射血分数明显提高,且射血分数与移植细胞数量相关。骨骼肌卫星细胞移植后心功能改善的可能机制是:移植的骨骼肌卫星细胞改变了瘢痕组织的弹性特性,释放一些生长因子刺激血管生成,对心肌的基本结构起到积极的保护作用,移植区域的弹性改变及血管生成可防止心室重构,避免心脏减薄扩张和急性心力衰竭发生。

骨骼肌卫星细胞移植治疗心肌梗死的方法主要有:①注射法:用微量注射器将细胞悬液100μl 注射到心肌梗死中心部位或多次多点注射到中心及周围部位,由于移植细胞随心脏运动易从注射后留下的针孔中溢出,操作应小心谨慎。②灌注法:在结扎冠状动脉前降支远端用 7 号头皮针将自体骨骼肌卫星细胞灌注入梗死心肌,得到良好效果。③动脉输送法:将细胞注入正常鼠的左心室,移植细胞经冠状动脉循环穿越毛细血管壁到达心肌组织并成活。

三、心肌细胞移植

在心肌梗死区移植骨骼肌卫星细胞虽然可以改善心脏功能，但骨骼肌卫星细胞相互之间不能同步收缩，与心肌细胞有着不同的电生理特性，会造成心律失常。亦有研究将胚胎平滑肌细胞植入大鼠心肌梗死区，然而平滑肌细胞与心肌细胞在生理特性方面差别较大，不符合心脏的生理要求。因此，符合心脏生理要求的心肌细胞移植也成为治疗心肌梗死的一个可能途径。

(一) 胚胎心肌细胞移植

1994年起，有研究将大鼠胚胎心肌细胞移植到大鼠心肌梗死区，发现移植的心肌细胞存活并完全分化成熟，移植的心肌细胞与相邻宿主细胞之间可产生明确的闰盘联系，大鼠胚胎心肌细胞可在大鼠的心肌梗死区内存活并保持原来的胎心表型。将提取的胚胎心肌细胞植入成年大鼠的皮下组织，模拟瘢痕环境中细胞的生长情况，结果发现，初期细胞增生肥厚趋向于心肌样分化，3周后移植组织出现有节律的收缩。将其植入心肌梗死区，可分化为心肌组织并形成缝隙连接，同时心肌梗死区瘢痕面积减少，心功能提高。比较胚胎心肌细胞和骨骼肌卫星细胞移植入成年大鼠心肌梗死区对左心室功能改善的作用，通过离体 Langendorff 灌注研究、超声心动测定以及免疫组化检查均表明，移植的胚胎心肌细胞在冷冻坏死和冠状动脉结扎所致的心肌梗死区内都能存活，能明显提高梗死后的左心室功能。

胚胎心肌细胞移植的作用机制尚不完全清楚，目前认为，移植细胞的弹性成分可限制梗死后左心室的扩张；移植的心肌细胞可与邻近的宿主细胞产生缝隙连接，同步收缩，从而直接提高心脏收缩力。此外，移植至心肌内的细胞可以释放一些生长因子，研究发现胚胎心肌细胞移植区的毛细血管密度和小动脉均增加。胚胎心肌细胞移植的效果在动物实验中已经得到初步的肯定，但其临床应用仍受限制。首先，胚胎供体的来源有限，牵涉到伦理道德、法律、宗教等许多方面的社会问题。其次是免疫排异反应，尽管可以使用免疫抑制药物，但淋巴细胞介导的慢性免疫排异反应难以完全消除。Van Meter 等评价了同种异体和异种异体心肌细胞植入实验猪模型后的存活情况，发现移植的心肌细胞最终都被排异消失。

(二) 自体同源心肌细胞移植

由于同种异体和异种异体心肌细胞移植具有一些难以克服的弊端，人们开始关注自体同源心肌细胞移植的研究。1999年 Sakai 等采用大鼠实验，手术取下左心耳在体外培养扩增心肌细胞。同时在左心室壁用液氮制造冷冻坏死区。4周后免疫组化检查表明，扩增后的培养细胞中心肌细胞比例达到90%以上。将这些细胞移植至左心室瘢痕区5周后，移植的心肌细胞在左心室瘢痕区存活。但这种组织不具有典型的心肌结构，细胞的排列方向与体内的心房和心室肌细胞不一致。在移植细胞周围未发现淋巴细胞浸润。而心脏离体 Langendorff 灌注结果显示，移植细胞组的心功能明显提高。

2000年，Li 等通过猪心脏的左前降支远端阻塞建立人工心肌梗死模型，同时采用活检钳逆行活检猪的心室间隔。活检组织在体外培养扩增4周后用免疫组化检查各种细胞的比例，结果心肌细胞占72%，平滑肌细胞占5%，内皮细胞占5%，成纤维细胞占18%左右。将这些培养扩增的细胞再移植至心肌梗死区，4周后用单光子发射计算机断层成像术评价心肌灌注和室壁运动情况，发现移植组的心肌灌注和室壁运动都有明显的改善。心肌梗死区组织和形态学检查显示，移植组的瘢痕较厚，瘢痕区有更多的细胞结构，未见任何排异反应现象。自体同源心肌细胞移植能改变左心室重构，防止左心室扩张，维持左心室厚度，减少冷冻坏死所致瘢痕的扩展。瘢痕区细胞结构增多,弹性成分增加,导致左心室重构过程的改变,这可能是其改善心肌梗死后左心室功能的主要机制。

　　自体同源心肌细胞移植治疗心肌梗死与其他细胞移植相比,最大的优点是避免了免疫排异反应,因而更具有临床应用的可能。但自体同源心肌细胞移植仍有许多问题有待进一步研究,如体外培养扩增的心肌细胞在心脏瘢痕区的长期存活和分化情况;移植的细胞与原心肌细胞之间有何联系;移植心肌细胞后瘢痕区的毛细血管能否增生,是否会释放一些生长因子等问题仍不清楚。另外,体外培养扩增的心肌细胞移植后,在体内是否会继续扩增和致瘤的危险。目前的实验动物心脏瘢痕组织模型与人真正的心肌梗死过程也不尽相同,临床应用还值得进一步考证。

第三节　人工心肌的构建和应用

　　组织工程是一门正在迅速发展的学科,它的目标是结合细胞、生物材料和生物活性分子来制造、修复甚至替代组织和器官。组织工程学的诞生为人类再造各种有功能的人体组织或器官带来了希望,同时也为病损的心肌提供了修复的可能性。美国国立卫生研究院(National Institutes of Health,NIH)于1998年启动了BEAT(bioengineered autologous tissue)计划,计划构建心肌组织补丁用于修复心肌损伤。心肌组织工程研究日益受到各国研究人员的青睐,展现了良好的应用前景。

一、人工心肌的构建

　　人工心肌的构建包括种子细胞的获取、细胞支架的制备及工程化心肌组织的构建。

(一) 种子细胞的获取

　　获得大规模生物学性状良好的种子细胞是开展组织工程的前提和基础。构建工程化心肌组织的最佳细胞应该是容易获得、低免疫原性、具有分化为成熟有功能的心肌细胞。异源的细胞相对容易获得,但是具有免疫排斥反应的风险;而自体细胞虽然很难获得和扩增,但是没有免疫排斥的困扰。目前,应用于心肌组织构建的细胞主要包括胎儿心肌细胞、成纤维细胞、平滑肌细胞、骨骼成肌细胞、骨髓细胞、间充质干细胞和胚胎干细胞等。

　　心肌细胞的电生理、结构和收缩特性使它们具备了作为理想供体细胞的条件。然而,心肌细胞难以获得和扩增,对缺血性损伤非常敏感,它们是异源的,会引起受体组织的免疫排斥反应,从而限制了它们的应用。大多数用于人类心肌细胞治疗的细胞类型是骨骼肌卫星细胞和骨髓单核细胞。这两种细胞具有易获得、自体的和易扩增等优点。但是,骨骼肌卫星细胞的应用受限是由于它们很难转分化为心肌细胞或内皮细胞,而骨髓来源的干细胞使用比较广泛。自体成体干细胞的应用也受到一定限制,因为从骨髓、脂肪组织或循环系统中获得足够数量的成体干细胞极其困难。

　　相比之下,胚胎干细胞具有多能性,可在体外无限增殖,又能分化为心肌细胞,因此成为心肌组织工程研究最佳种子细胞来源之一。异源性的ESCs体内移植存在免疫排斥反应等问题,但随着治疗性克隆技术的发展,采用体细胞核移植来源的ESC(nuclear transfer-derived ESC,NT-ESC)有望解决这一问题。目前已建立了小鼠和恒河猴等的NT-ESC,证实了NT-ESC能成功地诱导分化为心肌细胞。同样,骨髓基质细胞或间充质干细胞在体外经5-氮胞苷诱导后具有分化成心肌细胞的潜能。研究人员还将大鼠的骨髓基质细胞在体外扩增后标记并注入心肌，发现在心肌的微环境中骨髓基质细胞可以表达心肌细胞的表型。这些细胞可以通过骨髓穿刺反复收取，并可在体外大量扩增，且不需要免疫抑制，因此拥有广阔的应用前景。最近的研究证实"iPS"形态类似于人 ESCs，表达人 ESCs 的表面标志，具有正常核型并表达端粒酶。已证实人的 iPS 细胞能向多谱系分化，满足多能性的标准。iPS 细胞提供了另一条获得自体干细胞的途径，解决了体内移植产生的免疫排斥问题。但 iPS 细胞是通过病毒转染产生的，使得其临床应用也受到一定限制。

（二）细胞支架的制备

人工心肌中的细胞支架不仅决定工程化心肌组织的形态，更重要的是为细胞的增殖分化提供依附和代谢的场所。和其他组织工程材料相比，理想的人工心肌支架材料同样应具有良好的生物和血液相容性、良好的生物降解性、良好的生物力学特性、炎症反应和排斥反应小等特性。应用于心肌组织工程的支架材料最好能使细胞执行其收缩功能。最初的研究是把心肌细胞培养在二氧化钛陶瓷支架或聚苯乙烯微载体珠上，虽然心肌细胞在这些支架材料上可形成组织样结构，但是应用于体内后具有明显的副作用如难以降解或形成有毒的降解产物。

目前，心肌组织工程的支架材料主要包括人工合成聚合物如聚己内酯（polycaprolactone，PCL）、聚乳酸（poly lactic acid，PLA）、聚乙醇酸（polyglycolic acid，PGA）及其共聚物或天然生物材料如藻酸盐、胶原或明胶。其中人工合成聚合物的主要优点在于化学特性明确稳定、低或无免疫反应、机械性能和几何形状可精确设计等。然而，人工合成聚合物只能够作为机械支架为细胞生长提供三维空间，其降解产物可能会引发机体的炎症反应，聚乳酸和聚乙醇酸支架降解后引起局部 pH 降低，使周围组织发生损伤。通过对人工合成聚合物进行化学和物理修饰，可减轻副产物形成和炎症反应的危害。天然生物材料是存在的细胞外基质成分，可根据具体需要进行选择。然而，细胞外基质的复杂成分使得在实验上很难模拟器官特异性环境，目前应用的天然生物材料是否比人工合成聚合物更具特异性还不清楚。天然生物材料的优点在于其在体内仅引起很轻微的炎症反应，但天然生物材料的成分在很大程度上依赖于分离过程，批次间的差异较大，而且很难预料细胞外基质中的其他成分和生长因子对组织形成产生何种影响。

近年来，心肌组织工程体外再造及体内移植研究的主要突破性进展均以液态 I 型胶原为支架获得。1999 年，Zimmermann 等将新生大鼠的心肌细胞同添加有 Matrigel 和鸡胚抽提物的液态 I 型胶原混合重建工程化的心肌组织，重建的组织可自发性同步收缩。2002 年，该课题组再次用同样的方法成功构建了三维心肌组织，并将其进行体内移植，移植术后 14 天检查发现，构建的心肌组织血管化现象明显，并保持完好的心肌结构。基于电纺丝的纳米纤维支架能指导心肌细胞的生长和重组，这种支架的化学成分和几何形状可调节工程化心肌组织的结构和功能。另一种发展趋势是设计仿生材料，这种材料可以促进细胞-基质的相互作用，并能引起特定的细胞应答和生物分子识别。获得仿生材料的方法包括合成新的材料或者用生物活性分子对现有的材料进行化学修饰，后一种方法的优势在于使用的是已知材料，这些材料大多经过测试并证明对人体无害。生物材料可以通过表面修饰或整体修饰的方法形成，用生物活性分子进行材料的表面修饰是制作仿生材料的一种简单方法。对材料进行整体修饰能够给细胞提供一个更适合的环境，因为它模拟了天然细胞外基质的三维环境。

（三）工程化心肌组织的构建

Zimmermann 等 2004 年提出构建工程化心肌组织的标准,指出构建的心肌组织应具备正常心肌形态学特征和功能,在移植后仍能存活,移植后能够与宿主心肌组织实现生物力、电传导和功能的整合,从而使受损心肌收缩和舒张功能增强。已经有多种体外构建三维工程化心肌组织的方法。

2002 年,Dar 等将心肌细胞种在多孔的藻酸盐支架上,产生了一种具有一定三维结构、细胞分布均匀的构建物,某些细胞群在支架孔内可以自发收缩。Kofidis 等将新生大鼠心肌细胞种植到三维胶原基质中,构建出人工心肌组织。这种人工心肌组织持续有节奏地同步收缩长达 13 周,植入的心肌细胞在三维支架中分布均匀。通过应用 Ca^{2+} 和肾上腺素,促进工程化心肌组织的收缩。2003 年,Bursca 等在生物反应器中的聚合物支架上培养乳鼠心室肌细胞。1 周后,所有构建物的外周都有一组织样区域(50～70μm 厚),在该区域内分化的心肌细胞有序地排列成多层,形成三维结构。

应用 Matrigel 基质胶或 Matrigel 胶原凝胶混合液与细胞混合后在圆柱形铸模中凝固,几天后将构建的组织转移到可刺激其收缩的拉伸装置上,证明了 I 型胶原和细胞外基质蛋白混合刚刚分离出来的心肌细胞,能够构建出强烈收缩且高度分化的心肌组织。2004 年,Radisic 等用 Matrigel 将新生大鼠心室肌细胞悬浮,接种到胶原海绵上。经过 3 天的预培养后对其施加电刺激,仅需 8 天的时间就能诱导心肌组织的细胞排列和联结,增加同步的结构收缩振幅,形成明显的超微结构。2006 年,中国科学家以小鼠 ESCs 作为种子细胞通过 STLV 型生物反应器大规模制备拟胚体,维生素 C 诱导其向心肌细胞分化。Percoll 梯度离心富集心肌细胞,将富集到的心肌细胞与液态 I 型胶原及 Matrigel 混合构建出工程化心肌组织。其在结构和功能上均与天然新生小鼠心肌类似,第一次证实 ESCs 可以作为构建工程化心肌组织的种子细胞来源。Caspi 等还首次采用人 ESCs 构建出能够同步收缩的、具有内皮血管网络的工程化心肌组织。这种三维工程化心肌组织由心肌细胞、内皮细胞和胚胎成纤维细胞组成,具有心肌特异的分子、超微结构和功能特征。同时,胚胎成纤维细胞的存在可以稳定形成的血管,减少内皮细胞的死亡,促进内皮细胞增殖。而内皮毛细血管的存在可以促进心肌细胞的增殖,不会阻碍心肌细胞的定位和排列。

研究人员还发明了一种不依靠支架材料提供支持的新方法。2002 年,Shimizu 等将乳鼠心肌细胞培养于薄层的温度敏感聚合物 PIPAAm 上。当温度降低时,聚合物发生的变化使细胞层与材料表面整层分离,研究人员叠加了四层心肌细胞并将再造心肌片层移植到裸鼠背部皮下。另一种可能加速和优化工程化心肌组合的技术称为"器官打印"(organ printing)。这是一种以计算机辅助喷射为基础的三维工程化构建人体器官的方法,对于形成一个心肌小块是一种新的策略。这些研究提供了研究肌浆蛋白、心肌生理学、生物学和体内药理学的有效模型,给工程化心肌组织修补或者替换梗死心肌组织带来希望。

二、人工心肌的应用

心肌组织工程研究引起了国内外科研人员的重视,在修复梗死心肌的早期研究中 Leor 等将小块大鼠和人的胎儿心肌组织移植到梗死的大鼠心脏,移植物在梗死心肌中至少存活了2个月,这一发现为体外构建的工程化心肌组织用于心肌修复带来了希望。2000年Leor的研究团队又将大鼠胎儿心肌细胞种植到藻酸盐海绵多孔支架中,发现种植的心肌细胞在支架中存活并在24小时内形成跳动的多细胞簇。移植到梗死心肌部位后,一些心肌细胞发育为成熟的心肌纤维,移植组织具有广泛的新生血管,明显促进了移植物中心肌细胞的存活。这种移植物减弱了左心室的扩张和心脏功能的进一步恶化。由于移植物只有很小一部分是由心肌组织构成的,因此对心脏收缩功能的直接贡献不大。在羊的心肌梗死模型研究中,通过在梗死心肌上放置网孔结构可以削弱左心室扩张,保护左心室的几何形状。

2003年Matsubayashi等发现,采用接种平滑肌细胞的移植物对心肌梗死进行外科修复可减少异常的心室膨胀,促进左心室功能,认为应用生物工程化的肌肉移植物进行左心室瘢痕外科修复可能比合成材料的效果要好。2006年Zimmermann等又发现,用新生大鼠心肌细胞与液态I型胶原Matrigel和含血清的培养基混合后铸形,并对其施加力学拉伸刺激,成功构建出强烈收缩且高度分化的心肌组织。移植到免疫缺陷的大鼠心肌梗死部位28天后,工程化心肌组织形成了较厚的心肌层,与天然心肌的电偶联未发生延迟,没有出现心律失常。同时,工程化心肌组织还可防止心室进一步扩大,诱导梗死心肌壁的增厚,改善了梗死心脏的收缩和舒张功能。Miyahara等将脂肪组织来源的单层间充质干细胞移植到大鼠心肌梗死部位,移植后的间充质干细胞具有多能性和增殖性,逐渐形成较厚的新生血管、未分化细胞和少量心肌细胞构成的组织层。这种间充质干细胞片层也能够通过旁分泌途径刺激血管发生,逆转梗死心脏的室壁变薄并改善心脏功能。

人工心肌还能够修复先天性心脏缺陷,由于目前可用的合成材料不会随着儿童的发育而生长,不能与心脏同步收缩,所以在修复心脏缺陷时有不足之处。Sakai等将大鼠胎儿心肌细胞种植到可生物降解的明胶支架中,体外构建出跳动的心肌组织补丁,然后用它替换同源大鼠右心室流出道(right ventricular outflow tract,RVOT)。移植后12周支架降解,心肌细胞在RVOT中存活,而未种植细胞的补丁随着支架的降解,诱导纤维组织向内生长,补丁完全内皮化。但是支架降解后4周,补丁中能观察到明显的炎症反应。Krupnick等证实,种植了由间充质干细胞、聚四氟乙烯、聚乳酸网及I型和IV型胶原水凝胶组成的支架材料可完全替换心脏左心室游离壁。

再生因损伤、衰老、疾病等因素导致功能丧失的心肌组织逐渐成为可能,然而,心肌组织工程领域依然面临新的挑战,如何获得足够数量的种子细胞,提高种子细胞在三维支架材料中的存活率,促进工程化心肌组织血管生成和神经分布,增加工程化心肌组织的大小和厚度,在体外制备人工心肌组织的多样设计和传输方法,人工心肌组织移植到体内后维持其结构和功能,与宿主心肌建立机械和电偶联,存在免疫排斥等问题。这些问题的不断克服,将对心血管疾病的治疗产生巨大的影响。

推 荐 阅 读

[1] Uygur A,Lee RT. Mechanisms of Cardiac Regeneration. Dev Cell,2016,36(4):362-374.

[2] Sadahiro T,Yamanaka S,Ieda M. Direct cardiac reprogramming:progress and challenges in basic biology and clinical applications. Circ Res,2015,116(8):1378-1391.

[3] Lakshmanan R,Kumaraswamy P,Krishnan UM,et al. Engineering a growth factor embedded nanofiber matrix niche to promote vascularization for functional cardiac regeneration. Biomaterials,2016,97:176-195.

［4］ Karantalis V,Hare JM. Use of mesenchymal stem cells for therapy of cardiac disease. Circ Res,2015,116 (8):1413-1430.

［5］ Domenech M,Polo-Corrales L,Ramirez-Vick JE,et al. Tissue Engineering Strategies for Myocardial Regeneration:Acellular Versus Cellular Scaffolds. Tissue Eng Part B Rev,2016,22(6):438-458.

［6］ Awada HK,Hwang MP,Wang Y. Towards comprehensive cardiac repair and regeneration after myocardial infarction:Aspects to consider and proteins to deliver. Biomaterials,2016,82:94-112.

（钱　茜　许文荣）

第十二章 神经再生

神经系统是机体的重要调节系统,在结构上分为中枢神经系统(central nervous system, CNS)和周围神经系统(peripheral nervous system,PNS)两部分,前者包括脑和脊髓,后者包括脑神经和脊神经。低等动物的神经系统(包括中枢神经系统)有较强的再生能力,然而随着生物的进化,高等动物的神经系统再生能力明显较弱。成年哺乳动物周围神经损伤后具有一定再生能力,但中枢神经系统损伤后则较难再生。神经再生的过程中,其微环境涉及分子、细胞和机体等不断改变,包括生物物理、病理、生化等多个领域,因此是一个很复杂的病理生理过程。从再生医学角度看,促进神经再生的策略主要包括手术修复、细胞与组织移植、组织工程、物理与化学干预、基因治疗等。由于中枢神经系统和周围神经系统结构上明显不同,两者的再生能力因而存在较大差异。相对于脑和脊髓,周围神经结构简单一些,也容易再生,易实现其功能的完全或部分恢复。对于中枢神经系统,传统观念认为,只有低等动物如鱼类、两栖类、爬行类等的中枢神经在损伤后可以再生,并与靶器官建立新的联系,而在高等动物中,中枢神经不能再生。但近年来许多研究表明中枢神经系统也存在可塑性,具有一定的再生潜力,这方面研究给中枢神经系统损伤的治疗带来了新的希望。

第一节 周围神经再生

周围神经是联系神经中枢和外周靶结构的桥梁,其主要功能是感受刺激,将神经冲动传入神经中枢,并将神经中枢的信号传出,支配腺体分泌和肌肉运动。感觉器或感觉神经末梢一旦接受刺激后形成的神经冲动,经传入神经纤维传入中枢,形成感觉。运动神经元发出的神经冲动,经传出神经纤维传至效应器,支配效应器活动,引起肌纤维收缩、腺体分泌等。周围神经如果损伤,效应器即引起失神经支配,功能丧失。神经损伤后,由于轴浆中缺乏核糖体,不能合成再生过程中需要的各种结构和功能蛋白质,必须在胞体内合成并经轴浆转运至轴突中,以促进神经再生和功能恢复。同时对于神经的再生,有一个良好的再生环境也很重要。

一、周围神经结构特点与再生基本过程

一条神经通常由许多外形、大小各异的神经纤维束或神经束组成,神经束又由许多纵行排列的有髓神经纤维和无髓神经纤维所组成。周围神经的神经纤维及神经束被结缔组织包裹和分隔,形成3个层次的鞘膜。在神经纤维周围,包裹着由纤细的结缔组织形成的薄膜,称为神经内膜。神经内膜中含有胶原纤维、成纤维细胞、均质状基质和毛细血管。由神经内膜形成的容纳神经纤维和施万细胞的管道,称为神经内膜管或神经内膜鞘。在神经束外面包绕的一层较致密的膜,称为神经束膜。神经束膜的外层为结

缔组织,由多层纵行的胶原纤维以及其间少量成纤维细胞和巨噬细胞构成。神经束膜内层为15~20层扁平的上皮细胞(称为神经束膜上皮)构成,上皮细胞之间有紧密连接相连,而且细胞内、外两面都有基膜,形成了一道机械和渗透屏障,对进出神经束的物质具有选择性通透作用,以维持神经纤维适宜内环境。一些较大的神经束还可见束膜结缔组织穿行其间形成束隔。由粗细不等、形状各异的神经束集中在一起,外面包绕一层由较为疏松的结缔组织形成的膜,就构成了神经。这层结缔组织膜称为神经外膜,其中除了纤维外,还含有成纤维细胞、脂肪细胞,以及血管和淋巴管。神经外膜和神经束膜的结缔组织相互延续,并无截然界限。

根据轴突外是否存在包裹髓鞘结构,神经纤维分为有髓神经纤维和无髓神经纤维。作为神经纤维的主要组成部分,轴突结构实为神经元胞体的延续。轴突处的细胞膜称为轴膜,神经冲动沿其传导。轴突内的细胞质称为轴质或轴浆,绝大部分为蛋白质成分,其中20%为骨架蛋白,包括微管、神经丝和微丝,它们维持轴突结构并参与物质运输。有髓神经纤维的轴突除起始段、终末以及郎飞结处以外,绝大部分为髓鞘包裹。髓鞘含有疏水性的高浓度类脂物质,不允许带电离子通过,具有电阻高、电容低的特点,能起到绝缘作用,因而通过轴突的电流只会使郎飞结处的轴膜发生去极化产生兴奋。所以在有髓神经纤维上,神经冲动呈跳跃式传导,神经纤维越粗,结间体越长,每次跳跃的距离越长,传导速度也就越快。而与有髓神经纤维不同,无髓神经纤维的轴突外面没有髓鞘包裹,而被不同程度地直接包埋于施万细胞表面凹陷所形成的纵沟内,一个施万细胞可通过凹沟包埋数个轴突。由于缺少髓鞘结构,无髓纤维的轴突暴露于细胞外,因此神经冲动在轴膜上呈连续传导,传导速度也就很慢。

在神经纤维周围包绕着一层厚20~30nm、较致密的膜状结构,称为基膜,它由细胞外基质沉积并有序而紧密排列形成。基膜也称为基底膜或基板,因为包绕在施万细胞外面,因此又称为施万细胞基膜。基膜起支持施万细胞以及连接施万细胞与神经内膜结缔组织的作用,同时它还是半透膜。基膜的构成成分主要包括层黏连蛋白、纤连蛋白、Ⅳ型胶原、硫酸肝素蛋白多糖、内皮黏连素等。有髓神经纤维即便在郎飞结处基膜也是完整的,轴突不与细胞外间隙直接接触。施万细胞基膜在周围神经再生中具有十分重要的作用,能够引导和促进神经轴突再生,而这种作用的发挥主要是通过其中的层黏连蛋白来实现的。

周围神经损伤包括神经纤维的损伤和周围神经结缔组织鞘膜结构损伤两部分。周围神经轴突如果断裂,损伤处远端神经纤维脱离了作为营养和代谢中心的胞体,而且神经末梢都会发生溃变,其溃变过程称为瓦勒变性或者瓦勒溃变,其溃变过程包括轴突和髓鞘变性、崩解,施万细胞增生,巨噬细胞和肥大细胞浸润,以及轴突和髓鞘碎屑的清除等一系列变化。损伤近侧段神经纤维也会发生变性,其表现与瓦勒变性类似,但一般局限于损伤点近侧1~2个郎飞结范围内。同时,神经元胞体会出现轴突反应,其典型形态学表现为染质溶解和核偏位,并伴随生物化学和电生理改变。反应的最后结果导致胞体的3种命运:细胞死亡;胞体在结构、生化和功能上完全恢复;胞体不能够完全恢复。

神经纤维的溃变过程既是对周围神经损伤的反应,同时也是为神经再生做准备。损伤远侧端全程以及近侧端局部轴突和髓鞘发生变性、崩解并且被吞噬细胞清除,同时施万细胞增殖并沿保留的基膜管规则排列形成 Büngner 带,构成神经轴突再生的通道。同时,施万细胞还能够分泌细胞黏附分子、神经营养因子及细胞外基质分子(如层黏连蛋白)等,为神经轴突再生营造适宜的微环境。再生微环境对神经再生的影响十分重要。周围神经损伤后,损伤局部微环境发生一系列的结构和活性的变化,包括轴突崩解、Wallerian 变性等。这种改变早期为"炎性模式",随后变化为"再生模式"。外周神经损伤时施万细胞去分化、增殖,轴突和髓鞘的碎片被清除,施万细胞、巨噬细胞和受伤的轴突分泌因子促进了新形成的生长锥和再生的纤维的生长;此外,轴突和施万细胞之间有着相互作用,施万细胞分泌一些分子可能促进或者抑制再生,并且引导了轴突再生的通路。周围神经损伤后涉及的信号通路是十分复杂的,一些转录因子受外源性营养因子调节。另一方面,损伤反应导致炎症相关因子如 TNF-α、IL-6、LIF 及基质金属蛋白酶、Cox-2 和 iNOS 等的释放,这些因子可通过逆向作用调节近端轴突的生长和再生。研究已证实,神经修复与再生的关键环节包括炎症过程的调控、细胞碎片的清除、胶质细胞的增殖和迁移、神经元突起的再生、神经轴突的重新成髓鞘,及对靶器官或组织的重新支配和功能重建。这是一个微环境在时空上动态变化的过程。神经元胞体如果在损伤反应中幸免于难而继续存活,相应轴突则会出现再生。再生过程中的神经元胞体将不断合成新的蛋白质及其他物质,并不断向轴突输送,为轴突再生提供物质保障。在再生通道和再生微环境建立的同时或紧随其后,在损伤神经近侧轴突末梢的回缩球表面则形成芽胚,生成许多新生轴突枝芽,或称为丝足。因为这种再生发生在近侧端轴突的末梢,又称为终端再生。新生轴突枝芽会反复分支,在合适的条件下,轴突枝芽逾越断端之间的施万细胞桥长入远侧端的 Büngner 带内,而后循着 Büngner 带以每天约 1mm 到数毫米的速度向靶细胞延伸。一开始轴突枝芽位于神经内膜管的周边,紧贴施万细胞的表面生长,以后有的轴突移到管中央并为施万细胞质膜包绕。轴突枝芽不断向靶细胞(即原来神经末梢的终末处)生长延伸,最终到达终点与靶细胞形成突触联系,如运动神经纤维末梢与骨骼肌细胞连接形成运动终板,实现靶细胞的神经重支配。对于混合神经,其再生比单纯感觉神经或运动神经复杂,如果到达的再生神经轴突性质与靶细胞不匹配,比如感觉神经轴突再生到了原来骨骼肌运动终板处,或者运动神经轴突长到原来的触觉小体处,那么该神经轴突就会发生溃变,再支配失败。在众多的轴突枝芽中,往往只有一条并且通常是最粗的一条能到达目的地,与靶细胞形成突触联系,其他的轴突枝芽逐渐溃变消失,而且也只有到达目的地的那条轴突才能重新形成髓鞘。与靶细胞建立联系并被髓鞘化的再生轴突起初比较细,髓鞘也比较薄,随着时间的推移,轴突逐渐增粗,髓鞘也逐渐增厚,从而使有髓神经纤维不断趋于成熟。

一般来说,再生神经具有如下特点:轴突较细,髓鞘较薄,因而有髓神经纤维直径比较小;早期再生轴突数量往往较多,达到正常的数倍,随着时间的推移,错配轴突逐渐被修剪,轴突数量逐渐减少;神经传导速度较慢,这可能与有髓神经纤维较细、髓鞘较薄、结间体较短等因素有关。

近年来的研究也发现非编码 RNA 与周围神经再生有关。人们逐渐认识到非编码 RNA(noncoding RNAs,ncRNAs)在多种细胞生物学过程中的调节作用,尤其是其中的小分子 RNA(microRNAs,miRNAs)和长链非编码 RNA(long noncoding RNAs,lncRNAs)。最近的研究表明,在损伤后的神经系统中,许多差异表达的 ncRNAs 能够显著影响神经再生过程。

一些研究表明,miRNAs 和 lncRNAs 可以通过调节神经元、星形胶质细胞、施万细胞等神经细胞的生物学功能,进而影响神经的退化与再生。ncRNAs 可以影响神经元与施万细胞的多种生物学行为,包括细胞存活、轴突生长、表型调节等。miRNAs 在维护受损神经元的存活中起着重要作用。研究结果也显示 miRNAs 可能调节一些对周围神经损伤与再生起着重要作用的转录因子与信号分子的表达。LncRNAs可以参与调控周围神经损伤后的神经元轴突再生。由此可见,多种miRNAs可以在周围神经损伤后,影响施万细胞的细胞周期、增殖、迁移以及髓鞘相关蛋白的形成,在周围神经修复与再生中起着重要的调节作用。

二、促进周围神经再生的策略

影响周围神经再生的因素是十分复杂的,这其中既包括受损神经元本身及再生微环境方面的因素,也包括靶细胞方面的因素,还包括神经损伤的原因和类型、损伤处距靶器官的距离、神经修复的时间窗和修复方法、病人年龄等方面的因素。针对这些影响因素,促进周围神经再生的策略主要包括保护神经元、修复损伤神经、引导和促进轴突生长、促进髓鞘形成、延缓靶结构变性等几个方面。

(一) 神经元保护与周围神经再生

胞体是神经元的营养中心,成功的神经再生首先取决于保持存活而且代谢尚且正常的胞体,只有在神经元没有死亡的条件下才有再生的可能。神经元作为一种终末分化细胞,本身并不具有分裂增殖能力。周围神经的再生能力实际上是指神经元的一部分轴突在一定范围内具有可塑性,而这种可塑性的基础是其营养中心胞体没有死亡,并且能够合成轴突再生所需的物质。

研究表明,周围神经损伤后部分神经元会发生死亡,丧失再生的基础。年幼的动物周围神经损伤后,神经元胞体较成年动物更易死亡。神经损伤位置越靠近中枢,神经元胞体越容易发生死亡。因此,采用适当措施保护神经元,防止或减少神经元死亡,就成为促进周围神经再生的关键之一。

一种措施是应用神经营养因子。神经营养因子是机体组织产生的一些能够促进神经细胞生存、生长、分化的多肽和蛋白质,它来源于靶细胞并且逆向营养神经元,发挥生物学作用。神经营养因子包括神经营养素家族如神经生长因子(nerve growth factor,NGF)、神经营养因子-3(neurotrophin-3,NT-3)和神经营养因子-4/5(neurotrophin-4/5,NT-4/5)等,脑源性神经营养因子(brain derived neurotrophic factor,BDNF),胶质细胞源性神经营养因子(glialcell line-derived neurotrophic factor,GDNF),睫状神经营养因子(ciliary neurotrophic factor,CNTF),成纤维细胞生长因子(fibroblast growth factor,FGF)等。体外及动物体内研究发现,这些神经营养因子具有保护受损神经元、促进神经再生的作用。但可能因为给药途径、药物剂量、副作用等因素的影响,目前神经营养因子的临床疗效尚未得到肯定。

中医中药是中华民族的瑰宝,人们在实践中发现,有些中药在神经损伤后功能恢复中具有一定作用,临床上常用某些中药或其复方剂来治疗周围神经损伤。遗憾的是,中药特别是复方制剂的复杂性使其难以进行现代科学的研究和证实。近年来有学者通过制备单味中药或复方制剂的提取物来研究中药的有效成分、药理作用及作用机制,取得了可喜的进展。如银杏叶提取物(银杏内酯)已经被证实具有神经保护和促进神经再生的作用,牛膝多肽也显示了良好的保护神经元、促进轴突生长等作用。

(二) 周围神经修复

根据周围神经损伤的类型和严重程度,可以采用直接神经吻合和桥接修复两种手术修复方法。直接神经吻合就是对断裂的神经进行直接吻合,主要是缝合两断端的神经外膜或者神经束膜。若神经外膜缝合术使用不当,神经束可能出现错位、卷曲、重叠和间隙等情况,影响神经再生。采用神经束膜缝合则可以避免上述情况,至于采用神经外膜缝合还是神经束膜缝合,要根据神经干的性质、损伤部位等因素决定。需要强调的是,由于神经本身具有生物弹性,而张力又不利于神经再生,因此直接缝合修复需在无张力的条件下进行才能够实现良好的神经再生。为了实现神经无张力缝合,临床上可以采取游离神经、改道或者缩短骨关节等措施,但当这些措施仍然无法实现上述目的而存在神经缺损时,就需要进行桥接修复,即采用自体神经或其替代品来桥接缺损神经的断端,引导神经再生。常见的神经组织移植有游离自体神经移植、带血管蒂的自体神经移植、异体或异种神经移植等。

自体神经移植由于供体神经来源有限,其结构和直径大小也难以与待修复神经匹配,而且会造成额外的神经缺损使得供体神经支配区的感觉缺失,使临床应用受到限制,而异体神经移植又面临免疫排斥反应问题。组织移植的另一种思路是用自体非神经组织来桥接神经缺损,这些组织包括静脉、动脉、假性滑膜鞘管、骨骼肌等。这些材料源自病人自身,没有免疫排斥反应问题,基础研究及临床试验发现这些材料具有一定的神经修复效果,但是或多或少地存在缺血后塌陷、粘连和瘢痕组织增生等问题,使得功能恢复不够满意,限制了其在临床上的广泛应用。因此,采用医学组织工程方法构建神经移植物来替代自体神经,或者对同种异体(或异种)神经进行去细胞的结构移植,就成为周围神经损伤修复与再生的重要研究方向。

研究表明,同种异体(或异种)神经的免疫原性主要取决于移植物中的细胞成分。去除神经组织中的免疫活性强的活细胞,其免疫原性会大大减弱,同时能够保存神经基膜管完好,可作为神经纤维再生的通道。目前脱细胞的方法主要有两种,一种是反复冻融法,另一种是化学萃取法(一般用 Triton X-100 和脱氧胆酸钠),化学萃取法不但能去细胞,还能较好地去除髓鞘结构。据报道,我国研究人员用化学萃取法制备脱细胞同种异体神经移植物,并对其修复周围神经缺损的作用进行了系列研究,尤其是发明使用改良的化学萃取法(用Triton X-200、sulfobetaine-10 和 sulfobetaine-16 替代 Triton X-100 和脱氧胆酸钠)制备的移植物中,不但细胞及髓鞘去除彻底,同时神经结构保存完好,移植后神经恢复效果也较好;临床试验结果也表明脱细胞神经移植物对长段周围神经缺损的临床修复效果较为有效。除了去细胞神经基质支架外,去细胞骨骼肌细胞外基质支架也具有一定的支持周围神经再生作用。

三、周围神经组织工程研究及应用

医学组织工程的三要素包括支架、种子细胞和因子。因为组织结构和再生的特殊性,周围神经再生取决于病人自身神经元的参与,而组织工程神经在神经缺损修复中起到桥梁、支持、营养和辅助作用,因此在构建组织工程神经时有其特殊性。构建组织工程神经的生物材料支架被统称为人工神经移植物,周围神经的胶质细胞(施万细胞)或具有类似功能的细胞是主要的种子细胞,神经营养因子是主要的因子。

(一) 人工神经移植物

人工神经移植物是构建组织工程神经的前提和基础,是组织工程神经生物材料支架的统称,其结构形式多样,主要包括神经导管以及导管内的填充物等。人工神经移植物本身可以修复一定距离的周围神经缺损,是目前周围神经修复研究的热点。

1. 生物材料　生物材料的探索和应用是制备人工神经移植物的基础,近年来在神经修复领域大量开展生物材料应用研究。按来源生物材料可分为天然材料和人工合成材料2大类。天然材料是指来源于动植物的材料,主要是生物组织及其衍生物,包括静脉、骨骼肌、去细胞神经等;另一类是从生物组织中提取的高分子聚合物,如丝素蛋白、壳聚糖、胶原等,这些材料通常是可降解的。人工合成材料主要是一些合成的高分子聚合物,根据其降解性可分为 2 类:一类是不可降解的聚合物,如膨体聚四氟乙烯、硅胶等;另一类是可降解的聚合物,如聚乙醇酸、聚乳酸及有关共聚物等。这些材料制备的人工神经移植物具有一定修复神经缺损功能,其中部分产品已经开始临床试用或应用。

尝试修复神经缺损的天然生物组织材料主要以静脉为代表,静脉可取自病人本身,是一种天然的导管。20 世纪 80 年代初就有研究者开始探讨利用静脉管修复动物周围神经缺损,80 年代末及 90 年代初临床试验证实,静脉管对于缺损长度<3cm 的周围神经有一定修复作用,通过在管腔内置入新鲜或变性的骨骼肌组织可在一定程度上改善其容易塌陷的缺点,目前静脉管修复周围神经缺损尚未在临床上广泛开展。

目前有多种不可吸收的人工合成材料用于人体组织修复,以硅胶和膨体聚四氟乙烯(expanded polytetrafluoroethylene,ePTFE)为代表。硅胶是一种生物惰性材料,在临床上广泛应用,制成的硅胶管也被用于周围神经缺损的修复。20 世纪 80 年代初 Lundborg 及其同事开始对此进行系统研究,试验表明硅胶管对肢体远端小间隙神经缺损具有较好的修复作用。但是硅胶在生物体内不可降解,如果长时间留存于局部组织,可导致异物反应,并且压迫再生组织或阻碍神经生长,病人有时会感觉局部不适,需要再次手术取出,因此硅胶管的临床应用受到一定的限制,但在动物实验中,硅胶管套接神经缺损的“神经再生小室”模型仍然是研究神经再生微环境及其作用机制的经典模型。20 世纪 80 年代末开始有文献报道使用ePTFE 制成多微孔的神经导管修复大鼠坐骨神经缺损。ePTFE 具有良好的物理特性并具有化学与生物惰性。1998 年报道了 1 例使用 ePTFE 多微孔神经导管成功修复人尺神经 29mm缺损,而使用其修复下牙槽神经与舌神经的效果报道不一,相关的动物实验研究仍在进行中。

由于不可吸收材料存在的自身缺点的限制,可吸收的材料已成为人工神经移植物材料研究领域的焦点。可吸收材料能够被生物机体降解和吸收,无需手术取出,同时作为缓释因子的载体,是其用于神经修复的最大优势。可吸收材料包括 2 大类:天然可降解聚合物和人工合成可降解聚合物。

由 N-乙酰-2-氨基-2-脱氧-D-葡萄糖以 β-1,4 糖苷键连接而成的甲壳素是一种天然多糖,是自然界中存量仅次于纤维素的天然有机物。壳聚糖是甲壳素的 N-脱乙酰基产物,在组织工程领域被广泛应用,具有良好的成膜性、吸附性及通透性等优点,无免疫原性,在医药领域被广泛作为药物载体、创伤愈合剂等使用。壳聚糖是可降解的,在机体内能够被溶菌酶降解,通过调节乙酰度来控制降解速度;壳寡糖为其降解的中间产物,最终水解为单体氨基葡萄糖,进入能量代谢途径被分解。研究显示,利用壳聚糖加工成的纤维和膜都与神经组织有良好的生物相容性,可支持施万细胞黏附和迁移,壳聚糖神经导管对动物周围神经缺损有较好的桥接修复作用。研究发现,壳聚糖的部分降解产物壳寡糖也具有支持神经细胞黏附、促进神经突起生长再生的作用。在加工工艺方面,可以用蟹足外骨骼经过脱钙等处理加工成壳聚糖神经导管,但制作成的导管尺寸大小上受限制,而利用模具加工的方法更具适用性。此外,人们也开展了大量关于壳聚糖材料的修饰、改性以及与其他材料复合方面的研究,并取得一定的成果,例如将壳聚糖与明胶共混复合制成膜,可以增加膜的弹性和对神经组织细胞的亲和性。

胶原是存在于多种动物组织中的一种天然纤维蛋白,周围神经中存在较多胶原成分,主要包括 I 型、III 型胶原和少量的 IV 型胶原。20 世纪 80 年代初科学家开始研究胶原材料与神经组织生长再生的关系,体外实验中发现,在培养液中加入胶原基质可促进神经轴突的生长。体内实验发现在桥接神经缺损的硅胶管中注入胶原基质可使再生的神经组织结构更有序,增加可再生距离。20 世纪 80 年代后期的研究显示研究者利用胶原制备神经导管来桥接神经缺损,研究表明胶原导管可支持周围神经再生。一般采用 I 型胶原制备神经导管,因为 I 型胶原在动物组织中含量最为丰富,来源相对容易。2006 年胶原神经导管用于人体神经缺损临床修复研究。

聚乙醇酸(polyglycolic acid,PGA)是一种由单体乙醇酸通过酯键连接而成的可降解聚酯类材料,酯键在体内可被水解。PGA 是第 1 种制备可吸收缝线的材料,具有无毒、可降解、生物相容性好等优点,20 世纪 70 年代即开始临床应用。PGA 与神经组织生物相容性良好,20 世纪 80 年代使用 PGA 神经导管桥接修复动物周围神经缺损,随后过渡到临床试用并开始商品化,用 PGA 制备的 Neurotube 神经导管是迄今为止临床研究报道最多的人工神经移植物。

丝素蛋白是从蚕丝、蜘蛛丝中提取的天然高分子纤维蛋白,以蚕丝丝素蛋白来源最为丰富,含量占蚕丝的 70% ~ 80%,含有 18 种氨基酸,其中甘氨酸、丝氨酸和丙氨酸占 80% 以上。丝素蛋白具有良好的机械性能和理化性质,包括抗拉伸强度、柔韧性、透气透湿性、缓释性等,并具有可降解性和容易加工成纤维、膜、凝胶等不同的形态的优点。蚕丝作为医用缝合线的历史悠久,作为一种组织工程材料,蚕丝丝素蛋白已被用于皮肤、血管等组织的修复。顾晓松等研究发现,蚕丝丝素蛋白与神经组织细胞具有良好的生物相容性。根据仿生学原理制备的蚕丝丝素人工神经移植物(图 12-1)对大鼠坐骨神经缺损具有较好的桥接和修复作用(文末彩图 12-2)。研究表明来源于蜘蛛丝的丝素纤维也与周围神经组织的施万细胞具有良好的生物相容性,可以作为组织工程神经的支架材料,但是其来源很有限,难以进行产品开发。

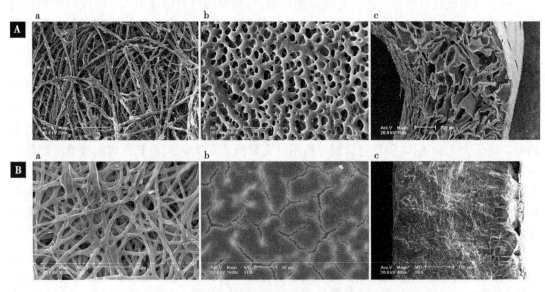

图 12-1　用蚕丝丝素蛋白制备的神经导管管壁电镜像
A. 丝素导管;B. 鸡蛋壳
a、b 分别为内、外表面;c 为导管断面

除了上述材料以外,用作组织工程化神经的支架材料还包括聚羟基丁酸盐、藻酸盐、聚己内酯、毛发角蛋白、聚吡咯等,体外和动物体内实验研究都展现出一定的支持神经组织再

生的作用。总之,在人工神经移植物构建方面,可降解聚合物材料具有更多优势,备受青睐。

合理采用2种或2种以上聚合物的搭配能达到优势互补、增强效用的目的。顾晓松等在国际上率先采用壳聚糖导管-PGA 纤维支架复合型人工神经移植物的独特设计制备神经导管,在管腔内置入 PGA 纤维支架整合构建成生物可降解的人工神经移植物,具有良好的生物相容性,对犬坐骨神经 30mm 缺损有较好的桥接修复作用(文末彩图 12-3),临床用于修复人前臂及肘部正中神经缺损,病人功能恢复较为满意。壳聚糖和 PGA 在体内的最终降解产物分别为碱性的氨基葡萄糖和酸性的乙醇酸,两者中和,局部酸碱性可不发生明显变化,有利于保持神经再生微环境的相对稳定;同时,壳聚糖体内降解的中间产物壳寡糖还具有促进神经突起生长、保护神经细胞、促进神经再生等作用。

采用两种或两种以上聚合物单体制备成共聚体,能改善聚合物的理化性能。聚乳酸(poly lactic acid,PLA)是一种人工合成聚酯材料,其降解较慢,PGA 的降解速度则相对较快,将乳酸和乙醇酸按一定比例共聚成聚乳酸-聚乙醇酸共聚体(poly lactic-co-glycolic acid,PLGA),通过调节两者的比例可以调节降解速度,其降解速度介于 PLA 与 PGA 之间。聚乳酸-聚己内酯共聚体制备人工神经移植物植入体内后可在 1 年内完全降解,它由乳酸和己内酯各 50% 聚合而成,其乳酸中 L 型占 85%,D 型占 15%,但具有柔韧性不佳、植入后管腔塌陷及材料溶胀等缺点。

2. 人工神经移植物的结构　周围神经一旦断裂,神经内膜管将丧失连续性,手术仅能做到神经外膜或束膜缝合,无法实现神经内膜管的精确对位,因此,修复周围神经缺损的人工神经移植物通过模拟神经外膜/束膜鞘的结构(图 12-4),即利用生物材料加工成神经导管,有的在管腔中添加填充物,增强其引导再生能力。

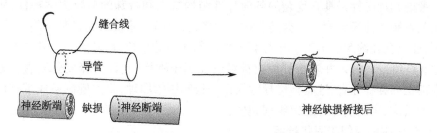

图 12-4　人工神经导管桥接修复神经缺损示意图

单通道导管是人工神经移植物的基本结构模式(图 12-5),这也是最早使用生物材料加工成神经导管的模式。研究发现使用适当内径的神经导管套接神经缺损可有效防止神经断端释出的含神经营养因子和细胞外基质的组织液流失,能够引导神经组织再生并防止再生神经组织逃逸,防止周围纤维结缔组织侵入。美国公司制备的单通道神经导管采用 PGA、胶原等大分子聚合物,已经商品化并且进入临床应用。人工神经移植物的第二类结构模式是导管内置凝胶、纤维、海绵等填充物,以便对神经组织再生产生更好的引导作用。空的单通道神经导管只可修复一定距离的周围神经缺损,在小鼠上约为 4mm、大鼠约为 10mm、大型动物及灵长类动物约为 30mm;而管腔内置填充物的人工神经移植物则可修复更长距离的神经缺损,内置的填充物有助于细胞的导向迁移,起到桥梁作用。人工神经移植物的第 3 类结构模式是多通道导管,具有纵行同向排列的多个通道,研究者希望通过模拟神经内膜管来支持周围神经再生,动物实验结果显示一定通道数量的导管具有较好的修复效果,但通道数量并非多多益善。多通道导管是否会影响周围神经纤维再生过程中寻路的选择性是值得进一步探讨的问题,因为基础和临床的研究表明,神经断端之间保留小间隙(<5mm)的神经导管桥接术较神经端-端直接吻合更有利于功能恢复。国内研究人员采用部分脱乙酰甲壳素制备单通道神经导管对神经断裂伤进行小间隙套接修复,在对大鼠、猴等实验动物中研究发现,利用神经导管进行小间隙套接修复有利于神经"选择性"再生,修复效果较神经端-端吻合好,这提示神经导管套接修复周围神经损伤会有更广的应用范围。

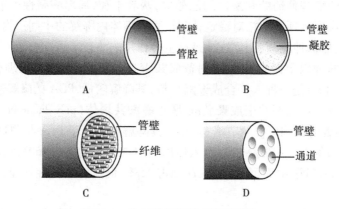

图 12-5 人工神经导管的结构模式
A. 中空单通道导管;B. 充填凝胶的导管;C. 内置纤维支架的导管;D. 多通道导管

在微观结构方面,管壁的孔隙率、渗透性、表面形貌等因素影响神经导管支持神经再生的作用。考虑到周围神经具有复杂的各向异性结构特点和特殊的生物力学特性,研究者尝试多种工艺来制备神经导管。一类是非均一的多孔性导管,管壁的孔径是不均一的,其管壁包括两层,外层孔径约 $50\mu m$,有利于导管外壁的新生血管形成,而导管内壁孔径约 $50nm$,可以有效阻止纤维组织侵入并防止管腔内神经营养因子弥散,允许营养成分通透。另一类是内表面微沟化的神经导管,这类神经导管根据平板印刷术原理,将内壁制备成带有许多纵向平行排列的微沟,定向引导神经组织细胞生长。

(二)含细胞的组织工程化神经

研究表明,单独使用人工神经移植物只能修复短距离的周围神经缺损,但不能支持长距离缺损后的修复,这可能是因为局部缺乏种子细胞和神经营养因子的支持作用。种子细胞是组织工程的三要素之一,通过增殖和分化形成目标组织来修复缺损。理想的组织工程化神经种子细胞的要求来源广、安全、有效、无伦理和免疫排斥等。周围神经组织结构特殊,其再生本质上是未死亡、有合成功能的神经元轴突部分的再生,此外还包括新生轴突的再髓鞘化。施万细胞是组织工程化神经构建中较为理想的种子细胞,可以增殖、分化,并且在再生过程中发挥重要作用。高度分化的神经元已失去分裂增殖能力,不能作为种子细胞。而周围神经组织的施万细胞则可以增殖、分化,并在再生过程中发挥作用,因此施万细胞可成为组织工程化神经构建中较理想的种子细胞。另外,骨髓间充质干细胞、嗅鞘细胞等也可以当做组织工程化神经的种子细胞。

1. 施万细胞 施万细胞包绕神经元轴突,是周围神经系统中主要的胶质细胞,具有营养、保护、支持和形成髓鞘等作用。在周围神经损伤后,施万细胞形成 Büngner 带,与巨噬细胞共同吞噬清除变性的轴突与髓鞘崩解产物,能够分泌 CNTF、NGF、NT-4/5、GDNF、BDNF、

FGF、NT-3 等神经营养因子和细胞因子,为神经再生提供适宜的微环境,因此被广泛用作组织工程化神经的种子细胞。研究表明,预种植施万细胞的神经导管可修复更长距离的神经缺损,神经再生的质量也得到改善。施万细胞移植主要有 2 种方式:一种是在体外将细胞与人工神经移植物培养构建成工程化组织后再移植到体内,施万细胞不仅可以黏附于神经导管,还能沿着导管迁移,形成类似于 Büngner 带的细胞条带,支持周围神经轴突再生;另一种是直接注射到桥接神经断端的导管中,研究发现将自体施万细胞移植到大鼠 13mm 缺损坐骨神经 4 周后,施万细胞仍然存活,并包绕再生轴突。

目前,使用施万细胞作为种子细胞面临许多困难:自体施万细胞来源有限,取材时会造成额外损伤,很难在体外迅速扩增达到所需要的数量;而异体来源的施万细胞存在免疫排斥反应,很难推广到临床使用。尽管已有永生化施万细胞系,但其植入体内以后的安全性尤其是致瘤性问题还有待进一步观察和评估。因此研究者不得不寻找其他种子细胞来源,而干细胞和前体细胞被尝试用作制备组织工程化神经。

2. 骨髓间充质干细胞 骨髓间充质干细胞(mesenchymal stem cells,MSCs),来源于骨髓、具有高度自我更新能力和多向分化潜能,在特定的条件下可以分化为中胚层的骨、软骨、肌肉、脂肪等细胞,在体内和体外诱导条件下也可以跨胚层分化为具有神经元或神经胶质细胞样细胞。研究表明,在多种因子的共同作用下体外培养的 MSCs 可诱导分化为施万细胞样细胞,分泌大量有助于神经再生的营养因子和细胞因子,移植到损伤坐骨神经后仍能表达施万细胞的标志性蛋白,包绕再生轴突,促进轴突再生。基因修饰的 MSCs 可以作为营养因子的运输载体促进周围神经修复。在局部环境诱导下,将未分化的 MSCs 移植到损伤周围神经后,部分细胞也能分化为 S-100 阳性的施万细胞样细胞,促进神经再生和运动功能恢复。研究发现,MSCs 与施万细胞和背根神经节体外共培养,MSCs 能促进施万细胞增殖和 NGF、LNGFR、TrkA、BDNF 等生长因子和受体的表达,促进背根神经节神经突起生长和生长相关蛋白-43(growth associated protein-43,GAP-43)、神经丝蛋白(neurofilament,NF)表达,由此推测 MSCs 通过释放营养因子、调节施万细胞的增殖等直接影响神经再生,丝裂原活化蛋白激酶-细胞外信号调节激酶(mitogen-activated protein kinase-extracellular signal-regulated kinase,MAPK-ERK1/2)信号途径可能参与了这个过程。最近有研究发现采用羊水来源的 MSCs 修复周围神经损伤取得了较好的疗效。与施万细胞相比,自体 MSCs 来源方便,能在体外较快扩增,移植不存在伦理学问题和免疫排斥,备受青睐。

3. 神经干细胞 神经干细胞(neural stem cells,NSCs),具有多分化潜能,能分化为神经元、星形胶质细胞、少突胶质细胞和施万细胞等,主要分布于脑室管膜、室下区、纹状体、海马齿状回等区域。NSCs 移植后能增加细胞再生,增强移植物和周围组织的相容性,且免疫原性较低。将导管和 NSCs 结合,移植到缺损的坐骨神经或面神经一定时间后仍能检测到移植细胞,神经纤维的排列与正常神经相似,神经修复和功能恢复明显优于无细胞组。将过表达 GDNF 的 NSCs 移植修复面神经损伤,2~12 周检测发现,NSCs 持续高表达 GDNF,再生轴突面积和数量增强,β-Ⅲ微管蛋白、NF 和 S-100 表达增加,推测 NSCs 可以作为组织工程神经的种子细胞和营养因子的载体促进周围神经再生。

4. 嗅鞘细胞 嗅鞘细胞是一种神经胶质细胞,分布于嗅球和嗅神经中,具有多分化潜能,具有施万细胞或者星形胶质细胞的特性,能通过吞噬作用清除退变神经,为再生轴突提供生长的通道,同时还能释放 PDGF、BDNF、NGF 等多种神经营养因子和神经肽。与施万细胞相比,嗅鞘细胞具有更强的迁移能力,同时不会导致造成生长锥塌陷的蛋白多糖在局部聚集。嗅鞘细胞移植到损伤的坐骨神经后，能整合到修复的神经中，包裹轴突形成髓鞘，增加再生神经传导速度，这提示嗅鞘细胞能促进周围神经的再生和功能恢复。

此外，胚胎干细胞来源的神经祖细胞、外胚层间充质干细胞、皮肤来源的干细胞、毛囊干细胞等能向神经细胞分化或者分泌营养因子，也可用来修复周围神经损伤。胚胎干细胞来源的神经祖细胞移植 3 个月后发现仍然存活并表达 S-100 蛋白，这提示移植细胞能够在体内分化为成髓鞘细胞，促进了坐骨神经的修复。

虽然细胞移植修复周围神经损伤在动物实验中取得了较好的效果，但其临床使用还有很多限制，例如如何选择合适的细胞移植数量和途径，如何保证移植细胞的安全性和有效性，如何获得适宜的种子细胞等，因此需要深入的基础研究为临床应用提供理论依据，人们有理由相信在不久的将来一定会诞生可供临床应用的、含细胞的组织工程化神经产品。

（三）含因子的组织工程化神经

因子是组织工程的要素之一，在神经组织工程中，采用的神经营养因子包括 NGF、BDNF、NT-3、GDNF、等，其他类型的细胞因子如 bFGF、IGF-1 等也被尝试应用，它们在组织工程化神经构建中能够保护受损神经元、促进种子细胞或自身修复细胞增殖和调节种子细胞功能，辅加适当因子的神经导管可支持更长距离神经缺损的修复。

由于因子在溶液中半衰期较短，多不稳定，因此实现有效剂量因子的持续给药就是成功的关键，早期多采用离子泵局部持续注射，但这会增加额外操作，引起应用不便。目前常通过构建给药系统，采用缓释技术来局部使用因子。如何使神经导管在一定时间内持续释放有效剂量的神经营养因子已成为各国研究者共同关注的问题。归纳起来，周围神经组织工程研究中因子缓释体系的构建模式主要有两大类：一类是通过管腔内容物缓释因子，如将缓释微球直接加入管腔内的凝胶状基质或者溶液中。另一类是神经导管管壁缓释因子，将因子用适当保护剂保护后，与导管材料混合，一起加工成型，这样制备的神经导管管壁本身可通过降解等缓慢释放因子；或者首先用适当材料将因子制备成缓释微球或纤维，然后将其嵌合于神经导管壁，达到缓释目的。

给予因子的另一种策略是使用转基因的细胞，将外源性因子的基因转入种子细胞或者支持细胞中，这些细胞在修复过程中可持续表达因子，从而发挥作用。当然，未经过基因修饰的种子细胞也能释放一些因子，只是释放量相对较少。

组织工程化神经中影响神经营养因子作用的因素是多方面的，如固定及缓释因子体系的活性、稳定性、生物安全性、释放速率及其与有效剂量的匹配、延长作用时间、载体降解的有效调控等，这些问题还有待进一步的研究，因此要将神经营养因子真正用于临床修复神经缺损还需要时间。

（四）非编码 RNA 对于基于干细胞的组织工程神经的调控作用

周围神经损伤修复过程中，非编码 RNA 对于神经元胞体存活、突起生长以及施万细胞等生物学过程均具有重要的调控作用。研究表明 miR-222 通过调控 PTEN 促进神经元胞体的再生能力；miR-221/222 通过负向调控 LASS2，促进施万细胞的增殖和迁移；let-7 表达下降增加了 NGF 的分泌从而促进了轴突生长；表达量下调的长链非编码 RNABC089918 促进了神经受损后神经突起的生长。鉴于非编码 RNA 对于神经再生的重要调控作用，对非编码 RNA 在基于干细胞的组织工程神经中的表达变化及作用机制的研究相当具有临床价值。差异表达的非编码 RNA 通过对相应靶基因的调控作用影响神经损伤后的生物学变化以及缺损神经的再生修复过程。基于非编码 RNA 的治疗途径有希望转化成为临床治疗神经损伤的新方法,为周围神经再生的治疗提供新的干预靶点和诊疗手段。

（五）组织工程化神经相关产品研发现状及临床研究

由于具有广泛而迫切的需求,目前世界各国都在致力于组织工程化神经的研究,一些国家已经开发出相关产品并开始商品化。目前世界上已经商品化的产品主要是美国公司研发的2种人工神经移植物产品,一种是用PGA为原料制备的Neurotube神经导管,已经获得美国食品药品监督管理局(Food and Drug Administration,FDA)和欧洲CE认证,另一种是用Ⅰ型胶原为原料制备的NeuraGen神经导管,也获得了美国FDA认证。在国家科技部"十五""十一五"863重大项目资助下,我国自主研发的第一代可降解人工神经移植物——壳聚糖-PGA复合型人工神经移植物也已经开始临床试用,荷兰、日本、德国等国也在加紧研发相关产品。

临床研究是医疗产品研发的必要环节,商品化的产品也需要不断积累临床资料以便进行检验和再评价。概括起来,目前已报道进行临床研究的人工神经移植物分为4类。第1类,用可降解合成聚合物制备的人工神经移植物,如聚乳酸-聚己内酯共聚体神经导管、用PGA制备的神经导管(Neurotube)等。Neurotube神经导管已被报道用于长度在30mm以内的面神经、指神经、副神经、下牙槽神经、正中神经和尺神经缺损的临床修复,就其疗效来看,感觉神经的功能接近于自体神经修复的效果,运动神经的功能也可以部分恢复。用聚乳酸-聚己内酯共聚体神经导管修复20mm以内指神经缺损,术后感觉和功能修复接近传统的修复方法,但修复趾足底总神经后感觉功能无明显恢复,可能与该神经导管易塌陷有关。第2类,用可降解天然聚合物制备的人工神经移植物,以胶原神经导管(NeuraGen)为代表。该导管用于12例缺损20mm以内的指神经的临床修复,经过12个月的观察,其中4例感觉恢复达优级,5例较好,1例较差,2例无恢复,该导管对于新生儿臂丛神经缺损较好也有较好的修复作用。第3类,采用可降解的天然聚合物与合成聚合物复合制备的人工神经移植物,如我国自主研制的壳聚糖-PGA复合型人工神经移植物、日本研制的PGA-胶原导管等。南通大学神经再生重点实验室研制的壳聚糖-PGA复合型人工神经移植物,由壳聚糖导管和PGA纤维支架复合构建而成,临床已修复成人肘部正中神经35mm缺损,术后感觉和运动的功能恢复良好,这是国际上使用壳聚糖-PGA复合型人工神经移植物临床修复周围神经缺损的首次报道。日本科学家研制的PGA-胶原神经导管,也已试用于动眼神经、指神经等神经缺损的临床修复研究。第4类,用不可降解的合成聚合物加工而成的人工神经移植物,如硅胶管、ePTFE神经导管等。Lundborg及其同事用硅胶管桥接修复前臂正中神经和尺神经3～5mm缺损,以传统的端-端外膜吻合为对照,经过5年的随访评价,发现硅胶管桥接修复后功能恢复至少与传统修复方法相同,在某些方面还优于传统修复方法。对于ePTFE神经导管修复周围神经缺损的效果,临床报道不一。

在过去近30年里,广泛开展了组织工程化神经研究,在种子细胞、支架材料、因子等方面的研究都取得了长足的进步,特别是在支架材料研究方面更取得了令人瞩目的成绩,几种相关产品目前已经商品化,并不断有新的产品问世。但组织工程化神经的研究还有很多问题尚待解决,目前商品化的相关产品还只能修复较短距离的周围神经缺损。制约组织工程化神经研究发展的因素是多方面的,其中最主要的瓶颈是种子细胞问题目前尚未能很好地解决,干细胞有可能是解决这个问题的出路。含因子的人工神经移植物较单独的人工神经移植物修复神经缺损的距离延长,但是在因子的选择、缓释和固定化工艺技术、因子的释放动力学及其与再生关系等问题方面也未能很好解决。总体来说,该领域的发展趋势是在现有产品及研究成果基础上,通过结合种子细胞和(或)因子来进一步提高临床疗效,同时,还应开发具有更好生物学性能和促进周围神经修复作用的新型材料。

第二节 中枢神经系统再生

有证据表明,低等动物如两栖类甚至鸟类的中枢神经系统损伤后可以再生。但与周围神经系统损伤不同的是,由于胶质瘢痕和抑制性分子等因素的影响,成年哺乳动物中枢神经系统损伤后很难再生。相对于结构及功能异常复杂的脑来说,脊髓结构与功能相对简单,因此成为人们研究中枢神经系统再生与修复的焦点。

一、脊髓损伤与再生的生物学基础

成年哺乳动物的脊髓由中央的灰质和周围的白质构成,其中灰质是神经元胞体聚集的部位,而白质由神经纤维束组成。脊髓损伤后,一方面可导致局部神经元死亡,相应功能丧失,更重要的是,重要神经传导束如皮质脊髓束、脊髓丘脑束以及本体感觉传导束等发生断裂,其后果远较局部神经元死亡严重。

从病理生理学上看,脊髓损伤的过程包括原发性损伤和继发性损伤。前者是指创伤能量传递和损伤局部组织变形所致的初始机械性损伤,在外力作用时立即发生并且无法阻止或逆转。继发性损伤是指由原发性损伤后激发的包括生化及细胞的改变在内的链式反应过程,可促使神经细胞加重损伤甚至死亡,导致神经组织破坏、溶解、损伤区域进行性扩大。继发性损伤主要包括血管损伤后的缺血、出血及再灌注损伤,以及兴奋性氨基酸毒性、自由基损伤、免疫和炎症反应损伤、星形胶质细胞反应、细胞凋亡等。中枢神经纤维受损后,其整个远侧段也会发生轴突和髓鞘的溃变,但与周围神经不同的是其进展比较缓慢,整个溃变过程可历时数月。中枢神经元受损后,常常出现跨神经元变性,包括顺行性跨神经元变性和逆行性跨神经元变性。前者是指与受损神经元形成突触的下一个神经元的变性,而后者是指与受损神经元形成突触的上一个神经元的变性,其中以前者较多见,可能因失去正常神经元传入信号而导致神经元萎缩或退变。

成年哺乳动物脊髓再生的抑制因素主要体现在 4 个方面:胶质瘢痕对轴突生长的机械屏障和化学屏障作用;少突胶质细胞-髓磷脂源性的抑制分子对轴突生长的强烈抑制作用;缺乏有利于引导和促进轴突生长的细胞外基质成分;中枢神经元自身生长再生能力有限。脊髓损伤之后,局部星形胶质细胞反应性肥大,增生、连同其突起及分泌的物质一起充填在损伤处所形成胶质瘢痕。胶质瘢痕一方面直接形成机械性屏障,阻碍轴突枝芽延伸;同时,其中的硫酸软骨素蛋白多糖等多种物质还形成化学屏障,使生长锥崩溃。在中枢神经系统的髓鞘里至少存在 Nogo-A、髓磷脂相关糖蛋白(myelin associated glycoprotein,MAG)和少突胶质细胞髓磷脂糖蛋白(oligodendrocyte-myelin glycoprotein,OMgp)2 种源于少突胶质细胞/髓磷脂的抑制分子,它们都可与轴膜上的 Nogo 受体结合,并通过共受体将信号传递到神经元内,使生长锥崩溃,抑制轴突生长。与周围神经不同,中枢神经系统的髓鞘形成细胞少突胶质细胞没有基膜,缺乏可促进轴突再生的基膜成分。中枢神经的微环境比外周神经损伤时常常苛刻一些。脊髓损伤后,在损伤区内形成不利于受损神经元修复,抑制神经再生的微环境。周围组织中的小胶质细胞和巨噬细胞在损伤周围区增殖、聚集、活化并释放大量的致炎因子,导致组织的炎性损伤。随后大量的胶质细胞活化并且迁移到损伤的部位,部分胶质细胞活化增殖后形成致密的胶质瘢痕。胶质瘢痕是轴突再生的物理屏障,而胶质瘢痕内大量的抑制因子构成了轴突再生的化学屏障。此外,脊髓损伤后释放的髓鞘来源的髓鞘相关蛋白 Nogo-A、MAG 和 Omgp 以及髓鞘来源的神经再生抑制分子对轴突导向分子 ephrins、semaphorins 等家族的部分成员具有抑制轴突损伤后再生的作用。

二、脊髓再生研究

理论上讲,成功的脊髓再生必须满足以下条件:①必须有一定数量神经元存活并且具有合成生物活性物质的能力,以便为轴突再生提供物质基础;②再生轴突必须生长到足够长的距离,穿越损伤处,到达靶部位;③再生轴突必须定位到合适的靶细胞,并与其形成功能性连接(突触)。研究表明,大鼠及猫的脊髓损伤后,只要保留下 10% 的轴突,就可以恢复一定的运动功能。

目前,促进脊髓修复与再生重建的方法主要包括促进神经元突起的生长、消除抑制轴突再生的因素、促进再生轴突的髓鞘化、移植及生物材料辅助修复等方面。

(一) 维持神经元的存活,促进其突起生长

神经元一旦死亡,再生的基础就失去了,因此成功的再生首先要求在原发损伤后立即采取措施阻止或减轻继发性损伤,尽可能多地保护神经元及少突胶质细胞,使其免于死亡。而那些幸存的神经元突起受到损伤后再生能力有限,因此必须采用适当的措施来激活,才能促进突起的生长。神经营养因子正是这样一类可提高中枢神经系统轴突再生能力的外部因素。

研究显示,神经营养因子不但可以促进发育过程中的神经前体细胞、神经干细胞以及神经元的发育、存活和分化,还对成熟的神经元发挥重要作用,这些作用主要包括:①维持神经元的存活;②通过受体介导的细胞内信号传导途径,调控受损神经元的基因表达,以促进其生长和再生;③发挥神经趋化作用,引导和加快轴突的生长;④促进新生轴突髓鞘化。

神经营养因子的给药方法最初采用灌注技术,目前可应用转基因技术,即将能合成和分泌神经营养因子的转基因细胞移植到中枢神经系统中,或者用神经营养因子基因通过适当载体原位转染宿主细胞。

(二) 消除轴突再生抑制性因素

胶质瘢痕抑制轴突再生的重要因素,其机械性屏障作用似乎难以消除,任何试图去除瘢痕的手术都将造成新的损伤并产生新的瘢痕,但是胶质瘢痕的主要抑制作用可能更在于其中的抑制性成分,硫酸软骨素蛋白聚糖(chondroitin sulfate proteoglycan,CSPG)。动物实验观察到,采用软骨素酶降解 CSPG 后,明显改善大鼠脊髓损伤后轴突的再生。髓磷脂相关抑制因子包括 Nogo-A、OMgp 和 MAG 等都对轴突再生产生较强的抑制作用。目前已研制出大量具有消除 MAIF 潜在作用的生物制剂,包括 Nogo 抗体、MAIF 抗体和 MAIF 疫苗等,体外的实验表明都能促进轴突生长。阻断 MAIF 的下游通路,如采用 P75NTR 基因敲除、NgR 拮抗剂、Rho 或 Rho 相关酶抑制剂,以及提高细胞内 cAMP 水平等,也可消除 MAIF 抑制轴突再生的作用。

(三) 促进再生轴突髓鞘化

中枢神经纤维的髓鞘由少突胶质细胞形成,在脊髓损伤后少突胶质细胞增生,并参与再生轴突的重新髓鞘化。实验显示,大鼠脊髓损伤后 14 天,少突胶质细胞开始重新形成髓鞘,但之后脱髓鞘的轴突数量却进行性增加,这促使了人们去寻找适合的细胞帮助髓鞘重新形

成。研究发现少突胶质细胞前体细胞以及骨髓内的某些细胞都显示一定成髓鞘作用,另外,神经营养因子可增加少突胶质细胞的数量,对新生轴突髓鞘化有一定促进作用。研究还发现,Nogo受体的共受体LINGO-1在中枢髓鞘形成中具有重要的作用。LINGO-1对中枢神经系统髓鞘形成起负性调节作用,抑制其活性可使RhoA表达下降,从而促进少突胶质细胞分化和髓鞘形成。

(四) 组织移植与细胞移植

1. 神经组织移植 将神经组织移植到脊髓损伤处可以起"桥梁"的作用,为轴突再生提供一个合适的环境。其中一种方法是采用胚胎神经组织。动物实验发现,胚胎脑、脊髓组织可以改善脊髓损伤动物的运动功能。研究发现,大鼠胚胎新皮质组织能在受伤的大鼠脊髓内生存,7天后可以发现分化的神经元和神经胶质;胚胎移植物能影响移植区GABA能神经元重建局部脊髓环路。研究显示脊髓神经元轴突可以长入胚胎组织,但其延伸程度有限,神经营养因子的联合应用可以促使轴突穿过移植物到达损伤远端脊髓处。胚胎神经组织移植发挥修复脊髓损伤作用的可能机制如下:移植组织中的胚胎神经细胞可以分泌一些神经营养因子,维持受损神经元的存活,促进其轴突发芽与生长;移植组织可作为连接损伤断端的桥梁,轴突通过其长过损伤区;移植组织中的胚胎神经元可与宿主神经元(甚至跨越脊髓)之间建立突触联系,建立神经环路,发挥中继站的作用;移植组织中的胚胎神经元能不断地分泌特定神经递质,形成一个内源性微泵,替代受损神经元功能,这对于某些退行性疾病(如帕金森病)的治疗同样具有重要意义。然而,胚胎神经组织移植来源相对有限,同时还涉及伦理问题,使得这种移植修复方式难以在临床上广泛开展。

另一种方法是采用周围神经移植。早在20世纪80年代,Aguayo将周围神经移植到损伤的脊髓,发现脊髓神经纤维能够在周围神经组织内延伸,提示周围神经移植在中枢神经系统再生中具有潜在作用。另一个典型例子是周围神经移植对视神经修复的作用。解剖学上虽然将视神经归为周围神经,但实际上它也具有中枢的某些特点,如视神经由少突胶质细胞而非施万细胞所包绕;从发育上看,视神经和视网膜都是脑衍生出的结构,因此视神经常常作为一个特例来进行中枢神经系统再生研究。研究者将自体坐骨神经移植物的一端连于眶内视神经的断端,一段时间以后再将坐骨神经移植物另一端植入上丘,动物存活2~18个月后在眼球玻璃体中注射一种示踪剂——辣根过氧化物酶(horseradish peroxidase,HRP)以标记再生的节细胞轴突及其终末,结果在上丘中发现HRP标记的轴突及突触,而且这些突触与正常视神经轴突与上丘神经元之间形成的突触形态相似。这表明视网膜节细胞轴突损伤后,可再生并长入移植的周围神经中。

周围神经移植促进脊髓再生的机制主要包括两个方面:一方面周围神经不像中枢那样具有众多的抑制因素,可发挥"桥梁"作用;另一方面其中的施万细胞还可以分泌神经营养因子、细胞外基质分子等生物活性物质促进再生。

2. 细胞移植 用细胞移植的方法来修复脊髓损伤的研究也比较多,常用的细胞主要有施万细胞和嗅鞘细胞两种。

(1) 施万细胞:由于施万细胞是促进周围神经损伤后再生的主要因素,人们设想可将其用于中枢神经系统的修复。研究表明,施万细胞移植到脊髓后能够存活并与宿主脊髓融合;在脊髓损伤部位移植施万细胞可以支持轴突再生。施万细胞发挥作用的机制可能有:分泌多种神经营养因子(如NGF、BDNF、CNTF、FGF)和细胞因子(如IL-6),促进损伤神经元存活;合成和分泌某些细胞外基质分子(如LN),支持和促进神经元轴突生长;与再生轴突形成缝隙连接并进行物质交换。施万细胞可以从自体周围神经中获得并容易在体外大量扩增，因此具有来源较容易的特点。当然，施万细胞移植入中枢神经系统的远期效果还需要进一步观察。

（2）嗅鞘细胞：人们发现，哺乳动物嗅觉系统的神经元与其他中枢神经元有差别，终生保持更新并具有修复损伤的能力，再生神经元的轴突可以从周围的嗅上皮长入中枢部位的嗅球，而这种能力很大程度上取决于其中的胶质细胞——嗅鞘细胞。嗅鞘细胞是在嗅觉系统的一类特殊的神经胶质细胞，广泛分布于鼻腔嗅区的嗅黏膜、嗅神经纤维以及嗅球等部位，它兼具施万细胞与星形胶质细胞的特点，同时在解剖上又处在中枢和外周的交界处。

嗅神经属于无髓神经纤维，正常情况下嗅鞘细胞并不形成髓鞘，而仅仅通过细胞形成的凹沟支持嗅细胞的中枢突。但当嗅鞘细胞被植入原发性脱髓鞘的粗大轴突周围时，它便会显示成髓鞘的能力。另外嗅鞘细胞可分泌一些神经营养因子，促进轴突长距离的再生，并可通过包裹新生轴突对其发挥导向作用，还可使新生的和脱髓鞘轴突髓鞘化，因而嗅鞘细胞移植可改善脊髓损伤后运动和感觉功能恢复。

需要指出的是，无论施万细胞还是嗅鞘细胞都是胶质细胞，均不具备分化为神经元的能力，仅能对神经轴突再生起辅助作用，并不能替代已经丧失的神经元。对于神经元大量丧失的脊髓损伤，可能需要进行干细胞移植才能修复。

（3）干细胞：目前国际上干细胞治疗脊髓损伤研究非常广泛，包括神经干细胞、间充质干细胞、少突前体细胞在内的多种干细胞能够不同程度地促进动物脊髓损伤修复。这些干细胞通过分泌多种神经营养因子改善脊髓局部微环境并启动再生相关基因的顺序表达，从而促进轴突的再生。研究表明，用药物将移植的干细胞定向诱导分化为神经元，并在脊髓损伤处形成能够重新连接神经通路的中间神经元网络能够明显地促进动物的运动感觉恢复。众多研究指出干细胞能释放大量的营养因子来调节体内损伤的微环境，从而具有促进神经再生的作用。

（五）生物材料辅助修复

近年来，生物材料辅助修复脊髓损伤的研究逐渐增多，主要有两类，一类是采用生物材料构建药物缓释体系（drug delivery system，DDS），另一类是构建三维结构支架辅助再生。

由于血-脑屏障的存在，NGF 不能通过常规给药方法进入脑内，而直接向脑内输注 NGF 的方法又不适用于长期给药，同时还存在溶液中的稳定性问题，因此寻找新的给药方式就成为确保 NGF 发挥疗效的关键。NGF 缓释体系应运而生，先将 NGF 与高分子材料复合制成DDS，通过手术将 DDS 植入脑内特定部位，可在较长时间（数天甚至数年）内缓慢释放药物达到治疗目的。这种方法绕过了血-脑屏障的问题，同时药物还可直接作用于损伤（或患病）部位并且在身体其他部位浓度很小，减小了副作用。

研究表明，联合应用神经干细胞或诱导多能干细胞、神经营养因子复合物和缓释材料的治疗策略能够改善脊髓损伤后微环境，并以神经元中继器的方式重建神经通路。在改善脊髓损伤微环境方面，研究者们尝试移植能分泌神经营养因子的干细胞或应用功能生物材料缓释促神经再生因子。有研究制备了载有 NT3 的壳聚糖生物材料，在大鼠实验水平发现其可通过缓慢释放 NT3 来激活内源性神经发生，促进脊髓损伤修复。

除了可以作为制造 DDS 的材料之外，高分子生物材料还可通过其他方式来促进中枢神经系统的再生，其中最受瞩目的是高分子水凝胶的应用。高分子水凝胶是一种具有三维空间交联结构的高分子体系，其内部孔隙中充满大量水和其他物质。研究中用于制备这种高分子水凝胶的材料有很多,包括聚甲基丙烯酸羟乙酯、胶原蛋白 I 和聚甲基丙烯酸甘油酯等。研究发现,用胶原蛋白制成的水凝胶植入急性脊髓损伤处,可较好地促进血管及皮质脊髓束纤维的生长,尽管还不能达到恢复行走功能的效果,但可改善肌张力。水凝胶可连接因损伤分离的组织,促进细胞的接触,传输体液和营养物质,从而促进再生。由于水凝胶体系内部存在许多孔隙可容纳其他物质,因此还可作为 DDS 的载体。还有研究将胶原特异结合神经生长因子 CBD-BDNF、CBD-NT3、CBD-CNTF,利用这些神经营养因子可促进神经元轴突生长,促进内源干细胞的激活和分化。

推 荐 阅 读

［1］ Yiu G,He Z. Glial inhibition of CNS axon regeneration. Nat Rev Neurosci,2006,7(8):617-627.

［2］ Yi S,Zhang HH,Gong LL,et al. Deep Sequencing and Bioinformatic Analysis of Lesioned Sciatic Nerves after Crush Injury. PLoS One,2015,10(12):e0143491.

［3］ Yang,ZY,Zhang AF,Duan HM,et al. NT3-chitosan elicits robust endogenous neurogenesis to enable functional recovery after spinal cord injury. Proc Natl Acad Sci USA,2015,112(43):13354-13359.

［4］ Sun TT,Li SS,Yang J,et al. Identification of a microRNA regulator for axon guidance in the olfactory bulb of adult mice. Gene,2014,547(2):319-328.

［5］ Shi JY,et al. Glial cell line-derived neurotrophic factor gene transfer exerts protective effect on axons in Liu GS,Liu LF,sciatic nerve following constriction-induced peripheral nerve injury. Hum Gene Ther,2011,22(6):721-731.

［6］ Kim D,Lee S,Lee SJ,Toll-like receptors in peripheral nerve injury and neuropathic pain. Curr Top Microbiol Immunol,2009,336:169-186.

［7］ Jiang JJ,Liu CM,Zhang BY,et al. MicroRNA-26a supports mammalian axon regeneration in vivo by suppressing GSK3beta expression. Cell Death Dis,2015,6:e1865.

［8］ Gu Y,Zhu JB,Xue CB,et al. Chitosan/silk fibroin-based,Schwann cell-derived extracellular matrix-modified scaffolds for bridging rat sciatic nerve gaps. Biomaterials,2014,35(7):2253-22563.

［9］ Gu X,Ding F,Williams DF. Neural tissue engineering options for peripheral nerve regeneration. Biomaterials,2014,35(24):6143-6156.

［10］ Gokey NG,Srinivasan R,Lopez-Anido C,et al. Developmental regulation of microRNA expression in Schwann cells. Mol Cell Biol,2012,32(2):558-568.

［11］ Dong YF,Chen ZZ,Zhao Z,et al. Potential role of microRNA-7 in the anti-neuroinflammation effects of nicorandil in astrocytes induced by oxygen-glucose deprivation. J Neuroinflammation,2016,13(1):60.

［12］ Abematsu M,Tsujimura K,Yamano M,et al. Neurons derived from transplanted neural stem cells restore disrupted neuronal circuitry in a mouse model of spinal cord injury. J Clin Invest,2010,120(9):3255-3266.

（胡 文 沈 宓 顾晓松）

第十三章 血管再生

　　血液在血管中不断循环是维护人体生命健康所必需的。维持良好的血管结构和功能是正常血液循环的根本保障。血管壁内层直接与血液细胞、血浆蛋白和各种因子接触,血液中多种病理因素,如高胆固醇、高血压、炎症、香烟有害物、空气污染物 PM2.5、细菌和病毒等都能作用于血管壁,引起血管损伤、动脉粥样硬化和血栓形成等病变,进而导致心脑血管疾病、周围血管病变、糖尿病等多种血管性疾病的发生,其中冠状动脉病变引起的心肌梗死和脑动脉破裂及梗死造成的脑卒中占人死亡总数的 43% 以上,已成为危害人类健康的头号杀手。因此,如何预防血管损伤和病变、如何修复损伤和病变的血管成为亟待解决的重大科学问题。近年来,血管再生已成为心脑血管疾病研究的一个热点。通过血管再生,有望为心肌梗死和脑卒中等血管性疾病的治疗提供了新的策略和方法。

　　近年研究表明,干细胞、纳米材料和细胞工程等高科技的技术给血管再生提供了新的手段,给临床心脑血管疾病治疗带来了契机。然而,由于人体血管的分子和细胞组成及其调控机制错综复杂,目前人们对血管结构和功能的认识还不够深入,在血管再生工程技术方面遇到了瓶颈,尤其是心脑血管病人体内的血管再生面临着巨大的挑战。本章首先从血管结构和功能失常引起的血管性疾病入手,然后分别介绍体内血管再生及其调控机制,接着叙述干细胞移植与血管再生,以及人工血管移植物与血管重建,最后简要点评血管再生面临的挑战和机遇。

第一节　血管结构和功能失常与血管性疾病

　　心血管系统是一个"密闭"的管道系统,心脏是泵血的肌性动力器官,而运输血液的管道系统就是血管系统。整个血管系统遍布全身,形成完整的网状结构。心脏搏出的血液通过血管输送到全身的各个组织器官,以提供人体组织器官需要的营养和氧气;同时,产生的代谢产物也经过血管运输至肺、肾等器官排出体外。血管系统任何分支或层次的病变都会对人体健康造成很大危害,且病变血管越粗,发生猝死的可能性就越大。各种血管由于其管壁组织结构、分布部位及功能的不同,在血液循环中起的作用也不尽相同。然而,在以往的血管再生研究和实践中,由于对血管的三维结构、细胞和蛋白的有序组合不够重视,且缺乏深入的了解,人们在血管再生和血管组织工程的设计中往往顾此失彼,产生的血管功能低下,使用寿命短,甚至引起炎症和血栓等副作用,与人体内血管的性能相去甚远。因此,我们只有深入了解正常血管的结构和功能及其失常与血管性疾病的关系,才能在血管再生中定向设计。

一、血管的类型和结构与血管再生

　　根据在血管系统中的部位及其生理功能的不同,可将血管分为以下几类:大动脉、中动脉、微动脉、毛细血管、微静脉和大静脉。血管除了含有内皮细胞外,还有平滑肌细胞、成纤维细胞、间充质细胞。此外,血管还含有多种蛋白组成的纤维,如胶原蛋白、弹性蛋白、纤连蛋白等(图13-1)。了解各种不同类型血管的结构、细胞和功能性蛋白,对于设计和制备功能性血管及人工血管的人体应用都至关紧要。

	平均直径	平均管壁厚度	内皮	结缔组织	平滑肌	纤维组织	
大动脉	25.0mm	2.0mm					
中动脉	4.0mm	1.0mm					
微动脉	3.0mm	0.6mm					
毛细血管	0.8mm	0.5μm					
微静脉	2.0mm	0.1mm					
大静脉	5.0mm	0.5mm					

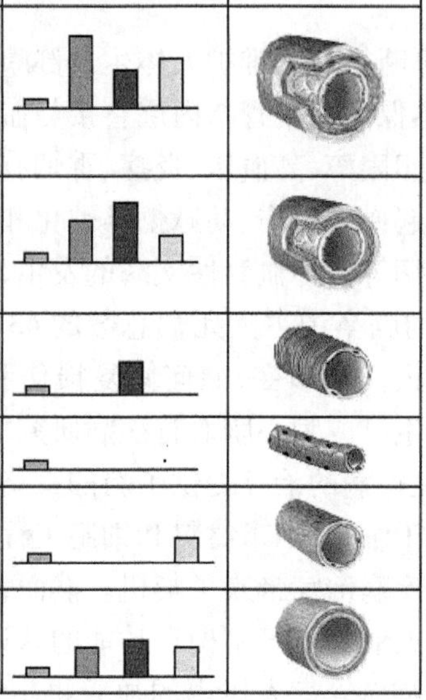

图13-1　各类血管的管径、管壁厚度和管壁四种基本组织细胞的含量比例示意图

(一) 大动脉

大动脉(aorta)管径平均为25mm,又称弹性贮器血管(windkessel vessel),包括主动脉、肺动脉及其发出的最大分支,可储存一定量的血液,故称弹性贮器血管。左心室射血时,主动脉压升高,一方面推动动脉内的血液向前流动,另一方面使主动脉扩张,容积增大。弹性贮器血管的内膜层有较厚的内皮下层,由血管内皮细胞(endothelial cell,EC)紧密连接而成。中膜层中有40~70层弹性膜,各层弹性膜由弹性纤维相连,弹性膜之间有环形平滑肌和少量胶原纤维和弹性纤维,中膜基质的主要成分为硫酸软骨素。外膜层较薄,由结缔组织构成,没有明显的外弹性膜。外膜逐渐移行为周围的疏松结缔组织。

(二) 中动脉

中动脉(artery)又称分配血管(distribution vessel),是指位于弹性贮器血管与小动脉间的动脉管道,管径为1~10mm,含有丰富的平滑肌,通过其收缩与舒张使血管管径缩小或扩大,来调节身体各组织及器官的血流量。血管内膜层由ECs组成,内皮下层较薄,但内弹性膜明显。内弹性膜由弹性蛋白(elastin)构成,弹性膜上有许多小孔;在中动脉的横切面上,因血管壁收缩使内弹性膜呈波浪状,因而内弹性膜可作为内、中膜的分界线。正常血管ECs表面具有多种蛋白和多糖分子,其中血栓调节蛋白(thrombomodulin)最为重要,该蛋白有很强的抗凝血、抗感染和血管保护作用,被誉为"血管的保护神"。中膜较厚,主要由20~40层环形排列的平滑肌组成,故又名肌性动脉。平滑肌细胞除收缩与舒张功能外,还具有产生结缔组织纤维和基质的功能;平滑肌细胞之间含有弹性蛋白组成的弹性纤维和胶原蛋白(collagen)组成的胶原纤维,这些蛋白对血管收缩与舒张功能至关紧要。外膜层的厚度与中膜相等,中动脉的中膜和外膜交界处有明显的外弹性膜,外膜由疏松结缔组织组成,其中含螺旋状或纵向分布的弹性纤维和胶原纤维。当血管受损伤时,成纤维细胞具有修复外膜的能力。由此可见,在血管再生时,血管 ECs、成纤维细胞、血栓调节蛋白、弹性蛋白和胶原蛋白起了必不可少的作用。因此,在血管再生和人工血管的设计时,务必充分考虑这些关键细胞和蛋白在血管中的组成和功能。

中动脉血流速度快,容易损伤,特别是当心脏冠状动脉损伤和动脉粥样硬化发生后,可造成血栓形成,导致心肌梗死;而脑基底部动脉的损伤和破裂,常引起脑卒中。因此,中动脉的再生是血管再生的焦点。目前,直径大于 6mm 的大动脉人工血管在临床应用已获得成功。然而,直径小于 6mm 动脉再生却面临着挑战,成为人工血管临床应用的瓶颈。因此,中动脉的再生是血管再生的第一个关键节点。

近年研究揭示,血管中膜和外膜层含有多种干/祖细胞,如血管干细胞(vascular stem cells)、血管壁内皮祖细胞(vascular wall-endothelial progenitor cells,VW-EPCs)、间充质干细胞(mesenchymal stem cells,MSCs)等,这些细胞能够自我更新,具有血管再生的潜能,也能分化成多种功能性血管细胞,还能合成和分泌多种血管生长因子和血管壁蛋白。因此,血管壁干/祖细胞成为目前血管再生的热点。如何利用血管壁干/祖细胞的潜能促进体内血管再生成为近年血管再生研究的一个关键科学问题。

(三) 小动脉和微动脉

小动脉是指管径为 0.3~1mm 的动脉,其管径细,含有丰富的平滑肌。通过小动脉的舒缩能显著地调节器官和组织的血流量,也是血流阻力的主要来源,在维持一定的动脉血压中起重要作用。微动脉(arteriole)是指管径在 0.3mm 以下的动脉,它的舒缩活动可使血管口径发生明显变化,从而调节血流阻力及器官和组织的血流量,维持正常血压,保证器官组织血流量。值得一提的是,心脏小动脉和微动脉分支众多,在中动脉损伤和阻塞后,如能通过新的科学技术,及时建立起足够的小动脉和微动脉侧支循环,就能提供心肌血液供应,大大降低心肌损伤程度,缩小心肌梗死区域,维护心脏功能,也能为损伤和阻塞的冠状动脉的修复赢得时间。因此,小动脉和微动脉的再生是血管再生研究的第二个关键节点。

(四) 毛细血管

毛细血管(capillary)又称交换血管(exchange vessel),是微动脉的分支,广泛分布在各器官、组织和细胞之间,分支很多,互相连通,吻合成网。毛细血管管壁薄,通透性高,总面积大,网内血流缓慢,是体内组织细胞物质交换的重要场所。毛细血管的管径平均直径为 7~9μm,其管壁结构简单,由内皮细胞、基膜和薄层结缔组织构成。有些毛细血管内皮细胞外常散在地贴有一种扁平多突的细胞,称周细胞。近年研究揭示,周细胞的可塑性很强,当炎症或创伤修复时,可分化为血管内皮、平滑肌细胞或某些结缔组织细胞,是血管再生中具有潜能的细胞,值得引起关注。由于毛细血管数目众多,又与多种组织细胞直接接触,其功能优劣与组织细胞的功能密切相关,维护毛细血管的功能是血管再生的第三个关键节点。

(五) 微静脉

微静脉(venule)又称毛细血管后阻力血管(post-capillary resistance vessel),其管径小,对血流也产生一定的阻力。其舒缩活动可影响毛细血管前阻力和毛细血管后阻力的比值,从而改变毛细血管压以及体液在血管内和组织间隙的分配,间接地调节循环血量。

（六）大静脉

大静脉(vein)又称容量血管(capacitance vessel),体内数量较多,口径较粗,管壁薄,顺应性较好。安静状态下,容纳机体循环血量的60%~70%,故静脉在血管系统中起着血液储存库的作用。

二、血管损伤和功能失常引起的血管性疾病

血管结构的完整性是人体生命和健康的必要基础。人体内各种血管结构异常可引起血管功能低下,造成各种疾病的发生、发展,甚至导致死亡。由于血管与血液直接接触,高脂血症、香烟和空气污染物 PM2.5 等内外源性致病因子能使血管内膜完整性受损,内皮下胶原纤维暴露,使血小板黏附、活化,并激活血液凝血系统,造成血液中纤维蛋白聚合,形成富含血小板和纤维蛋白网络的血栓,导致心肌梗死、脑梗死等心脑血管疾病、周围血管病变及糖尿病等微血管疾病。

（一）心肌梗死

高脂血症、香烟和空气污染物 PM2.5 等引起血管内皮损伤造成动脉粥样硬化,使动脉中层囊性坏死。由于动脉内压力较高,动脉管壁承受的压力大,内膜易受高压和高剪切力的血流冲击而发生破损,引起主动脉夹层动脉瘤,是心血管科急危重症。冠状动脉粥样硬化包括内膜病变、局部有脂质和复合糖类积聚,血液中单核细胞进入动脉中层,转变成炎症性巨噬细胞,引起一系列炎症反应,巨噬细胞形成泡沫细胞,促进平滑肌细胞增生,纤维组织增生和钙质沉着,并使动脉中层的退变和钙化,造成血栓形成,最后导致冠心病和心肌梗死。冠状动脉的再生已成为全世界的难题。

（二）脑卒中

脑卒中又称脑中风,是一种以脑部血管破裂或梗死引起的出血性或缺血性疾病,其发病急,病死率高,是全球最重要的致死性疾病之一。近年来,我国脑卒中发病率逐年增高,占死亡人总数的21%以上。大脑中动脉及其深穿支的破裂或梗死是脑卒中的最常见病因。脑部血管破裂引起出血性脑卒中发病非常快,它造成脑出血或蛛网膜下腔出血,压迫脑组织,导致脑功能丧失和病人死亡;或引起脑功能部分丧失或降低,病人致残。脑部血管梗死引起缺血性脑卒中(脑梗死),同样具有极高的病死率和致残率。体内脑中动脉及其深穿支的再生难度极大,成为国内外亟待解决的重大科学问题。

（三）周围血管病变

临床上将心脑血管病以外的血管疾病统称为周围血管病。世界卫生组织调查和临床研究显示,周围血管疾病的病情将呈进行性发展,若长期不愈,病人将导致截肢致残,甚至危及生命。不良的生活习惯和缺乏体力活动等原因使周围血管疾病的发病率不断攀升。周围血管疾病已成为一种危害性极强的高发病种,引起了人们的重视,也是血管再生的一个重要领域。

周围血管疾病包括动脉、静脉及淋巴三个系统的疾病。动脉系统疾病包括多发性大动脉炎、闭塞性动脉硬化症、血栓闭塞性脉管炎、糖尿病血管病、类风湿性血管炎等。静脉系统疾病包括血栓性静脉炎、动脉硬化闭塞症、脉管炎、布加综合征、雷诺综合征等。淋巴管系统疾病包括急性淋巴管炎、淋巴水肿、淋巴管肿瘤等。近年来,周围血管再生技术已取得了长足的进步,已开始在临床应用。

到 2016 年,我国糖尿病病人已超过 1.1 亿人。糖尿病病人常常有微血管病变,主要部位是视网膜、肾脏、皮肤等处的微血管,其病理变化主要是毛细血管基膜增厚,并有透明样物质沉积,造成内皮损伤,基膜增厚,血黏度增高,红细胞聚集,血小板黏附、聚集和活化,引起微血栓形成和微血管闭塞,导致视网膜、肾脏、皮肤、下肢坏疽等病变。此外,糖尿病病人比正常人更容易产生动脉粥样硬化,从而引起冠心病、脑血管意外等心脑血管疾病。据报道,在过去患有周围血管疾病的病人中,高达 30% 以上病人并发心脑血管疾病。因此,糖尿病血管的再生已成为一个新的关注点,值得重视和进一步研究。

肿瘤血管是一种独特的外周血管病变,在形态和功能学上与正常血管具有质的不同。正常血管系从动脉至毛细血管到静脉排列有序、泾渭分明,血管内层由血管内皮细胞之间通过黏附连接和紧密连接成管腔,外周由周细胞覆盖,血管壁牢固,血管内血流通畅。而肿瘤新生血管排列紊乱、结构不完整,缺乏周细胞、脆弱、通透性大、血液成分很容易渗漏出血管。肿瘤组织的血管数量虽多,但功能低下,血流不畅。肿瘤血管在肿瘤的生长、转移和复发中起着举足轻重的作用。因此,若能在肿瘤发生的早期抑制肿瘤血管生成就能有效地防止肿瘤恶性进展,破坏已有肿瘤血管就能消除肿瘤的威胁,抗肿瘤新生血管形成药物已成为目前抗肿瘤治疗新的手段。然而,近年来临床研究表明,虽然以抑制和破坏肿瘤血管生成药物为主导的"肿瘤饥饿疗法"具有一定的短期临床疗效,但中、长期疗效欠佳。而肿瘤血管的正常化把异常的肿瘤血管转变成正常血管,使血流通畅,让抗肿瘤药物能够进入肿瘤组织和杀死肿瘤细胞,抗肿瘤疗效较好。因此,肿瘤血管正常化也是病变血管再生的一种方式,血管再生在恶性肿瘤治疗中也大有可为。

第二节　体内血管再生及其调控机制

人体内血管并非一成不变。在人生各个不同阶段,血管的生成和再生具有独特性和多样性。在血管受到损伤和病变时,人体内血管呈现出高度可塑性。血管生成始于胚胎发育早期,卵黄囊发育成血岛后逐渐形成比较大的管腔,主要由血管干/祖细胞形成初始血管,并逐渐分化成动脉和静脉,这一过程称为血管发生(vasculogenesis)。随后,在已有血管的基础上由内皮细胞以出芽方式形成新的血管分支,这一过程称为血管新生(angiogenesis)。血管发生在胚胎发育早期的血管形成中起举足轻重的作用。在胚胎发育中,一旦主要动静脉血管形成后,血管发生便处于沉默状态,而血管的发育转变成以血管新生为主。胎儿出生后以及正常人体的血管维护和修复主要是通过血管新生。然而,近年研究揭示,在人成体中,当血管严重损伤和病变时,血管干/祖细胞介导的血管发生在血管修复和再生中起了重要的作用。因而了解体内血管发生和血管新生及其调控机制,对于制定血管再生的策略和方法以及临床血管性疾病的治疗都大有裨益。

一、胚胎和成体的血管发生与血管新生

(一) 血管发生

早在 17 世纪人们就描述了脉管的存在,并在 20 世纪初期对其形态发生过程进行了详尽的描述性研究。在形态发生上,脊椎动物的脉管起源于胚胎的侧板中胚层(lateral plate mesoderm),经过成血管干细胞(hemangioblast)、成血管细胞(angioblast)、血管内皮细胞前体等阶段,逐步分化成血管内皮细胞。再由血管内皮细胞形成血管、淋巴管。最近研究显示在

胚胎发育早期,造血干细胞来源于血管壁内皮细胞。

在哺乳动物胚胎期,血液和血管系统是最早发育成熟的器官。随着卵黄囊提供的养分逐渐耗尽,胚胎必须从母体获得营养。卵黄囊胚外、中胚层的一些间充质细胞,逐渐聚集成条索或团块,形成血岛(blood island)。血岛内造血细胞和血管内皮细胞发育具有密切相关性,造血细胞和血管内皮细胞来源于同一前体细胞,即血液和血管母细胞,或称成血管干细胞。位于血岛外层的细胞分化成扁平状,形成原始的血管内皮细胞;血岛中心的细胞则变成球形,成为原始的造血细胞。多个血岛腔隙相互连接成一条管样结构,形成原始血管床,此过程为血管发生。这是由中胚层来源的内皮祖细胞(endothelial progenitor cells,EPCs)或血管干细胞(angioblast,又称为血管母细胞或成血管细胞)经过分化和丛集(cluster)形成原始血管网并经过反复重塑(remodeling)形成功能性的血管(图 13-2)。

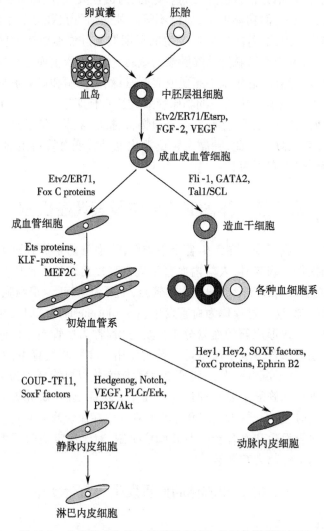

图 13-2 血管发生和发育的基因表达和信号传递调控机制

(二) 血管新生

在血管发生形成血管床的基础上,血管内皮细胞通过出芽方式形成新的血管分支,并相互连接成血管网络,称为血管新生。在胚胎期,血液和血管系的干/祖细胞同步增殖分化,构建胚胎及胎儿早期的血管和血液系统,血液系统最后转移定居于骨髓,为出生后的造血打下基础。成年机体的血管形成也存在血管新生。当创伤等引起体内血管损伤时,机体启动血管新生机制,在已有完整血管上通过出芽方式产生新生血管,以供应损伤组织血液、氧气和营养物,促进创伤愈合。

（三）成体的血管新生和发生

长期以来,成年机体血管新生一直被认为是正常血管内皮细胞向附近创伤组织迁移,形成新的血管分支,创伤组织的血管再生是通过血管新生机制完成的。近年来的研究表明,在成年机体血管再生过程中,EPCs 起了极为重要的作用。

EPCs 在胚胎发育早期共同来源于中胚层的血液和血管母细胞,是一种能自我更新、并分化为成熟内皮细胞的多能干细胞,具有迟发性高增殖潜能及血管定向归巢特性。成年机体的 EPCs 主要有以下来源:①骨髓来源 EPCs,主要包括造血干细胞源性 EPCs（CD34⁺/CD133⁺或 CD14⁺/CD34⁺）;②单核细胞源性 EPCs;③间充质干细胞源性 EPCs;④还有非骨髓源性 EPCs,如脂肪组织的多能细胞、心脏组织特异干细胞、脐血或外周血来源的 EPCs 等。EPCs 既具有造血干细胞表面标志物如 CD34、CD133,又具有内皮细胞表面标志物血管内皮细胞生长因子受体 2（vascular endothelial growth factor receptor 2, VEGFR-2）。EPCs 与组织血管化、心血管组织工程内皮化等关系密切,具有良好的血管再生能力和临床应用前景。

间充质干细胞是一种具有向多种细胞分化潜能的多功能干细胞,包含多能成体祖细胞,在合适的条件下可分化成内皮细胞,参与血管形成。由于骨髓和胚胎等组织含有间充质干细胞,这种细胞在体外又比较容易培养和扩增,已成为血管再生的起始材料,其应用前景被看好。

二、体内血管再生及其分子调控机制

在胚胎发育早期多种干/祖细胞直接或间接地参与新血管形成,中胚层的细胞受碱性成纤维细胞生长因子（basic fibroblast growth factor, FGF-2）和血管内皮生长因子（vascular endothelial growth factor, VEGF）的刺激向成血管细胞转化,然后进一步转变成 EPCs,分化后成为成熟内皮细胞,形成各种各样的血管。在此过程中涉及一系列信号传递通路的激活和启动,以及与血管形态和功能相关的多个基因的表达(图 13-2 和表 13-1)。如前所述,动、静脉之间的结构与功能各有许多不同之处。研究表明,动脉与静脉发生和发育的调控机制有所不同。在胚胎发育早期的血管发生过程中,血管干细胞分化并形成原始血管网,分化成动/静脉。这一过程受许多分子的调控。虽然动、静脉形成的分子调控机制迄今尚未完全阐明,但是人们对血管干细胞分化成为动脉和静脉细胞的关键分子已有所认识。

（一）动脉发生的调控机制

血管干细胞向动脉细胞分化过程中,有几种关键因子和信号传递通路起了重要作用。其中首先发现的两个基因是 *EphB2* 和 *EphB4*。*EphB4* 是酪氨酸蛋白激酶受体,可被其配体 *EphB2* 激活。*EphB4* 和 *EphB2* 同时表达在血管壁细胞,两者中的任何一个缺陷都可导致动脉建成的异常。另外,研究揭示 *Notch* 在动脉形成中起关键的调节作用,若失去 Notch 活性,动脉形成受到障碍。此外,Hedgehog 家属成员 Sonic Hedgehog（*SHH*）促进血管增生。*SHH* 位于 *Notch* 信号通路的上游,两者对动脉的形成起决定性的调控作用。

表 13-1　血管内皮细胞分化和动、静脉形成的分子调控机制

（1）调节内皮细胞分化和血管形成的关键分子

FGF-2	诱导多潜能细胞转变为成血管细胞
VEGF 和 VEGF 受体	诱导内皮细胞分化、迁移和形成血管
TGF-β 和 ALK1 和 ALK5	调节内皮细胞分化、迁移和成熟
VE-cadherin（血管内皮钙黏着蛋白）	使内皮细胞之间黏附连接和形成血管
Connexins（连接蛋白）	促进内皮细胞之间黏附连接
Occludins（咬合蛋白）	使内皮细胞之间紧密连接

（2）决定动、静脉分道扬镳的关键分子

Notch 传导通道	决定血管向动脉分化
*EphB*2	决定血管向动脉方向发育
*EphB*4	决定血管向静脉方向发育
COUP-TFⅡ	决定血管向静脉方向发育
Ang-1 及其受体 Tie1 和 2	协调血管极性和形态建成
TGF-β 和 ALK1	调节动/静脉定向发育

（3）促进血管壁细胞分化和内皮细胞形成血管的关键分子

PDGFβ 和 PDGFβ 受体	诱导血管壁细胞增殖、迁移至血管
Ang-1 和受体 Tie-2	促进血管壁细胞至血管，稳定血管
TGF-β 和 TGF-β 受体-Ⅱ	诱导血管壁细胞分化
N-cadherin	促进血管壁细胞与内皮细胞连接
SIP1/EDG1	促进血管壁细胞迁移至血管

除了上述信号传递通路调控动脉形成外，*VEGF-A* 亦起一定的调节作用，*VEGF-A* 基因敲除的纯合子和杂合子小鼠由于心脏发育和动脉形态建成缺陷而在胚胎期 10～12 天夭折。VEGF 由巨噬细胞、平滑肌细胞等多种细胞产生，通过激活 VEGF 信号传递通路，能够促进 *Notch1* 和 *Dll4* 基因的表达和血管干细胞向动脉的分化。在细胞内 VEGF 信号传递通路中，细胞外信号调节激酶（extracellular signal-regulated kinase，ERK）和磷酸肌醇-3 激酶/蛋白激酶 B（phosphoinositide 3-kinase/protein kinase B，PI3K/Akt）起一定的作用，激活 Ras/ERK 通路，促进动脉建成；而 PI3K/Akt 通路的活化可抑制 ERK 的激活，促进静脉的建成；磷脂酶 C-r1（phospholipase C-r1，PLC-r1）在动脉建成过程中起重要作用，该酶缺陷可引起动脉建成障碍，但对静脉的建成无影响。还有，F 亚组成员 Sox 转录因子 *Sox7*、*Sox17* 和 *Sox18* 在动脉建成中亦起一定的作用。

上述几种信号通路的激活能促进多种与动脉建成密切相关的基因表达。例如 Notch 信号通路激活 *Hey1* 和 *Hey2* 基因，增强 bHLH 转录因子的活性，启动一系列与动脉建成相关的基因表达。此外，Forkhead 转录因子 FoxC1 和 FoxC2 能够促进 *Notch1*、*Notch4*、*DTl4*、*Tagged1* 和 *Hey2* 基因表达，亦在动脉形态建成中起重要作用。

综上所述，动脉的建成受 *SHH*、VEGF、*Notch*、Ras/ERK、PI3K/Akt 和 PLCr1 等的调控。

研究表明 *SHH*、*Notch* 和 VEGF 在血管干细胞中的表达启动了动脉建成的过程,通过激活细胞内 Ras/ERK、PI3K/Akt 和 PLCr1 等多条信号传递通路,上调许多动脉分子标志基因的表达,包括 *Hey1*、*Hey2*、*grl*、*FoxC1*、*FoxC2*、*Notch1*、*Notch4*、*DTL4*、*Tagged1*、*Sox7*、*Sox17* 和 *Sox18*,促进血管干细胞向动脉的分化、动脉的形态建成和功能的维持(图 13-2 和表 13-1)。

（二）静脉发生的调控机制

以往静脉建成调控机制的研究者认为,在血管干细胞向静脉分化过程中,当促进动脉建成的 SHH/VEGF/Notch 信号通路的活性不足时,血管干细胞便向静脉建成方向倾斜。然而,最近研究揭示,鸡卵蛋白上游促进因子——转录因子Ⅱ(COUP-TFⅡ)是调控静脉建成的关键因子。COUP-TFⅡ属于孤独核受体家族成员,特异性地表达在静脉内皮细胞,可通过调控 Notch 信号传递通路来调节静脉建成。COUP-TFⅡ高表达可抑制 Notch 信号传递通路,抑制动脉建成,但促进静脉建成。

（三）成体血管再生的调控机制

当成体血管损伤或病变后,可通过血管发生和血管新生机制使血管再生和修复。血管发生和血管新生受多种因子调控,例如,VEGF、FGF 和促血管生成素(angiopoietin, Ang)等。Ang 分为 Ang-1 和 Ang-2。Ang-1 在血管的稳定重构方面起主要调控作用;而 Ang-2 则是 Ang-1 的内源天然拮抗剂。

成体血管发生时需要骨髓释放 EPCs,在受到各种因素的刺激后骨髓中的 EPCs 向外周血迁移,使外周血中 EPCs 的数量增加。缺血、缺氧、损伤、应激及其产生的细胞因子均可刺激骨髓释放 EPCs,提高外周血 EPCs 的数量和活性。趋化因子基质细胞衍生因子-1(stromal cell-derived factor-1, SDF-1)-趋化因子受体 4(CXC-chemokine receptor 4, CXCR4)信号传递通路对造血干细胞的归巢和血管形成起着重要的调控作用。多种基质细胞如炎症细胞、成纤维细胞、血小板等在低氧或损伤刺激下可以调节 SDF-1 的表达或通过活化直接释放 SDF-1,从骨髓募集 EPCs,使外周血 EPCs 数量提高,其迁移、黏附和增殖功能也相应增强。

此外,粒细胞克隆刺激因子(G-CSF)也能有效地促进骨髓 EPCs 的释放,已在临床用于骨髓 EPCs 的动员和血管再生。在烧伤、手术、缺血缺氧等应激过程中,VEGF 等细胞因子在血液中增高,也会通过促进骨髓 EPCs 进入外周血,使外周血 EPCs 水平增加,加速血管修复、促进新生血管的形成。EPCs 在归巢的血管部位分化成具有功能的内皮细胞。*EphB2* 和 *EphB4* 在成年体内动、静脉内皮细胞中表达,在创伤愈合和肿瘤血管形成时 *EphB2* 呈异常高表达,与成体的新生血管形成密切相关。此外,VEGF 可促进 *EphB2* 表达水平增加,通过 *EphB2* 促进动脉建成,导致新生血管形成。

（四）淋巴管发生与调控机制

除了血管循环系统,脊椎动物还具有另一个独立的循环系统——淋巴管系统。淋巴管在维持组织体液平衡、运输大分子与免疫细胞回血液循环及脂肪吸收等生理过程中起重要作用。淋巴管结构与功能的异常也可引起多种病变,包括淋巴性水肿、肿瘤转移及炎症反应等。淋巴管发育与血管的发生密切相关,在小鼠胚胎发育的中期,部分主静脉内皮细胞分化成淋巴管内皮细胞以及形成原始淋巴管结构,即淋巴囊(lymph sac),再通过淋巴管新生,包括淋巴管内皮细胞增生、迁移、管腔形成及重塑,形成成熟的淋巴管网络系统。淋巴管的建成受 *Sox18* 和 Prox1 等的调控。*Sox18* 是在淋巴管形成过程中最早表达的一个基因,能促进 Prox1 基因表达和淋巴管内皮细胞分化和淋巴管建成。Prox1 是淋巴管形成中最主要的一个转录因子,能够促进 Podpplain 和 *Flt4*(VEGF3)等一系列与淋巴管建成密切相关的基因的高表达以及淋巴管形成。

三、自体细胞和生长因子主导的血管修复和再生

人体血管损伤、破裂或阻塞后将引起血液循环障碍，重要器官功能低下，心脑血管破裂或阻塞常常导致病人死亡。研究表明，人体具有很强的自我保护和修复潜能，一旦血管损伤或病变，机体迅速启动应激-反应系统，启动血管修复和再生的程序。一方面，动员人体内多种细胞进入病变组织区域；另一方面，促进组织细胞加快合成和分泌多种促血管生成因子，使损伤血管得以修复，让严重损坏的血管获得再生。自体细胞主导的血管再生在各种血管的修复和重建中起了重要作用。因此，充分发挥自体细胞和生长因子主导的血管修复和再生的潜能，是治疗血管性疾病的一个不可忽视的方向。根据血管修复和再生的不同机制和类型，本文从 3 个方面分述如下。

（一）血管内皮细胞主导的血管新生与血管发生

在临床上，心肌梗死和脑梗死病人的血管内由于血栓形成，阻塞了血管，造成组织缺血缺氧、细胞凋亡，血管遭到破坏，威胁病人的生命。研究揭示，在人类进化的长河中，人体建立了一整套应激-反应系统，一方面，机体动员多种具有血管形成潜能的细胞，如血管 ECs、间充质细胞、成纤维细胞、平滑肌细胞、血小板和巨噬细胞等，向梗死的组织迁移，参与创伤修复和血管再生；另一方面，由于梗死的组织缺氧，低氧激活了细胞内低氧诱导因子 1α（$HIF1\alpha$）。$HIF1\alpha$ 作为转录因子诱导十多种血管形成基因高表达，包括 VEGF、血管内皮钙黏附蛋白（VE-cadherin）和 Ang-1 等，这些基因驱动或促进血管新生。此外，在血管损伤和梗死后，梗死区域组织细胞能够分泌多种生长因子和趋化因子，如 bFGF、FDGF、BMP2、SDF-1、CXCR12，诱导具有成血管潜能的细胞向梗死的组织区域迁移，促进血管新生和血管发生，形成新生血管，使梗死的组织中遭到破坏的血管再生。

目前，人体内自体细胞主导的血管新生与血管发生的潜能还没有充分发挥出来，还需要进行大量的临床前和临床研究工作，找到促进自体细胞主导的血管再生的方法。例如，采用小分子药物，动员多种具有血管形成潜能的细胞进入血管损伤部位和区域，诱导 $HIF1\alpha$、VEGF、VE-cadherin、Ang-1、bFGF、FDGF、BMP2、CXCR12 等促血管生成基因高表达。这将成为未来体内血管修复和再生的重要方法。

（二）骨髓内皮祖细胞介导的血管再生

骨髓内皮祖细胞（EPCs）是一种能自我更新、增殖分化为功能性 ECs 的多能干细胞，具有高增殖潜能及血管定向归巢特性。由于骨髓取材方便，骨髓源性 EPCs（$CD34^+/CD133^+/VEGFR2^+$ 或 $CD14^+/CD34^+/VEGFR2^+$）增殖能力强，又很容易分化成功能性血管 ECs，是迄今血管再生研究和应用最多的干/祖细胞。目前骨髓源性 EPCs 是病变组织再血管化、心血管组织工程中的内皮化等的首选细胞，具有较大的临床应用价值。

在人体，骨髓 EPCs 储存在骨髓组织，当机体需要时可从骨髓释放出来，进入血液循环。由于骨髓 EPCs 具有血管定向的归巢特性，很容易融入血管。采用自体骨髓 EPCs，可避免宿主抗移植物反应，该方法目前已用于治疗血管性疾病，成为体内血管再生的一种疗法。动物实验研究显示，用 G-CSF 或 VEGF 动员骨髓 EPCs 释放，经肢体和糖尿病的外周血管病变模型证明，自体骨髓来源的 EPCs 可增加病人病变部位的血液供应，改善肢体功能；还能增加糖尿病病人的足部血液供应，减少病人足部溃疡。然而，由于用 G-CSF 或 VEGF 动员的骨髓 EPCs 数量有限，其疗效有待于进一步提高。目前，自体骨髓 EPCs 动员在人体血管性疾病的

临床应用尚处于起步阶段,对心脑血管疾病的疗效有待于进一步评估。

(三) 血管壁血管干细胞介导的血管再生

1997 年 Asahara 首次证实了体内存在能增殖和分化的 EPCs。但人体内 EPCs 的来源长期困惑了研究者。2005 年 Ingram 依据"单个细胞的增殖和克隆形成差异"证实 EPCs 存在人血管壁。同骨髓来源的 EPCs 一样,血管壁中 EPCs 的表面标志物为 CD133、VEGFR2(KDR) 和 CD34,具备高增殖潜能、能培养传代 40～60 代并能够分化成功能性血管 ECs。近年研究揭示,血管的再生能力与血管壁中 EPCs 的数量和质量都密切相关。血管壁 EPCs 的数量越多,血管再生能力越高。此外,老年人、心脑血管性疾病和糖尿病病人的血管壁 EPCs 的质量往往比年轻人和健康成年人差,因而这些人的内源性血管再生能力低下,采用异体 EPCs 移植往往能够获得较好的疗效。除了 EPCs 外,血管壁间充质干细胞、成纤维干/祖细胞和周细胞等具有转分化为血管 ECs 的潜能。因此,如何使这些血管壁细胞转分化为功能性血管 ECs,充分发挥其在血管再生中的作用,成为未来血管再生研究的一个新方向。

由于血管壁干/祖细胞取材困难,目前对自体血管壁 EPCs 等干/祖细胞在血管再生中的作用研究较少。研究揭示,促血管生长因子如 VEGF-A、PDGF-β、TGF-β1 和 angiopoietin-1 能够增加 EPCs 的数量,增强其血管再生的能力。鉴于血管壁 EPCs 数量较少,需通过体外 EPCs 培养和扩增获得足够的 EPCs,用于体内血管再生和心脑血管等血管性疾病的治疗。初步研究显示,血管壁 EPCs 经体外扩增后可用于治疗缺血性心脏病。小鼠体内试验表明,血管壁 EPCs 移植能够促进病变心肌组织的血管再生、改善血液供应。因此,血管壁 EPCs 在血管再生中的前景被看好。

第三节　干细胞移植与血管再生

血管遍布全身各个组织器官,系维护机体正常功能所必需。血管损伤和功能失常可导致心脑血管和糖尿病等多种疾病。虽然正常人体具有很强的血管修复能力,但多种病理因素使体内血管 EPCs 数量减少或质量降低,造成病人自身血管修复功能低下,容易导致血管性疾病。研究表明,采用外源性干细胞移植可修复损伤的血管,也能使病变的血管再生。近年来,干细胞移植已成为临床治疗血管性疾病的一种新方法。

一、各种用于血管再生的干细胞

三十多年前,人们已采用分化的血管 ECs 移植进行血管再生。分化的血管 ECs 能够在体内形成血管,增加组织血液循环。但由于分化的血管 ECs 已丧失细胞增殖能力,在体内寿命仅数周,因而再生的血管往往难以持久,疗效短暂。近年研究显示,体内血管再生的最关键的一点是选择好的种子细胞,干细胞是血管再生的优良种子细胞。用于血管再生的干细胞应该具备以下特性:①干细胞进入体内后能够定向迁移到损伤或病变的血管部位,有效地植入血管壁;②在体内能够不断地进行不对称性增殖,以维持干细胞群体并分化成具有血管生成能力的 ECs,形成功能性血管;③容易在体外扩增,得到足够数量的种子细胞。目前,已试用于体内血管再生的种子细胞包括胚胎干细胞(ESCs)、胎儿羊水干细胞、脐血干细胞、成人骨髓干细胞、MSCs、EPCs 以及诱导性多能干细胞(iPS)。现将各种细胞的特性和在血管再生中的应用潜力简述于表 13-2。

表 13-2 具有血管形成潜能的细胞

细胞类型	细胞特性	血管再生的应用
胚胎干细胞	具有无限制的增殖,多能分化功能	具有用于治疗各种血管性疾病的潜能
胎儿羊水干细胞	具有多能分化、容易分离和扩增	具有用于多种血管性疾病治疗的潜能
脐血干细胞	容易分离和扩增、具有多能分化功能	可用于体内血管再生
成人骨髓干细胞	容易分离,扩增有限,分化成 ECs 效率不高	可用于心血管病变
间充质干细胞	容易体外扩增、分化成 ECs 效率不高	可用于血管再生
内皮祖细胞	容易进入血管损伤部位增殖,并很分化成成熟内皮细胞	可用于各种血管损伤及病变血管的修复和再生
诱导多能干细胞	具有无限制的增殖,能分化成血管内皮细胞,但具有潜在的致瘤性	能分化为成熟内皮细胞,修复损伤血管

(一) 胚胎干细胞与血管再生

ESCs 来自胚球的内层,具有无限增殖并分化成各种组织细胞的功能,具备临床治疗各种疾病的潜能。人的 ESCs 在体外培养首先形成胚体(embryoid bodies),在 VEGF 和 PDGF-B 的作用下,首先转变成 EPCs,然后在 VEGF 等作用下,进一步分化成成熟的 ECs。将人 ESCs 分化的 EPCs 和 ECs 输入 SCID 小鼠体内后,能够形成功能性微血管网,并与宿主血管系相融合。应用研究显示,人 ESCs 促进缺血性病人的新生血管形成和改善血流。然而,由于人体 ESCs 移植属于异体移植,存在免疫排斥反应,因而在临床上受体需要长期应用免疫抑制剂,但部分病人仍难免产生宿主抗移植物病,导致移植失败。再者,从 ESCs 诱导分化成为 EPCs 和功能性内皮细胞的时间较长,效率不高,而花费成本较高。另外,ESCs 临床应用目前还存在伦理学方面的障碍。虽然 ESCs 具有很强和无限的增殖能力,由于上述多种不足之处,迄今尚未成为临床血管再生应用的首选种子细胞。

(二) 胎儿羊水与血管再生

业已证明,人胎儿羊水干细胞具有很强的自我更新能力,很容易在体外大量扩增,在体外培养能够传代 100 次以上,能发育成外、中、内胚层;并能分化成多种组织细胞,包括血管、肝脏、肌肉和脂肪等细胞,其增殖和分化能力远远超过脐血干细胞和骨髓干细胞。另外,应用胎儿羊水干细胞进行血管再生避免了 ESCs 面临的伦理学障碍。目前,胎儿羊水细胞的采集、体外扩增、储存技术都已完善,并已建立了多个胎儿羊水干细胞库,作为个体干细胞的储备,一旦需要,就能大量扩增和应用。胎儿羊水干细胞对于今后自体组织再生是一种良好的种子细胞,需要预先计划和准备。目前,胎儿羊水干细胞的应用刚刚起步,迄今在血管再生中的应用甚少,值得进一步研究和推广。

(三) 脐血干细胞和成体骨髓干细胞与血管再生

脐血干细胞由造血干细胞和间充质干细胞组成,亦具有自我更新和多能分化功能。在特定的条件下,脐血干细胞能分化成血管 ECs,并形成功能性血管。脐血干细胞具有分化成血管 ECs 的潜能,促进血管再生,已在临床应用于心血管疾病治疗,取得了一定的疗效。如上所述,骨髓干细胞中含有 EPCs 亚群,已用于临床治疗血管性疾病。在人口众多的中国,脐血和骨髓资源非常丰富。目前我国已建立了几十个脐血库和骨髓库,为脐血和骨髓干细胞的临床应用奠定了良好的基础。脐血和骨髓干细胞已用于治疗心肌梗死、糖尿病、白血病、神经退行性等疾病,具有一定的临床应用价值。不足之处是脐血和骨髓干细胞的增殖次数有限,临床治疗往往短期有效,长期疗效不明显;提示干细胞增殖的可持续性是决定血管再生长期疗效的因素。

（四）内皮祖细胞与血管再生

如上所述,人体 EPCs 是一种能自我更新、分化为功能性 ECs 的多能干细胞,具有迟发性高增殖潜能及定向归巢特性。从以往研究来看,EPCs 是成熟 ECs 的前体细胞,在各种干/祖细胞中是最容易分化成功能性 ECs 的干细胞。近年研究揭示,血管壁也存在 EPCs,其数量和质量与人体血管修复和血管再生能力密切相关。血管壁 EPCs 的血管生成功能优于其他组织来源的 EPCs,是目前血管再生最理想的种子细胞,具有良好的临床应用前景。

（五）诱导性多能干细胞与血管再生

近年来,通过转染干细胞关键基因使已分化的体细胞发生重编程,产生 iPS 的研究已取得了突飞猛进的进展。iPS 拥有胚胎干细胞相似的自我更新和多向分化的功能,可在一定的条件下分化成血管 ECs。由于 iPS 可利用病人的自体细胞经诱导而产生,因而是未来个体化治疗血管性疾病的一种很好的种子细胞。然而,由于诱导 iPS 过程中使用了一些含有促肿瘤形成的基因或干细胞基因表达促进因子,故具有潜在的致瘤性,目前临床应用极少。近年,应用蛋白、多肽和小分子化合物诱导 iPS 产生已取得可喜的进展,为 iPS 应用于治疗人类多种疾病打下了一定的基础。但目前由 iPS 分化成功能性 ECs 的效率还有待于提高。相信经过基础和临床研究工作者与高科技生物医学公司的通力协作,攻坚克难,在不久的将来,iPS 将在血管再生、人工血管移植等干细胞疗法中大显身手。

（六）间充质干细胞与血管再生

间充质干细胞(MSCs)是一种具有向多种细胞分化潜能的多功能干细胞,包含多能成体祖细胞(multipotent adult progenitor cell,MAPC)。MAPC 可分化为内皮样细胞。体内外研究表明,MSCs 可分化成功能性 ECs,参与新生血管形成。在不同来源的原代干细胞中,MSCs 来源最为丰富,可取材于成体骨髓、脂肪组织、胎儿的羊水和脐血等。MSCs 取材方便,在体外又较易培养和扩增,已成为血管再生的起始材料。

1. **骨髓来源的间充质干细胞**　骨髓是成体中干细胞最丰富的部位之一。大量的实验证据表明,间充质干细胞从骨髓动员深入血液后,会随外周血流动到损伤的部位,促进组织修复。临床上用于治疗的骨髓 MSCs 具有以下标准:①细胞表面标志物如 CD73、CD90、CD105 阳性;②在体外能够分化成脂肪组织、成骨细胞和软骨细胞。现在,骨髓 MSCs 已经被用于临床一些疾病的治疗,如心肌缺血、急性肾衰竭、系统性红斑狼疮、骨与软骨再生、神经系统疾病、肝损伤等,取得了一定的疗效。

2. **脂肪组织来源的间充质干细胞**　脂肪组织是组织工程和再生医学中来源很丰富的组织之一。脂肪组织含有 MSCs,可以用于血管再生。脂肪 MSCs 很容易从脂肪组织中分离出来,取材方便,具有分化成血管细胞、骨和神经细胞的潜力,在血管再生中有较大的临床应用价值。

3. **血管壁来源的间充质干细胞**　最近研究揭示,血管壁含有 MSCs,血管壁 MSCs 存在于血管壁干细胞龛(niche),能够分泌多种生长因子和细胞介质,促进 EPCs 的增殖和分化,在血管再生中起重要作用。由于血管壁 MSCs 很容易培养和扩增,在血管再生中具有很大的应用价值。

近年来,国内外已能工业化批量生产人脐血等来源的 MSCs,应用于临床治疗多种血管性疾病,并取得了一定的疗效。MSCs 在血管再生及再生医学中已显示出良好的应用前景。

二、干细胞的体外扩增

干细胞在人体内属于稀少细胞群体,尤其是在血管壁数量极少,往往需要通过干细胞体外扩增,才能得到足够的细胞数量,以满足临床疾病治疗的需要,因而需要在体外扩增。干细胞在体外增殖时容易发生分化,分化后的细胞失去自我更新能力,寿命有限。例如,ECs 在体内外生存数周后便开始老化,形成血管的功能降低,老化细胞容易发生凋亡,导致血管再生的疗效短暂和失败。

(一) 血管再生的种子细胞

血管再生工程的最关键之一是在体外大批量扩增出足够数量和高质量的种子细胞,如EPCs 和其他干细胞,且在体外扩增过程中要避免细胞发生分化和老化。应用干细胞工程可以大批量制备各种高质量干细胞。如上所述,多种干细胞具有血管生成能力(表 13-2),其中EPCs 具有自我更新能力,在体内能够植入血管,在血管壁增殖并分化成功能性的血管 ECs,参与血管再生和维护血管正常功能,是目前最理想的血管再生种子细胞。

(二) 血管再生的细胞外基质和多聚物支架

由于血管细胞是贴壁细胞,细胞培养器皿的表面物对细胞黏附、增殖、分化和凋亡起重要调控作用,因而选择合适的介质对于干细胞的体外扩增至关紧要。目前用于血管干细胞工程的细胞外基质分为两大类:一类为天然的内皮下基质如胶原、纤维蛋白、纤连蛋白和层素等;另一类为人工合成物,尤其是新型纳米材料,如聚乙丙交酯等(表 13-3)。

表 13-3　血管再生的天然支架和人工多聚物支架

多聚物名称	支架类型	应用结果
壳聚糖	胶或智能支架	生长因子传递和促进新生血管形成
透明质酸	胶	刺激内皮干/祖细胞增殖、迁移、维持干细胞长期自我更新
胶原	胶或电转纤维	维护微血管、促进内皮细胞的血管植入
纤维蛋白	胶	支持血管和组织再生
丝素蛋白	电转纤维	作为支架支持血管和组织再生
聚乙丙交酯	多孔支架	传递生长因子,促进血管结构形成
多聚乳酸	多孔支架	传递生长因子,促进细胞增殖和三维结构的血管形成
多聚己内酯	胶或电转纤维	促进细胞增殖
Glycerolcoselacate	多聚弹性聚合物	促进组织植入生长和血管形成

大量研究表明,这些天然和人工合成的大分子材料不但为 EPCs 和其他干细胞生长提供了必要的细胞外基质和支架,而且能够调控干/祖细胞的基因表达、细胞内信号通路、细胞增殖和分化。业已证明,与传统的 2D 细胞培养体系相比,3D 细胞培养体系具有多种优越性,

不但有利于干/祖细胞的扩增,而且生产出的干细胞质量要优于 2D 培养的干细胞。

三、干细胞移植在临床血管再生中的应用

近年来,多种干细胞已试用于临床治疗血管性疾病如心肌梗死、周围血管病变如肢静脉血栓、糖尿病等。初步结果显示,干细胞移植能够改善组织血液供应和器官功能。临床干细胞移植有多种方法,目前应用最多的是经静脉输入干细胞,通过血液循环,干细胞到达病变血管部位,植入病变血管壁或周围组织。干细胞在血管壁经过增殖和分化,促进血管再生。此法虽然简单易行,但一般干细胞在血管壁植入率较低,疗效较差,需加以改进。另一种是采用介入疗法,经过插管或局部注射法,将干/祖细胞导入病变血管或周围组织,促进血管再生,其效果优于干细胞血液输入法,但技术要求比较高。干细胞血液输入法一般适用于小、微血管或体内多点病变血管的再生。对于大、中血管病变可考虑介入疗法,还可采用人工血管移植物疗法,后者将在下一节叙述。

(一) 干细胞移植治疗血管性心血管疾病

目前,临床上骨髓干细胞移植在已白血病治疗中取得了成功,已作为常规疗法用于治疗白血病等疾病,但在血管性心脑血管疾病的临床治疗应用较少。临床研究表明,骨髓干细胞移植治疗心肌梗死等血管性疾病能够在一定程度上改善心肌血液供应和心功能,减少心肌梗死的面积,但疗效难以持久。机制研究显示,常规骨髓干细胞移植后干细胞分化成血管细胞的数量较少,推测骨髓干细胞的效应可能是通过分泌多种促血管生成因子促进血管再生。近年来,c-kit 阳性的干细胞成为治疗心血管疾病的另外一个途径。已有报道,肺组织 c-kit 阳性的干细胞能够直接形成血管。c-kit 阳性的干细胞在心脑血管再生的作用及其机制有待于进一步研究。

近年来,EPCs 已开始应用于临床治疗心血管疾病。一项临床研究表明,利用自体 CD34 阳性的 EPCs 治疗 167 例难治心绞痛的病人,发现治疗后病人心绞痛的频率显著降低。此外,脂肪来源的干细胞临床前动物模型研究表明,移植脂肪来源的干细胞可以通过旁分泌来促进血管新生,能改善心脏功能,减少心肌梗死的面积。

(二) 干细胞移植治疗周围血管病变

周围血管病变是最常见的心血管疾病之一。周围血管的堵塞会导致缺氧等问题,长此以往可能会导致组织坏死、造成截肢等后果。传统的一些治疗方法,如血管形成术、支架植入术、旁路手术等取得了一些成功,但是在治疗上也有很大的局限。临床利用促血管生长因子治疗血管性疾病,病人血管功能得到了一定的改善,但疗效不高,因而迄今没有得到推广。

近年来,干细胞移植治疗周围血管病变已在临床开始推广应用,到 2014 年,全球已进行了 50 多个干细胞移植治疗周围血管病变的临床试验,2000 多个病例大样本临床试验显示,病人血管的血流量、病变组织的血液灌注量都显著地增加,功能得到改善,其中接受未经血管标志物分选的骨髓干细胞(CD34$^+$、CD133$^+$)移植后,病人病变组织的血管功能维持两个月左右;病人接受经血管标志物 KDR 分选的骨髓 EPCs(CD34$^+$、CD133$^+$、KDR$^+$)移植后,病变组织的血管功能维持 4 个月以上,可见骨髓 EPCs 移植的疗效好于未经血管标志物分选的骨髓干细胞,EPCs 在血管再生中具有很好的应用前景。

第四节　人工血管移植物与血管重建

近年来,组织工程成了医学界的一个热点,它可以解决人体器官因缺损或功能丧失需要

更换、取材却有限的难题。有人把组织工程形容为"人体器官再造工厂"——病人需要更换"零件",医生提取病人的细胞,在体外培养成"产品",再植回人体内。"产品"不会与病人发生致命的排斥反应,它是活生生的,并非人造器官机械装置,安上它们,病人如同有了新器官。组织工程为人造血管移植物的开发和病变血管的重建提供了新的方法。

一、纳米材料和无细胞人工血管移植物与血管重建

早期血管病变常常不会出现明显的器官和组织功能异常,如果病变继续恶化,往往需要临床干预。目前临床常用的方法有以下几种。

(一) 切除病变血管后行端-端缝合

局部大血管病变严重时,可切除病变血管,并拉长剩余血管再缝合,以维持血管的功能及其完整性。尽管血管可拉伸延长,但拉伸的长度随患病部位不同而有所不同,最大的拉伸长度也不超过1cm,而动脉硬化和动脉瘤等手术几乎都需要切除患部血管1cm以上。因而该疗法的临床应用非常有限。

(二) 血管搭桥或置换术

如病变血管范围较广、位点多,则需使用自身血管或人造血管替代切除部分,或者再造一条分支血管。而病人自身往往不能提供足够的符合要求的并行血管。目前,修复缺损血管主要有两种途径,但各有利弊:①使用同种异体血管进行血管移植,但发生排斥反应的概率较高;②移植自体静脉血管,虽然不会出现排斥反应,但受到病人自身血管质量和长度的限制。

(三) 人工血管移植物与血管重建

长期以来,人们一直梦寐以求用人工血管移植物用于病变血管的血管重建,由于以往在人工血管的设计上单纯地把血管当成一个运输血液的管腔,没有充分考虑人体内血管的结构、组成成分和功能,导致人工血管的机械强度、柔韧性和组织相容性都不能完全满足体内血管理化性能的要求。在血管功能方面,现有人工血管与人体内天然血管相去甚远,因而迄今人工血管应用很少。因此,深入了解人体内血管的结构和组成成分(本章第一节),包括血管壁多种细胞和蛋白分子,是人工血管移植物设计和血管重建的必要基础。

二、临床对人工血管的要求

临床上对人工血管的要求甚多,可概括为两个方面:①物理和机械性能:超薄、超强、超滑,还要防渗漏,并具有良好的收缩性、顺应性和机械性能。②生物学功能:需具有良好的生物相容性,能够抗免疫排斥、抗血液凝固、抗感染反应,并能在人体内长期维持。

(一) 人工血管的物理性能和机械性能

目前,临床应用最多的是聚四氟乙烯(polytetrafluoroethene,PTFE)人造血管。聚四氟乙烯分子中CF2单元按锯齿形状排列,由于氟原子半径较氢稍大,所以相邻的CF2单元不能完全按反式交叉取向,而是形成一个螺旋状的扭曲链,氟原子几乎覆盖了整个高分子链的表面。PTFE的全氟碳表面使得其摩擦系数极小,又由于氟-碳链分子间作用力极低,所以PTFE具有不黏性,已知的固体材料都不能黏附在表面上,是一种表面能最小的固体材料。PTFE不吸潮,不燃,对氧、紫外线均极稳定,具有优良的耐受性,故PTFE是一种比较好的人造血管材料。但临床应用显示,单纯聚四氟乙烯人造血管虽然具有较好的物理性能和机械性能,但血管收缩性差,抗免疫排斥、抗血液凝固、抗感染反应性能不佳。所以还需充分考虑

到人工血管的生物学功能,研发出更好的制备人工血管的纳米新材料。

(二) 人工血管的生物学功能

内皮细胞种植技术使人造血管内皮化,为改善人造血管性能开辟了新的途径。通过预衬血管 ECs 可以增强人造血管的抗凝、抗感染、抗免疫排斥能力。研究表明,有内皮细胞内衬的血管的抗感染和抗血栓能力较强。但是还存在一些亟待解决的问题,种植于 PTFE 人造血管的内皮细胞在手术过程中可引起局部内皮层损伤,使血液中单核细胞等白细胞黏附在损伤部位,得到活化,释放一些有害活性因子,刺激平滑肌细胞迁移和增殖,最终可导致内膜增厚,管腔闭塞。此外,PTFE 人造血管在体内长时间应用不可避免地出现免疫排斥反应。再者,在体内,虽然血管 ECs 内衬的人造血管的 PTFE 很稳定,但血管 ECs 的寿命有限,几周后细胞出现老化和凋亡,导致人工血管功能低下或丧失。

因此,在人造血管设计和制造时,必须充分考虑人体内血管的结构、细胞和蛋白组成、人工血管的物理性能和机械性能,以及生物学功能,采用新的纳米材料和多种干/祖细胞相结合的策略,研制出新一代的人造血管。

三、组织工程血管设计

由于目前人造血管存在上述的问题,人们需要开辟一种更加实用的工艺来解决上述问题。只有从设计环节的源头抓起,进行定向设计,才能生产出符合临床需要的人造血管,以满足越来越多的血管性心血管疾病和外周血管疾病对人工血管的需求,组织工程血管(tissue engineered blood vessels)应运而生,正成为一个新兴产业。组织工程血管采用纳米新材料和病人自身的细胞,在体外预制成所需要的人造血管。由于细胞取材于病人,组织相容性好,不易发生排斥反应,改良后的组织工程血管具有良好的机械强度和韧性,同时具备一定的修复功能,能够防止血栓形成,维持管腔通畅,是一种比较理想的血管修复和再生移植物。组织工程血管的制备是将体外培养的高浓度细胞(如 EPCs、MSCs、平滑肌细胞、成纤维细胞等)种植于天然或人工合成的细胞外基质上,在体外培养后形成功能性血管,再植入体内。理想的人造血管应能在愈合过程中随着支架的降解而重塑,形成一条与宿主动脉具有相同机械和生物性能的新血管。

(一) 组织工程血管的种类

目前的组织工程血管主要有 3 种:①无生理学活性的人工血管:用单纯天然生物材料制成血管移植物植入体内,通过体内受体血管的 EPCs、MSCs、平滑肌细胞、成纤维细胞等向血管移植物的迁移、嵌入和增殖,整合产生新的功能血管;②有生理学活性的人工血管:通过血管壁细胞的体外培养技术,构筑具有一定力学特性和生理学活性,并能自我更新、修复和生长的血管;③新型复合型人工血管:由天然生物材料或纳米新材料组成的支架和种植于支架上的种子细胞构成。与前两种血管移植物相比,复合型血管移植物具有很大的优势,是今后组织工程血管发展的方向。

(二) 组织工程血管种子细胞的选择

种子细胞选择的好坏,对于人体内血管重建的成败至关紧要。在人体内,对血管功能影响较大的细胞是 ECs、平滑肌细胞、MSCs、成纤维细胞。其中用于人工血管的最佳 ECs 是血管 EPCs,通过植入 EPCs,能够在体内维持血管壁血管干/祖细胞群体,并分化成功能性 ECs,形成血管内皮层,使血液和血管壁细胞隔绝,同时 ECs 还有很强的抗凝和抗感染作用,还可通过分泌一系列血管活性物质,调节内皮下基质的成分,抑制白细胞的黏附和外渗、中和血管壁的炎症反应,防止血栓形成,维持正常血流通畅。

平滑肌细胞在血管收缩功能中起重要作用。种植平滑肌细胞后,可形成血管的中膜层,维持一定的血管紧张度,增加血管移植物的顺应性,对于维持血管的收缩性能尤为重要。但如果平滑肌细胞在血管壁过度增生,则会影响血管功能。因此,是否能够用弹性蛋白等纳米材料代替平滑肌细胞值得研究。

间充质干细胞(MSCs)能够合成和分泌多种血管生长因子,促进血管生成,还能转分化为血管内皮细胞,参与血管生成。由于MSCs属于干细胞,在体内能够自我更新,在体外又很容易扩增,MSCs是组织工程血管的一种有用细胞。

此外,成纤维细胞是形成血管外膜的主要细胞,对维护功能性动脉也有帮助。综上所述,在组织工程血管种子细胞的选择方面,只有充分考虑到人体内血管理化特性和生物功能的需要,才能设计和制成高质量的人工血管。

(三) 组织工程血管的纳米分子聚合物支架

纳米分子聚合物由于具有良好的化学、生物、机械性能,在组织再生工程中发挥了重要作用。聚合物的特性取决于组成它的分子的化学成分和结构、方向,这反过来又反映了它的功能。我们需要根据血管的用途来选择合适的聚合物支架,所用的聚合物可以是可降解的PLA、PGA、PHA、聚二恶烷酮(polydioxanone,PDS)以及天然蛋白分子如丝素蛋白等;也可以是不可降解的聚合物聚四氟乙烯(PTFE)或涤纶(PET)。但是由于PTFE和PET组成的血管的通畅性不够,这些材料主要只能用作大口径血管的再生。

组织工程血管的支架由天然蛋白分子,或化学合成PTFE或PET等纳米材料制成,大致分为两类,人工合成支架和去细胞化的血管。通过电纺织技术和多种纳米分子聚合体制造的支架在一定程度上可以满足血管的机械强度和顺应性的要求,且可以大量生产,是目前人工血管支架的重要来源。但单纯纳米分子聚合体制造的支架的生物性能欠佳。从生物学的角度出发,去细胞化的血管含有一定的生化成分和超微结构,其生物力学性质也与天然血管相似,能够更好地适应人体的需求。随着脱细胞基质在血管重建中的重要作用越来越被认识,并且在体内也取得了血管重建的成功案例,使得它代替组织来源蛋白作为血管重建的材料。脱细胞处理一般用机械损伤、酶消化和化学表面活性剂得以实现。此外,脱细胞基质提供三维超微结构的蛋白质及其功能特性的优势。这种支架显示出足够的细胞植入、增殖和迁移的血管再生能力,具有明显的优越性。

四、组织工程血管的制备

组织工程血管是根据病人条件量身订制,包括支架和种子细胞的选择、人工血管制备工艺和GMP环境、体外和体内完整评估的合适动物模型等,每一个制作步骤都应有质量控制。

(一) 人工血管支架的制作

制作人工血管的初始目标是生产出与人体血管特性相近、可再生且组织相容性好的支架。用多步骤去细胞化的方法移除成熟动脉表面的细胞,得到能够种植并可供血管细胞生长的胶原基质支架。去细胞化后的支架保留了它的细胞外基质结构,包括富有弹性蛋白的内、外弹力层和数层胶原层。此外,去细胞化过程去除了所有细胞成分,仅保留有胶原和弹力等关键成分。

在制造人工血管前,应着重考虑血管支架上胶原和弹力蛋白的数量和分布情况。因为血管移植物的机械强度很大程度上影响了移植物的通畅率。研究表明顺应性的不匹配是导致移植血管内膜增生、血栓形成、闭塞的重要因素之一。如果制造的人工血管过于僵硬,那么湍流和组织震颤就易导致血管壁增生;相反,如果人工血管缺乏韧性,就会形成动脉瘤。因此,需要严格分析去细胞化支架的生物机械性质。测定方法是将去细胞化后的支架置于水浴中,一端置入套管并加压,同时用数码相机记录支架扩张情况,从而检测支架的优劣。目前从猪血管衍生的去细胞化胶原基质血管支架已应用于人工血管,并在体内试验中获得成功。

　　血管支架还可源于很多合成或生物材料的天然衍生物。目前使用的材料包含 PLA、PGA、PHA、聚二恶烷酮(polydioxanone,PDS),它们大都可以在体内生物降解,既可单独使用也可联合使用,以完善移植物所需的机械强度和组织相容性。与聚合体类似的电纺织技术制作的支架就是利用电纺过程中单根纤维的制作和心轴的转速,使产品具备一些血管特性如多孔性、几何特性,用以制作血管支架。

　　总之,虽然合成支架成为临床人工血管支架的重要来源,但是,天然支架凭借其能够满足受体血管所要求的生物学活性,俨然成为人工血管体内移植的最终金标准。

　　(二)　种子细胞分离和扩增

　　有多种细胞可种植在合成或天然支架上。目前很多实验集中在从骨髓、脂肪组织或循环血中分离培育的 EPCs、MSCs 和其他干细胞,诱导分化出人工血管所要求的 EPCs、ECs 和SMCs。总体思路是先利用细胞选择标记物分离并培育干/祖细胞,然后使其增殖和分化,为细胞种植做准备。从 EPCs 分化出 ECs 的技术已相对成熟,研究人员正设法用相似的方法从循环肌肉祖细胞中诱导生成 SMCs。近 20 年来,人们多次尝试制造衬有内皮细胞、管腔直径4~6mm 之间的替代动脉。临床研究表明,植有 ECs 的小口径人工血管(≤4mm)在人冠状动脉和下肢动脉旁路移植时的通畅率较高。研究还发现,血管壁中 SMCs 的细胞渗透和管腔内附着的 ECs 可促进胶原基质的成熟和重构,从而进一步提高其血管紧张性和应变性。Opitz 等尝试用组织工程血管移植物置换主动脉,移植物的支架是内皮化的四聚羟基丁酸,并在生物反应器系统植入 SMCs,然后行支架动力学预处理 2 周后得到的人工血管,断裂瞬间拉力可达待置换的人体主动脉的80%。体内试验的结果表明,这种人工血管移植物可在3 个月内保持通畅。

　　(三)　细胞种植

　　制造人工血管的下一步是将获得的 EPCs、ECs 和(或)SMCs 等细胞种植在立体支架表面,并通过摇晃促进细胞存活并分泌细胞外基质,这样细胞可沿着细胞外基质生长。在支架近腔一侧的内膜上会形成融合的 ECs 单分子层,外侧表面上形成 SMCs(如果同时加入SMCs)。支架上 ECs 和 SMCs 的分布均匀情况及种植过程中细胞丢失的多少直接影响了人工血管成功与否。目前细胞种植方法有动态种植和静态种植。动态种植是指将细胞与支架共浴,同时搅拌共浴液,这样种植的细胞可以比较均匀地分布于支架上,但需要足够的细胞。静态种植是指将浓缩细胞悬浮液直接注射到支架上,可以一次性种植或分次种植,分次种植虽细胞分布均匀,但操作复杂且耗时。在组织工程研究中,较多的研究使用单次静态种植法,首先将用纤维蛋白或胶原基质将细胞固定塑形,使其与理想支架匹配,这样省时而有效。最近,3D 打印技术已开始应用于人工组织的制备,为细胞种植和人工血管制备开辟了新的道路。

　　(四)　细胞种植的预处理

　　制造人工血管的最后一步是创造一个生物反应系统,将 ECs 和(或)SMCs 细胞种植后,将其暴露于类似受体的环境中。研究表明，机械压力可以加快细胞和组织成熟并促进表型的分化。那么，如果将立体支架置于一个精确设定、可以提供相关生理压力的生物反应系统中，就可以加快组织成熟，尽早形成有功能的组织。生物反应器预处理的持续时间（如数天或数周）是人工血管研究与制作的重要环节。最新研究发现了一种高度成熟的生物动力系统，它可以产生并检测细胞种植和（或）预处理所需的机械力。人们还在研究使用不同生物反应器对 ECs 和 SMCs 细胞种植和表型分化结果的影响。但生物反应器预处理与血管成熟之间的关系尚无明确结论，值得进一步探究。人们设想，植入一根发育成熟功能完善的人工血管可以促进体内组织生成和成熟，从而更快地恢复其功能，这样可以扩大临床应用的范围。

用于制造人工血管的生物反应器需要具备如下功能：①允许静态和（或）流动种植 ECs 和（或）SMCs；②提供并检测血液生理流速和血管压力；③能够演示并记录血管压力及血流动力学数值；④能提供生理性纵向和环形压力；⑤能够提供表面冲洗；⑥能在培养基中维持一定的气体浓度和营养；⑦能保持温度和无菌；⑧便于搬运，以方便移植和手术时取用。

以上介绍了构建组织工程血管的方法，但这只是一个很笼统的流程图，省略了很多复杂的细节。实际上，人工血管是根据病人条件量身订制，因此，人工血管的每一个制作步骤，选择优良的支架材料和种子细胞，建立 GMP 细胞种植环境，提供人工血管生物反应的条件，选择能对人工血管进行完整评估的体外和体内动物模型，每一步都是至关重要的。

五、人工血管 3D 打印

人工血管 3D 打印是一项利用计算机辅助设计，将细胞和蛋白按预先设计好的程序注入到预定好的微环境中，到达相应靶组织位置的最新技术。在人工血管 3D 打印过程中，首先需要采用固体的生物材料制成血管支架，以提高三维微环境的稳定性。力学性能优良的聚己内酯等可作为骨架材料，很多具有生物相容性的材料可以同时使用，例如可以利用水凝胶等来提高细胞黏附、增殖和分化的能力。接着，将 EPCs、ECs、MSCs、SMCs 等细胞输注入骨架内。这些细胞在三维微环境中共培养，形成功能性人工血管。人工血管植入体内后，EPCs 和 MSCs 得到不对称性增殖以维持人工血管中干细胞数量，并且三维微环境能够诱导 EPCs 和 MSCs 分化成 ECs，形成功能性血管；此外，MSCs 能够合成和分泌促血管生长因子，增强 ECs 的成管性，并防止细胞老化和凋亡，使人工血管在体内具有可持续性。

目前，人工血管 3D 打印刚刚起步，还有多种技术和工艺问题需要解决。毫无疑问，3D 打印技术为人工血管制备提供了一种新的高科技方法，是未来人工血管制造业的发展方向，具有巨大的发展空间，有望在不久的将来能在血管再生中得以推广应用。

第五节　血管再生面临的挑战和机遇

近十年来，血管再生领域有了迅猛发展，研究成果层出不穷。血管再生在人体上的应用取得了一定的疗效。但在人心脑血管疾病的治疗方面，人体内人工血管功能的可持续性还面临着巨大的挑战。还有诸多科学问题和工艺技术问题亟待解决，包括血管干细胞体外扩增、人工血管的质量、人工血管的制造工艺等。

（一）血管干细胞体外扩增

血管 EPCs 是目前血管再生的最佳种子细胞，但在人体内数量极少。由于老年人和血管性心脑血管疾病病人血管 EPCs 数量少和质量差,不能满足血管重建的要求。因此,无论是用自体和异体 EPCs 进行血管再生,都需要进行体外 EPCs 扩增。在体外大批量扩增出足够数量和高质量的 EPCs 是目前亟待解决的科学问题。具体要解决如下两个关键问题:如何在体外高效地扩增血管 EPCs? 如何提高老年人和血管性心脑血管疾病病人血管 EPCs 的质量?

我们要从细胞学、材料学、生物工程学进行交叉学科研究,优化干细胞体外扩增条件和工艺,提高扩增效率和质量。在体外扩增干细胞过程中,干细胞容易发生细胞分化。分化 ECs 已失去自我更新能力,在体内、外生存数周后便老化和凋亡,导致血管再生的疗效短暂。我们可从血管生长因子和纳米材料两个方面入手,模仿体内血管壁微环境,进行血管 EPCs 的 3D 培养,以防止干细胞分化,提高 EPCs 的质量。

(二) 人工血管的质量

目前人工血管的质量,包括血管的顺应性、收缩性、组织相容性、抗血栓及抗感染功能,都难以达到人体内血管性能的要求,也难以与体内器官相匹配。如何提高人工血管的质量以满足临床血管再生的需要是目前研发人工血管需着重解决的难题。需解决的关键问题如下。

1. 提高机械强度和弹性 现有人工血管还不具备足够的机械强度和弹性,故不足以承受体循环的压力,势必会影响移植物的使用寿命和病人的生活质量。解决这些问题有几种方法。其一是研发出新的纳米材料,其二是在制备血管壁时通过加入弹性蛋白或经特殊处理的蚕丝蛋白,增加血管的强度、弹性和顺应性等生物学活性。

2. 提高组织相容性 目前,人工血管的组织相容性差,其生物特性难以与邻近血管及器官相匹配。解决组织相容性差这一难题,我们可利用纳米技术对人工血管移植物内层进行化学修饰,即内层涂组织相容性好的纳米材料;另一方面可以采用病人自体干/祖细胞制备血管移植物,增加人工血管的组织相容性。

3. 抗血栓及抗感染功能 人工血管植入人体后,要承受体循环的高压力,血液细胞、血浆因子的长期作用,以及细菌和病毒引起人工血管的损伤,激活血液中血小板和凝血因子,导致血管内血栓形成和炎症反应。在血管移植物内层加抗凝血的物质如肝素和类肝素类药物,或在管壁中层加球状的缓释抗凝药物,能在相对长的时间内保持人工血管通畅。此外,如在人工血管表面加上血栓调节蛋白,可大大提高人工血管的抗血栓及抗感染功能。

(三) 人工血管的制造工艺

人工血管的制造属于高科技,目前大部分人工血管的制备主要在研究阶段,其产业化刚刚起步,还有诸多制造工艺技术需要改进和提高,包括高性能人工血管的 3D 设计,新纳米材料和种子细胞的预处理工艺、精密组装工艺、后处理工艺、及储存等。虽然目前人工血管的制造还存在许多技术上的难题,尤其是人工血管 3D 打印技术刚问世,我们面临着巨大的挑战。同时,人工血管 3D 打印也给制备高质量人工血管带来了可能性,给血管性心脑血管疾病的治疗带来了前所未有的机遇。

(四) 血管再生在心脑血管疾病治疗中的临床应用

血液中多种病理因素直接接触血管壁可引起血管损伤,导致血管性疾病,包括心脑血管疾病、周围血管病变、糖尿病等。如何修复损伤和病变的血管成为亟待解决的重大科学问题。目前,虽然大动脉的人工血管已在临床血管再生中获得成功,但中动脉的血管再生,尤其是心脏冠状动脉和脑中动脉及其深穿支的再生,难度极大,已成为全世界血管再生的难题和人工血管临床应用的瓶颈。由于心脏冠状动脉和脑中动脉及其深穿支的病变是心脑血管疾病的重要诱因,这些关键中动脉的再生为人工血管的基础研究、产业化和临床应用带来了机遇。通过产、学、研和临床对血管再生进行学科交叉和协同创新研究,有望能为心肌梗死、脑卒中等血管性疾病的治疗提供新的策略和方法。

我们相信,随着人们对人体内血管结构、细胞、分子及其功能的认识不断深化,科学技术的不断发展,新型生物纳米材料的不断涌现,EPCs 等血管组织干细胞的不断优化,3D 打印制备工艺的不断改进,人工血管移植物在不久的将来能够接近或超过人体血管的功能。这样,人工血管就能为众多血管疾病病人带来福音。

推 荐 阅 读

[1] Cao Z,Shang B,Zhang G,et al. Tumor cell-mediated neovascularization and lymphangiogenesis contrive tumor progression and cancer metastasis. Biochim Biophys Acta,2013,1836(2):273-286.

[2] Ito T,Maruyama I,Thrombomodulin:protectorate God of the vasculature in thrombosis and inflammation. J Thromb Haemost,2011,9 Suppl 1:168-173.

[3] Lee JW,Choi YJ,Yong WJ,et al. Development of a 3D cell printed construct considering angiogenesis for liver tissue engineering. Biofabrication,2016,8(1):015007.

[4] McCallum JC,Lane JS. Angiosome-directed revascularization for critical limb ischemia. 3rd. Semin Vasc Surg,2014,27(1):32-37.

[5] Merino-Gonzalez C,Zuñiga FA,Escudero C,et al. Mesenchymal Stem Cell-Derived Extracellular Vesicles Promote Angiogenesis:Potencial Clinical Application. Front Physiol,2016,7:24.

[6] Psaltis PJ,Simari RD. Vascular wall progenitor cells in health and disease. Circ Res,2015,116(8):1392-1412.

[7] Sankaran KK,Subramanian A,Krishnan UM,et al. Nanoarchitecture of scaffolds and endothelial cells in engineering small diameter vascular grafts. Biotechnol J,2015,10(1):96-108.

[8] Shang B,Cao Z,Zhou Q. Progress in tumor vascular normalization for anticancer therapy:challenges and perspectives. Front Med,2012,6(1):67-78.

[9] Sukmawati D,Tanaka R. Introduction to next generation of endothelial progenitor cell therapy:a promise in vascular medicine. Am J Transl Res,2015,7(3):411-421.

[10] Sun X,Altalhi W,Nunes SS. Vascularization strategies of engineered tissues and their application in cardiac regeneration. Adv Drug Deliv Rev,2016,96:183-194.

[11] Tu C,Das S,Baker AB,et al. Nanoscale strategies:treatment for peripheral vascular disease and critical limb ischemia. ACS Nano,2015,9(4):3436-3452.

[12] Wang LC,Hu J,Sorek CE,et al. Fabrication of tissue-engineered vascular grafts with stem cells and stem cell-derived vascular cells. Expert Opin Biol Ther,2016,16(3):317-330.

（杨 萍 周泉生）

第十四章 胰腺再生

胰腺是人体中重要的器官,位于左上腹,胃的后部。胰腺的导管和十二指肠相通,并通过结缔组织和十二指肠连接在一起。胰腺分为胰头、胰体及胰尾 3 部分,由外分泌腺和内分泌腺组成。胰腺的外分泌部即腺泡部分,占胰腺的 95% 以上,分泌各种消化酶类,再通过导管进入肠道,参与消化。外分泌腺为小叶状结构、枝状结构及腺泡结构的复合体。分泌细胞含有大量的粗面内质网、高尔基体和包含消化酶的分泌泡。胰腺分泌的酶以蛋白酶原的形式分泌,在进入十二指肠后才形成其活性形式。内分泌腺即胰岛,胰岛混杂在腺泡之间,能够分泌产生多种激素,调节营养物质代谢平衡,其中最重要的是胰岛素。

第一节 胰岛解剖学

成人胰腺有 100 万个以上的胰岛,约占胰腺体积的 1.5%,啮齿类动物的胰岛数目大约有 1000 个。胰岛通常呈椭圆形,由若干个圆形或多边形细胞排列成岛状或巢状。胰岛大小不一,小则由几个、十几个细胞组成,多则包含上万个细胞。胰岛外面有一层富含网状纤维的被膜将胰岛同周围组织分隔。胰岛在胰腺中的分布并不均匀,胰尾中胰岛的数量较胰体或胰头多。

胰岛细胞是构成胰岛实质的主要部分,目前发现主要有 5 种类型的细胞,即 α、β、δ、PP 及 ε 细胞,分别产生胰高糖素、胰岛素、生长抑素、胰多肽(pancreatic polypeptide,PP)及脑肠肽。成人胰腺的胰岛中 β 细胞占胰岛质量的 70% ~80%,α 细胞占 15% ~20%,δ 细胞约占 5%,PP 细胞约占 1%,ε 细胞<1%。在大多数的哺乳动物中,细胞在胰岛内部的分布是相似的,特点是 β 细胞位于核心,而周围由非 β 细胞(α 细胞和 δ 细胞)构成 1~3 层厚的非连续性框架。在人类和其他的灵长类中,胰岛的形状、排列更为复杂,胰岛的轮廓可能有多种,包括椭圆形和三叶草形,提示细胞的分布可能不是壳-核型,而是由几个壳-核亚群组成。胰岛的内部分布着丰富的毛细血管网,通过血液循环系统可以迅速地使分泌的内分泌激素进入体内循环,从而精确调控血糖代谢以及其他生理功能。

第二节 胰腺的发育和再生

早在 19 世纪,和胰腺相关的研究就已经开始了。研究表明,在动物出生之后,胰腺依然在生长,尽管其在身体总质量中所占的比例日益减少。在出生之后,小鼠胰岛的数量是增加的,从刚出生时的 664 个到成体时的 4637 个。然而,胰岛细胞在整个胰腺中所占的比例是下降的。这说明,在胰腺生长的过程中,腺泡的生长是大于胰岛生长的。人们利用很多不同的方法来观测胰腺中细胞的增殖情况,包括有丝分裂指数、^{3}H 标记的胸腺苷酸示踪、溴脱氧尿苷酸(bromodeoxyuridine,BrdU)标记及细胞核增生扩散抗原抗体标记等,这些实验的结果均表明在胰腺中,无论是腺泡、胰岛还是导管组织中都有少量的细胞分裂活动。

一、胰腺的胚胎发育

在胚胎发育中,原肠作用使胚胎形成内、中、外 3 个胚层。内胚层的分层变形成为原始的消化管,最终发育形成胰芽。对人胚胎和胎儿的胰腺组织进行研究时发现,胰腺发生过程的结构变化基本如下:在胚胎发育第 4 周,前肠靠近肝憩室的背侧和腹侧各伸出背胰和腹胰的原基,第 5 周可见原始胰管 2 级分支。第 6 ~ 7 周,腹胰随胃十二指肠的转位与背胰融合组成完整的胰腺,腹胰形成胰头下部,背胰形成胰头上部、胰体及胰尾,背胰和腹胰的胰管合并成一条主导管。第 9 ~ 10 周,2 ~ 3 级胰导管壁局部上皮细胞增生,向外突出形成管旁细胞团,即为胰岛原基。第 12 周,管旁细胞团呈现激素染色阳性的 α、β、δ 等细胞,胰岛结构不典型,细胞内未见分泌颗粒。第 14 ~ 20 周,较大导管旁可见结缔组织包绕的第 1 代大型胰岛,外分泌部各级导管和腺泡逐渐形成,胰腺小叶形成。20 周后,胰腺小叶内形成第 2 代胰岛,胰岛的内分泌细胞分布与成人相似。值得注意的是,背胰和腹胰形成的胰岛是有差别的。背胰发育成为较大的胰岛,这些胰岛中产生胰岛素、胰高糖素的细胞较多,产生胰多肽(pancreatic polypeptide,PP)的细胞较少。而腹胰主要发育成为外分泌腺的腺泡细胞和散在分布的较小的胰岛,这些胰岛中 PP 细胞较多。

二、腺泡的再生

早在 19 世纪 40 年代,人们就已经发现可以利用给动物增加大豆饲料的方法来获得胰腺的增生。这是由于在该类食物中存在着胰酶的抑制剂,它中和了胰腺合成的胰酶,促进肠促胰肽酶的分泌。肠促胰肽酶一方面可以促进胰液的分泌,一方面可以有效地促进腺泡细胞的增生。肠促胰肽酶所促进的腺泡再生是实质性且具有功能的。转化生长因子(transforming growth factor beta,TGF-β)过表达的小鼠会关闭胰肽酶 E 的表达,在这种情况下,腺泡部分也会发生增生。和此类似,利用金属硫化物进行诱导,也可以观察到腺泡再生的表型。但是,这两种情况再生得到的腺泡组织通常都是纤维化而没有功能的。最经典的胰腺损伤方法是主导管结扎法。主导管结扎会形成胰酶回流,造成腺泡组织的快速损伤及胰岛和导管的缓慢损伤。持续的导管结扎会使得胰腺纤维化,损伤不可修复;但是,短时间的结扎造成的损伤会在几周内恢复正常。

三、胰岛的再生

相对于腺泡再生相关的研究,胰岛的再生更加被人们重视。一方面是因为胰岛的功能和重大疾病糖尿病息息相关;另一方面是因为无论是在人体内还是在动物实验中,都存在着胰岛的生理性和病理性再生。一开始,人们就发现,妊娠妇女在怀孕期间,往往会伴随着胰腺的增生。这总是被归因于胎儿循环中葡萄糖量增多引起的代偿。另外,包括小鼠在内的许多动物以及人可以在外科手术切除 50% ~ 90% 胰腺的情况下进行再生,甚至有时还无需提供额外的胰岛素治疗。

持续的炎症反应可以诱发新的胰岛从小的导管组织处萌发。在鼠类中,玻璃纸带结扎胰头的方法的确可以诱发这一反应。该方法产生了局部的炎症反应及纤维化,在膨大的导管增生处可以检出新生的胰岛。在使用 γ 干扰素关闭了胰岛素启动子的转基因鼠中，机体产生了对 β 细胞的自体免疫，从而产生了持续的炎症反应和组织损伤。在这种损伤情况下，新生的 β 细胞显现出 BrdU 的标记，然而，和胚胎期不成熟的 β 细胞相类似，该种方法产生的新生 β 细胞有一定比例表达不止一种的激素。进一步地，直接结扎导管也可以导致胰岛细胞的再生。

胰岛在胰腺损伤的情况下也可以再生。像前面提到的，动物可以在胰腺切除 90% 的情况下进行再生，然而该再生不会恢复至损伤前的水平。在胰岛及导管处均可以检到细胞的有丝分裂活跃。有实验证据显示，在胰腺切除情况下胰岛的再生主要是通过胰岛细胞自身的复制所导致的；而且，每一个 β 细胞在再生能力上是相当的。

那么，直接地损伤 β 细胞会产生什么样的结果呢？用四氧嘧啶或链佐星特异性破坏 β 细胞，均可以造成 β 细胞的快速坏死。在给足了剂量后，任何 1 种药品单一作用均可形成严重而持久的糖尿病症状。尽管越来越多的报道标记出了未被破坏的 β 细胞，但这部分 β 细胞并不足以重建 β 细胞的损伤。少的剂量可以形成轻微的糖尿病症状，但依然是不可逆转的。最近，有研究发现，在 β 细胞表达白喉毒素几乎完全去除掉 β 细胞的情况下，使用胰岛素维持小鼠的正常代谢，长期情况下能观察到 β 细胞的再生，有部分小鼠甚至可以不需要外源的胰岛素就可以维持正常血糖。进一步研究显示，这些 β 细胞来自体内存在的 α 细胞。

一般说来，胰岛 β 细胞的再生可以简单概括为：在 50% 以内的 β 细胞损伤条件下，因为本身的血糖代谢稳态能够得以维持，所以不需要 β 细胞的再生，这种模型中不能观察到或者只能观察到极少的 β 细胞再生；当损伤的 β 细胞接近 90% 时，因为葡萄糖代谢出现障碍，所以可以观察到明显的 β 细胞再生，主要通过 β 细胞的自我复制实现；当 β 细胞几乎全部损伤（99%）时会出现严重的糖尿病，此时动物个体将会动员其他类型的细胞实现 β 细胞的再生。但是，总体上讲 β 细胞的再生相比外分泌的腺泡来说要困难得多（图 14-1）。

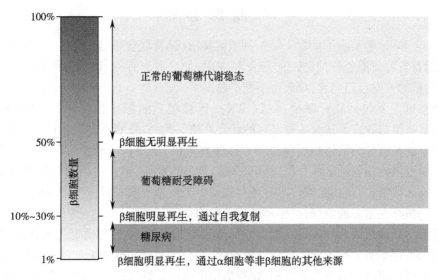

图 14-1　胰岛 β 细胞的再生

第三节　胰岛损伤及其治疗对策

各种生物、物理、化学、免疫等因素均可以引起胰岛损伤。胰岛损伤的病理变化主要包括淀粉样蛋白沉积、β 细胞凋亡和氧化应激损伤等。各种胰岛损伤导致 β 细胞数量的减少和胰岛素分泌功能的缺陷，与胰岛素抵抗一起共同引发糖尿病的发生。糖尿病是一种以血浆葡萄糖（简称血糖）水平升高为基本特征的慢性内分泌代谢性疾病。长期高血糖状态可导致多种大血管和微血管的并发症，引起多脏器功能障碍甚至衰竭，严重影响人类健康和生活质量。传统的口服降糖药物和外源性胰岛素治疗不能从根本上治愈该疾病，也不能完全阻止其并发症的发生和进展。对于已经合并严重的糖尿病视网膜病变、肾脏病变及神经病变的糖尿病病人，降糖药物和胰岛素治疗并不能改善病人的生存质量，因此需要探寻新的治疗糖尿病的方法。1 型糖尿病病人因自身免疫损伤，胰岛 β 细胞数量进行性丧失，因此补充 β 细胞数量的胰岛再生策略是 1 个潜在的治疗方法。2 型糖尿病病人同时存在胰岛素分泌功能的缺陷和胰岛素抵抗，同样，补充足够量的 β 细胞以代偿胰岛素抵抗亦能恢复正常的血糖水平。因此，利用胰岛细胞再生策略恢复胰岛 β 细胞数量和功能为机体提供内源性胰岛素是治疗糖尿病的根本途径，为治愈糖尿病提供了潜在的希望。

第四节　胰腺移植和胰岛移植

胰岛再生的策略主要有：补充胰岛 β 细胞的数量；保护残存胰岛 β 细胞的功能和促进其自我复制；促进胰岛 β 细胞的新生。胰腺移植和胰岛移植是目前补充胰岛 β 细胞数量的主要方式。

一、胰 腺 移 植

1966 年，Kelly 等实施了世界上第 1 例胰腺移植（胰肾联合移植）手术。从 20 世纪 80 年代开始，随着各种新型免疫抑制剂的开发和应用，加之器官保存和外科手术技术的不断进步，胰腺移植的方案日趋完善，疗效也不断提高。

胰腺移植主要包括胰肾联合移植（SPK）、肾移植后胰腺移植（PAK）、单独胰腺移植（PTA）以及胰腺与肝脏等其他多种器官的联合移植。此外，按照供体胰腺的来源方式、移植胰腺的完整性又可分为活体胰腺移植和尸体胰腺移植、全胰移植和胰段移植。活体胰腺移植采用亲属提供的胰腺远端部分作为胰腺来源，即胰段移植，但目前尚没有足够的资料可供对其进行临床评价，并且胰腺供体本身还存在发生糖耐量受损和糖尿病的风险，故其有效性和安全性仍然存在诸多的争议，尸体胰腺移植则为全胰移植。

尽管目前尚缺乏设计严谨且匹配良好的对照研究资料，但已有研究发现接受 SPK 的糖尿病病人的生存率明显高于单纯肾移植者；在合并自主神经病变的糖尿病病人中，胰腺移植成功组的生存率更高。另有报道提示，胰腺移植可以改善糖尿病病人的心功能；稳定视网膜病变；部分逆转糖尿病肾病的进展。另一方面，一些临床研究显示 SPK 能降低大血管病变发生的危险因素，但并不能完全阻止大血管病变的进一步发展。尽管这些研究结果令人鼓舞，但仍需要通过设计更严谨的研究来进一步证实。

与肝、肾等器官移植不同，胰腺移植的目的并不是为了挽救病人的生命，而主要是改善病人的生存质量和延长寿命。此外，胰腺移植具有一定的风险，手术本身的费用和术后长期免疫抑制剂治疗的费用均很高，长期使用免疫抑制剂还有不同程度的副作用。故而人们对胰腺移植的利弊一直存有争议。尽管如此，胰腺移植最突出的益处是病人有望彻底摆脱糖尿病的困扰。

二、胰岛移植

胰腺移植因手术操作较复杂、创伤性大、并发症多，故难以作为常规治疗糖尿病的手段，从而使胰岛移植逐渐成为另一个研究热点。

（一）胰岛移植的发展历史

1973 年，Ballinger 等首次报道了胰岛移植可逆转糖尿病大鼠的高血糖，同年，Lacy 等也证实了相同的结论。1977 年，人类自体胰岛移植在难治性慢性胰腺炎病人中取得成功。随后，同种异体胰岛移植逐渐开始进行临床研究，但其成功率却非常低，主要原因是分离的胰岛数量不足和移植后的排斥反应。1988 年，Ricordi 等发明了半自动胰岛分离系统，解决了胰岛分离和纯化的技术障碍。1992 年，Pyzdrowski 等报道了移植 26.5 万个胰岛足以使 1 型糖尿病病人摆脱对胰岛素的依赖。尽管如此，2000 年以前同种异体成人胰岛移植后只有不到 10% 的病人达到了超过 1 年的不依赖胰岛素状态，远远低于胰腺移植的 70% 以上。2000 年，胰岛移植取得了突破性进展，Shapiro 等改良了抗免疫排斥的用药方案，取得了连续 7 例胰岛移植的成功，可使 1 型糖尿病病人完全停用胰岛素治疗超过 1 年以上。

胰岛移植虽然在数量和疗效上目前仍不及胰腺移植，但其发展前景比胰腺移植更为看好。理由是：①手术操作简单，无需处理外分泌腺；②便于体外修饰移植物，如利用基因工程的方法增加胰岛细胞功能或降低免疫原性等；③安全性好，并发症少，即使移植失败，也只是导致移植物失效，不会引起严重不良反应。因此，胰岛移植目前被大多数学者认为是治愈糖尿病潜在的希望。

（二）胰岛移植的分类

根据胰岛供体的来源不同，胰岛移植分为自体胰岛移植、同种异体胰岛移植以及异种胰岛移植。自体胰岛移植的胰岛源自手术切除的自体胰腺，故无排斥反应，但较难获得足够数量的胰岛，主要适用于慢性胰腺炎伴有顽固性疼痛或引流失败的病人。同种异体胰岛移植一直是近年来临床主要的胰岛移植方式，又分为成人胰岛移植和胎儿胰岛移植。成人供体胰腺组织对缺氧抵抗能力较弱，免疫原性较强，易发生排斥反应，但胰岛素分泌功能较好，供体胰岛多来源于意外死亡的健康成人。胎儿胰腺抗原性较成人弱，胰岛组织丰富，增生能力强，对低温耐受性强，便于长期冷冻保存。然而，胎儿胰岛的胰岛素分泌功能在体外和体内研究中均不理想，加之伦理学的限制，故目前不推荐进行胎儿胰岛移植。异种胰岛移植是从异种动物的体内获得可移植的器官，是目前解决器官来源匮乏的 1 种潜在方法。迄今异种胰岛移植选择的供体主要涉及猪、牛、犬、恒河猴等，其中猪的血糖调定点与人相似，其胰岛来源广泛，猪胰岛素与人胰岛素的氨基酸序列同源性最为接近，仅有 1 个氨基酸的差异，故被认为是最理想的器官来源。异种胰岛移植也分为胚胎和成年两种供体。胚胎猪胰岛的免疫原性较弱，但体外培养时对葡萄糖刺激的反应性较差。成年猪胰岛的数量较多，对葡萄糖刺激的反应性也较好，但免疫原性较强。近年来，由于动物源性传染病对人类的侵害，异种胰岛移植似乎不是 1 种理想的选择。

（三）胰岛移植的疗效和研究现状

2000 年,胰岛移植取得了突破性进展,Edmonton 研究小组采用无类固醇的免疫抑制治疗用药方案,取得连续 7 例胰岛移植的成功,可使 1 型糖尿病病人完全停用胰岛素治疗超过 1 年以上。Edmonton 方案的核心内容为:①胰岛分离和纯化后即刻进行移植;②移植足够数量的胰岛组织,每次移植需要 2 个或 2 个以上的供体胰腺;③免疫抑制治疗采用非类固醇激素类药物和白细胞介素-2 受体单克隆抗体的联合用药方案。截至 2004 年 11 月 1 日,Edmonton 研究小组共开展了 65 例胰岛移植,其中达到不依赖胰岛素状态者 44 例,接受胰岛的总量平均为(11 910±469) IE/kg,另有 3 例虽然仍需要使用胰岛素,但移植胰岛数量 > 16 000IE/kg。对上述 47 例病人进行随访的结果显示,移植 1 年后保持不依赖胰岛素治疗者近 70%;移植 5 年后仍然可测得 C 肽者占 82%,但维持不依赖胰岛素者仅为 7.5%,不依赖胰岛素状态的持续时间中位数为 15 个月,需要重新开始胰岛素治疗的剂量比移植前减少一半,所有 47 例病人低血糖反应积分和血糖稳定性指数均较移植前得到显著改善。

Edmonton 方案的国际多中心临床试验显示,36 例胰岛移植病人在末次移植术后 1 年时有 16 例(44%)达到试验的首要终点(被定义为末次移植术后 1 年不依赖胰岛素治疗且血糖控制满意),10 例(28%)具有部分胰岛功能,10 例(28%)为完全性移植物功能丧失。在整个试验的任何时间点达到不依赖胰岛素治疗且血糖控制良好的病人共有 21 例(58%),其中有 16 例(76%)在随访 2 年时需要重新开始胰岛素治疗。在达到首要终点的 16 例病人中,有 5 例(31%)在随访 2 年时仍然保持不依赖胰岛素状态。上述结果证实,采用 Edmonton 方案进行胰岛移植可恢复长期内源性胰岛素产生和血糖控制的稳定性,但不依赖胰岛素状态通常难以长期维持。因此,胰岛移植虽然取得了重要的进展,但在胰岛分离技术、移植技术、解决免疫抑制方案对移植物长期存活的不利影响等方面还需要有新的突破。

近年来,在胰岛移植领域中所取得的其他方面进展包括:亲属间活体胰岛移植在日本京都大学成功开展;单供体胰岛移植在美国明尼苏达大学取得成功;胰岛分离和纯化后在不同美国城市之间运送取得胰岛移植手术成功等。

第五节 胰岛再生的策略

胰岛移植治疗糖尿病虽然取得了较大的进展,但供体组织来源的严重匮乏已成为制约其推广的最大障碍。故而,胰岛再生成为糖尿病治疗领域关注的焦点。胰岛再生包括体外再生和体内再生两种策略。体外再生是指在实验室条件下将干细胞或其他类型细胞诱导为胰岛样细胞后再移植入体内,以补充胰岛 β 细胞的数量,并使其发挥分泌胰岛素的功能。体内再生则是利用各种手段将机体自身的干细胞或其他类型体细胞转化为胰岛样细胞,或者保护残存的胰岛细胞功能,并且促进胰岛细胞的自我复制,重建机体内胰岛细胞数量的稳态平衡。不同的胰岛细胞再生策略在基础和应用基础研究中有着各自的优势和面临的困难,以下对其进行简要的阐述。

一、胰岛再生的体外策略

干细胞是机体及其各种组织细胞的初始来源,其最显著的生物学特征是既有自我更新和不断增殖的能力,又有多向分化的潜能。根据不同的来源,干细胞可分为胚胎干细胞(embryonic stem cells,ESCs)、诱导性多能干细胞(induced pluripotent stem cell,iPS)及成体干细胞(adult stem cells,ASCs)。利用干细胞体外诱导分化的策略将有望提供具有内分泌功能的胰岛细胞,这个领域的研究进展已经显示出在糖尿病治疗中的潜在希望。

(一) ESCs

ESCs是从着床前的早期胚胎(囊胚)内细胞团中分离得到的一种干细胞,理论上具有发育和分化为机体内几乎所有组织细胞类型的潜能。人ESCs(hESCs)具有以下特征:①体外扩增培养条件下具有强大的增殖能力,并且保持稳定的正常二倍体染色体核型和带型;②具有较高的端粒酶活性和碱性磷酸酶的表达;③具有转录因子Oct-4的表达;④具有阶段特异性胚胎抗原-3(stage-specific embryonic antigen-3,SSEA-3)、SSEA-4等特异性表面抗原的表达;⑤具有分化的多潜能性,将hESCs注射到裸鼠皮下可形成含有3个胚层的畸胎瘤。越来越多的研究显示,移植hESCs分化来的特异性组织细胞可以恢复损伤器官的生物学功能。

2001年,Assady等首次报道了hESCs形成的拟胚体中有1%～3%细胞呈胰岛素阳性染色,证实hESCs有自发分化为胰岛素分泌细胞的潜能。为提高ESCs分化为胰岛素分泌细胞的效率,通常采用的体外定向诱导分化策略包括:①利用遗传学手段向ESCs中转入与胰岛发育相关的关键因子的基因或蛋白,启动其定向分化;②在培养体系中添加各种生物因子,经多步骤方案诱导ESCs定向分化为胰岛样细胞;③采用胎儿胰岛或发育增殖的胰腺组织制备的条件培养基或与上述组织共培养或共移植来诱导ESCs定向分化为胰岛素分泌细胞。

在胰岛发育过程中,诸多转录因子如胰十二指肠同源盒因子-1(pancreatic and duodenal homeobox-1,PDX1)、神经元素3(neurogenin-3,Ngn3)、配对盒因子-4(paired box 4,Pax4)等起着关键作用,这些转录因子同样可以诱导或加速ESCs向胰腺前体细胞、胰岛细胞或胰岛素分泌细胞方向分化。2000年,Soria等利用转染胰岛素原基因的方法,诱导小鼠ESCs定向分化为胰岛素分泌细胞,移植到链脲佐菌素(streptozotocin,STZ)所致的糖尿病小鼠体内,可使其血糖恢复正常。2003年,Blyszczuk等报道将*Pax4*基因转染至ESCs可促进其向胰岛素分泌细胞分化,增加胰腺前体细胞和胰岛素阳性细胞的数量,并提高每个分化细胞的胰岛素分泌量。2005年,Kwon等采用体外蛋白质转导技术,将PDX-1蛋白导入hESCs内,导入的蛋白激活下游基因,促使hESCs分化为胰岛素分泌细胞。

干细胞的分化除了依赖于特定转录因子的存在以及每个转录因子在特定时间激活外,亦要求来自细胞与细胞之间相互作用的关键性信号以及相互交错的发育阶段。基于这一思想,在ES细胞培养体系中使用不同的培养基和细胞外基质或者添加不同的生物因子来改变其生长条件,采取分阶段诱导的方式,可将ESCs定向分化为胰岛样细胞。2001年,Lumelsky等首次建立了稳定的5步法定向诱导分化方案(ESCs扩增→形成拟胚体→筛选巢蛋白阳性细胞→胰腺内分泌前体细胞扩增→诱导向胰岛素分泌细胞分化),可将小鼠ESCs在体外先后诱导分化为巢蛋白(nestin)阳性前体细胞和胰岛素分泌细胞,后者在体外自动形成胰岛样结构。同样,已有报道显示hESCs在该方案的诱导下也能形成胰岛素分泌细胞。该方案主要基于胰岛β细胞与神经上皮在发育学方面具有相似性,在神经上皮发育中瞬时表达的巢蛋白也被认为在胰腺前体细胞中表达,通过“胰岛素-转铁蛋白-亚硒酸钠”培养基筛选来获得巢蛋白阳性细胞,从而诱导ESCs定向分化为胰岛素分泌细胞。但是,这种以选择和扩增nestin阳性细胞作为胰腺前体细胞为基础的诱导分化方案也可能不是理想的方案。目前对于将这些nestin阳性细胞作为胰腺前体细胞存有明显的争议。nestin阳性细胞可能是神经前体细胞,而且检测到的胰岛素可能来自诱导分化培养过程中凋亡细胞摄取培养基中的胰岛素而非来自内源性胰岛素合成。因此,为了避免单独采用胰岛素染色可能出现诱导分化鉴定结果的假阳性,必须结合多种其他的检测方法,如 C-肽染色和释放试验、电子显微镜观察分泌颗粒、移植实验证实能逆转动物模型的高血糖超过 1 个月等。

最近,模拟体内胰岛 β 细胞发育过程是最常采用的体外诱导定向分化策略。2006 年,D'Amour 等采用改良的 5 步法定向诱导分化方案(即 hESCs→定型内胚层→肠管内胚层→胰腺内胚层和内分泌前体细胞→表达激素的内分泌细胞),将 hESCs 诱导分化为产生胰岛素等各种激素的胰腺内分泌细胞。ESCs 来源的胰岛内分泌细胞中的胰岛素合成接近成人胰岛的水平,但其 C-肽释放能力类似于胎儿胰岛β细胞,亦即体外条件下对葡萄糖刺激的释放反应极为微弱。该研究小组的后续研究发现,采用上述方案将 hESCs 诱导分化为胰腺内胚层后即移植到 STZ 糖尿病小鼠体内,经进一步的体内分化,移植物在特异性转录因子表达、胰岛素原加工、成熟分泌颗粒等方面表现出功能性胰岛 β 细胞的特征,不仅能够分泌胰岛素和 C-肽,而且可发挥明显的降血糖效应。随后的研究证实,上述方案中的诱导因子活化素 A(activin A)和全反式维 A 酸(all-trans retinoic acid,RA)在 hESCs 向定型内胚层分化和随后向胰腺内分泌前体细胞分化中分别发挥了至关重要的作用。此外,许多生物因子和分化诱导剂在 ESCs 定向分化中起了关键性作用。2002 年,Hori 等的研究发现,3-磷酸肌醇激酶(phosphatidylinositide 3-kinase,PI3K)抑制剂可促使小鼠 hESCs 分化为胰岛素产生细胞,并聚集成胰岛样结构,其体外胰岛素释放反应呈葡萄糖依赖性,将其移植到糖尿病小鼠体内可升高血中胰岛素水平、缓解体重下降、改善血糖控制以及完全避免动物死亡。另有报道显示,一些小分子化合物也可调控 ESCs 的分化,如诱导定型内胚层分子 1(IDE1)和诱导定型内胚层分子 2(IDE2)可成功诱导人和小鼠 ESCs 向定型内胚层分化,效率要高于活化素 A。

除上述两种诱导分化方案以外,采用胎儿胰岛或发育增殖的胰腺组织制备的条件培养基或与上述组织共培养或共移植也可诱导 ESCs 分化为胰岛素分泌细胞。采用小鼠胚胎胰芽制备含有可溶性因子的条件培养基,可在体外培养条件下诱导小鼠 ESCs 定向分化为胰岛素分泌细胞。同样,采用大鼠胰腺部分切除后的再生胰腺组织制备含有可溶性因子的条件培养基,也可诱导大鼠骨髓间充质细胞分化为胰岛素分泌细胞。此外,从绿色荧光蛋白(green fluorescent protein,GFP)转基因小鼠胚胎胰芽中分离的胰腺干细胞与成年小鼠离体胰岛、离散胰岛细胞或小鼠 β 细胞株共培养,也可促进胰腺干细胞分化为成熟 β 细胞。上述结果提示,发育和增殖中的胰岛组织存在能够促进干细胞向胰岛 β 细胞分化的重要诱导因子。另一方面,与 GFP 转基因小鼠胚胎背胰共移植到重度联合免疫缺陷病(severe combined immunodeficiency,SCID)小鼠体内,hESCs 自发分化而来的胰腺前体细胞可进一步分化为胰岛 β 细胞样结构。同样,人类胰腺前体细胞经过标记后与胎儿胰岛细胞共移植到免疫缺陷小鼠肾囊中也可见到相似的现象。上述研究结果提示,干细胞与其分化微环境之间的相互作用是决定干细胞向胰岛β细胞分化和成熟的关键因素。综上所述,条件培养基、与胰岛组织直接共培养甚或共移植等方法可能有望成为诱导 ESCs 进一步分化成熟的新策略。

上述有关诱导 hESCs 定向分化为胰岛素分泌细胞的研究距离临床应用尚有一定距离。首先,这些分化方案本身面临着以下技术瓶颈:诱导分化效率低且不稳定;分化方案并非适合所有的 ES 细胞系;分化细胞的成熟度低,大多属于胰腺前体细胞或相当于胎儿胰岛细胞,需要进一步诱导成熟。其次,hESCs 研究面临着许多难题和争议:hESCs 建系必须摧毁人类早期胚胎,且建系所需的胚胎来源比较有限;hESCs 来源的胰岛素分泌细胞移植到体内后存在发展为肿瘤的潜在风险。最后,对于应用研究而言,更为重要的问题是病人对 hESCs 分化而来的各种细胞和组织存在免疫排斥反应。制备病人特异性自体干细胞是解决免疫排斥问题的根本策略,目前的研究思路和解决方案包括:体细胞核移植(somatic cell nuclear transfer,SCNT)来源的 ESCs;体细胞重编程产生的 iPS 细胞;从浅表组织或容易获取的组织中分离得到的自体成体干细胞。

(二) 体细胞核移植来源的 ES 细胞

治疗性克隆是指采用 SCNT 技术将病人体细胞核注入供体去核卵母细胞,在体外激活形成克隆胚胎,培养至囊胚阶段,分离携带有病人基因型的 ES 细胞,进而在体外诱导分化为某种特定的自体组织细胞用于疾病治疗。2007 年,Byrne 等首次报道在非人灵长类动物中建立 SCNT 来源的胚胎干细胞系。2008 年,French 等成功获得了人类 SCNT 来源的囊胚,但尚未建立 SCNT 来源的 hESCs 系。基于既往在 hESCs 定向分化研究中的经验积累,SCNT 来源的 hESCs 一旦成功建系,其相应的应用研究必将迅速开展。

理论上,通过治疗性克隆制备病人特异性的胰岛素分泌细胞是解决胰岛移植中供体短缺和免疫排斥等难题最有希望的途径,但相关研究存在着诸多难题,除 hESCs 研究面临的共性问题和争议外,通过 SCNT 建立 hESCs 细胞系的技术不成熟,需耗费太多的人类卵母细胞,有导向生殖性克隆的潜在风险等,这些问题成为该技术面临的主要制约因素。

(三) 体细胞重编程来源的 iPS 细胞

为了避开 hESCs 和治疗性克隆研究存在的伦理学争论,日本科学家于 2006 年首次提出通过体外基因转染技术可诱导体细胞转变为多潜能干细胞。该研究小组将 Oct4、Sox2、c-Myc、Klf4 等 4 个转录因子导入到小鼠成纤维细胞中,可将其诱导转化为多潜能干细胞,即 iPS 细胞。iPS 细胞与 ESCs 之间在许多生物学特征方面存在高度的相似性,其中包括细胞形态、生长特性、表面标志物,以及注射到裸鼠皮下可形成包含 3 个胚层组织结构的畸胎瘤等。随后,又证实其在 DNA 甲基化、基因表达谱、染色质状态、形成嵌合体动物等方面也与 ESCs 完全相似。人类 iPS 细胞目前也已成功建系。并且 iPS 的制备技术也在改进,为避免原癌基因 *c-Myc* 和 *Klf4* 形成肿瘤的潜在风险,已采用组蛋白去乙酰化酶的抑制剂丙戊酸,从而使仅用 Oct4 和 Sox2 两个转录因子就可将原代人类成纤维细胞重编程为 iPS。另外,已成功建立了来源于脐带血的 iPS,降低了成体细胞随器官寿命的延长而积累突变的可能性。上述结果表明,通过体外基因转染技术制备个性化的自体多潜能干细胞是可行的。

基于 iPS 细胞与 ESCs 具有很大的相似性,且既往在 hESCs 诱导定向分化研究中已经具有较深厚的技术积淀,故 iPS 细胞相应的应用基础研究也得到迅速开展。2008 年,Tateishi 等报道将人类 iPS 细胞成功诱导分化为胰岛素分泌细胞,其与 hESCs 来源的胰岛素分泌细胞在细胞形态、基因和蛋白表达谱、葡萄糖刺激的胰岛素分泌反应等方面是相似的。2009 年,Maehr 等成功建立了 1 型糖尿病病人特异性的 iPS 细胞,并可将其成功诱导分化为胰岛素分泌细胞。iPS 细胞不仅可能解决细胞移植治疗的免疫排斥问题,而且提供了很好的疾病研究模型,有助于对糖尿病的病因学和发病机制进行探索,还可在新药研发中作为药物筛选的工具。

iPS 细胞在糖尿病领域的应用基础研究中虽然已初步显示了良好的前景,但距离最终的临床应用还有很长的路要走。首先,体细胞重编程的具体过程和导入的转录因子的作用机制尚不十分明确,这些问题的解决将有助于改进重编程的操作体系和提高 iPS 细胞制备效率。其次,不同的 iPS 细胞系之间可能存在定向分化能力的差异,有些 iPS 细胞并不能分化为胰岛素分泌细胞。最后,iPS 细胞来源的胰岛样细胞用于糖尿病病人细胞替代治疗可能存在明显的生物安全性问题,故其临床应用前景似乎不如 hESC 那么被看好。

（四）成体干细胞

成体干细胞是存在于机体内某个组织或器官中的干细胞,如骨髓干细胞、胰腺干细胞等,理论上在特定条件下可分化为特定的细胞、组织或器官,是修复和再生的基础。成体干细胞也可用于胰岛细胞的再生,采用病人自身的成体干细胞进行移植治疗可避免免疫排斥问题。

1. 胰腺干细胞　以往曾经认为,胰岛是不能再分化的终末期细胞,但目前发现,胰岛细胞也存在动态变化以适应生长、发育以及妊娠、肥胖等情况,在这些特殊条件下胰岛细胞能够增殖、分化及新生。虽然胰腺前体细胞精确的位置和表型仍不清楚,但来源于胰腺干细胞的胰岛新生是一个引人注目的研究热点。越来越多的证据表明胰腺干细胞或者前体细胞存在于胰腺导管上皮内,其在体外培养条件下具有较强的增殖能力,并可诱导分化为胰岛素分泌细胞,这些细胞具有葡萄糖反应性,并且有正常胰岛的超微结构。虽然胰腺干细胞的数量尚不足以满足用于临床胰岛移植的需要,但其仍具有进一步被扩增的潜能。此外,理论上亦可尝试从糖尿病病人的胰腺中获取胰腺干细胞,并在体外进行扩增培养、诱导分化形成新的胰岛细胞,最后再将这些胰岛细胞移植入病人体内。

目前,人类胰腺干细胞研究的主要困惑有:①胰腺干细胞缺乏特异性标志分子,主要通过联合多种通用的干细胞标志物对其进行鉴定;②确切的存在部位尚不明确,分离和纯化比较困难;③体外扩增的能力有限;④尚缺乏行之有效的诱导定向分化方案,分化细胞成熟度仍较低。

2. 与胰腺胚胎起源相近的成体组织干细胞　胰岛内分泌细胞也可能来源于其他组织特异性的成体干细胞的转分化(trans-differentiation),如肝脏干细胞、小肠干细胞等。肝脏与胰腺均来自内胚层,并且表达许多相同的早期转录因子,因此,理论上可以从肝脏干细胞产生胰岛细胞。Yang 等将成年大鼠肝脏卵圆细胞在体外诱导分化为功能性的胰岛样细胞。Zalzman 等在体外将 PDX1 导入到胎儿肝脏前体细胞中,可定向诱导分化为胰岛 β 细胞,这些细胞存在葡萄糖刺激的胰岛素分泌反应,移植后可纠正糖尿病小鼠的高血糖状态。Suzuki 等用胰高糖素样多肽-1(glucagon-like peptide-1,GLP-1)处理离体培养的成体小肠上皮细胞,可使其分化为对葡萄糖具有反应性的胰岛素分泌细胞,移植到糖尿病小鼠体内能够使血糖恢复正常。

3. 骨髓间充质干细胞和其他成体干细胞　骨髓间充质干细胞(mesenchymal stem cells,MSCs)是一类具有多向分化潜能的成体干细胞,分布在全身组织或器官的间质中,有较强的增殖能力,免疫原性弱。在适当的诱导条件下,可引起特异性的组织分化,MSCs 可以分化为成骨细胞、成肌细胞等中胚层细胞,还可分化为神经细胞等外胚层细胞以及肝细胞等内胚层细胞。因此,研究 MSCs 向胰岛素分泌细胞的分化,将为治疗糖尿病提供可供移植的细胞来源。MSCs 诱导分化为胰岛 β 细胞的基本原理是借助生物因子启动 MSCs 中 *PDX-1* 基因的表达,改变其原有形态,表达胰岛特异性标记物,如胰岛素、胰高糖素及 PP 等,将其移植到糖尿病大鼠的皮下,能够明显降低血糖。

其他类型的成体干细胞如脂肪干细胞等在体外也可诱导分化为功能性胰岛细胞,但是有些在体外培养条件下制备的细胞缺乏胰岛细胞正常发育所需的必要信号,导致制备的细胞存在部分功能缺失。例如,虽然可分泌胰岛素,但是并不能精确模仿胰岛 β 细胞的生理性调节作用,因此还需进一步从形态特征、超微结构及生理学作用等方面对分化结果鉴定进行验证。

（五）成体细胞的转化

已有研究表明，一些处于分化末期的成体细胞具有能异位表达胰岛发育所需的转录因子。只要正确表达了转录因子，就可能启动级联反应，促进它们表达产生和维持内分泌表型所需要的下游转录因子，最终使细胞分化为接近胰岛细胞的表型。这种策略在糖尿病治疗学领域具有非常重要的应用潜力。

1. 胰腺其他类型细胞的转化　胰腺的发育始于同一种前体细胞，成体胰腺最后的细胞成分和结构的形成过程有赖于一系列转录因子程序化、网络化的活化。因此通过改变培养条件或将胰岛 β 细胞特有的转录因子导入其他类型的胰腺细胞可诱导其向 β 细胞转变。

胰岛新生相关蛋白（islet neogenesis associated protein，INGAP）可刺激导管细胞增生和向胰岛 β 细胞分化。Rosenberg 等通过注射 INGAP 可以刺激糖尿病小鼠的导管细胞而引发胰岛新生。胰岛数量增加了 75%，伴随导管细胞中 PDX1 表达升高，循环中血糖和胰岛素水平恢复正常。Jamal 等报道在体外通过诱导胰岛 β 细胞凋亡以及将残存细胞转化为上皮细胞的方式，使静息的人胰岛转变为高度增殖的上皮囊。在这些上皮细胞中，胰岛特异性的激素和转录因子（如胰岛素、Isl1、Nkx2.2 等）表达下调，而胰腺导管细胞标志物（如细胞角蛋白19、碳酸酐酶 II 等）和干细胞标志物（如 nestin、Ngn3 等）表达上调。将上皮囊用 INGAP 短期处理后可将其诱导分化为功能性胰岛细胞，这些胰岛细胞可表达胰岛特异性转录因子（PDX1、Isl1、Nkx2.2）和激素（胰岛素、胰高糖素、生长抑素、PP），其表达水平可与新鲜分离的人胰岛的水平相当。

腺泡细胞是胰腺中含量最高的细胞，与内分泌细胞来源于共同的前体细胞。通过去分化和再分化过程，腺泡细胞可以转化为胰岛素产生细胞。最初的研究显示，腺泡细胞能横向分化为导管样细胞，随后发现这些导管样细胞可转变为胰岛素分泌细胞。通过改变细胞培养条件，可以从大鼠外分泌细胞中获得功能性胰岛 β 细胞，这些外分泌细胞来源的 β 细胞在体内能使糖尿病小鼠的血糖恢复正常。谱系示踪实验证实胰岛素分泌细胞来自胰腺的腺泡细胞。

与胰腺导管和腺泡细胞相似，胰腺的内分泌细胞同样可去分化和再分化为其他的内分泌细胞，并且因内分泌细胞之间有更加接近的调控机制和表型特征，故这种转变的结果在理论上应更接近目的细胞。Collombat 等发现在标记的成熟胰岛 α 细胞中过表达 Pax4，可增加胰岛 β 细胞总量，这些胰岛 β 细胞大部分包含谱系示踪标志物，说明它们来自 α 细胞，并且该技术系统能够重建不同年龄段的 STZ 小鼠的 β 细胞。

2. 其他成体细胞的转化　通过细胞工程技术把胰岛素基因导入非 β 细胞，可使其具备 β 细胞样作用。在这个过程中靶细胞的选择至关重要，需要解决的问题包括胰岛素原加工为成熟胰岛素、葡萄糖反应性以及胰岛素的适时分泌等。

肝脏是胰岛素作用的主要靶器官，具有葡萄糖反应性，对血糖的调控起重要作用，肝细胞与胰岛表达很多相同的特异性基因，如葡萄糖转运子 2（glucose transporter 2，Glut2）、葡萄糖激酶（glucokinase，GK）等，且两者具有相同的胚胎起源，这些使之成为向功能性 β 细胞横向转化的可靠来源。Ferber 等证实 PDX1 能够启动肝细胞向 β 细胞分化的程序。此外，也有采用转入 Ngn3、神经源性分化因子（neurogenic differentiation，NeuroD）等转录因子以及联合应用各种转录因子将肝细胞转变为 β 细胞。目前已有报道显示，从成人肝细胞可产生功能性胰岛素分泌细胞。但是，肝细胞缺乏激素原转化酶，无法将胰岛素原剪切成为成熟的胰岛素。而且，肝细胞不具备葡萄糖控制胞吐作用的分泌颗粒，也无贮存分泌性蛋白的隔离区，当血糖升高时,不会出现早时相胰岛素分泌。

神经细胞和内分泌细胞表达很多共同的基因,具有共同的细胞化学和超微结构特征,如位于神经管的神经元能表达胰岛素基因,两种组织中均存在 Pax6、Isl1、Nkx2.2、肝细胞核因子 3β(hepatocyte nuclear factor 3β,HNF3β)等转录因子。另外,两类细胞的特异性分化机制也类似,神经外胚层和胰腺内胚层都至少部分受到脊索诱导作用的调控。神经内分泌细胞含有 PC1/3、PC2 及肽链内切酶,可将胰岛素原加工成为具有生物活性的成熟胰岛素,且细胞内含有分泌功能的微粒或囊泡,在生理刺激下即能快速释放肽类激素,这些特点使该类细胞能够作为胰岛素产生的替代细胞来源。将含有人前胰岛素原 cDNA 的质粒转染到来自小鼠腺垂体的促肾上腺皮质激素(adrenocorticotropichor-mone,ACTH)瘤细胞株(AcT20),即能使其分泌成熟的胰岛素,进一步用含有 Glut2 和 GK 的质粒转染该细胞后,其胰岛素分泌受葡萄糖水平的调节,且胰岛素分泌反应呈双时相的特征,类似正常胰腺 β 细胞。但是,这些细胞仍具有分泌 ACTH 的能力,可导致移植后出现严重的 Cushing 综合征。令人感兴趣的是,来自垂体中叶的阿片-黑素-促皮质素原(proopiomelanocortin,POMC)表达细胞经基因改造后可以大量产生成熟的胰岛素,这些细胞不但有葡萄糖反应性,而且移植到体内后不会受到受者免疫系统的攻击。

尽管如此,目前各种靶细胞的生物工程改造均不够完善,仅仅通过改变几种基因来创造一个接近正常的 β 细胞是相当困难的。另一方面,虽然这些生物工程细胞可产生具有生物活性的胰岛素,但尚不能达到模拟生理状况下葡萄糖调控的胰岛素分泌的理想模式,而且横向转化大多采用基因操作,潜在的生物安全性问题尚未可知,其临床应用前景似乎不被看好。

(六) 体外培养的胰岛 β 细胞系

从供体胰腺组织中获取胰岛 β 细胞并将其在体外扩增,能够增加可供移植的胰岛 β 细胞数量,这种成年胰岛体外扩增技术给胰岛移植带来了一定的希望。Beattie 等从胰岛细胞中成功获得了大量扩增的细胞,但是培养一段时间后这些胰岛细胞却丧失了胰岛素合成和分泌功能。利用罹患婴儿持续性高胰岛素血症性低血糖症病人的胰岛 β 细胞建立了人类的胰岛素分泌细胞系。尽管这类细胞系能够体外扩增,但并不含有足量的胰岛素,而且不具备根据生理浓度的葡萄糖来反应性分泌适量胰岛素的能力。Gershengorn 等报道成人胰岛 β 细胞在体外含血清的培养基中经历了去分化,转变为间充质细胞,即人胰岛前体细胞,进行扩增之后撤除血清,这些细胞分化为胰岛样细胞团,可以表达胰岛素原和胰高糖素原。

此外,采用基因操作的方法可实现胰岛 β 细胞的永生化。Efrat 等在体外扩增携带 SV40 T 抗原的小鼠源性胰岛素分泌细胞系,然后再利用四环素反应元件关闭其中的原癌基因以使其再分化,从而达到改造这些细胞的目的。Narushima 等获得了永生化的人胰岛 β 细胞,将其在去分化状态下扩增,之后再回复到分化状态用于移植,但是这些细胞的胰岛素含量为新鲜分离胰岛的 40%,转录因子表达水平仅有新鲜分离胰岛的 20%~40%,因此用于移植的细胞数量要达到新鲜分离胰岛的 3~5 倍。此外,永生化的胰岛 β 细胞表型并不稳定,如调控胰岛素分泌的表型很容易丢失。因此,要将这些细胞用于移植治疗糖尿病,尚需做进一步的研究加以考察。

二、胰岛再生的体内策略

胰岛再生的体内策略从病人体内细胞增殖、分化或转化着手重建胰岛 β 细胞总量和功能,避开了干细胞体外诱导定向分化和不同类型细胞之间转化的技术难题以及异体细胞移植的免疫排斥问题。

(一) 胰腺其他类型细胞在体内直接转化为胰岛 β 细胞

腺泡和导管细胞占胰腺的 95% 以上,在各种条件的刺激下具有增殖能力,这使得它们成为体内 β 细胞再生的理想靶细胞。如前所述,SCNT 和 iPS 的研究均证实了分化的体细胞核可被重编程。受此启发,Zhou 等向成年小鼠的胰腺外分泌细胞中导入 3 个调控胰岛 β 细胞发育的关键性转录因子 Ngn3、PDX1 及 MafA,成功将其重编程为胰岛素分泌细胞。这些诱导转化的细胞与正常的胰岛 β 细胞在形态、体积、超微结构及分子标志物等方面无显著的差异,可表达 β 细胞功能所必需的基因,重塑局部的血管分布,分泌胰岛素,从而缓解 STZ 糖尿病小鼠的高血糖状态。上述结果提示,在成体器官中可利用特定因子将体细胞重编程,直接进行细胞的体内转化,而不必先将体细胞在体外逆转到多潜能干细胞状态后再进行诱导分化,这不仅避免了诱导分化的烦琐步骤,而且避免了干细胞的成瘤性和定向诱导分化的低效率。此外,胰腺外分泌细胞与胰岛 β 细胞在表观遗传学上具有较多的相似性,两者之间的转变仅需进行较少的遗传学修饰。然而,值得注意的是,这种方法诱导形成的胰岛细胞不能形成典型的胰岛样结构。

此外,在成熟胰腺组织中,α 细胞位于 β 细胞的周边,并且可以感应循环中胰高糖素水平的降低,因此在体内将 α 细胞转变为 β 细胞同样令人期待,但是目前采用这些方法并不能使血糖恢复到正常水平。

(二) 肝细胞在体内直接转化为胰岛素分泌细胞

已有研究显示,将 PDX-1、Ngn3 等转录因子导入到成年 STZ 糖尿病小鼠的肝细胞或腹腔内,可激活肝细胞内胰岛素基因的表达,将其转变为胰岛素分泌细胞,并可减轻动物模型的高血糖。但是,这种方法所产生的细胞并不是完全成熟的胰岛细胞。

(三) 骨髓干细胞移植治疗糖尿病

一些体内实验证实,将骨髓来源的细胞移植到糖尿病小鼠体内有助于内分泌胰腺的新生。Ianus 等利用谱系示踪的实验证实,骨髓来源的干细胞可迁移至胰腺并且产生胰岛素分泌细胞。然而,亦有报道发现这些胰岛素分泌细胞并非骨髓来源,而是残存 β 细胞的自我复制。

2007 年,巴西的研究人员在 15 例新诊断的 1 型糖尿病病人中给予大剂量免疫抑制剂后进行自体非清髓造血干细胞移植(autologous nonmyeloablative hematopoietic stem cell transplantation,AHST),14 例达到停用胰岛素注射,最长者达 35 个月,其中 13 例糖化血红蛋白水平维持在 7% 以下;移植后 6 个月 C-肽释放反应比移植前明显增加,12 个月和 24 个月时几乎保持不变。2009 年,该研究小组增加了病例数至 23 例,并延长了随访时间,观察到在胰岛素停用或减量的同时,C-肽水平显著升高,并可长期保持。上述结果表明,AHST 确实可改善 β 细胞功能。Estrada 等在 25 例 2 型糖尿病病人中进行自体骨髓干细胞胰腺动脉内输注与高压氧联合治疗,每 3 个月进行 1 次随访。随访 1 年后,病人的代谢控制较基线时获得显著改善,表现为空腹血糖和糖化血红蛋白降低,空腹 C-肽和 C-肽/血糖比值升高;胰岛素需要量减少,而体重指数保持不变。然而,目前这类临床试验均缺乏随机对照研究设计,并且尚无确切的证据支持自体干细胞移植的治疗作用与胰岛细胞再生有关。

(四) 体内胰岛 β 细胞的新生

对出生后胰腺发育的研究表明,出生后一直到成年,内分泌细胞存在着动态变化,包括数量的变化(增生)和体积的变化(肥大)。然而,新的胰岛内分泌细胞的产生过程仍不清楚。一般而言,可有几种不同的途径:①来自胰腺干细胞的分化;②来自周围组织细胞的横向分化;③来自原先就存在的已分化细胞的自我复制。

2004 年,Melton 研究小组利用谱系示踪的方法,证实胰岛 β 细胞增殖来自残存 β 细胞的自我复制。细胞增殖的关键基因细胞周期蛋白 D_2(cyclin D_2)敲除的小鼠几乎检测不到胰岛细胞,证实胰岛细胞增殖来自复制而非新生。当然这并不能够完全排除胰腺干细胞的存在。Waguri 等用四氧嘧啶选择性灌注小鼠胰腺,观察到灌注部分的胰腺导管细胞新生为 β 细胞,未受损部分的 β 细胞则通过自我复制进行增殖。此外,在人和啮齿类动物中,β 细胞新生的机制可能不同,在啮齿类动物的 2 型糖尿病和胰岛素抵抗模型中,β 细胞新生主要来自自我复制,而在 2 型糖尿病病人中,β 细胞新生似乎占主导地位,自我复制水平很低或没有变化。

2005 年,Service 等对 6 例胃旁路手术后出现餐后神经低血糖症症状的病人进行观察性研究,每位病人均行胰腺部分切除术,以控制严重低血糖,术后胰腺组织学检查均发现胰岛细胞增生症,其中 1 例甚至还出现了多发性胰岛素瘤。免疫组织化学染色可见 5 名病人在胰腺导管中出现胰岛素阳性细胞。上述结果提示,胃旁路手术可促进胰岛细胞增殖和(或)新生。其机制可能与 GLP-1 分泌增加和胰岛素抵抗减轻有关。因此,寻找可能促进胰岛 β 细胞新生的胃肠道激素等生物因子也就成为本领域关注的焦点。

(五) 促进胰岛 β 细胞新生的生物因子

在大多数哺乳动物中,体内 β 细胞的凋亡和新生保持一种动态平衡,每天大约有 3% 的 β 细胞被更新。新近的研究发现,多种生长因子和激素可以在体外或体内促进 β 细胞新生,减少 β 细胞凋亡,为胰岛再生治疗带来新的希望。

很多物质可刺激胰岛 β 细胞生长,主要的 3 个刺激物为葡萄糖、催乳素及生长激素。葡萄糖具有刺激培养的新生期和成年胰腺 β 细胞轻度生长的能力。妊娠可增加胰岛 β 细胞总量,体外实验显示催乳素、胎盘催乳素及生长激素均可刺激胰岛 β 细胞复制。

近期发现肠促胰岛素(incretin)在胰岛再生中发挥重要作用。GLP-1 是一种重要的肠促胰岛素,主要由末端空肠、回肠及结肠的 L 细胞分泌。研究发现其具有促进胰岛 β 细胞增殖和抑制其凋亡的作用,可导致 β 细胞体内或体外的复制和新生。GLP-1 及其类似物 Exendin-4 可增加正常小鼠和糖尿病小鼠的 β 细胞总量,GLP-1 可改善年龄相关性糖耐量受损,GLP-1、Exendin-4 及 GLP-1 类似物利那鲁肽(liraglutide)可以阻止或延缓 db/db 小鼠糖尿病的发病,降低 STZ 或胰腺部分切除术小鼠糖尿病的严重程度。此外,GLP-1 可以诱导胰腺的导管细胞、腺泡细胞分化为胰岛素产生细胞。GLP-1 还可以诱导巢蛋白阳性胰腺前体细胞分化为表达胰岛素和胰高糖素的细胞。

抑胃肽或称葡萄糖依赖性促胰岛素多肽(glucose-dependent insulinotropic polypeptide, GIP)是另一种重要的肠促胰岛素。GIP 由十二指肠和空肠的 K 细胞分泌,具有强烈的葡萄糖依赖性促胰岛素分泌作用。研究显示,GIP 不仅可以促进第一时相胰岛素分泌性,还具有促进 GLP-1 分泌、抑制胃酸分泌等作用。与 GLP-1 一样,GIP 同样也可以促进胰岛 β 细胞增殖和新生,抑制 β 细胞凋亡,从而增加 β 细胞总量。

促胃液素(gastrin)和表皮生长因子(epidermal grwoth factor,EGF)可使四氧嘧啶处理过的小鼠 β 细胞生长率超过每天 30%,3 天后 β 细胞总量即翻了 1 倍,7 天后恢复到正常 β 细胞总量的 30% ~ 40%。用 BrdU 示踪研究证实,胰岛再生是通过促进胰腺导管细胞向 β 细胞转化。Suarez-Pinzon 等亦证实在体内或体外联合应用促胃液素和 EGF 可能通过胰岛新生的方式而增加胰岛 β 细胞总量。

Ghrelin 主要由胃黏膜内分泌细胞所分泌,在胚胎期胰腺中亦有较高表达,出生时达高峰,之后降至很低水平。已有研究显示,ghrelin 可以调控胚胎发育期和成年胰腺的 β 细胞功能。Irako 等给新生大鼠注射 STZ 制备胰岛再生动物模型,在其出生后 2~8 天腹腔注射 ghrelin,发现 ghrelin 处理组在出生后 70 天的高血糖得到纠正,伴随胰岛素 mRNA 和蛋白表达水平明显上升,同时正在复制的 β 细胞数目显著增多。上述结果提示,ghrelin 可促进新生 STZ 大鼠的胰岛 β 细胞再生,从而预防大鼠成年后发生糖尿病。Granata 等亦证实,ghrelin 可促进仓鼠胰岛 β 细胞系和人胰岛的增殖,抑制其凋亡。另有研究显示,ghrelin 在胚胎期对胰腺的发育是可有可无的。在 ghrelin 敲除的小鼠中,胰岛素和胰高糖素分泌细胞的数量没有变化,胰岛的结构与野生型小鼠无明显差别,胰岛素、胰高糖素、生长抑素、PP 以及转录因子 Nkx6.1、Nkx2.2、PDX1 等的表达水平也没有变化。

在生理状态下,胰岛素样生长因子-1(insulin-like growth factor-1,IGF-1)、IGF-2、血小板源性生长因子(platelet-derived factor,PDGF)、EGF 等促进胰岛 β 细胞有丝分裂的作用很微弱,但采用转基因的方式诱导它们过度表达时,会出现明显的促有丝分裂作用,使胰岛 β 细胞增殖率明显提高,阻止 STZ 小鼠糖尿病的发生。

恢复糖尿病病人的胰岛 β 细胞总量和功能是治疗糖尿病的根本途径,其中胰岛再生是极具潜在应用价值的研究方向。由于在病人特异性干细胞来源、体外诱导分化方案以及体细胞基因操作等方面存在亟待解决的技术难题,故胰岛再生的体外策略与临床应用尚有较远的距离。胰岛再生的体内策略在理论上是更为理想的治疗方案,但由于胰岛细胞再生的内在规律和调控机制目前尚不清楚,故其临床应用前景同样也需要进一步观察和考证。值得一提的是,未来不论采用何种胰岛再生治疗策略,只要是在人体中进行研究,就必须遵从科学和伦理两项基本原则,并严格遵守我国医药卫生管理部门制定的相关法规。

推 荐 阅 读

[1] Wang P, Alvarez-Perez JC, Felsenfeld DP, et al. A high-throughput chemical screen reveals that harmine-mediated inhibition of DYRK1A increases human pancreatic beta cell replication. Nat Med, 2015, 21(4):383-388.

[2] Schmitz F, Roscioni S, Lickert H. Repurposing an Osteoporosis Drug for beta Cell Regeneration in Diabetic Patients. Cell Metab, 2015, 22(1):58-59.

[3] Romer AI, Sussel L. Pancreatic islet cell development and regeneration. Curr Opin Endocrinol Diabetes Obes, 2015, 22(4):255-264.

[4] Murtaugh LC, Keefe MD. Regeneration and repair of the exocrine pancreas. Annu Rev Physiol, 2015, 77:229-249.

[5] Kopp JL, Grompe M, Sander M. Stem cells versus plasticity in liver and pancreas regeneration. Nat Cell Biol, 2016, 18(3):238-245.

[6] Dhawan S, Dirice E, Kulkarni R, et al. Inhibition of TGF-beta Signaling Promotes Human Pancreatic beta-Cell Replication. Diabetes, 2016, 65(5):1208-1218.

(魏 蕊 洪天配 邓宏魁 管又飞)

第十五章 肝脏再生

早已证实,肝脏具有很强的再生能力,其永无止境的再生能力和活力甚至被比喻为希腊神话中的普罗米修斯。在希腊神话中,普罗米修斯的肝脏具有惊人的再生能力。在这个神话中,泰坦神普罗米修斯打破了禁忌,把火带给人类,他因此被至高无上的神——宙斯惩罚,被锁在一块石头上,白天他的肝脏被老鹰吃,仅在夜间再生,让他一直受折磨,直到大力神救了普罗米修斯。动物实验证明将正常肝切除70%~80%,仍可维持正常的生理功能,且能在约6周后修复生长到将近原来的质量。但在人体,一般认为约需1年时间。

第一节 肝脏的结构和功能

肝是人体内最大的实质性脏器,大部分隐匿在右侧膈下和季肋深面,小部分横过腹中线而达左上腹。

一、肝脏的解剖

肝的右下缘齐右肋缘;左下缘可在剑突下叩诊到,但一般在腹中线处不超过剑突与脐连线的中点。肝的膈面和前面分别有左、右三角韧带、冠状韧带、镰状韧带和肝圆韧带,使其与膈肌及前腹壁固定。脏面有肝胃韧带和肝十二指肠韧带,后者包含门静脉、肝动脉、淋巴管、淋巴结和神经,又称肝蒂。门静脉、肝动脉和肝总管在肝脏面横沟各自分出左、右干进入肝实质内,称第一肝门。在肝实质内,由于门静脉、肝动脉和肝胆管的管道分布大体上相一致,且共同被包裹在 Glisson 纤维鞘内。肝静脉是肝血液的流出管道,3 条主要的肝静脉在肝后上方的静脉窝进入下腔静脉,称第二肝门。肝还有小部分血液经数支肝短静脉流入肝后方的下腔静脉,又称第三肝门。

根据肝内血管、胆管的分布规律,将肝分为左、右 2 半。左、右半肝又分成左外叶、左内叶、右前叶、右后叶和尾状叶;左外叶和右后叶又分成上、下 2 段,尾状叶也分成左、右 2 段。临床上则常用以肝静脉及门静脉在肝内分布为基础的 Couinaud 分段法,将肝分为 8 段。

肝的显微结构表现为肝小叶,小叶中央是中央静脉,围绕该静脉为放射状排列的单层肝细胞索,肝细胞索之间为肝窦(窦状隙),肝窦的壁上附有肝巨噬细胞(又称库普弗细胞,Kupffer cell,KC),它有吞噬能力,属于单核-吞噬细胞系统。在几个肝小叶之间是结缔组织组成的汇管区,其中有肝动脉和门静脉的小分支和胆管。肝窦实际上是肝的毛细血管网,它一端与肝动脉和门静脉的小分支相通,另一端和中央静脉连接。在肝窦一面的肝细胞膜上具有很多微绒毛,伸向肝细胞膜与肝窦壁之间存在的狄氏(Disse)间隙内,主要起着与肝窦内血液之间进行物质交换的作用。胆管又分为胆小管和毛细胆管,后者即是相邻的两个肝细胞接触面之间的管状间隙,其壁由肝细胞膜构成。

肝的血液供应 25%～30% 来自肝动脉,70%～75% 来自门静脉。但由于肝动脉压力大,其血液的含氧量高,所以它供给肝所需氧量的 40%～60%。门静脉汇集来自肠道的血液,供给肝营养。肝的总血流量约占心排血量的 1/4,正常可达到 1500ml/min。

二、肝脏的功能

肝担负着重要而复杂的生理功能,其中已明确的有:

1. 分泌胆汁　每日分泌胆汁 600～1000ml,经胆管流入十二指肠,帮助脂肪消化以及脂溶性维生素 A、维生素 D、维生素 E、维生素 K 的吸收。

2. 代谢功能　食物消化后由肠道吸收的营养物质经门静脉系统进入肝。肝能将糖类、蛋白质和脂肪转化为糖原,储存于肝内。当血糖减少时,又将糖原分解为葡萄糖,释入血液。

在蛋白质代谢过程中,肝主要起合成、脱氨和转氨作用。蛋白质经消化分解为氨基酸而被吸收,在肝内再重新合成人体所需的各种重要的蛋白质,如白蛋白、纤维蛋白原和凝血酶原等,肝损害严重时,就可出现低蛋白血症和凝血功能障碍。体内代谢产生的氨是对人体有毒的物质,肝能将大部分的氨合成尿素,经肾排出。肝细胞受损时,脱氨作用减退,血氨因此增高。肝细胞内有多种转氨酶,能将一种氨基酸转化为另一种氨基酸,以增加人体对不同食物的适应性。肝细胞受损而伴有细胞膜的变化时,转氨酶被释出到血液中,血内转氨酶就升高。

肝在脂肪代谢中起重要作用,并能维持体内各种脂质(包括磷脂和胆固醇)的恒定性,使之保持一定浓度和比例。肝也参与多种维生素代谢。肝内胡萝卜素酶能将胡萝卜素转化为维生素 A,并加以储存。肝还储存维生素 B 族、维生素 C、维生素 D、维生素 E 和维生素 K。

在激素代谢方面,肝对雌激素、神经垂体分泌的抗利尿激素具有灭能作用;肾上腺皮质酮和醛固酮的中间代谢大部分在肝内进行。肝硬化时灭能作用减退,体内的雌激素增多引起蜘蛛痣、肝掌及男性乳房发育等现象;抗利尿激素和醛固酮的增多,促使体内水和钠的潴留,引起水肿和腹水形成。

3. 凝血功能　肝除合成纤维蛋白原、凝血酶原外,还产生凝血因子 V、Ⅶ、Ⅷ、Ⅸ、Ⅹ、Ⅺ和Ⅻ。另外,储存在肝内的维生素 K 对凝血酶原和凝血因子Ⅶ、Ⅸ、Ⅹ的合成是不可缺少的。

4. 解毒作用　代谢过程中产生的毒物或外来的毒物,在肝内主要通过单核-吞噬细胞系统进行吞噬和通过分解、氧化和结合等方式而成为无毒。参与结合方式的主要是葡萄糖醛酸、甘氨酸等,与毒物结合后使之失去毒性或排出体外。

5. 吞噬或免疫作用　肝通过单核-吞噬细胞系统的 Kupffer 细胞的吞噬作用,将细菌、抗原抗体复合物、色素和其他碎屑从血液中除去。

此外,肝内有铁、铜、维生素 B_{12}、叶酸等造血因素,故间接参与造血。肝又储藏大量血液,当急性失血时,有一定调节血液循环的作用。

三、肝脏结构与功能关系

肝脏的肝细胞既有内分泌功能又有外分泌功能,反映在肝细胞有大量的线粒体和大体积的粗面内质网和高尔基体。内分泌活动涉及糖原转化为葡萄糖和许多血清因子的大量分泌,包括白蛋白、凝血酶原、纤维蛋白原和脂蛋白组份。肝细胞外分泌功能有胆汁分泌,其中包含胆红素和胆盐,后者需要从肠道吸收。肝细胞对糖类、氨和甘油三酯(triglyceride,TG)代谢起重要作用,同时对代谢产物和有毒物质进行解毒。

　　肝脏的组织结构反映了其分泌和代谢功能。肝细胞构成 80% 的肝脏,排列为两个细胞厚的肝小梁。肝小梁的肝细胞之间的空隙构成毛细胆管,通过肝细胞和胆管细胞混合排列内衬的 Hering 管输送胆汁到胆小管。肝小梁被有孔内皮细胞和 Kupffer 细胞内衬的血窦分隔。在肝窦有孔内皮细胞和肝小梁之间是狄氏间隙。有孔内皮和狄氏间隙为肝细胞提供对肝血流的最大暴露面积。从肝细胞表面伸出大量的微绒毛到狄氏间隙,提供了巨大的表面积以吸收血液中分子物质。邻近狄氏间隙散布在肝细胞之间的是 Ito 细胞,即贮存维生素 A 的脂细胞。

　　在哺乳动物如老鼠和猪中,肝脏小梁构成了肝小叶。小叶被定义为由结缔组织连接形成一个大致六边形的“门管区”。肝小梁从小叶外围辐射至中央静脉。在人类,分开肝小叶并构成轮廓的结缔组织并不存在,但门管区的排列是相同的。门管区自身包括各一支门静脉、肝动脉和胆管,及淋巴管的分支。

　　肝脏的细胞外基质主要集中于其外部结缔组织囊、血管和胆管,仅少量与肝细胞相关。胶原蛋白 I、II、V、VI、VII,纤连蛋白(fibronectin, FN)和层黏连蛋白(laminin, LN)仅发现存在于外囊和血管。血管和胆管的基膜都含有 LN、内皮素、IV 型胶原、基膜蛋白多糖。然而,窦状隙缺乏基膜。狄氏间隙的 FN 含量丰富,该处也发现有游离 IV 型胶原。

第二节　肝脏的再生过程

　　当肝有局限性病变时,可施行肝段、肝叶乃至更大范围(如右三叶)肝切除术。对于急性肝衰竭而言,只要其肝脏结构支架没有完全坏死和塌陷,就有可能通过肝细胞再生来修复坏死的肝组织,进而恢复肝脏功能,并且不会留下后遗症(如肝硬化),据悉,具有这样自然恢复的可能比例约有 20%。

一、代偿性增生后再生

　　哺乳动物的肝脏是由代偿性增生而再生的典型例子,哺乳动物的肝脏周期缓慢,肝细胞的平均寿命为 200~300 天。细胞标记的研究表明,在正常肝周期,肝细胞是由现存的肝细胞代偿性增生来代替的,而不是通过干细胞来完成的。所有脊椎动物显示了创伤、化学损伤和病毒感染导致的组织损失后的肝再生能力。

　　使用最广泛的和研究最深入的损伤后肝再生模型是大鼠肝部分切除术(partial hepatectomy, PH)模型,2/3 的肝脏被手术切除。大鼠肝脏有 4 叶,2 大 2 小。2 个大叶切除将减去体积 2/3。被切除的部分不会长回来,但剩下的 2 个小叶增长迅速,术后 14 天之内将达到肝原始质量。肝叶被切除时并没有细胞损伤,因此,细胞增殖发生在无细胞死亡或炎症情况下。其他类型的损伤涉及炎症阶段,但再生的结果是一样的。如何抑制炎症反应以避免纤维化,并允许进行再生是一个不明确但很重要的问题。

　　肝细胞核转录因子(hepatocyte nuclear transcription factors, HNFs),控制个体发育过程中肝脏和胰腺的发育,也在成人肝细胞和胰岛细胞中表达。HNF-1α、HNF-4α 和 HNF-6 处于肝细胞和胰岛细胞转录网络中心。这些细胞正常功能的发挥都需要这 3 个因子。基因定位实验表明,在 1 个包含 13 000 个人类基因的启动子微点阵片段中,HNF-1α 和 HNF-6 分别结合到大约 1.6% 和 1.7% 的启动子上,而 HNF-4α 结合到大约 12% 的启动子上,是一个非常丰富和组成活跃的转录因子。在肝的个体发育过程中,这些因子调控的转录网络在很大程度上和肝再生是相同的,部分肝切除触发一系列调控事件,将以增殖为特征的基因活动模式叠加到特定的肝细胞转录模式。

（一）肝细胞活化与增殖

1. 增殖能力和动力学　古希腊人是否真的知道肝再生能力值得怀疑,但普罗米修斯的神话已在 2000 多年后的实验研究中得到验证。肝细胞有巨大的克隆增殖潜力。实验中,将 $(1\sim2)\times10^5$ 个转化 *lacZ* 基因的成年小鼠肝细胞移植到肝功能不全的小鼠体内,结果表明个体肝细胞具有至少 12 倍的分化能力。遗传性酪氨酸血症 I 型是一种致命的隐性肝脏疾病,延胡索酰乙酰乙酸水解酶(fumarylacetoacetate hydrolase,FAH)缺乏引起的疾病,导致肝毒性代谢产物酪氨酸的积聚。仅注射 1000 个正常肝细胞至患该病小鼠的肝脏就有了效果。系列移植实验显示,这些小鼠可以获救 4 代,这表明单个肝细胞能够分裂至少 70 倍。这种增殖能力是很显著的,显示了绝大多数成熟肝细胞有 4 倍性,甚至一些有更高倍性。

虽然 PH 后不同类型的肝细胞的 DNA 合成动力学是不同的,但所有类型的肝脏细胞均有增殖。肝细胞 DNA 合成于 PH 后 10~12 小时启动,24 小时达到高峰。而胆管细胞、肝巨噬细胞和 Ito 细胞 DNA 合成的启动和达到高峰时间均较晚。肝窦内皮细胞开始增殖最晚,4 天才达到 DNA 合成的高峰。1 只刚成年大鼠在恢复原来肝体积过程中,高达 95% 以上的肝细胞至少分裂 1 次。在年长动物中,肝再生速度更慢,更不完整,较少肝细胞参与增殖。

2. 进入细胞周期的启动相　众所周知,从细胞生物学的角度讲,静止期的细胞进入增殖周期需要经过 2 个转变,即 $G_0\to G_1\to S$,其余时相 $G_2\to S\to M$ 期的转变均按正常时序进行,一般很少受外界因素的影响。细胞由 $G_0\to G_1$ 的转化必须在效应因子作用的基础上形成感受态;进而受到进展因子的作用才能进入 G_1 期。G_1 期细胞合成细胞增殖必需的蛋白质和酶类,还需要在某些因子的刺激下才能进入 S 期。

肝脏再生的调控依赖于肝组织(包括肝实质细胞、肝非实质细胞及细胞外基质)及某些肝外组织来源的因子和营养物质的相互作用,肝再生调控是一个复杂的过程。

从分子水平讲,肝脏再生的分子机制有 3 种学说:①有功能的细胞群减少后代谢很快发生变化,激活了生长效应基因;②肝再生基因受血内超正常浓度阈值的生长因子的激活;③快速的代谢适应使肝外及肝内受激活的生长因子启动肝细胞再生。

肝脏细胞通过转录因子 CAAT/增强子结合蛋白 α（CAAT/enhancer binding protein alpha,C/EBPα）而维持有丝分裂静止状态。该蛋白在完整的肝脏高水平表达,通过与细胞周期依赖激酶(cyclin dependent kinases,CDKs)直接交互作用而阻止其进入细胞周期。

肝再生的效应因子可能是因感染、手术等引起的营养及生物化学因素改变导致肝细胞微代谢环境的变化。肝再生首先反映在肝细胞内 DNA 的合成,同时肝细胞不断复制,细胞外基质的合成也稳定地进行,以维持肝脏的正常结构。大约在 1 周肝窦在肝细胞间形成,恢复肝细胞的原有结构。

PH 后,肝脏细胞被"启动"或获得感受性,退出 G_0 期进入 G_1 期。C/EBPα 水平降低,超过 70 种"早期即刻"基因在 0.5~3 小时内活性被诱导。这些早期即刻基因的诱导不依赖于新蛋白质的合成,也就是说,它只需要通过翻译后修饰激活现有的转录因子。其中最重要的转录因子有信号传导与转录激活因子 3(signal transducer and activator of transcription 3,STAT3)、部分肝切除因子(partial hepatectomy factor,PHF/NF-κB,一种肝特异性 NF-κB)、AP-1(原癌基因蛋白活性复合体,c-Jun 和 c-Fos)和 C/EBPβ。许多早期即刻基因的启动子包含了这些转录因子结合序列,编码了发起细胞周期早期 G_1 期的转录因子,如原癌基因 *c-Myc*

和肝再生因子 1(liver regeneration factor-1,LRF-1),后者也构成 AP-1 型 DNA 复合物。在 G_0 期向 G_1 转变后几小时可检测到这些复合物水平升高。

肝脏特定蛋白合成模式在启动时略有变化。因为早期即刻基因的活化,许多与胎儿肝脏产生的相同蛋白质出现在再生的肝脏中,这些包括甲胎蛋白、己糖激酶、醛缩酶及丙酮酸激酶胎儿同工酶。此外,若干肝功能蛋白的表达上调,可以弥补组织损失,包括白蛋白和几个编码糖调节和代谢的基因,如葡萄糖-6-磷酸酶、胰岛素样生长因子结合蛋白-1 和磷酸烯醇式丙酮酸羧激酶。

一个主要问题是早期即刻基因如何启动。有丝分裂信号出现在 PH 后的血液中,宿主肝部分切除后肝组织或移植到异位的肝细胞复制 DNA 表明了这一事实。而且,一对联体大鼠中的一只鼠肝切除会诱导另一只大鼠完整肝脏的肝再生。这些有丝分裂信号是生长因子,由肝脏的细胞而不是肝细胞产生,以及身体其他部位的非肝细胞产生。肿瘤坏死因子 (tumor necrosis factor,TNF)/肿瘤坏死因子受体(tumor necrosis factor receptor 1,TNFR1)信号传导通路是肝再生启动中重要的传导通路,另外还有肝细胞生长因子(hepatocyte growth factor,HGF)、表皮生长因子(epidermal grwoth factor,EGF)和转化生长因子 α(transforming growth factor α,TGF-α)。TNF-α 和白细胞介素-6(interleukin-6,IL-6)在肝脏细胞 G_0 期向 G_1 期转化中扮演了一个重要角色。TNF-α 通过与其受体 TNFR1 结合而发挥效果。敲除 TNFR1 或 IL-6 的小鼠肝脏再生的能力不足。TNF-α 受体缺陷和以 TNF-α 抗体治疗的正常小鼠,DNA 合成严重受损。在这两种情况下,信号传导与转录激活因子 3(signal transducer and activator of transcription 3,STAT3)和核转录因子(nuclear factor kappa B,NF-κB)均激活失败且 c-Jun 和 AP1 产生增加。

这些缺陷可以通过注射 IL-6 纠正。IL-6 是由 Kupffer 细胞分泌的并在 PH 后 24 小时后血浆浓度达到高水平。在 IL-6 基因缺失的纯合子小鼠中,STAT3 的活化、AP1 的效能、Myc 和 cyclin D1 都显著减少,DNA 合成受抑。IL-6 的分泌受 TNF-α 激发。总的来说,这些观察表明,IL-6 是一个有丝分裂的基本要素,受 TNF-α 调节而诱发。结果表明了这样一个信号通路,即部分肝切除诱导 TNF-α 表达,随后 NF-κB 激活,诱导 IL-6 升高,导致 STAT3 的活化。STAT3 和 NF-κB 的活化启动早期即刻基因的表达。然而,在 IL-6 缺陷小鼠肝再生程序的完成,表明其他途径可以弥补 IL-6 缺陷。因此,虽然 TNF-α 和 IL-6 是正常肝脏再生过程中必需的,但不是启动再生中必不可少的。

HGF、EGF 和 TGFα 也可以启动肝再生。肝细胞生长因子失活前体(pro-HGF)在许多组织包括肝脏中被发现,它主要由内皮细胞产生。Pro-HGF 是被尿激酶型纤溶酶原激活因子(urokinase-type plasminogen activator,uPA)所激活的。活化的 pro-HGF 形成异源二聚体结合于它的受体 c-met。对培养在无血清培养基(即无其他生长因子)中的肝细胞而言,HGF 是一种有效的有丝分裂刺激物,因此是一个"完全的有丝分裂刺激剂"。PH 后 1 小时内,有活性的 HGF 血浆浓度升高了 20 倍。这种升高的机制可能与细胞外基质降解后 pro-HGF 释放有关。肝脏细胞外基质中含有大量的 pro-HGF。向未损伤肝脏注射 HGF,会导致一个较弱的增殖反应。但注射 HGF 前输入胶原会极大地放大反应,这表明肝细胞及其他细胞周围的基质降解,通过释放 pro-HGF 而启动肝再生。进一步,在 PH 后 1~5 分钟内,由于肝细胞质膜受体易位,尿激酶受体活性上升。这将导致 uPA 的活性增加,这样,除了激活 pro-HGF,还将纤维蛋白溶酶原转化为纤维蛋白溶酶,激活金属蛋白酶。因此,基质降解后 pro-HGF 的释放及 uPA 作用后的裂解可以解释 PH 后血浆活性肝细胞生长因子急剧上升的现象。

血管源性生长因子-A(vascular endothelial growth factor-A,VEGF-A)在提升 HGF 及 IL-6 的产生中发挥了作用。VEGF-A 体内注射能刺激肝细胞分裂,但只有在窦状内皮细胞存在的情况下才刺激体外肝细胞的有丝分裂。损伤激活肝内皮细胞通过 2 个不同的途径上调肝细胞 VEGF-A 分泌,导致 HGF 和 IL-6 水平升高。VEGF-A 结合到内皮细胞 VEGFR-1 和 VEGFR-2 两种血管内皮细胞受体。结合到 VEGR-1 导致 HGF 和 IL-6 分泌增加;结合到 VEGF-2 促进血管内皮细胞增殖,从而增加了细胞数量,能产生更高水平的生长因子。

EGF 也是一个完全的体外肝细胞增殖有丝分裂原。PH 后 15 分钟,肝脏内 EGF mRNA 增加 10 倍并在肝细胞、内皮细胞、Kuffer 细胞和 Ito 细胞内表达。PH 后,血浆 EGF 水平有所上升但稍迟于 HGF 的上升水平,但增长<30%。EGF 受体的数量在前 3 小时内加倍。肝细胞内 EGF 蛋白积累,但也可由唾液腺合成并释放到血液中,表明它通过自分泌和内分泌的机制起作用。后者的作用可能更为重要。PH 前 2 周去除唾液腺减少了 50% 浓度的血浆 EGF,杜绝了肝切除后 EGF 水平的升高。当 PH 时或 PH 后 3 小时内唾液腺被切除者,DNA 合成和细胞分裂也减少了 50%。在 PH 后 6 小时或以上唾液腺切除没有效果。给予外源性表皮生长因子可恢复唾液腺切除大鼠正常的再生活动。在一般情况下,EGF 水平下降延迟 24 小时内再生反应,但肝 7 天后仍能完全再生。这些观察表明,EGF 影响了 HGF 促发进入到 G_1 期的即刻事件。胰岛素及去甲肾上腺素通过结合 α1 肾上腺素能受体放大了 HGF 和 EGF 的有丝分裂信号。

TGF-α 也与 EGF 受体结合,并在 PH 后 2～3 小时内在肝细胞内被诱导,在 12～24 小时内上升到高峰。尽管 TGF-α mRNA 大量增加,PH 后,血浆中 TGF-α 蛋白只有一小部分的增长。此外,携带 *TGF-α* 基因缺失小鼠肝再生仍正常。因此,目前还不清楚 TGF-α 是否在肝脏再生中具有重要的作用,仅知道它会影响肝细胞的增殖。然而,与肝再生过程中肝细胞产生的其他生长因子如 FGF-1 和 VEGF-A 一起,TGF-α 可能是重要的诱导其他类型的肝脏细胞的增殖增加的因素。

多效因子是另一个在不同组织中表达的细胞因子,已被证明参与早期即刻基因反应的调控。大鼠肝细胞如果与 Swiss 3T3 成纤维细胞共同培养或在这些细胞的条件培养基中,将成功地在体外增殖。条件培养基中的活跃分子是多效因子,它在再生肝脏中的表达是作为对照的完整肝脏的 2 倍。

3. 增殖进展期　第二组基因称为"延迟早期"基因,负责独立诱导 PH 后大约 4 小时开始的新的转录因子合成。参与启动肝细胞的几个相同的生长因子,如 HGF、EGF 和 TGF-α,也调节 G_1 期到 S 期进程。在白蛋白启动子的影响下,肝细胞表达 TGF-α 增加,导致持续的高水平的 DNA 合成和肿瘤形成,这意味着它在 G_1/S 期转变等中发挥重要作用。延迟早期基因编码的蛋白质使细胞由 G_1 期向 G_1/S 期转变。重要的合成蛋白质是:①细胞周期和 CDKs,它磷酸化蛋白质如 Rb 蛋白,允许从 G_1 期进入 S 期;②p53,激活 *p21* 基因的一个转录因子,它编码的蛋白质能够抑制细胞周期蛋白/CDKs 的活性;③Bcl-X 和 Bcl-2,和 Rb 共同阻止细胞进入细胞周期时发生凋亡。

Rb 蛋白的表达高峰在 12 小时、30 小时和 72 小时,在再生肝脏 30 小时的表达是非再生肝脏中表达的 100 倍。PH 后,过表达 *p21* 基因的转基因小鼠的肝脏合成 DNA 低于正常的 15%,相应的小鼠肝脏质量下降。Bcl-2 和 Bcl-X 表达发生在 PH 6 小时后。非肝细胞 Bcl-2 的转录表达是正常的 2 倍以上的水平,而肝细胞 Bcl-X 转录表达是 20 倍的水平,但由这些基因编码的蛋白质在再生期间波动并不明显。

正常肝再生中多种信号是必要的,TNF-α、IL-6、HGF 和 EGF 似乎在肝再生启动中发挥决定性的作用,而一些其他生长因子扮演兼性角色。uPA 的活性如何在快至 5 分钟内增加,早期即刻基因如何在 30 分钟内激活尚未清楚。Chen 等使用聚乳酸-O-羧甲基壳聚糖纳米粒子培养猪肝细胞促进了肝衰竭小鼠的肝再生,可能原理是纳米粒子促发了多种信号诱导的肝再生。

4. 增殖停止 在再生大鼠肝内的 DNA 合成于 72 小时内完成。但是几乎没有人知道关于增殖停止的机制。TGF-β1 通常是由 Ito 分泌,可在预防和停止增殖中发挥重要的作用。在体外,TGF-β1 抑制肝细胞的有丝分裂。然而,在 *TGF-β1* 基因过表达的转基因小鼠,肝再生虽然减缓,但仍能完成,这表明其他因子与 TGF-β1 协同终止肝细胞增殖。

（二）肝细胞重塑

当增殖停止,肝细胞作为缺乏血窦和细胞外基质(extracellular matrix,ECM)的 10 ~ 14 个细胞簇状聚集物的细胞群存在。正常的肝结构通过调节细胞凋亡的数量、细胞运动和细胞外基质合成来达到组织重建。在重组阶段的再生肝脏,凋亡前体蛋白 Bax 是最丰富的,涉及细胞数的调节。3 种类型的肝脏细胞,即肝细胞、内皮细胞和 Ito 细胞合成和分泌 ECM 分子。Ito 细胞侵入肝细胞群且合成层黏蛋白。该层黏蛋白并不组成基膜,也许是因为缺乏内功素。它可以作为随后内皮细胞入侵的刺激物,将肝细胞分成两列细胞形成小梁。在这种方式下,窦状隙和狄氏隙得以重建。同时,其他的具备正常肝脏特征的细胞外基质分子得以合成和沉积。

二、通过干细胞途径的损伤引起的再生

大鼠肝损伤的几个模型显示,大鼠的肝脏含有一定数量的干细胞,使其能够在肝细胞的增殖能力受抑时仍能肝再生。*D*-氨基半乳糖(*D*-Galactosamine,*D*-galN)等化合物破坏了肝细胞的再生能力,能诱发广泛肝细胞坏死,2-氟乙酰氨基(2-acetylaminofluorine,2-AAF)会导致广泛的肝细胞 DNA 损伤,retrosine 是一种 DNA 烷化剂,能抑制肝细胞增殖。给予后两种化合物后行部分肝切除,引出一种促进再生的环境,而这在用 *D*-galN 时可自动完成。在这种情况下肝再生是通过未受处理影响的卵圆核小细胞的增殖和分化完成的,这些卵圆细胞起源于在 Hering 管上皮细胞的干细胞微环境。Hering 管是由一个基膜封闭的。卵圆细胞被认为是通过酶消化基膜并通过进入到门静脉旁组织,此后,它们增殖分化。

卵圆细胞是多潜能的,能分化成肝细胞、胆管上皮细胞或胰管上皮细胞。它们都表达胚肝细胞标记,如甲胎蛋白(AFP)、白蛋白、胆小管细胞标记物细胞角蛋白 7 和角蛋白 19 以及 γ 谷氨酰转移酶(γ glutamyltransferase,γ-GGT)等,提示它们可以概括肝细胞的胚胎分化。除了肝胚细胞和肝内小胆管标记,这些细胞也表达 CD34、CD45、Sca-l、Thy-l、c-Ki 和 fit-3 受体,这表明卵圆细胞和造血干细胞表型可能重叠。使用抗 Thy-l. 1 抗体,95% ~ 97% 的卵圆细胞能用荧光激活细胞分类术(fluorescence activated cell sorting,FACS)从大鼠肝脏中分离出来,这些大鼠被 2-AAF 处理过和 CCL$_4$ 损伤过或行部分肝切除。基于这些数据和其他资料,2001 年,Sell 提出,产生卵圆细胞的干细胞来源于骨髓。如果是这样,可以预期损伤后的肝脏可以被移植骨髓细胞来再增殖而修复。然而,在激发肝卵圆细胞增殖的各个损伤模型中,标记的骨髓细胞并没有使肝脏再增殖。

三、肝细胞大小和生长潜势的异质性

肝细胞大小和生长潜能有异质性。Tateno 通过 FACS 分离 2 个肝细胞群:大肝细胞群和

小肝细胞群。小肝细胞具有较低的粒度和自发荧光,而大肝细胞则相反。两种细胞群均需要非实质细胞来增殖,但小肝细胞有更高的增长潜力。小肝细胞是双潜能的,能够分化为肝细胞或胆管细胞。这表明它们是卵圆细胞分化的早期阶段。与这个设想相一致的是在肝化学损伤后的肝再生看到小肝细胞,这种损伤抑制肝细胞的代偿性增生,并诱发卵圆细胞的增殖。然而,2000 年,Tateno 等发现小肝细胞来自未损伤肝脏,所以它似乎不太可能是未损伤肝脏或 PH 后肝卵圆细胞分化后的一个肝细胞阶段,假设肝脏的维持再生能力或 PH 后肝再生仅由于完全分化后的肝细胞的增殖。另一种可能性是,小肝细胞是一种独特的祖细胞群,而不是卵圆细胞起源的。与此观念相一致的,在倒千里光碱/PH 肝再生模型中,卵圆细胞增殖是适度的,但肝脏通过小肝细胞快速增殖而完全再生,此小细胞表达胚肝细胞、卵圆细胞和完全分化肝细胞的特征表型。

第三节　肝脏的再生治疗

急性肝衰竭可通过同种全肝或部分肝移植治疗。尽管同种肝移植已取得了成功,但供肝来源不足仍是制约肝移植开展的首要因素。在欧美国家等待紧急肝移植的急性肝衰竭者中仅有不到 1/5 的病人有可能获得供体,大多数病人在无望的等待中死亡。在日本,由于法律法规的限制,根本无法广泛开展原位肝移植,仅能进行少量的亲体肝移植。我国是肝病大国,供肝来源更为缺乏。另外,肝移植手术创伤大,恢复期较长,其手术和终生的免疫抑制剂的费用亦相当大。手术和器官移植后所需要的免疫抑制剂使用引起的并发症发生率较高,并发症包括简单的感染、肾衰竭、高脂血症和长期免疫抑制剂使用增加的皮肤和其他类型癌症的发生率。

再生医学的概念包含影响病人健康改善的身体天生的愈合和再生过程相关的临床工作。肝脏可能超过其他任何一个器官为再生医学提供了最大机会。这是因为,不像大多数其他的器官,肝脏具有在大量的化学和物理的侵袭及组织的丧失以后再生的能力。我们生命的存在可能很好地依赖于再生肝脏的能力。

因此,根据肝脏的再生能力,通过肝细胞移植或人工肝支持系统来替代衰竭肝脏功能直至肝再生有望成为急性肝衰竭较为理想的新的治疗手段。

一、肝细胞移植

肝细胞移植的研究已开展了 20 多年,尽管仍然处于实验治疗阶段,但作为治疗肝病的细胞治疗途径有一些潜在优势。肝细胞移植不需要大的手术,它们仅通过输注细胞进入肝脏或脾脏及其他的一些器官的血供中来进行,因此,创伤小,花费小,几乎没有相关的并发症。肝细胞也能被储存或低温保存,所以,理论上来说,对于一个需要移植的病人来讲,细胞可以在任何时间获得。肝细胞移植的使用时间取决于病人的状态,而不是像要等待一个合适的器官那样。肝细胞移植也有一些的潜在的缺点,像全器官移植物一样,细胞移植受体也需要接受免疫抑制剂,但所需药物的剂量较小。因此,因免疫抑制剂引起的副作用几乎遇不到,但尚无确定性的研究结果。

(一) 移植细胞来源

目前作为肝细胞移植的肝细胞来源主要是不适合做全器官移植的丢弃的器官。现在还没有足够的肝细胞用来移植到所有可能通过移植能得到益处的受体。然而,有一些创造性的新思维被提出,例如,使用第Ⅳ肝段(用劈裂肝脏的方法获取更多的肝细胞作为移植)。将来也可能会有其他的肝细胞来源。最突出的来源是从猪或其他一些动物获得的异种肝细胞、永生化肝细胞和最近发现的干细胞来源的肝细胞,从这些领域的未来发展,可能使得适合肝细胞移植的细胞数量最终变得无限。肝细胞移植的一个最重要的益处是,病人仍然保留他们自身的肝脏。

阻止肝细胞移植在医学中心应用的一大重要因素是肝细胞获得数量有限,用于肝细胞移植的肝细胞通常来源有肝脂肪变性>50%的肝脏、有血管斑块或致使组织不适宜全器官移植的其他因素。在人类实验中,如果不能获得足够数量的肝细胞,肝细胞移植的实验研究将无法开展。异种移植细胞、永生的人类肝细胞、干细胞源性的肝细胞、胚胎肝细胞将被提出作为临床移植的几种选择。迄今为止,没有任何一种细胞源被发现可以安全有效地满足所有的要求。随着干细胞源性肝细胞越来越得到科学家的关注,它很有可能成为未来肝细胞移植的重要细胞来源。目前干细胞诱导肝样细胞移植治疗已在动物实验和临床试验中得到广泛开展,并被证明是安全有效的。由诱导多潜能干细胞(induced pluripotent stem cells,iP-SCs)诱导生成的肝细胞样细胞,能为治疗肝衰竭提供无限的肝细胞来源。Isobe 等报道,体内移植的源自 hiPSCs 的 HLC 可以改善啮齿动物模型中由药物引起的致命性肝衰竭的生存率;并且 Espejel 等报道,由 iPSC 诱导的 HLC 在植入 ALF 模型后既有正常肝细胞的功能,同时又有移植后再生增殖的潜力。

骨髓间充质干细胞(bone marrow mesenchymal stem cells,BMSCs)是另一种可以用于急性肝衰竭细胞移植的干细胞,这类细胞具有容易获得、增殖方便等优点,目前被广泛研究。Zheng 等通过对急性肝衰竭大鼠模型进行骨髓间充质干细胞移植研究发现,接受移植的大鼠成活率明显增加,并能够改善其肝功能和肝脏病理学改变。随着干细胞诱导和移植技术的不断发展,相信在未来,必将成为肝细胞再生的最佳技术。

现存肝组织的有效利用可以立即提高获得肝细胞的数量。在美国没有规定要求将捐赠者器官分配到移植研究中心进行肝细胞分离,相对来说,少量器官被送到研究中心作肝细胞移植。大多数未用于完整器官移植的器官被提供到商业公司,在那里肝细胞被分离用来销售,或用于自身新陈代谢和毒理学的研究。然而大部分捐赠者的肝组织有其特有的价值,简单的分配后将器官送到移植中心能做最初的评价,选择最合适的病例做细胞分离。劈裂肝脏的方法使尾状叶和Ⅳ段用于肝细胞移植成为可能。未来,大部分或全部被用于移植的肝脏可以劈裂。正如左外叶或整个左叶部分可用于细胞分离,而其余肝组织则作为组织移植使用。由于肝细胞移植目前不是标准的治疗方法,所以这样的建议暂不可行。但是,如果肝细胞移植的疗效已得到强力证明确立,细胞移植的好处将超过分裂过程中的风险和需要的额外时间。肝细胞移植而不是原位肝移植能节约治疗急性肝衰竭和代谢性疾病病人目前所使用器官。

Kobayashi 等用被 LoxP 重组靶点处理的永生化 SV-40T 基因转染细胞,在体外产生了大量部分去分化的肝细胞(NKNT-3 细胞系)。当转导 Cre 时,细胞转变成完全分化类型,异种移植 $5×10^7$ 个永生化和转变的人肝细胞(成年大鼠肝细胞总量的 5%)进入脾脏可挽救经受 90% 肝切除的使用免疫抑制剂的受体大鼠。如不治疗,受体大鼠会在 36 小时内死亡。胆红素、凝血酶原时间和血氨在移植后 1 周会明显降低,组织学检查显示脾内肝细胞岛和残留受体肝脏正在进行的再生。

（二）移植部位选择

关于肝细胞移植的大量临床前研究有力证明移植是安全和有效的。肝细胞移植最常见的部位是脾脏和肝脏，其他移植部位包括腹腔、胃和网膜。移植到腹腔的大多数肝细胞其智能特性很快丧失。在智能特性移植后仅仅那些着床靠近血管的细胞能够吸取足够的营养以存活较长的时间。尽管这种方法是很容易的，肝细胞移植的智能特性移植的作用有限。肝细胞移植到脾脏或肝脏已经显示能够在受体的一生中存活。Mito 和他同事的研究清楚地显示肝细胞能长期存活，动物的脾脏一段时间以后能够被"肝脏化"，其脾脏实质中 80% 能被肝脏取代。Wang 等通过介入技术经股动脉插管至脾动脉，30 分钟缓慢注射细胞含量约 2×10^9 的细胞混悬液，取得了良好的结果。

在脾脏中建立异位的肝脏功能的概念在理论上类似于生物人工肝。肝细胞移植的便利和病人自身丰富的结合自然高血流的天然基膜成分一起使得脾脏成为短期或者长期异位肝脏功能建立的有效部位。可能肝细胞移植将变得更容易，更经济，更有效，并且将提供比体外装置同样的或更好的支持作用。

对于移植肝脏来说，肝细胞移植的较好路径是通过门静脉。肝细胞被输入供应肝脏的血管，肝细胞以接受门静脉血流的不同比例被分配到不同肝叶。在小动物门静脉注射较为困难，在这些研究中常使用另外的方法，肝细胞被直接注入脾髓内，留在脾脏的细胞比例由通过脾静脉流出道的障碍程度来决定。在 Mito 的研究中，脾脏被"肝脏化"，简单地阻断脾脏的流出道以帮助将细胞留在脾脏内。另一种情况下，当脾脏被用来作为影响脾静脉注射的方法时，脾静脉被开放。已有报告注射进脾脏的细胞中接近 52% 的细胞在几分钟内经脾静脉和门静脉转移到肝脏。

据估计，一位 70kg 的成人含有 2.8×10^{11} 个肝细胞，人体能经受 90% 肝切除而生存。所以，细胞移植物或 LADs 需要提供至少 10% 的正常肝脏量即含有 120g 的肝组织或 2.5×10^9 个肝细胞。

大量的肝细胞是不能注入门静脉系统的，因为存在门静脉栓塞和门静脉高压症的问题。一般的规则是输入约 2×10^8 个细胞/公斤受体体重。这些数目的细胞输注并没有造成任何长期的并发症。通常有门静脉压力的暂时升高，在几个小时内缓解。虽然具有实验性，这个数字也可从非人类灵长类动物的临床前研究中推断。Grossman 等报道，将 $(1\sim2)\times10^8$ 个细胞/公斤受体体重注入曾预先切除肝左叶或肝右叶的狒狒肝内，无严重并发症，只有门静脉压力短暂升高。因为只有很少比例体积的肝脏量可以在 1 小时内移植，肝细胞移植不能指望仅以供体细胞取代大部分的肝脏。

从这一移植中研究人员获得了一些重要的发现。首先，一定量的肝细胞可以安全植入门静脉且不引起并发症。虽然肝脏中肝细胞的总数我们无法估计，但一次进行 7.5×10^9 个细胞的移植估计占肝脏量的 3.5%～7.5%，且在移植后 15 小时内不会出现并发症。其次，临床试验中肝细胞形成的明显移植物和功能都超越了先前研究中在动物实验时获得的移植物和功能。3.5%～7.5% 肝脏量的移植最终恢复了肝脏对胆红素结合能力的大约 5%。

缺少输注细胞的空间可能是限制生存的因素。一个正常的受体肝脏容纳的输注细胞量是一个肝脏相等量的 1%～2%。然而这 1%～2% 呈现了长期的生存。注入 DPPTV⁻ 大鼠脾脏的野生型肝细胞迁移进肝窦并整合进宿主肝细胞板内，能在 8 个月后还可看到。供体细胞整合进宿主肝板提示进行肝细胞的系列输注能获得明显恢复功能性的肝质量所需的接种水平。

保证移植后有足量的肝细胞存活一段时间以获得移植物或恢复受体肝功能是肝细胞移植面临的最严峻的问题。多数试验已经报告肝细胞移植后仅有暂时的肝功能改善,这提示移植后肝细胞生存时间较短。但有报告通过纳米技术延长移植肝细胞生存,发挥肝功能替代作用。

（三）移植后肝细胞的整合

肝细胞整合进受体肝脏是一个复杂的过程,需要供体和受体肝细胞的相互作用形成整合的肝组织。这一过程包含 4 步,尽管每 1 步是单独的,但在时间和空间上有许多重叠。肝细胞在输入门静脉后必须穿过内皮以逃避血管系统。尽管肝脏有带孔内皮,在正常情况下,150nm 的孔径太小以致不能提供直径在 20 ~ 50nm 的实质肝细胞的传递。肝细胞的输入很快充填门静脉和栓塞二级和三级门静脉分支。门静脉压力随着血流被门静脉内肝细胞团块变窄而增高。细胞移植前正常的静脉图像明显变细并显示门静脉包括肠系膜和脾静脉近端血管的较大的充盈。假如移植的肝细胞数量在受体肝细胞总数的 5% ,门静脉高压是暂时的,在几小时内会缓解。

当移植细胞区域的内皮退化时,一定比例的移植细胞开始充填窦状隙和狄氏间隙。可能物理和体液(生长因子、细胞因子)因素都参与这一过程。镜下组织切片分析显示内皮在多处被破坏,供体肝细胞离开内皮不完整和破裂区域的门静脉。一些报告提示最终整合进受体肝脏的肝细胞大多数在移植后 24 小时将穿过内皮屏障。留在门静脉的细胞最终在移植后 16 ~ 24 小时被巨噬细胞排出。其他的报告提示细胞在移植后 2 ~ 3 天可继续整合进实质。闭塞血管区域的暂时缺氧会造成内皮和受体、供体肝细胞的变化。内皮和供体、受体肝细胞在肝细胞整合区域都表达 VEGF(一种已知低氧诱导的因子)。有趣的是,VEGF 以往被认为是血管通透性因子(vascular permeability factor, VPF)。VEGF/VPF(一种有力的血管生成因子)的表达和分泌被认为有助于细胞移植后新血窦的再形成和内皮屏障的恢复。

通过内皮屏障将允许供体肝细胞整合进入受体实质。供体肝细胞的完全整合和肝功能完全恢复难以确定。但是,仔细研究定位于特定膜片段的抗原表达和活性定位清楚地表明,供体肝细胞完全整合进受体肝板,并在移植后 3 ~ 5 天形成自身和供体细胞的混合结构。通过 CD26 抗体确认二肽基肽酶 IV(dipeptidyl peptidase IV,DPP IV)抗原定位于肝细胞基底外侧膜。连接子 32 抗体可用于显示相邻肝细胞间缝隙连接。同样,胆小管 ATP 酶活性可用于识别相邻肝细胞胆小管区域。这些不同抗原及其活性的正确定位要求肝细胞被完全整合进入肝板并极化。移植后 3 ~ 7 天,在受体肝可以显示包括供体肝细胞 DPP IV 和受体 ATP 酶活性的混合结构或与连接子 32 共同定位的供体 DPPIV。这两项研究都清楚表明供体肝细胞适当整合,以及供体和受体肝细胞之间的细胞内联系(间隙连接蛋白 32)的重建。通过运输和分泌一种荧光结合胆汁酸,显示供体和受体间的肝细胞混合结构是有功能的。Hamaguchi 等也报告了肝细胞移植后,肝脏将靛青绿和四溴苯酚磺酞转运至胆汁中。Eizai-高胆红素血症大鼠进行了肝细胞移植。这些动物有多药耐药蛋白 2(multidrug resistance-associated protein2 ,MRP2)的缺陷,这将阻止胆汁酸结合物的正常运输和排泄入胆汁。这是一种代谢性疾病相关的动物模型,情况类似于人类 Dubin-Johnson 综合征。这种由肝细胞移植纠正转运缺陷的例子是供体肝细胞的完整功能整合到受体肝脏的确切证据。

整合过程中的一个程序是显著重塑肝实质。Koenig 等曾经报道过在最接近供体细胞的区域有基质金属蛋白酶 2(matrix metalloproteinase 2,MMP 2)的激活和释放。目前还没有明确这种蛋白酶是否是由供体细胞或者受体细胞产生的,更甚之哪一种细胞是这种蛋白酶的来源,但细胞外基质成分的降解能为供体细胞创造空间。在细胞移植后的 2 个月内,在增殖的供体肝细胞内和周围能检测到 MMP2 的表达。移植后在成年肝脏增殖的胎鼠肝细胞结节的边缘也能检测到 MMP2 产生的增加和释放。尽管整个程序的所有部分还没有被完全了解,但可以明确的是这种肝细胞可以被移植进入肝脏的血供,破坏内皮屏障,重建结构并整合进入肝实质,与相邻的细胞和胆管树间建立沟通,在重建过程中的 3~5 天内完全保持正常宿主肝结构。

(四) 肝细胞移植治疗急性肝衰竭

肝细胞移植以 3 种方式被应用于临床。细胞移植已经被用于那些在所匹配器官找到之前将要死于所患疾病的病人,为其提供短期肝脏支持。当这些病人被列入需要进行全器官移植时,肝细胞输入有时被推荐作为移植的"桥梁"。肝细胞移植的第 2 种作用超出了为病人过渡到肝移植的尝试。也曾发现部分病人在进行了肝细胞移植后能够通过肝再生而完全恢复且不再需要进行器官移植。第 3 种广泛的应用是将肝细胞移植用于治疗代谢性肝脏疾病。在再生医学中,着重讨论的是第 2 种。

有一个推荐行肝脏移植的亚组病人经历了急性肝衰竭。这些病人在短时间内肝细胞大量丧失导致肝功能不全。除了肝细胞大量丧失外,没有长期存在的肝结构的病理改变。由于肝脏在肝实质丧失后有强大的再生能力,有人试图用肝细胞移植纠正急性肝衰竭。这一假说与桥梁技术类似,肝细胞移植用于在一个紧急时刻或是致命肝衰竭的时候起到支持作用。期望是如果病人在急性组织丧失后存活,他们自身的肝脏可以再生。如果自身肝脏再生,那么就不再需要肝脏移植了。外源性的肝细胞移植可以支持肝功能,防止致命的肝衰竭。供体细胞和自身肝细胞都会预期参与到再生反应。一旦肝脏被完全修复,可能供体肝细胞就不再被需要。如果移植后肝脏主要由自身肝细胞组成,病人就可以安全地停止免疫抑制疗法。如果细胞疗法成功,病人可以不需全器官移植和终生免疫抑制。几项临床研究支持肝细胞移植能提供足够的肝功能以维持急性肝衰竭动物,研究已表明肝细胞移植可以显著提高由 D-氨基半乳糖引起的、90% 肝切除术后或局部缺血肝损伤后急性肝衰竭的动物的生存率。Chang 等报道,使用载 HGF 的纳米粒子培养的大鼠肝细胞移植治疗急性肝衰竭大鼠可改善肝功能,提高生存率,与其局部缓释 HGF 刺激移植肝细胞和受体肝细胞再生有关。

现在有不少病人在进行肝细胞移植后逆转了急性肝衰竭的报道。导致急性肝衰竭的原因有乙型肝炎肝衰竭、对乙酰氨基酚中毒、吃下有毒蘑菇后引起肝脏毒性反应和未知病因的肝衰竭。每例病人都表现为典型的急性肝衰竭的症状,并且大多数立即需要肝移植。细胞移植的细胞数目随方法的不同而变化,但介于 $(1~5)\times10^9$ 活性细胞总数之间。在所有病例,细胞被移植到门静脉进而直接移植到肝脏。一般来说,病人会先给予新鲜的冷冻血浆防止安置导管时出血。Fisher 等的结果是典型的肝细胞移植的反应。通常在移植后氨水平会急剧下降。移植后凝血因子的循环水平稳定,然后在接下来的 2 周慢慢增长。Fisher 等报告因子Ⅶ的水平在移植前是正常的 1% ,细胞移植 7 天后增长到 25% ,2 周后增长到 64% 。在细胞移植后,凝血因子通常恢复得很快,不需要额外的新鲜冷冻血浆。

病人通常在 2~4 周后判定完全恢复后出院。细胞移植受体的年龄从 3~64 岁不等,表明即使是老年病人也有足够的再生能力接受肝细胞移植。

通过对供体组织同种移植物的观察,肝细胞同种移植物在植入后立刻生产和分泌人类白细胞抗原 1(sHLA-1)。如果供体与受体之间错配,循环中可以检测出供体特异性 sHLA-1

并且可通过酶联免疫吸附试验(enzyme linked immunosorbent assay,ELISA)进行定量。通过对组织活检标本进行多聚酶链式反应(polymerase chain reaction,PCR)分析可以识别并鉴定和定量供体人类白细胞抗原1的等位基因。Fisher等曾报道说如果检测出病人肝脏内仍然是自身细胞占优,病人就可以慢慢脱离免疫抑制疗法。迄今为止的病例显示,肝脏衰竭的病人在进行了肝细胞移植后可以完全复原,没有严重的不良反应,且不需要进行全器官移植和长期免疫抑制。虽然病例的数量还很少,但对这种利用肝细胞移植处理急性肝衰竭的新型治疗方式有一些明显的优点,将在今后更加深入的研究中确定更加恰当的位置。

几乎所有进行肝细胞移植的病人都能记录到临床状况的改善,肝细胞移植无严重并发症的报告,但人类肝细胞移植后,肝细胞保持功能的时间长度尚未确定。在肝脏疾病的动物模型的研究已经证明移植到脾脏或肝脏的供体肝细胞,在受体维持功能并参与正常的再生受体维持肝功能正常,移植肝细胞参与肝再生。虽然人类肝细胞移植很可能会导致供体肝细胞终生发挥正常功能,但这需要临床研究证实。

今后的工作将要进行移植的优化和免疫抑制的监视,以尽量减少并发症,最大限度地促进移植物植入和功能发挥。临床肝细胞移植的一个主要问题是难以追踪移植后供体细胞。除短期跟踪有放射性物质如铟预先标记的肝细胞外,仍没有定量和容易的方法监测供体细胞。最新的研究显示0.05~0.1mmol/kg钆贝葡胺(gadobenate dimeglumine)静脉注射后MR增强可以较好地对肝细胞进行显影,Wang等对接受脾内肝细胞移植的病人进行5年随访研究中发现,接受移植48个月后,病人脾脏内仍能通过MRI(Gd-BOPTA)检测到移植的肝细胞信号。然而这项技术比较适用于异位肝细胞移植的情况如脾内肝细胞移植,对肝内移植的肝细胞的示踪目前仍需要进一步深入研究。供体细胞的移植物植入也可以通过Y染色体荧光原位杂交指示,侵入性较小的方法将被需要用来优化移植和免疫抑制监视以及对细胞移植物的日常监测。在这里提到的问题似乎没有不可逾越的,在许多不同的国家,肝细胞移植成功的实验室报告很多,不同的移植中心研究人员间已形成的合作精神将会有利于本领域的研究,更有利于将来接受肝细胞移植的病人。

二、人工肝支持系统

急性肝衰竭的常规内科治疗效果不一,但一般都不很理想。尽管监护技术和支持疗法不断进步,病死率仍达65%~90%,其中Ⅳ期肝性脑病病人的病死率高达90%~95%。

对经内科治疗病情仍恶化的肝病病人要考虑进行紧急肝脏移植。目前,肝脏移植治疗急性肝衰竭的疗效确切,病死率可降至20%。然而由于供肝来源有限,技术难度甚大,致使约90%的病人因在等待肝脏移植期间发展为不可逆性脑部损伤或多器官衰竭而死亡。即使是接受了肝脏移植的病人,也可能因术前一般情况较差,同时合并有其他脏器的功能衰竭,使移植效果受到影响。

肝功能衰竭不仅产生严重的代谢紊乱和毒性物质的积聚,还对肝细胞的功能和再生有一定影响,形成恶性循环。急性肝衰竭死亡率高,传统内科治疗效果不佳,肝移植是目前治疗的最有效手段,但面临的最大问题是供肝来源的缺乏。人工肝支持系统(artificial liver support system,ALSS),简称人工肝,是通过一个体外的机械或理化装置,起到暂时辅助或完全替代严重病变肝脏的功能,直至自身肝脏功能恢复或过渡到肝移植。人工肝的作用基于肝脏损伤的可逆性及肝细胞的强大再生能力。人工肝的发展已经历了60多年,理想的人工肝除具备良好的解毒功能外,还应具有合成、分泌、转化等多种功能。但由于肝脏功能的复杂性,现有的人工肝还没有完全成功的定型装置,临床上也尚未达到十分满意的疗效,多数人工肝只能替代肝脏的部分功能。

（一）人工肝脏的分类

人工肝脏按照其组成及作用机制分为非生物型人工肝、生物型人工肝及组合型生物人工肝。也有学者把血浆置换等单独归为中间型人工肝,因为该型人工肝同时具有非生物型和生物型人工肝的部分功能,但就其构成和作用机制而言,把它归为非生物型人工肝较为合适。

非生物型人工肝指不包括生物部分(如活的细胞、组织或器官)构成的人工肝,包括血液透析、血液灌流、血液滤过、血浆置换、分子吸附再循环系统、血浆成分分离吸附-普罗米修斯系统等。非生物型人工肝以清除病人血液中的毒素为主要作用,部分非生物人工肝还兼有补充体内需要物质和调节机体内环境紊乱的作用(如血浆置换)。虽然已经过半个多世纪的发展,非生物型人工肝仍是治疗肝衰竭的主流方法,占目前人工肝治疗病例的绝大多数。

生物型人工肝指将同种或异种动物的器官、组织或细胞等与特殊材料和装置结合构成的人工肝支持系统。生物型人工肝包括以往的离体肝灌流、人-哺乳类动物交叉灌流、初期体外生物反应器(内含肝组织匀浆、新鲜肝脏切片、肝酶或人工培养的肝细胞等)。目前,生物型人工肝一般专指以人工培养的肝细胞为基础构建的体外生物反应装置。该系统不仅具有非生物型人工肝的清除毒素的作用,还能发挥肝细胞的合成和代谢作用。生物型人工肝的构建包括肝细胞来源、细胞培养方式及生物反应器三要素。典型的生物人工肝是一个含有肝细胞的中空纤维管生物反应器。肝细胞可使用同种异体或异种肝细胞。为获得最大有效性,据统计,生物反应器中的肝细胞量应至少 1010 个,最好全部的人肝相等量 2.8×10^{11} 个,这一数量的获得相对较难,但培养的和低温保存人或猪肝细胞会使得它变得容易。由于人肝细胞来源有限,Chen 等报道通过改进方法提取和保存的猪肝细胞生物人工肝得到较好推广应用。

组合型生物人工肝指在生物型人工肝基础上加上非生物型人工肝的血液透析、血液灌流、血液滤过、血浆置换等技术,从而构建的人工肝。生物型人工肝问世不久,人们发现它虽能在一定程度上替代肝脏的解毒与生物合成的功能,但肝衰竭病人体内积聚的大量代谢产物及毒性物质难以在有限的交换中由培养的肝细胞去除,反过来还影响体外肝细胞的活性及功能。因此将偏重于解毒作用的非生物型人工肝与生物部分结合就组成了组合型生物人工肝,以期望使人工肝的功能更加全面,效率更高。

（二）生物人工肝对肝再生的作用

生物人工肝对肝衰竭病人肝再生的作用主要包括两方面。首先,生物型人工肝通过解毒、转化代谢作用,稳定病人的内环境,减少肝细胞进一步坏死,同时改善肝性脑病、脑水肿,预防和治疗多器官功能衰竭,尽可能地延缓并发症的出现和恶化。此外也为新生肝细胞的生长并修复坏死灶创造良好的环境和条件。这种作用主要是对肝再生起间接作用。其次,生物型人工肝通过生物合成作用,为肝衰竭肝再生启动以及加速肝细胞再生,提供具有丝裂原性的细胞因子及营养物质。这种作用是对肝再生的直接作用。上述直接与间接作用的结合将使生物型人工肝为肝衰竭的肝再生恢复、避免肝移植提供最大的可能。

已有动物实验发现,对 70% 肝切除加肝动脉断流模型的急性肝衰竭猪进行生物人工肝支持治疗,可使 44% 的急性肝衰竭猪从肝衰竭中自然恢复和存活,而对照组仅有 22% 自然肝再生存活率。另有研究显示对静脉注射 D-半乳糖胺形成的急性肝衰竭猪模型经行生物人工肝支持治疗,可使 7/8 肝衰竭动物从肝衰竭中自然恢复和存活,而对照组仅有 1/6 动物自然肝再生存活。这些研究均提示生物人工肝确有辅助肝再生的作用。

生物人工肝支持系统的细胞来源主要有 C3A 细胞株(源于人肝母细胞瘤)和猪肝细胞,生物反应器有中空纤维型和支架型,而细胞培养采用了球形聚集培养、微载体培养、胶原凝胶、共培养、微囊化培养等多种方式。从"体外肝辅助装置"(extracorporeal liver assist device,ELAD)、HepatAssist、BLSS、MELS、AMC-BAL、Li-BAL 等生物人工肝系统和组合型生物人工肝系统的临床试验结果看,有效改善了氨、胆红素等生化指标和神经功能症状。目前已进行了初步临床评估的两种生物型人工肝脏装置,均采用中空纤维管型生物反应器。一种是由 Sussman 提出的 ELAD,将 1～2g 的 C3A 细胞接种于中空纤维管外腔,培养 14 天后,细胞增殖至 200g,并相互融合,此时即可用于临床试验。病人血液从股动脉以 200ml/min 抽出,经过 120kD 孔径的超滤管,产生的超滤液以 20ml/min 泵进放置在 37℃ 恒温箱的 ELAD 的中空纤维管进行物质交换。另一种是由 Neuzil 构建的生物型人工肝脏,它是将 $1×10^9$ 个猪肝细胞先黏附于微载体表面,然后放置于中空纤维管的外腔,该装置在体外循环中还结合了血浆分离装置。Millis 对暴发性肝衰竭病人进行了一个随机对照试验,ELAD 治疗组 12 人有 11 人(92%)最终顺利过渡到肝移植,而对照组 7 人只有 3 人(43%)过渡到肝移植($P<0.05$);ELAD 治疗组有 10 人(83%)达到了 30 天的生存指标,而对照组只有 3 人(43%)。

生物人工肝治疗的安全性是临床关心的一个问题。初步的临床试验显示其治疗肝衰竭是安全的,绝大多数病人能耐受整个治疗过程。在一组 24 例病人行 ELAD 治疗的过程中,未见明显的低血压发生,平均血小板无明显减少,只有 1 例病人因预先已存在弥散性血管内凝血,于人工肝脏治疗过程中,出现了血小板的显著下降、插管处出血等情况。停止治疗并输入 2U 的新鲜血浆后,出血停止,血小板计数上升。另有 1 例病人在治疗中出现呼吸困难、心动过速、发热,注射皮质醇仍不能缓解,在治疗停止 9 小时后,上述症状消失。在应用猪肝细胞的 Neuzil 生物人工肝治疗过程中,尚未发现严重的过敏反应。对于更长时间的异种肝细胞应用,是否会引起严重的免疫反应有待进一步研究。

临床研究显示,对 12 例急性肝衰竭病人应用 ELAD 治疗,6 小时后血浆 HGF 浓度平均升高 4 倍以上,从(7.61±1.72)μg/L 升至(30.5±6.19)μg/L,而对照组 HGF 浓度无明显变化,与肝再生有关的 TGF-β1 水平两组均无变化。提示生物人工肝治疗可补充增加病人体内的肝再生丝裂原性物质,促进肝再生。最近 Detry 报道的 1 组 8 例对乙酰氨基酚中毒性急性肝衰竭病人经组合型生物人工肝支持,有 5 例通过肝再生而自然恢复,避免了肝移植,为急性肝衰竭生物人工肝支持后肝再生提供了良好的范例。

由于肝脏功能的复杂性,仅以解毒功能为主的非生物型人工肝疗效有限。近 20 多年来,以培养肝细胞为基础的生物型人工肝研究发展迅速,但肝衰竭病人体内积聚的大量代谢产物和毒性物质难以在有限的交换中完全由培养的肝细胞来解毒,成为生物型人工肝发展的"瓶颈"。但在 I 期临床试验中,将生物反应器与非生物型人工肝脏装置结合起来的组合型人工肝脏,却显示了比生物型、非生物型人工肝脏单独使用时更好的临床效果,获得了迄今为止人工肝脏支持暴发性肝衰竭病人最理想的结果,它很可能代表了人工肝脏将来发展的方向。

国外对组合型生物人工肝的研究已进入 Ⅱ/Ⅲ 期临床试验。HepataAssist ™ 肝支持系统是第一个被美国 FDA 批准进入 Ⅱ/Ⅲ 期临床试验的一种组合型生物人工肝,这一系统的生物反应器含有 0.15μm 孔径的聚砜膜中空纤维。纤维之间的空隙含有附着在胶原覆盖的葡聚糖小珠(微载体)上的 7×10^8 个猪肝细胞。血液从股动脉流出,首先通过血浆分离器,血浆然后通过 2 根活性炭柱和生物反应器的中空纤维,在这里血浆通过中空纤维小孔与肝细胞进行交流。血浆然后通过股静脉回到循环中。在 1 个 39 例病人的该装置的 I / II 期临床研究发现,病人能较好地耐受这一方法,生物反应器运行良好,6 例病人没有进行移植而生存,提示他们的肝脏已经再生,其他病人接受了肝移植。所有病人总的 30 天生存率是 90%,相比急性肝衰竭病人的 50% ~ 60%,包括那些接受了移植失败的病人。

Demetriout 用 HepataAssist 治疗了 31 例肝衰竭病人。他们被分为 3 组。第 1 组的 18 例暴发性肝功能衰竭病人没有慢性肝病史,符合暴发性肝功能衰竭的诊断标准,都是进行原位肝脏移植的适宜对象。除 1 例病人处于 III 期脑病之外,其余病人均处于 IV 期脑病(深昏迷),因为颅内压升高,表现出脑干功能紊乱和去大脑状态。第 2 组是 3 例已接受肝脏移植,但移植肝脏无功能,临床表现急剧恶化的病人,他们全处于 IV 期肝性脑病。第 3 组是 10 例慢性肝病急性发作病人,因为败血症、酗酒、多器官衰竭等原因,均不是肝脏移植的适宜对象,他们中有 2 例处于 III 期脑病,其余均为 IV 期脑病。人工肝脏的治疗每次持续 6 小时,在治疗开始前 1 小时进行血浆分离术,以确保病人能耐受体外循环。结果显示,组合型人工肝脏是一种安全的治疗装置。只有 1 位病人因暂时的低血压需要中断治疗,而所有其他病人在组合型人工肝脏支持治疗过程中,血流动力学状态保持稳定;在血浆分离和体外灌流中,没有出现梗死、血栓、出血等问题,对猪肝细胞没有发现过敏或免疫反应的副作用。组合型人工肝脏的治疗对接下来移植肝脏的存活和功能没有不良影响。

在第 1 组的 18 例暴发性肝功能衰竭病人中,有 16 例顺利进行了肝脏移植,1 例不需肝脏移植而病情完全恢复,只有 1 例死于伴发的重症胰腺炎;第 2 组的 3 例因首次肝脏移植未成功、需接受再移植的病人,经组合型生物人工肝脏过渡治疗后,均成功实施了再移植;第 3 组的 10 例慢性肝病急性发作期病人,经人工肝脏治疗后获得暂时的临床症状改善,有 2 例病人度过危险期,以后成为肝脏移植的合适对象,其余 8 例病人死于最后 1 次人工肝脏治疗后的 1 ~ 21 天(平均时间为 7.1 天),死因是食管静脉曲张出血和多器官衰竭。

目前,美国 FDA 已经批准了一项关于组合型人工肝脏的进一步随机、对照、多中心的临床试验,其目标是提高病人的生存率(需要或不需要肝脏移植),美国和欧洲一些大的肝脏移植中心将参与这个关键性的试验。

对于急性肝衰竭而言,其肝再生与恢复一般需要 2 周的时间。生物人工肝和组合型生物人工肝能辅助急性肝衰竭肝再生恢复,从而避免肝移植,为其临床应用展示了更加诱人的前景。然而目前大多数生物人工肝和组合型生物人工肝仍注重的是为病人等待肝移植提供稳定病情、延缓脑水肿等围术期治疗的可靠手段,随着生物人工肝研究的不断深入,在稳定肝衰竭病人病情的同时,加速促进肝再生必将成为生物人工肝和组合型生物人工肝重要的职能。

已知肝非实质细胞如 Kupffer 细胞、肝窦内皮细胞是肝内产生 HGF、促肝细胞生长物质(hepatic stimulatory substance,HSS)等细胞生长因子和物质的主要场所,早有学者指出生物人工肝理想的细胞培养系统为肝实质与非实质细胞混合培养系统,就是希望借助肝非实质细胞特殊的旁分泌系统,为肝衰竭病人提供更完善和理想的人工肝支持。但由于存在着非实质细胞可激活血液中某些免疫物质的顾虑,这种混合培养系统的应用尚未认真考虑,但随着生物人工肝研究的日益深入,肝非实质细胞在促进肝再生方面的作用肯定会被重视并加以利用。

理想的生物反应器应达到以下要求：①为肝细胞提供良好的生长代谢环境；②为血液或血浆与肝细胞相互作用提供理想场所，能发挥必须的肝脏功能；③保护肝细胞，避免宿主免疫系统的损伤，而且具有高通量的物质交换效能。虽然目前的临床试验多以中空纤维管作为生物反应器，但这并不能肯定中空纤维管是最合适的。实际上，中空纤维管也存在着生物相容性待提高、肝细胞分布不均匀、细胞黏附性差等缺点。当肝细胞与中空纤维管有效相容，才有助于发挥肝细胞正常的功能，

De Bartolo 等将人原代肝细胞灌注入交叉中空纤维膜生物反应器，并着重考察了生物反应器对细胞代谢功能的影响。有人认为，在中空纤维管装置中使用微载体，虽可增加肝细胞的分化功能，但微载体占据了纤维外腔的大量容积，降低了装置中毛细纤维管的数目，因此降低了总的弥散面积。据报道，这样的装置可容纳相当于肝脏总体积2% ~5%的肝细胞数目，这对临床应用来说显然是不够的。已有几种具有不同特点的装置，如日本研究较多的多层平板式生物反应器、Gerlach 研制的多种毛细纤维交织而成的生物反应器、内部填充微囊包被型肝细胞的圆柱形生物反应器等，在体外实验、急性肝衰竭的动物模型上显示出很好的支持作用。

另外，目前我们还不清楚生物型人工肝的细胞部分能够起多大作用，如何起作用；是生物型人工肝代偿了肝脏的功能或者是被支持肝脏的自身改善，抑或两者兼而有之。Sugiyama 证明当肝组织大片坏死后，肝细胞再生的调节因子 HGF 增多，TGF-β1 降低，若干促炎性细胞因子如 IL-6、TNF-α 明显地增加。血液中细胞因子的变化，不仅干扰自然肝脏肝细胞的繁殖，而且调节肝脏内特殊基因的表达。动物实验还表明，当切除68%的肝脏造成鼠肝衰竭模型时，血液中的 TGF-β1 和 IL-6 水平增高，而剩余肝内和一系列促肝细胞生长因子如核转录因子 B、STAT3、AP-1 和 HNF-1、HNF-4 明显受到抑制。此时剩余的肝脏 HGF 表达延长，没有肝细胞增生的信号。肝衰竭病人血液中 HGF、TGF-β1、IL-6、TNF-α 水平明显增高，不但抑制了肝脏的再生，而且抑制了尚存的肝细胞表达功能。实验证明，经过 4 小时的肝细胞为基础的 BAL 治疗，降低 TGF-β1 水平，并在鼠的自然肝脏内重现 STAT3、AP-1、HNF-1 和 HNF-4 的表达，以及迅速增升的 HGF 和 C-met 的表达。说明以肝细胞为基础的生物型人工肝支持不仅代偿肝脏的解毒和合成功能，而且可能调节由于大片肝脏坏死引起的激素、细胞因子和分子的异常，从而促进肝脏的再生。以上只是动物实验的结果，人肝衰竭时的发生机制及组合型生物人工肝治疗效果到底如何尚不清楚。

总之，目前无论是哪种人工肝脏，临床试验虽然能改善神经系统的症状和生化指标，但都缺乏提高肝衰竭病人生存率的有力证据。此外，生物人工肝治疗后如何促进肝脏再生也是面临的一大难题。人工肝脏的研究将是任重而道远的工作。

推 荐 阅 读

[1] Chen Z,Chang RN,Guan WJ,et al. Transplantation of porcine hepatocytes cultured with polylactic Acid-o-carboxymethylated chitosan nanoparticles promotes liver regeneration in acute liver failure rats. J Drug Deliv, 2011,2011:797503.

[2] Ibars EP,Cortes M,Tolosa L,et al. Hepatocyte transplantation program:Lessons learned and future strategies. World J Gastroenterol,2016,22(2):874-886.

[3] Isobe K,Cheng Z,Ito S,et al. Aging in the mouse and perspectives of rejuvenation through induced pluripotent stem cells(iPSCs). Results Probl Cell Differ,2012,55:413-427.

[4] Kim HJ,Kim BS,Kim MJ,et al. Enhancement of the liver and pancreas in the hepatic arterial dominant

phase:comparison of hepatocyte-specific MRI contrast agents,gadoxetic acid and gadobenate dimeglumine,on 3 and 1.5 Tesla MRI in the same patient. J Magn Reson Imaging,2013,37(4):903-908.

[5] Leckie P,Davenport A,Jalan R. Extracorporeal liver support. Blood Purif,2012,34(2):158-163.

[6] Podoll AS,DeGolovine A,Finkel KW. Liver support systems-a review. ASAIO J,2012,58(5):443-449.

[7] Shi XL,Gao YM,Yan YP,et al. Improved survival of porcine acute liver failure by a bioartificial liver device implanted with induced human functional hepatocytes. Cell Res,2016,26(2):206-216.

[8] Tang Y,Li QS,Meng FW,et al. Therapeutic Potential of HGF-Expressing Human Umbilical Cord Mesenchymal Stem Cells in Mice with Acute Liver Failure. Int J Hepatol,2016,2016:5452487.

[9] Wang F,Zhou L,Ma X,et al. Monitoring of intrasplenic hepatocyte transplantation for acute-on-chronic liver failure:a prospective five-year follow-up study. Transplant Proc,2014.46(1):192-198.

[10] Yu Y,Wang X,Nyberg SL. Application of Induced Pluripotent Stem Cells in Liver Diseases. Cell Med,2014,7(1):1-13.

[11] Zheng S,Yang J,Tang YM,et al. Effect of bone marrow mesenchymal stem cells transplantation on the serum and liver HMGB1 expression in rats with acute liver failure. Int J Clin Exp Pathol, 2015, 8 (12): 15985-15992.

（陈　钟）

第十六章 牙 再 生

牙缺失是人类的常见病、多发病,对病人的咀嚼、言语、美观和心理等有显著影响。根据世界卫生组织(World Health Organization,WHO)统计,牙病是人类发病率最高的3大非传染性疾病之一,由各种牙病造成牙缺失的病例非常普遍。在社会人口老龄化的趋势下,90%以上的老年人有不同程度的牙缺失,极大地影响了他们的健康和生活质量。目前牙缺失的治疗均是采用人工生物材料制作义齿,现有的牙缺失修复方法属于非生物性的赝复体修复,价格昂贵,常需损伤邻近健康牙,和天然牙存在较大差距。因此,牙再生已成为国际口腔医学研究的热点。而且,牙以其临床获取的便利性、组织结构和发育过程的复杂性和作为完整器官的代表性成为人体组织器官再生颇有价值的研究模型,吸引从事发育生物学和再生医学的科学家在这方面展开研究。

近20年来牙发育学、再生生物学和干细胞特别是成体干细胞生物学研究飞速发展,极大地推动了牙再生的研究。美、英、日等发达国家已将牙再生列入重大研究规划,试图利用干细胞和组织工程技术实现牙的再生及修复。美国国立卫生研究院(National Institutes of Health,NIH)及其下属的口腔颅面研究所(National Institute of Dental and Craniofacial Research,NIDCR)已正式将牙再生研究纳入了10年规划并斥以巨资资助该研究。而我国也对于牙再生的研究较为重视,已有多项牙再生的重大课题立项。牙再生的研究不仅具有重要的科学意义,而且具有广阔的应用前景和潜在的商业价值,在美国、日本除多家著名大学和国立研究机构外,一些商业公司也投入到牙再生的研究中。

然而经过多年的牙再生研究实践,虽然在牙组织工程、构建具有继续发育能力的重组牙胚和生物牙根-牙周复合体再生等方面取得突破性进展,作为整体器官的全牙生物性、功能性再生仍然是一大挑战。究其根本,是因为任何组织或器官的再生研究都必须建立在对其发育机制深入认识的基础上。牙发生发育过程中的关键机制,尤其是上皮-间充质细胞相互作用的调控机制尚不完全清楚,极大地限制了牙再生的进展。因此,牙发育学的理论知识可以指导牙再生。

第一节 牙发育原理

脊椎动物的器官形成是不同的组织之间有序地相互作用的结果。上皮和间充质之间的相互作用是常见的器官发育的作用形式,这个过程包括组织间一系列的诱导及被诱导,导致了组织特异性基因的表达及形态发生,并最终引起细胞的终末分化及器官形成。

与其他器官的发育相似,牙的发育很大程度上依赖于上皮与间充质组织间的相互作用。牙形态发生过程包含了成牙上皮与其下方间充质之间的一系列相互作用的过程。牙胚组织中的上皮或间充质在单独存在的情况下都不能进行细胞或形态上的分化。但是,如果用大分子蛋白质能通过的半透膜隔离牙上皮和牙间充质组织,牙组织仍然能够进行分化,形成成釉器和牙乳头以及牙的细胞外基质成分等。这些结果表明,在牙形成的正常分化过程中需要两种组织之间的信息交换,这种信息交换是通过可以扩散的信号分子介导的。已有的研究表明,包括骨形态发生蛋白(bone morphogenetic protein,BMP)、成纤维细胞生长因子(fibroblast growth factor,FGF)、Wnt 与 Hh 家族在内的多种信号分子在牙胚发育的不同时期表达,作为形态发生的信号,在上皮-间充质相互诱导过程中发挥调控作用。此外,信号分子可引起转录因子的激活,而受转录因子反过来可以调控信号分子的表达,从而可能在不同的组织层之间形成信号回路。例如,以同源异型框(Hox)基因为代表的转录因子,调控着上皮-间充质之间的相互作用,导致牙发育并形成精确的形状。

一、牙发育的起始

(一) 发育过程

牙上皮和牙间充质都是牙发生所必需的组织成分。早期研究在两栖类动物中证明了牙间充质起源于神经嵴,切除神经嵴,第一鳃弓不能发育。在小鼠 E8.5 胚胎中,由中脑和后脑区域迁移出来的神经嵴细胞能支持牙的发育,而其他部位来源的间充质组织均不具备成牙能力。

神经嵴是早期胚胎覆盖在神经褶边上的外胚层细胞团。在颅面发育过程中,脑神经嵴细胞(cranial neural crest cell,CNC)从神经褶外胚层释放出来,沿腹侧迁移进入鳃弓,分化成多种细胞类型,包括牙间充质细胞、成骨细胞、成软骨细胞和颅神经节细胞。利用 DiI 及 LacZ 等报告基因标记 CNC 的实验证实了牙间充质起源于 CNC。而且组织重组的实验也证实,与牙上皮重组后能够支持牙发育的是 CNC 或 CNC 来源的外胚间充质,而不是中胚层来源的间充质组织。由于早期胚胎下颌弓口腔面和反口面的间充质都能对来源于早期牙上皮的诱导信号做出反应并产生牙结构,因而认为 CNC 的成牙潜能并不是预先决定的。进一步研究发现,虽然 8~10 体节期小鼠胚胎第一鳃弓已明显有 CNC 迁入,但此时的第一鳃弓在鼠肾囊膜下培养 2 周后,只长出骨及囊膜组织。而 12 体节期或更晚期的第一鳃弓在鼠肾囊膜下培养 2 周后却能长出牙。显然,10 体节期之前迁入第一鳃弓的 CNC 还不具备成牙潜能。而在 10~12 体节期之间迁入第一鳃弓的 CNC 中有少数具备成牙潜能,同时使第一鳃弓也具备了成牙潜能。

牙上皮在 E11 就具有诱导成牙的潜能,牙发生的部位取决于牙上皮与 CNC 来源的外胚间充质相互作用,一旦 CNC 迁入第一鳃弓后,就有可能与口腔上皮相互作用,诱导牙发育。而到 E12 之后,这一潜能就转移到牙间充质。到目前为止,仍无法证实成牙上皮的这种潜能是否是与生俱来的。在许多的外胚层附属结构中,间充质组织在决定其发育的部位及结构上起着重要的诱导作用,而上皮则以自身的能力积极响应间充质间的诱导信号。以面部原基的生长情况为例,当面部间充质与异位上皮如肢芽外胚层重组后能够支持骨骼的生长发育。

哺乳动物牙发育的最初的形态学变化表现为第一鳃弓口腔面的预定磨牙发生部位的牙上皮出现局部增厚,称为牙板(dental placode)。口腔牙上皮的局部增厚形成牙板是牙发育过程中首先出现的形态学特征。

(二) 基因调控机制

牙板形成之前,特定基因在预定牙发生的牙原基部位表达,与牙发生部位的决定是密切相关的。许多基因在增厚的牙上皮中表达,包括 *Fgf8*、*Fgf9*、*Bmp2*、*Bmp4*、*Shh*、*Wnt10a* 和 *Wnt10b* 等。这些牙上皮中表达的信号分子进一步诱导牙间充质中 *Msx1*、*Msx2*、*Lef1*、*Dlx1*、*Dlx2*、*Gli* 和 *Ptc* 等的表达。其中许多基因对维持牙的正常发育是必不可少。如 *Shh* 能调控牙上皮细胞的增殖;*Msx1* 基因剔除小鼠的牙发育停滞在牙蕾期;*Gli2* 和 *Gli3* 双基因剔除小鼠只有门牙能发育到牙蕾期,磨牙不能发育。

利用原位杂交技术检测发现,*sonic hedgehog*(*Shh*)在小鼠 E11.5 的牙板中表达,*Shh* 是 Hh 基因家族中唯一在牙发育过程中表达的基因。在利用 *Shh* 启动子驱动 *LacZ* 报告基因的转基因小鼠中发现,*Shh* 在口腔上皮中的表达可以追溯到 E9.5,表明该基因与牙板的发育是密切相关的。目前还不能确定 *Shh* 是由何种因子诱导表达。但是,可以肯定 BMP 的活性对维持其表达是必需的。Wnt 信号与牙板的定位也是密切相关的。*Wnt7b* 可能通过与 SHH 相互作用来界定口腔上皮和牙上皮之间的界限,从而确定牙的形成部位。其机制可能是 *Wnt7b* 所激活的某种信号通路可抑制 *Shh* 的转录活性。牙上皮中产生的 SHH 可能通过激发上皮细胞的分裂来调控牙上皮的增厚内陷,导致牙蕾的形成。在 E10.5 小鼠胚胎下颌中,用吸附 SHH 蛋白的琼脂糖微球能模拟牙发育的起始过程,异位诱导上皮的增厚。用抗体中和 SHH 的活性也能抑制牙的发育。在牙上皮中敲除 *Shh* 或传导 Hh 信号的细胞膜蛋白 *Smo*,均导致细胞的分裂、生长和牙图式形成等异常。这些研究结果均表明 *Shh* 在牙的早期发育中是必需的,可能通过激发上皮细胞分裂来调控牙上皮的增厚和下陷,从而形成牙蕾的结构。

Fgf 家族中的不少成员都在早期发育的牙胚中表达,从牙发育的起始阶段到最后一颗牙的形成过程中都发挥着不同的功能。*Fgf8* 和 *Fgf9* 都在牙发育出现形态变化之前的预定牙上皮中表达,其中 *Fgf8* 表达强烈,*Fgf9* 的表达相对比较微弱。到牙蕾早期时,它们都不再表达了。FGF8 能诱导 *Pax9*、*Pitx1* 和 *Pitx2* 的表达,同时 BMP4 能抑制这些基因的表达,通过两者之间的拮抗作用来限定这些基因在牙上皮和间充质中的表达,同时也确定了牙发生的部位。在牙发生定位期间,参与牙发育的各种转录因子的表达区域与许多信号分子的表达区域是相互重叠的,这个现象在牙定位过程中特别的重要。例如,*Pax9* 是早期牙间充质中的一个标志分子,它的表达区域位于 *Bmps* 与 *Fgf8* 的表达重叠区间。上皮中的 BMP2 和 BMP4 抑制着 *Pax9* 的表达,而 FGF8 则诱导 *Pax9* 的表达,是 *Pax9* 表达的一个正调节因子。这些结果表明,来自上皮的信号分子不仅以旁分泌的方式激活或抑制相邻间充质中基因的表达,而且还以自分泌的方式影响上皮中基因的表达。

许多 Wnt 基因均在发育的牙胚中表达,其中大多数基因的表达局限在牙上皮中。由于 Wnt 基因敲除小鼠大多在牙的表型出现之前就死亡,因此 Wnt 在牙发育过程中的确切作用还不是很明了。但是并不能因此低估 Wnt 信号通路在牙发育起始中的作用。如果在牙上皮异位表达 *Dkk*,可以使牙的发育停滞在牙蕾期之前,这也就说明了 Wnt 在牙发育的起始阶段具有重要的作用。

二、牙形态发生

(一) 发育过程

大约在胚胎发育的第 9 天时,小鼠的第一鳃弓就具有成牙的能力,此时牙的发育尚未出现任何形态学的特征。牙发育部位的决定大约发生在 E10.5。在 E11.5 时,牙发育的形态变化起始于胚胎口腔牙发生部位上皮组织的局部增厚,形成牙板。从 E12.5 到 E13.5 期间,牙板不断分裂并向其下方的牙间充质内陷,形成蕾状结构,其四周密集包绕许多间充质细胞,此期称之为蕾状期(bud stage)。在此期间,蕾状上皮的基底层细胞维持柱状形态,这一由柱状细胞构成的基底层上皮结构是牙发育中的标志性形态结构。在蕾状期,牙间充质细胞围绕着下陷的牙上皮形成了牙乳头和牙囊,这些结构最终将发育形成牙髓、成牙本质细胞和牙槽骨。随后牙间充质细胞围绕牙蕾聚集形成帽状结构,称之为帽状期(cap stage)。在钟状期发育中,牙上皮基底层细胞分化为成釉质细胞(ameloblast),而牙间充质细胞则分化出成牙本质细胞(odontoblast)。牙根形成阶段,间充质细胞还发育形成牙周组织。

人牙的发育与小鼠有很多类似之处,妊娠6周的人胚口腔上皮细胞在未来成牙部位已经由立方状变为高柱状,在上下颌面上各形成一条"U"形上皮带。妊娠7周的人胚牙上皮已经开始突入间充质内,在上下颌内各形成10个乳牙牙胚,此时的牙间充质凝集在下陷的牙蕾上皮周围。妊娠第10周,人胚乳牙原基进入帽状期,内釉上皮呈高柱状并有釉结节产生。妊娠第14周起,人乳牙原基进入钟状期,成釉质细胞和成牙本质细胞已排列就位并开始分泌牙釉质和牙本质。人胚胎第4个月,乳牙胚舌侧出现对应的前牙和前磨牙恒牙胚,而恒磨牙胚在牙板远端形成。恒牙胚形成后维持在钟状期,直到数年后进入替牙期才继续发育。

(二) 基因调控机制

对细胞的分裂和分化进行精确的时空上的调控是器官形态建成的基础。牙的形态发生大约起始于E14.5的蕾状晚期,此时牙上皮向上内陷,形成帽状结构。在帽状结构的顶部由一些不分裂的细胞形成的结构称之为釉结(enamel knot),釉结是牙形态发育过程中极为重要的一种暂时性的上皮结构,具有独特的基因表达图式,被认为是调控牙形态建成的信号中心,将决定牙发育的最终形态。*Shh*、*Bmp2*、*Bmp4*、*Bmp7*、*Fgf4*、*Fgf9*、*Wnt10a* 和 *Wnt10b* 等信号分子都在其间表达。因此,这一结构被认为是调控牙图式形成的信号中心,调控细胞的分裂和凋亡,决定牙尖形成的数目和位置。

1. EDA信号 EDA信号在包括牙、毛囊、汗腺等器官的发育中发挥关键作用,该信号异常可导致少汗性外胚层发育不良(hypohidrotic ectodermal dysplasia,HED),病人可出现先天性牙齿缺失、形态异常及牙釉质缺陷。EDA信号是TNF配体-受体-调节体家族的成员之一,其表达局限于牙、毛囊和汗腺,其表达特征和功能从鱼类到灵长类均高度保守。该信号主要由 ectodysplasin(EDA)、EDA receptor(EDAR)和EDARADD介导。EDA基因位于Xq12-13,主要编码EDA-A1和EDA-A2两个蛋白,其中只有EDA-A1与牙发育密切相关。EDA-A1和EDA-A2与不同的受体结合,其中EDA-A1的受体EDAR是TNFR(tumor necrosis factor receptor)家族成员之一,发挥着典型的TNFR功能。EDAR通过与一系列特异的调节蛋白结合,可激活IKK复合体,并最终激活NF-κB转录因子。其中,EDARADD(EDAR-associated death domain)是EDAR下游一个特异作用于EDA信号通路的调节蛋白。大量遗传学研究表明,EDA基因不同的突变可引起不同的表型。大多数可导致EDA信号阻断的突变均可引起HED表型,表现为少牙或无牙。HED病人平均可缺失22颗牙。上颌中切牙缺失最为少见,但保留的切牙往往形态异常。同样,小鼠中EDA类似的基因 *Ta* 也表现出磨牙牙尖大小和数目显著减少,以及切牙和第3磨牙缺失。此外,在人类中EDAR和EDARADD基因的突变和相应的小鼠 *downless* 和 *crinkled* 基因突变,均表现出类似的HED表型。这些证据均表明EDA信号通路在调节牙形态发生、维持牙胚的发育和生长等过程中均发挥重要作用。其发挥功能的具体分子机制十分复杂,现有研究证实其与NF-κB、SHH、BMP等信号通路均存在紧密的联系和相关作用,从而协同调控牙发育过程。

2. SHH 信号通路　从帽状期开始,*Shh*(sonic hedgehog)的表达被局限在釉节结中,随后表达区域又扩散到内釉上皮和星网间细胞中。Dips1 和 Smo 是传导 Shh 信号的两个必须的因子,Disp1 能调节细胞合成和分泌 Shh 的数量,而 Smo 则是 SHH 细胞膜受体的抑制因子。从牙上皮中敲除 *Smo* 导致上下颌中第一磨牙和第二磨牙异常融合,与 *Shh* 条件性基因敲除小鼠牙表型很相似,且更为严重。这表明,在牙发育中,Shh 信号除了介导上皮与间充质之间的相互作用之外,还能在上皮组织内起调控作用。

3. FGF 信号通路　多个 FGF 家族成员都在牙发育过程中表达,并呈一定的时间和空间特异性。到了蕾状晚期和帽状早期,原始釉节结中 *Fgf9* 的表达上调,同时该部位的 *Fgf4* 的表达也被 Wnt 信号所激活。*Fgf8* 则可能起着诱导牙间充质中 *Fgf3* 的表达的作用。*Fgf3* 在蕾状期开始就一直在牙间充质中表达,*Fgf10* 则从 E14.5 开始在牙间充质中表达。*Fgf10* 能激发牙上皮细胞的分裂,却不能激发牙间充质细胞的分裂。*Fgf3* 或 *Fgf10* 基因敲除小鼠都不会出现严重的牙发育异常。但是,敲除 *FGFR2b*(*Fgf3* 和 *Fgf10* 的酪氨酸激酶受体)将导致牙的发育停滞在蕾状期。因此,在牙发育中,*Fgf3* 和 *Fgf10* 之间存在明显的功能互补作用。

4. BMP 信号通路　BMP 是一类糖基化胞外基质相关分子,属于 TGF-β 超家族成员。分泌的 BMP 通过胞外蛋白酶的剪切而成熟,形成具有生物活性的二聚体,并与特异性的 I 型和 II 型膜受体结合,通过 Smad1/5/8 等分子的磷酸化传递信号入胞内。经典的 BMP 信号通路在胚胎和个体发育中均发挥重要作用,是四肢发育、软骨形成和骨生长所必需的。BMP 配基的受体 *Bmpr-IA* 和 *Bmpr-IB* 在早期牙胚中都有表达。通过 *K14-Cre* 转基因方法构建的 *Bmpr-IA* 条件性敲除小鼠,其牙发育停滞在蕾状期。说明间充质分泌的 BMP 信号对牙胚由蕾状期向帽状期发育是必需的。

5. Wnt 信号通路　在 E11.5 牙上皮开始增厚时,*Wnt10a* 和 *Wnt10b* 就在磨牙和切牙的上皮中表达,这种表达一直持续到蕾状期。E14.5 时,这 2 个基因都只在釉节结中表达。在牙上皮中表达还有 *Wnt4*、*Wnt6* 和一种 Wnt 受体 MFz-6。*Wnt5a*、*sFrp2* 和 *sFrp3* 都只在牙间充质中表达。Lef1 是 Wnt 信号通路中的 1 个关键因子,*Lef1* 基因敲除小鼠的牙发育停滞在蕾状期,说明了 Wnt 信号在牙发育中的重要作用。sFrp3 是 Wnt 的拮抗物,用 sFrp3 蛋白在体外作用于预定磨牙区域,能抑制牙蕾的形成,最终形成形态变小的牙。

6. 下游转录因子　上述信号分子主要依靠调控下游的转录因子来发挥作用。关键转录因子如 *Msx-/-*、*Lef-/-*、*Pax9-/-*、*Activin βA-/-* 和 *Pitx2-/-* 等敲除小鼠的牙发育均停滞在蕾状期。*Msx1* 基因敲除小鼠牙的发育停滞在蕾状期,而 *Msx2* 突变小鼠的牙的缺陷出现在发育的后期,表现为星网层的减少和牙尖的图式异常。在 *Msx2* 突变小鼠中,磨牙胚釉节结 *Bmp4* 的表达下调,导致牙尖形态发育的异常。*Msx1/Msx2* 双基因敲除小鼠的牙发育停滞在更早的牙原基期(laminar stage),说明 *Msx1* 和 *Msx2* 基因功能之间具有补偿作用。在 *Msx1* 基因敲除小鼠牙胚中,*Bmp4*、*Fgf3*、*Lef1*、*Dlx2*、*Syndecan-1* 和 *Tenascin* 等的表达均下调。在该突变小鼠的牙间充质中,加入外源性的 BMP4 或者用转基因的方法异位表达 *Bmp4* 能部分挽救牙的表型并恢复 *Lef1* 和 *Dlx2* 等下游基因表达水平。

同样,在 *Pax9* 基因敲除小鼠中,*Bmp4* 和 *Lef1* 的表达也明显下调,牙的发育也停滞在蕾状期,这表明 *Msx1* 和 *Pax9* 是以协作的方式共同调控牙间充质中 *Bmp4* 的表达。Lef1 是 HMG 家族成员,同时也是 Wnt 信号的核介导子(nuclear mediator)。*Lef1* 基因的缺失小鼠牙的发育也是停滞在蕾状期。进一步研究发现,*Lef1* 的功能只是在短时间内在牙上皮的釉节结中调控 *Fgf4* 的表达,从而将 Wnt 信号转换到 *Fgf* 的信号级联中。*Pitx2* 是一种含有同源框的转录因子,受 FGF8 的调控,在预定的牙上皮中表达。剔除该基因导致牙上皮中 *Fgf8* 表达的下调,牙的发育被抑制在蕾状期。

Cbfa1/Runx2 是成骨细胞分化中的关键转录调节因子,与牙发育的形态建成和成釉器的组织分化是密切相关的。人类 *Cbfa1/Runx2* 基因的单倍剂量不足(haploinsufficiency)会导致锁骨颅骨发育不全综合征(cleidocranial dysplasia,CCD),即全身骨骼缺陷和在恒牙列中出现超出正常数量但无法萌出的牙。小鼠 E12 时,*Cbfa1/Runx2* mRNA 最先出现于牙蕾间充质中并持续表达于帽状期至钟状期的牙乳头。*Cbfa1/Runx2* 基因敲除小鼠牙发育停滞于异常的帽状期,其中下颌磨牙受影响程度最重。另有实验表明,*Cbfa1/Runx2* 是 *Msx1* 的下游基因。

进一步的机制研究发现,上述转录因子的一个重要共同作用方式是调控相关生长因子基因的表达。所以,转录因子被其上游的诱导信号分子激活表达,然后又进一步调控其他信号分子的表达,通过这种方式介导不同组织之间的信号分子形成信号回路,达到精确控制发育过程的目的。

三、牙体组织的形成

(一) 发育过程

在钟状期晚期,牙乳头与成釉器连接面的未分化间充质细胞分化为成牙本质细胞,在邻近内釉上皮内凹面分泌并形成牙本质,直至冠部牙本质形成。牙本质形成后,相邻的成釉器内釉上皮细胞向成釉细胞分化,分泌基质并逐渐形成釉质,直至釉质发育完成。牙本质形成过程中,牙乳头逐渐被牙本质包围,体积减小,形成多血管的牙髓组织。

在牙冠发育即将完成时,牙根开始发生。颈环处的内釉上皮和外釉上皮向根尖生长形成双层的上皮根鞘,外层细胞分化形成成牙本质细胞,进而分泌产生根部牙本质。上皮根鞘继续生长形成盘状的上皮隔。上皮隔围绕形成向牙髓开放的孔,即牙根尖孔。

小鼠的牙根在出生后第 9 天开始发育,此时磨牙的牙冠已经基本形成并停止生长。外釉上皮和内釉上皮从牙冠中向下生长形成双层结构的 Hertwig 氏上皮根鞘。这一上皮根鞘在牙根的发育过程中具有重要的作用。沿上皮根鞘内表面周边的牙髓细胞首先分化形成前牙本质细胞,随着牙根的形成,该上皮根鞘逐渐消失,牙囊的间充质细胞与牙根表面接触并分化形成成牙骨质细胞,分泌牙骨质沉淀。

(二) 基因调控机制

在牙发育的后期阶段,已经发现某些基因与牙组织的分化和牙根的形成密切相关。用条件性基因剔出的方法,从牙上皮中剔除 *Shh* 的表达不影响组织分化。然而,新近的研究发现 SHH、TGF-β 和 Wnt 信号通路之间的交互反馈作用可能对釉质的诱导和形成有作用。小鼠切牙釉质不对称分布,仅仅在靠唇侧的一面形成釉质。在 *Follistatin* 基因剔除小鼠中,可以发现在舌侧形成发育良好的成釉质细胞层。相比之下,在 *K14-Follistatin* 小鼠中,靠唇侧的成釉质细胞层的分化则被抑制。BMP4 是釉质形成的主要诱导因子,*Follistatin* 能通过阻断 BMP4 的活性来抑制成釉质细胞的分化。还无法确认 *Follistatin* 是否能对 *Shh* 进行调控,然而有意思的是,在 *Follistatin* 基因剔除小鼠中,*Shh* 的上调与磨牙形态的异常是密切相关的。而且,*K14-Follistatin* 小鼠的切牙表型与 *Smo* 牙上皮条件性基因剔除的下切牙的表型很相似。在这两种小鼠中,切牙唇侧和舌侧的成釉质细胞都不能分化。另一方面,有证据表明,Wnt 信号是 *Follistatin* 的诱导因子。用 K14 启动子过表达 *Wnt3* 将导致小鼠下切牙成釉质细胞的不断消失,在表型上与 *K14-Follistatin* 小鼠不形成釉质的切牙很相似。在成釉质细胞分化过程中,SHH、TGF-β、Wnt 以及 Eda-edar 信号通路之间是否存在关联还有待于进一步的研究。

Kruppel-like 因子(Kruppel-like factors,KLF)是一种转录因子家族,此类转录因子的特点是在 DNA 结合区域含有三个串联的 C2H2 型锌指结构。该家族中的许多基因如 *Sp1*、*Sp3*、*Sp4*、*Sp6* 等,都在发育的牙原基中表达。这预示它们在牙的形成过程中起一定的作用。其中 *Sp3* 是一种表达范围很广的转录因子,已经证实它在牙的发育过程中也起重要的作用。在 *Sp3* 基因缺失小鼠中,成牙本质细胞的特异性基因都能正常表达。然而,尽管能形成排列整齐成釉质细胞层,这些细胞却都不能产生釉原蛋白(amelogenin)和成釉蛋白(ameloblastin)等成釉质细胞特异蛋白。

在小鼠中,磨牙根开始形成的时候牙冠就停止生长,门牙则保持终生生长。门牙颈环的表皮干细胞是维持门牙的不断生长的细胞来源,*Fgf10* 在调控门牙颈环表皮干细胞微环境中起重要作用。门牙的发育没有典型的牙根形成过程,而是在舌侧不形成任何成釉质细胞和釉质,在功能上相当于牙根的结构。*Fgf10* 和 *Fgf3* 在出生后的小鼠磨牙中的表达很快开始出现下调,而当牙根开始生长时它们的表达则完全消失。因此认为牙颈环具有两种发育命运:位于牙冠中继续产生釉质,或转换到牙根发育的命运,从而导致牙冠生长停止。

原位杂交检测发现,*Bmps* 不在根鞘上皮中表达,同样 *Msx* 也不在与其相邻的间充质中表达。这表明 *Bmp*、*Msx1* 和 *Mxs2* 在牙根的发育起始过程中不像在牙发育的起始过程那样具有重要的作用。然而,*Bmp4* 在上根间充质中的表达以及 *Mxs2* 在根鞘和上皮细胞中的持续表达预示着调控牙根形状的机制与帽状期调控牙冠形状的机制可能是相似的。牙冠与牙根在发育过程中存在明显的差异,而且两者之间还存在相对的独立性,牙根的发育与否并不影响牙冠的正常发育。*Nfic* 是转录因子核因子 I(nuclear factor I,NFI)家族成员之一,在牙根的发育中具有重要的作用,是第一个被发现影响初级牙根发育的基因。*Nfic* 基因突变小鼠的磨牙牙冠发育正常,而牙根却不能形成,下颌门牙细小且脆,上颌门牙则过度生长,在唇侧不形成牙本质。尽管 *Nfic* 在包括牙在内的许多器官发生中都有表达,但是牙根发育缺陷却是最主要的表型。

四、牙组织改建和修复再生

牙萌出后,牙体、牙髓和牙周组织仍继续进行改建,以适应机体的需求和发挥功能。同时,应对外部的创伤,牙组织可进行一定程度的修复和再生,从而在成体中长期维持牙的功能。牙组织改建和修复再生是一个复杂的过程。因为牙由多种软硬组织构成,各种组织具有特异的形态结构和功能作用,其修复再生能力也具有显著差异。其中,牙釉质因为在牙萌出后就不再具有细胞结构,所以基本没有再生修复能力,随着咀嚼和磨耗,特定区域的釉质厚度不断下降,与咬合关系相对应。因为牙本质近髓腔面有成牙本质细胞存在,所以具有一定的修复能力。在牙本质因龋病、外伤等原因出现破坏后,可以由成牙本质细胞再生出修复性牙本质,从而在一定程度上维持牙本质结构的完整性。牙髓和牙周膜都主要由结缔组织构成,理论上再生能力最强。但是牙髓由于血液供应主要通过细小的根尖孔,所以出现炎症后往往可引起牙髓坏死。牙周膜具有较强的改建能力,能够根据应力作用进行结构改建,并在损伤后快速修复再生,从而维持正常的牙周结构与功能。但是在有牙周炎等病理条件下,牙周组织修复再生能力显著下降,可导致牙周结构的破坏。

五、成体干细胞在牙组织再生修复中的作用

很长时间以来,牙组织再生修复的细胞学基础一直不清。随着一系列牙源性干细胞的发现,牙组织改建和修复再生的机制逐渐得到认识。成体干细胞是存在于成体组织中的一群具有自我更新和多向分化潜力的细胞,是处于全能细胞和分化完全的成熟细胞之间的中间体。成体干细胞在组织的发育、修复、再生和局部组织稳态维持中均发挥重要作用。同时,因为成体干细胞的重要性,其也被作为研究发育和组织再生修复的模型,并被越来越多的应用于组织修复和疾病治疗。近十年来,施松涛教授领导的研究团队从牙源性组织里分离并鉴定出多种成体干细胞,主要包括牙髓干细胞(DPSC)、牙周膜干细胞(PDLSC)、脱落乳牙干细胞(SHED)、根尖牙乳头干细胞等。这些成体干细胞均具有强大的自我更新和多向分化潜能,能够分化为多种牙成体细胞,并参与牙组织的再生修复。通过与特定的材料符合,能够体内形成相应的牙髓、牙本质、牙周膜、牙骨质等结构。一方面,上述干细胞在相应牙组织损伤过程中可以被活化,促进新组织形成,从而在修复和再生中发挥关键作用;另一方面,成体干细胞还可通过直接接触或旁分泌作用调控周围多种类型细胞功能,从而发挥组织稳态维持的作用。例如,研究发现当牙周结构出现损伤后,牙周膜干细胞可从静止状态激活,通过自我更新和多向分化,提供牙周再生所必需的成纤维细胞、成骨细胞和成牙骨质细胞,从而再生出完整的牙周组织。而牙髓细胞也可受局部损伤因素的刺激而活化,分化为成牙本质细胞及成纤维细胞等,参与牙髓及牙本质的修复再生。

此外,最新研究发现牙组织的炎症破坏和老化也与成体干细胞的功能异常和衰老密切相关。例如,研究发现来自于年老个体的 PDLSC 的增殖和分化潜能均显著低于年轻个体来源的 PDLSC。将年轻和衰老 PDLSC 进行体内移植,年轻 PDLSC 能够形成较好的牙周结构,而衰老 PDLSC 重建牙周结构的能力则显著下降。同样,衰老个体的 DPSC 也表现出增殖能力和多向分化能力的降低。而从慢性牙周炎病人获得的 PDLSC 相较健康组织来源 PDLSC,其体外成骨分化能力显著下降,同时体内再生骨组织的能力也降低,与牙周炎病人牙槽骨缺损的病理改变相一致。这些结果不仅表明增龄、炎症等疾病因素能降低干细胞的自我更新和分化潜能,还提示牙源性干细胞的功能异常是导致衰老等病理情况下牙髓和牙周退行性改变的关键。

因为牙源性干细胞在组织修复再生中的重要作用,为口腔疾病和缺损的治疗提供了新的思路和方法。由于成体干细胞不存在伦理问题,具有可在体外操作、来源丰富、可塑性强、无免疫排斥等特点,随着对其更新分化的分子机制的深入探索,牙源性成体干细胞无疑将成为牙组织工程最具有应用优势的种子细胞,将其应用于牙缺失和疾病的研究及其临床治疗中,将成为口腔再生医学的一个里程碑。

第二节　组织工程牙

牙缺失和牙体缺损是影响人们身体健康和生活质量的最常见疾病之一。我国 50 岁以上人群平均缺失牙数达 11 颗,估计我国人口总的牙缺失数达数十亿颗,而牙体组织的缺损则更为普遍。但是,全牙及其部分结构的再生长期以来一直是口腔医学界面临的重大挑战。组织工程的出现为牙再生提供了全新的方法和技术体系,使得牙再生成为可能。一个经典的思路是从特定牙组织中分离、扩增获取足量的具有生物活性的牙源性细胞,通过与具有良

好组织相容性、组织诱导性和机械性能的支架材料结合,在适宜于牙组织再生的培养条件和微环境内培养,最终在体内或体外构建有功能的全牙或部分结构。

但是牙作为一个独立的器官,同时含有软硬组织,不同的组织由多种细胞组成。不仅不同牙位的牙具有特定的解剖形态,还与对应的颌骨通过牙周结构完美地整合。所以,组织工程牙的成功制备需要解决多个方面的问题:首先是如何获取合适的种子细胞;其次是如何制备良好的生物支架;再次是如何体外建立适宜的牙培养和再生条件;最后,还包括如何与颌骨通过牙周膜进行连接、如何调控组织工程牙的形态和大小等问题。虽然组织工程技术已取得快速进展,但是尚无法有效重建具有完整结构和功能的牙齿。目前研究方向主要集中于部分功能性组织的构建,以期恢复牙的部分功能,并为全牙再生提供理论和技术支持。

一、组织工程牙本质、牙髓及其复合体

牙髓、牙本质在胚胎发育中均来源于牙乳头,牙本质由位于牙髓外层的成牙本质细胞分泌而成。在组织结构上两者紧密相连,在功能上相互依存,牙髓为牙本质提供营养、感觉,而牙本质对牙髓具有保护作用。发生于一方的任何生理或病理性反应,如磨耗、龋损、牙体备洞操作等都能影响到另一方。因此两者实际上是作为一个整体参与牙的各种生命活动,故被称为牙本质牙髓复合体(dentin-pulp complex)。细胞、生物支架和生长因子微环境是构建组织工程牙髓、牙本质和复合体的基本条件。

在种子细胞的选择上,传统的研究主要采用的是成体功能细胞或其前体细胞。作为分泌牙本质基质的功能细胞,成牙本质细胞很早就被尝试用于牙本质再生。在体外经过矿化液培养,可出现由多层细胞形成的细胞结节,这类结节 von Kossa 染色呈阳性,纤维结构与牙本质相似。但是成牙本质细胞很难获取,制约了其在组织工程中的运用。虽然有研究人员用基因转染的方法将端粒酶基因整合到大鼠牙乳头细胞内,获得了永生化的具有成牙本质细胞功能的细胞系,但是其应用潜力仍有待进一步研究。牙髓细胞在经过矿化诱导或特定生长因子刺激后可向成牙本质细胞分化,形成牙本质样结构,表明牙髓细胞可用于再生牙本质结构,但是再生效率尚无法令人满意。以干细胞作为种子细胞已成为近年来组织工程技术发展的新的生命线,同时也将牙髓-牙本质组织工程研究引向深入。Gronthos 等将人牙髓干细胞(dental pulp stem cell,DPSC)与羟基磷灰石-磷酸三钙陶瓷粉(HA-TCP)支架材料复合培养后种植于裸鼠皮下,可以形成胶原纤维垂直穿过矿化表面的结节,与正常牙本质结构非常相似;更令人兴奋的是,新形成的组织具有成牙本质细胞及其突起,以及周围血管和结缔组织,类似于正常的牙髓结构。我国的研究人员也在这方面做出了突出成绩,有研究者体外构建大鼠牙髓干细胞的三维立体培养模型,不仅用干细胞与生物材料复合方式再生出有前期牙本质、矿化牙本质、成牙本质细胞层及牙髓组织的类牙本质-牙髓复合体结构,而且发展出细胞聚合体的制备方法,为体内构建组织工程牙本质-牙髓复合体提供了新的思路。

牙髓-牙本质再生支架材料也是研究的重点。研究发现,将人牙髓细胞接种聚乙醇酸(polyglycolic acid,PGA)上,其细胞扩增和胶原沉积显著由于 I 型胶原水凝胶和藻酸盐。类似的研究还发现,人牙髓细胞接种至无纺的 PGA 支架,在裸鼠皮下可产生 I 型胶原、纤连蛋白等胞外基质,并表达 BMP-2、BMP-4、BMP-7、BMP-I 型受体、BMP-II 型受体及 I 型胶原等基因。Mooney 等将人牙髓细胞接种到 PGA-胶原纤维复合体上进行体外培养,可见牙髓细胞能较好地黏附在纤维上增殖、分化,60 天便形成了在组织形态和结构上类似于人天然牙髓的新组织。这些研究表明 PGA 纤维支架和牙髓细胞有良好的相容性,有望作为牙髓-牙本质

再生的组织工程材料。此外,有研究人员用牙乳头复合含生长因子 TGF-β1 的膜性载体,移植至大鼠肾被膜下,发现载体膜上所形成的牙本质厚度均匀、牙本质的量与观察时间呈正相关,这为一定形状的组织工程牙本质可控性构建开辟了一条新路径。

适宜的培养体系是组织工程牙髓、牙本质形成的必要条件。研究发现,生长因子等局部微环境是牙本质形成的必要条件,利用 β-磷酸甘油(β-glycerophosphate,β-GP)或 FGF-2、TGF-β、BMP-7 均可诱导牙髓细胞向成牙本质细胞分化,所形成的牙本质样结构的矿化特征、有机成分等与体内牙本质基本一致。通过将 GDF11 基因转入牙髓干细胞,可诱导其向成牙本质细胞分化,并形成牙本质样结构,提示通过转基因手段调控牙髓干细胞分化,并结合组织工程技术构建人工牙本质是可行的。而第四军医大学研究团队在国际上首次基于发育期细胞凝集现象制备细胞聚合体,能够重建牙再生微环境并促进牙组织再生;并通过构建牙髓干细胞聚合体的方式在临床上成功实现牙髓再生。上述研究说明,实现真正意义上的牙本质牙髓复合体再生,关键在于细胞来源和制备方式的突破,建立在此基础上的组织工程牙本质牙髓具有极大的临床应用前景。

二、组织工程釉质

釉质是人体最坚硬的组织,是牙行使咀嚼功能最直接的部分。由于釉质形成需要成釉细胞,牙胚发育中的成釉器是其形成的唯一途径。但牙在萌出后成釉细胞即退化消失,成体牙组织中也没有成釉细胞或其前体细胞可利用。然而是否成体中釉质就不可再生呢?答案是否定的。对啮齿类动物牙持续萌出现象的研究表明,牙及其釉质是能够再生的。釉质持续再生的前提是牙上皮干细胞及适宜的再生微环境。例如已发现 FGF-10 和 Notch 信号对于牙上皮干细胞微环境的维持至关重要。

另外,一些上皮或表皮干细胞在合适的诱导环境中也能够分化为成釉细胞,通过研究活体条件下这些干细胞分化为成釉细胞的分子路径,将有可能实现非牙源性上皮/表皮干细胞分化为成釉细胞形成釉质。尽管目前自体牙源性上皮来源问题仍未解决,但并不妨碍研究人员采用嵌合的形式构建人工活性牙,即通过异体/异种来源的牙上皮细胞与自体来源的牙源性间充质细胞重组,培养至一定阶段,移植至宿主体内,继续发育成牙,这就是"嵌合体牙"的构想。但是相关领域近年来尚无取得实质性的突破。

三、组织工程牙周再生

牙周炎是导致牙齿缺失的首要疾病。长期的牙周炎可导致牙周膜和牙槽骨的破坏,最终导致牙失去支持而脱落。第三次口腔健康流行病学调查显示,35~44 岁男性牙周袋检出率为 47%,女性为 35.1%。而总人群重症牙周炎的发生率达 5%~20%。但是,目前牙周炎尚无理想的治疗手段。严重的牙周组织破坏,特别是牙槽骨的重度吸收,难以有效恢复。组织工程牙周再生为牙周缺损的治疗提供了一条全新途径。

因为牙周膜干细胞(periodontal ligament stem cell,PDLSC)在牙周发育、维持和再生修复中的关键作用,PDLSC 被广泛认为是用于组织工程牙周再生的理想种子细胞。研究发现,PDLSC 裸鼠皮下异位移植可形成典型的牙周膜结构。而 PDLSC 与羟基磷灰石复合后植入小型猪颌骨内,也能够再生出类似生理结构的牙周膜组织,该组织不仅包含垂直排列的牙周纤维,还包含新生的牙骨质和硬骨板样结构;并且再生出的牙周膜纤维末端被牙骨质和硬骨板包埋,具有一定的支撑作用。上述研究证实,利用 PDLSC 进行牙周组织缺损修复是可行的。此外,也有学者采用骨髓间充质干细胞、牙囊干细胞或者多种细胞混合进行牙周组织再生,也取得了较好的实验结果。目前,以第四军医大学口腔医院为代表的多家研究机构已开展了相关干细胞治疗牙周缺损的临床实验,将极大地推动该策略的临床应用。

目前组织工程牙周再生面临的一个重要问题是如何高效、特异、安全地诱导 PDLSC 在狭小的牙周间隙中向不同的功能细胞分化。大量研究发现,在生理性牙周结构中,存在的多种分泌性因子或细胞外基质是维持牙周稳态平衡和 PDLSC 生理功能的关键。例如牙本质表面存在的牙本质非胶原蛋白(dentin non-collage proteins,DNCPs),可以促进 PDLSC 的增殖和分化,说明牙本质细胞可通过分泌的牙本质基质蛋白,介导牙周矿化基质形成。同时,多种信号分子也在 PDLSC 功能的调控中发挥重要作用。一类重要的因子是 Wnt 信号,研究发现非经典 Wnt 通路分子的高表达能促进 PDLSC 矿化,揭示了 Wnt 信号是 PDLSC 分化的关键调控分子。由于有证据显示细胞内的 Wnt 通路水平和胞外微环境中的炎症因素密切相关,因此推测 Wnt 通路很可能在炎症微环境对牙周膜干细胞的影响中发挥重要作用,进而通过调控 Wnt 通路水平有可能恢复炎症微环境中 PDLSC 的再生能力,为将来在炎症环境中实现再生牙周组织提供了新的思路。

四、组织工程牙根

对于牙缺失的组织工程修复现在主要有两种主要的策略。一种是全牙再生,在体外构建具有完整牙冠、牙根和牙髓结构的全牙;另一种是仅构建具有支撑作用的生物牙根,在此基础上进行桩冠修复。目前,组织工程牙根由于结构相对简单,可能更早地研制成功并运用于临床,所以受到越来越多的研究者的重视。当然,因为牙根发育和萌出机制复杂,涉及上皮根鞘细胞、牙乳头细胞、牙囊细胞、成牙本质细胞、成牙骨质细胞、牙周膜细胞和成骨细胞等多种牙形成细胞。而且牙根的功能发挥必须依靠颌骨的支持,组织工程牙根发挥功能需要与颌骨重建正常的牙周组织结构。所以组织工程牙根的临床应用尚存在严峻挑战。

组织工程牙根的主要策略为:获取具有成牙周组织能力的种子细胞,复合于生物相容性良好、具有理想机械性能的生物牙根材料上,经过体外复合后种植到牙缺失部位,将牙周组织发育和再生修复的生理机制相结合,通过细胞间和细胞材料间相互作用实现原位牙根修复和重建牙周组织。

早期的生物牙根构建主要采用胚胎期细胞与生物支架符合。Young 等采取分别制备牙和牙周支持组织的方法,分别取第三磨牙牙胚细胞接种于 PGA 支架构建牙组织,取间充质干细胞接种到 PLGA 支架上构建牙周组织,复合培养后发现有牙根样结构生成。Hu 等将 E14 小鼠牙胚上皮和间充质分别制备细胞团并重组培养,成功再生出牙根样组织及具有 Sharpe's 纤维样结构的牙周组织。有研究团队将小鼠胚胎期牙胚的牙囊组织分离包裹在 HA 涂层的钛植入体表面,植入到小鼠牙槽骨中,形成了生理性牙周组织整合。

牙骨质与牙周膜、牙槽骨均由牙囊发育而来,所以牙囊细胞也是牙根再生的候选种子细胞之一。研究发现,将牛牙囊细胞与羟基磷灰石材料复合后异位移植于免疫缺陷小鼠皮下,观察到有牙骨质样结构和纤维组织生成。牙囊细胞和支架材料复合体在体内植入后,只在羟基磷灰石的表面观察到了牙骨质的形成,表明诱导性生物材料可诱导牙囊细胞向成牙骨质细胞分化。有团队发现牙囊细胞与牙本质基质结合可形成典型的牙周结构,提示牙本质基质复合牙囊细胞可能是牙根再生的理想组合。

如前所述,牙源性成体干细胞的发现也为牙根再生提供了更多的候选种子细胞。因为成体干细胞的多向分化能力,采用一种细胞就可能再生出完整牙根所必需的多种组织结构。目前 PDLSC 与相应支架材料复合已成功的用于大动物的原位牙根再生。还有研究团队通过多种成体干细胞复合的方式,希望能够利用不同干细胞向特定组织分化的先天优势,改进生物牙根的构建。

有团队提出依靠生物支架材料诱导自体细胞进行牙根再生的概念。美国哥伦比亚大学研究团队用 PCL/HA 材料打印出具有牙根形态的支架材料,复合生长因子 SDF1 和 BMP7 植入 SD 大鼠体内,利用细胞归巢原理形成具有牙周结构的牙齿。美国的研究团队采用 3D 打印的方法构建具有引导特殊组织再生能力的牙根组织工程支架,利用内源性细胞实现再生,取得了较大的进展,提示 3D 打印可能是组织工程全牙或牙组织构建的有利手段。清华大学和首都医科大学也发现通过非胶原蛋白的模拟多肽,更好地提高矿物、特别是羟基磷灰石在 I 型胶原上的矿化程度,从而促进骨和牙本质的修复;利用凝胶基质钙化微环境诱导牙体组织再矿化;采用动物源性的 I 型胶原与羟基磷灰石形成的柱状体,可用作为矿化胶原基生物牙根支架材料和生物牙根支架。第四军医大学团队以胶原纤维为矿化模板、稳定的硅酸前体为矿化基材、长链聚胺为催化剂,成功实现了三维重组 I 型胶原纤维内的快速硅化,将现有的仿生矿化时间从 3 个月缩短到了 4 天。进一步研究证实这种仿生硅化胶原支架具有显著促进骨髓间充质干细胞成骨分化,人牙髓干细胞的成牙本质分化及血管内皮前体细胞成血管分化的双重作用,显示了其在工程化牙构建中的良好应用前景。

近年来,细胞膜片工程(cell sheet engineering)开始受到越来越多学者的注意。通过温敏材料或者机械剥离等方法均可获得具有一定厚度和机械性能的细胞膜片,该膜片不仅含有大量的细胞,还拥有丰富的细胞基质,对于维持细胞的存活和生理功能具有重要作用。此外,细胞膜片可以保持细胞间的位置关系、相互连接和信息传递,能够在一定程度上模拟胚胎发育组织形成的过程,所以其效果很可能优于传统的细胞复合生物支架的策略。

目前牙龈成纤维细胞、牙周膜细胞、牙周膜干细胞、骨髓间充质干细胞、牙囊细胞均展示出作为组织工程牙根的候选细胞的潜在价值,基于这些牙根发育再生相关细胞的膜片技术有可能成为未来生物牙根的主要重建模式。首都医科大学团队利用牙髓干细胞膜片复合 HA/TCP 支架,在三维培养系统中培养后,种植到小型猪体内,并与种植牙进行对比,6 个月后进行牙冠修复,结果表明生物牙根与颌骨形成了生理性结合,行使了咬合功能。四川大学研究团队利用处理牙本质基质(TDM)作为生物牙根支架材料复合牙囊细胞膜片,分别在小动物(SD 大鼠)和大动物(小型猪、恒河猴)牙槽骨内原位构建了功能性的生物牙根。第四军医大学团队采用多层细胞膜片复合技术,促进牙周膜与支架材料的纤维连接和与牙槽骨的骨连接,有效改进生物牙根与牙槽骨的整合。

但是,组织工程再生的生物牙根受到细胞、支架材料及构建过程的影响,目前其成功率较低,有待进一步优化。尽管研究人员初步构建出组织工程牙根样组织,但其继续发育能力和支持功能还需进一步研究确定。

五、全牙组织工程

现今全牙组织工程的主要策略是利用牙胚细胞或牙源性成体干细胞,借鉴牙发育研究中的胚层重组方法,由上皮成分提供牙发生信号,诱导牙源性或非牙源性细胞牙向分化,进行组织工程构建。

（一）基于牙胚细胞的组织工程全牙

基于胚胎细胞的组织工程全牙的研制曾经是牙组织工程研究的主流。2002 年 Young 等将猪的第三磨牙牙胚细胞制备成单细胞悬液后复合支架材料 PLGA 和 PGA/PLLA，移植至无胸腺大鼠大网膜内 20～30 周，成功地培育出含釉质、牙本质、牙髓及牙髓腔的全牙冠结构。他们进一步将经大鼠体内培养 4 周的猪第三磨牙牙胚细胞/支架与来自同一只猪经过旋转透氧生物反应器培养 10 天的组织工程骨/支架缝合后再次植入于大鼠大网膜 8 周，除观察到了牙冠结构外，还有 40% 的混合物形成了牙根样结构。2004 年 Duailibi 等将离散的大鼠牙胚细胞体外培养并与支架材料（PGA 和 PLGA）复合移植于近交系 Lewis 大鼠大网膜内，12 周时成功培育出组织工程化牙样结构。包柳郁等以体外培养的人牙源性上皮细胞和间充质细胞为种子细胞，以优选出并经过塑形的三维支架为载体，在裸小鼠皮下建立牙源性上皮细胞复合间充质细胞的立体培养模型，成功构建出组织工程化牙样结构。

也有团队仅采用细胞进行组织工程牙胚的构建。首都医科大学研究团队通过解离帽状期小型猪牙胚细胞，重建牙胚上皮和间充质的交互构建工程牙胚，将此牙胚直接移植到裸鼠肾被膜下，16 周后能发育形成正确冠根结构的牙齿，并能形成牙周膜和牙槽骨结构。于金华等将经过细胞团法体外培养的大鼠钟状晚期牙乳头间充质细胞（rDPMCs）植入成年大鼠肾被膜下，14 天时观察到结构完整且牙尖形态明显的牙髓牙本质复合体和具有血管样组织的髓腔结构。

上述研究表明，利用牙胚来源的细胞可以重建一个具有发育能力的牙胚，即使经过了离散和培养，复合的牙源性上皮与间充质细胞可在继续发育中重新"归位"，找到自身所应处的位置和分化信息。重组后植入体内环境的牙胚重现了牙发育的过程，包括在牙胚周围可形成大量骨组织。相关组织工程技术的发展使构建生物性再生牙成为可能。

（二）基于成体干细胞的组织工程全牙

虽然利用牙胚细胞构建组织工程牙胚的研究获得很大的成绩，但是因为人牙胚细胞难以获得、临床使用存在伦理学问题，使得上述研究很难以推进到临床。所以近期研究人员已经将目光转向成体细胞，并取得了一定进展。

Ohazama 等将小鼠胚胎干细胞、神经干细胞、骨髓衍生细胞（bone-marrow-derived cells）与绿色荧光蛋白（green fluorescent protein，GFP）转基因小鼠胚胎性口腔上皮细胞混合培养并移植于成年小鼠肾被膜下，10～14 天观察到牙样结构形成。胡冰等将取自 16～20 周大鼠的骨髓细胞与 E14 大鼠的牙源性上皮细胞悬液和完整的牙源性间充质混合培养观察牙发生情况，发现这种异体的骨髓细胞可以分化为成釉细胞样细胞和成牙本质细胞样细胞。这是一项具有重要意义的研究成果，证明成体非牙源性间充质干细胞在口腔上皮的诱导下，能够向成牙方向分化，形成牙组织。但该实验的局限性是必须使用牙发生初始期的胚胎性口腔上皮，且诱导非牙源性间充质干细胞形成牙间充质的机制尚不清楚，所得结论能否外延至其他间充质来源的干细胞仍有待进一步的研究。此外，研究证实 c-kit 阳性骨髓基质细胞能在与帽状期牙胚源性细胞混合后分化为成釉细胞和成牙本质细胞谱系。上述研究提示一些非牙源性干细胞如骨髓间充质干细胞能替代牙源性间充质细胞，接受牙源性上皮细胞的诱导而牙向分化，并最终形成牙组织。这为将来利用非牙源性细胞替代牙源性细胞再生全牙提供了可能性。

同时，利用全能干细胞诱导分化获得成体牙源性细胞也是研究的热点之一。通过对牙发育的研究，已发现了一系列调控牙源性细胞成分的关键转录因子和信号通路。利用这些发现,可初步实现全能干细胞向特定牙成体细胞分化,提示其也是理想的候选种子细胞。我国中国科学院广州生物医药与健康研究所建立了高效的多能诱导干细胞(iPS)重编程体系,并相继构建鼠源、人源 iPS 细胞库及 iPS 定向分化平台,在国际上首次利用人源 iPS 细胞实现全牙再生。

虽然近年来全牙组织工程取得了不错的进展,但其构建还是面临很多棘手的难题。经过多种策略的比较,全牙组织工程的最佳策略是利用发育学原理,获取自体细胞和建立细胞材料复合体系,将牙及其周围组织(包括牙冠、牙根、牙周膜、牙槽骨和部分颌骨组织)同时进行异位构建,然后植入相应部位,用以治疗牙缺失伴颌骨缺损/萎缩的病人,这样美好的设想在解决了一系列组织工程化构建和组织移植的问题后将有望成为现实。

综上所述,从牙局部再生到全牙组织工程,牙再生研究各个层面的工作均已展开,成绩喜人。但问题同样存在,如组织工程牙结构与正常牙生理结构仍存在较大差异、原位移植后功能恢复尚不理想、构建的可重复性仍然较低。相信随着牙发育学以及相关研究的深入开展,这些问题将会最终得到解决。

推 荐 阅 读

[1] Mao JJ,Prockop DJ. Stem cells in the face:tooth regeneration and beyond. Cell Stem Cell,2012,11(3):291-301.

[2] Arany PR,Cho A,Hunt TD,et al. Photoactivation of endogenous latent transforming growth factor-beta1 directs dental stem cell differentiation for regeneration. Sci Transl Med,2014,6(238):238ra69.

[3] Huo N,Tang L,Yang Z,et al. Differentiation of dermal multipotent cells into odontogenic lineage induced by embryonic and neonatal tooth germ cell-conditioned medium. Stem Cells Dev,2010,19(1):93-104.

[4] Li JY,Feng JF,Liu Y,et al. BMP-SHH signaling network controls epithelial stem cell fate via regulation of its niche in the developing tooth. Dev Cell,2015,33(2):125-135.

[5] Salazar-Ciudad I,Marin-Riera M. Adaptive dynamics under development-based genotype-phenotype maps. Nature,2013,497(7449):361-364.

[6] Harjunmaa E,Kallonen A,Voutilainen M,et al. On the difficulty of increasing dental complexity. Nature,2012,483(7389):324-327.

[7] Harjunmaa E,Seidel K,Häkkinen T,et al. Replaying evolutionary transitions from the dental fossil record. Nature,2014,512(7512):44-48.

[8] Liu Y,Wang L,Liu S,et al. Transplantation of SHED prevents bone loss in the early phase of ovariectomy-induced osteoporosis. J Dent Res,2014,93(11):1124-1132.

[9] Zhao H,Feng JF,Seidel K,et al. Secretion of shh by a neurovascular bundle niche supports mesenchymal stem cell homeostasis in the adult mouse incisor. Cell Stem Cell,2014,14(2):160-173.

[10] Liu Q,Hu CH,Zhou CH,et al. DKK1 rescues osteogenic differentiation of mesenchymal stem cells isolated from periodontal ligaments of patients with diabetes mellitus induced periodontitis. Sci Rep,2015,5:13142.

（金　岩　廖　立）

第十七章　角膜再生

角膜是眼球壁最外层的纤维膜,也是重要的屈光介质,承担着眼 75% 的屈光功能,对视觉形成极其重要。根据 WHO 的调查,角膜病是仅次于白内障的第 2 大致盲性眼病,并且以每年增加 150 万~200 万病例的速度递增。角膜移植是目前治疗角膜盲的有效方法,但是面临着角膜供体严重缺乏、移植后发生免疫排斥反应、潜在感染危险性等问题。因此,研制合适的角膜替代物一直是人们关注的热点,组织工程技术的发展和干细胞研究的深入为角膜再生提供了一条新的途径。

第一节　角膜缘干细胞和眼表重建

人类眼表覆盖着结膜上皮和角膜上皮,组织学上它们都是无角化的复层上皮,通过特殊的结构与其下的基质层相连,是眼的第一道外屏障。角膜和球结膜之间的狭窄区域称为角膜缘,该处上皮细胞排列成嵴状,形成特殊的"Vogt 栅栏"结构,其中含有色素细胞、朗格汉斯细胞和丰富的血管网。眼表上皮来源于各自的干细胞,完整、稳定的眼表上皮是维持正常视功能的重要因素。许多疾病可以造成眼表结构的破坏,导致持续性角膜上皮缺损、慢性炎症、角膜混浊、新生血管形成等一系列损害,严重危害视力。眼表重建尤其是角膜上皮重建是治疗这类疾病的主要方法。眼表重建的关键在于提供有活力的眼表上皮干细胞(角膜干细胞和结膜干细胞)和供上皮生长的相对健康的基质和基膜。

一、人类角膜干细胞的位置及其功能

早在 19 世纪末期,人们就开始研究角膜上皮细胞损伤的修复过程,发现角膜上皮具有再生能力并可移行。20 世纪中叶,通过对兔角膜缘色素上皮细胞移行的观察,首先暗示了角膜缘干细胞(limbal stem cells,LSCs)的存在。此期的研究还发现角膜上皮细胞由角膜缘逐渐向中心移行,角膜缘部上皮的有丝分裂指数明显高于中央部,并提出角膜缘是角膜上皮细胞移行的根源。1983 年,Thoft 提出了角膜上皮平衡的"XYZ 理论",认为角膜脱落的细胞成分(Z)不断地由基底层细胞(X)分裂及周边细胞(Y)移行而来,Y 来源于角膜缘基底层的干细胞。此后,许多基础和临床研究都证实角膜上皮干细胞位于角膜缘:对角膜缘、周边及中央角膜上皮在体外培养条件下的生长进行比较,发现角膜缘细胞生长最快,增殖能力最强;角膜缘切除后,角膜上皮开始可以愈合,但随后就会出现反复性上皮剥脱和进行性角膜表面血管化,说明角膜上皮细胞的再生能力有限;来源于干细胞的角膜恶性肿瘤仅出现于角膜缘处。目前,多数学者认为角膜上皮干细胞位于角膜缘上皮基底部的"Vogt 栅栏"结构内。

正常情况下,角膜表层上皮细胞不断脱落,通过基底细胞的增殖来替代。角膜上皮基底

细胞是短暂扩增细胞,经历有限几代分裂后即形成末端分化细胞,而 LSCs 则不断缓慢分裂增殖形成子细胞并向角膜中央移行,补充基底细胞。在角膜损伤时,LSCs 迅速增殖来修复创伤。除了分化、增殖为上皮细胞以外,LSCs 像一道屏障,阻止结膜上皮细胞移行至角膜表面,这对于保持角膜的透明性与正常生理功能有重要意义。LSCs 缺乏时,出现角膜上皮糜烂、结膜上皮增生移行、新生血管形成等表现,角膜透明性被破坏,视力下降。许多疾病可损伤角膜缘,导致 LSCs 部分或完全性缺乏,主要包括:①先天性疾病如先天性无虹膜;②外源性疾病如热烧伤、酸碱烧伤、手术创伤、接触镜佩戴不当、药物毒性作用等;③内源性疾病如 Stevens-Johnson 综合征、眼天疱疮、严重干眼症等;④其他原因不明的特发性 LSCs 缺乏。

二、LSCs 的标志物

LSCs 标志物的确定是分离、纯化和扩增该细胞的基础。作为标记物,这些蛋白应该满足:①它们的表达可以不局限于眼表细胞,但它们的存在必须为 LSCs 的分离和扩增提供有效方法;②可用于原位鉴定健康眼组织中 LSCs;③在健康个体的一生中,表达这些蛋白的细胞的数量要保持相对恒定,应用促进上皮细胞增殖的措施时,这些细胞的数量在相当长的一段时间内不应该增加;④在 LSCs 缺乏的个体中,表达这些蛋白的细胞数量较少。

尽管人们已经在寻找 LSCs 标志物方面做了很多努力,迄今为止,仍未找到能同时满足上述条件的特异性标志物。有几种物质是目前认为可能的 LSCs 标志物,它们可分为阴性标志物和阳性标志物 2 种。阴性标志物是指那些在角膜缘基底细胞不表达或低表达的分子,如角蛋白 K3/K12 存在于除角膜缘基底细胞以外的所有角膜上皮细胞,因此,不表达该分子就可被看作是 LSCs 的标志。但角蛋白位于细胞内,要检测其存在与否必然破坏细胞的结构,影响细胞的活性,使细胞难以培养扩增,因而不是理想的标志物。从这个角度看,连接蛋白(connexin,Cx)40 和 53(Cx40、Cx53)作为阴性标志物更为合适。它们是膜内在蛋白,位于细胞表面,应用划痕染料示踪技术,发现多种哺乳动物(人、兔、鼠)的角膜缘细胞缺乏 Cx40 和 Cx53,而在其他部位的角膜细胞中有大量表达。

阳性标志物是指那些在角膜缘高表达而在角膜其他部位不表达或低表达的分子。整合素是一种跨膜蛋白,介导细胞之间及细胞与细胞外基质之间的黏附。它们位于细胞表面,且对胰蛋白酶不敏感,在组织被轻度消化时仍能保持其完整性,是较为理想的标志物。整合素 β1 在角膜缘基底细胞膜的表达强于表层细胞,整合素 α9 和整合素 β1 形成二聚体,在角膜缘的某些细胞亚群中有表达而在中央角膜细胞中不表达,在某些 LSCs 缺乏的动物模型中,整合素 α9 的表达减少或消失,这些都符合 LSCs 标志物的标准,但也有一些现象不符合标准,在小鼠角膜上皮损伤后角膜缘表达整合素 α9 的细胞数量增加,此外,某些混杂在 LSCs 中的短暂扩增细胞也可能表达整合素 α9。

转录因子 p63 是复层上皮中对干细胞增殖潜能起决定性作用的因子,目前的研究认为,该因子是众多已报道的 LSCs 标志物中较为可靠的分子之一,p63 在人类角膜缘上皮基底细胞中有表达,但位于角膜表面的短暂扩增细胞则不表达。人角膜干细胞在体外培养时表现为干细胞克隆(holoclones)、短暂扩增细胞克隆(meroclones)和终末克隆(paraclones)3 种形式,holoclone 型克隆形态呈圆形,单个细胞体积较小,这种克隆保留了干细胞特性,将其挑取出来分散成单细胞接种培养,能继续形成克隆;meroclone 型克隆形态不规则,单个细胞直径增大,挑取这种克隆接种后仅能形成小的流产克隆,相当于刚从干细胞分离出来的短暂扩增细胞形成的克隆;paraclone 型克隆所含细胞数量较少,单个细胞的直径进一步增大,所有细胞均已发生终末分化,不能再形成克隆。p63 在 holoclone 中大量表达,在 meroclone 中表达明显下降(尽管此时细胞仍有旺盛的增殖能力),而在 paraclone 中没有表达,因而可以认为 p63 是 LSCs 的标志物。进一步的研究显示 p63 有 2 种蛋白亚型,一种是含氨基末端激活区的全长型 p63(TAp63),另一种则是不含氨基末端激活区的截短型 p63(ΔNp63)。其中 ΔNp63 蛋白又包括 α、β 和 γ 3 种亚型。在干细胞向短暂扩增细胞过渡的过程中,ΔNp63α 明显减少甚至消失,而 ΔNp63β、ΔNp63γ 则有表达增多倾向。由此推测,ΔNp63α 亚型更能精确鉴定 LSCs。

文献报道仅在角膜缘而非角膜其他部位表达的蛋白还有代谢酶类如 α-烯醇化酶、细胞色素氧化酶和碳酸酐酶,生长因子受体如神经生长因子(nerve growth factor,NGF)受体、表皮生长因子(epidermal grwoth factor,EGF)受体和转化生长因子-β(transforming growth factor beta,TGF-β)受体,ATP 结合盒(ATP-binding cassette,ABC)转运体如 ABCG2(ABC super-family G member 2),以及细胞周期蛋白 D 和细胞周期蛋白 E 等。但这些分子大都与细胞的增殖和激活相关,而干细胞在原位是相对安静、新陈代谢不活跃的细胞。此外,角膜缘处表达上述部分蛋白的细胞在角膜创伤后立刻增加。这些现象提示它们中的大部分不仅存在于干细胞中,也可能位于短暂扩增细胞。

尽管目前还不能确定准确的 LSCs 特异性标志物,人们通过联合应用上述阴性和阳性标志物分离和纯化 LSCs,获得了一定成果。标志物的确立对于 LSCs 的分离纯化、体外扩增及移植治疗至关重要,这方面的研究正在不断深入,相信不久的将来会获得可喜成果。

三、LSCs 移植重建角膜上皮

在修复损坏的角膜基质时,同种异体角膜移植术被广泛应用。一旦同种异体的角膜被移植到受体时,角膜外表面最终会被完好的自体 LSCs 所生成的角膜上皮所代替。然而,如果受体的角膜缘已被广泛破坏,就再也不能形成功能性的角膜上皮,角膜表面有来自于损伤角膜边缘外的球结膜细胞长入,形成新生血管、炎症、瘢痕以及角膜混浊等,与最初的角膜损伤一起,使角膜状态恶化。以往角膜缘损伤病人角膜移植术失败的原因,就是因为没有充分理解角膜缘在角膜再生中的作用。随着对 LSCs 的认识,人们意识到,阻止角膜结膜化的唯一方法就是恢复角膜缘,从而改变了以往对角膜缘大范围破坏的治疗方法。这种具有开创性意义的工作是由 Kenyon 和 Tseng 首先完成的,他们把未受伤眼的角膜缘片段移植到同一病人的另一只角膜缘严重损伤的眼内,共治疗 26 例病人,获得了满意的效果。

虽然自体 LSCs 移植取得了成功,但供体材料的匮乏是无法解决的问题,特别是对于双眼受伤或双眼角膜缘病变的病人,根本就无材可取。同种异体 LSCs 移植的供体相对较丰富,但要面临术后免疫排斥反应这一难题,也限制了其临床应用。因此,近年来,人们将更多的目光集中于 LSCs 体外扩增培养后移植治疗角膜缘干细胞缺乏。

(一) LSCs 体外培养

1. 培养基和饲养层细胞　与其他培养细胞一样,在培养基中加入血清成分有助于细胞生长,当血清浓度达到一定程度时可刺激角膜缘干细胞克隆增殖,故几乎所有的研究者在培养 LSCs 时都使用了胎牛血清。

在体内,角膜干细胞存在于角膜缘特殊的微环境中,为了在体外培养时保持 LSCs 的干细胞特性,常提供饲养层细胞来模拟体内微环境。目前使用最广泛的饲养层细胞是经射线照射或丝裂霉素处理过的 3T3 细胞——Swiss 鼠胚胎成纤维细胞。

因为在培养中使用了动物血清等生物制剂,临床应用时存在潜在感染的危险性,有人尝试不使用胎牛血清进行体外 LSCs 培养。Nakamura 等用自体血清代替胎牛血清,发现培养效果是等同的,Schwab 等在细胞分离后开始培养时转用无血清培养基进行培养。但这些方法没有完全避免 LSCs 和动物源性生物制品的接触,因此仍然不能排除传播动物病毒或其他传染源的可能性。有学者指出,自 20 世纪 80 年代开始,用含胎牛血清的培养基和饲养细胞体外培养的表皮细胞应用于临床,已拯救了数千名大面积全层烧伤病人的生命;修复了白癜风病人的色素沉着;重建了尿道下裂病人的尿道上皮及数百名角膜缘干细胞缺乏病人的眼表。近 30 年以来的临床应用并没有出现明显的负面作用,并且这种培养方法已被美国及日本的 FDA 所批准。因此,是否因为理论上存在的风险,就应该放弃使用饲细胞和(或)胎牛血清值得商榷。

2. 载体　最初 Pellegrini 等是在 LSCs 体外培养好后,用凡士林纱布和接触镜将细胞片转移到角膜表面,由于上皮细胞片极易破碎,这种方法很难在临床推广应用。运用载体来培养细胞是一项重大的改进,这些载体包括天然材料羊膜、纤维素凝胶、胶原及人工合成材料聚乳酸、聚羟基乙酸、角膜接触镜等。

应用最广泛的载体是人羊膜。羊膜具有以下优点:来源广泛,制备成本低;不含 HLA-A、HLA-B、HLA-C 及 DR 等抗原成分,移植后不易发生排斥反应;含有与结膜基膜类似的细胞外基质成分,有利于上皮细胞的黏附、分化和移行;含有丰富的细胞因子如 NGF、碱性成纤维细胞生长因子(basic fibroblast growth factor,bFGF)等,有助于角膜缘原始细胞的增殖及其特性的维持。

当羊膜被用作细胞培养的载体时,通常先去除羊膜上皮,以利于培养细胞的附着。许多研究证明,无论是否联合应用 3T3 饲养细胞,以羊膜为载体培养的 LSCs 移植都获得了良好的治疗效果。Schwab 等将取自角膜缘处的 LSCs,在剥离了上皮的羊膜上培养使其扩增后,移植至患眼,随访 13 个月,术眼的症状消失,重建角膜上皮成功。Grueterich 将培养在羊膜上的自体 LSCs 植入患眼,再生的上皮由 5～6 层细胞组成,通过与正常角膜上皮类似的方式和羊膜基膜相连,细胞不表达 K3 和 Cx43,提示其仍具备角膜缘上皮细胞的特性。

纤维素胶是一种理想的支撑物,它不会改变培养的细胞,并且非常容易控制。由于纤维素胶的黏附性能,在移植到角膜基质上时不需要通过缝合来固定,并在移植后的 24 小时内降解。更重要的是,纤维素胶能够保存 holoclone 细胞,使 p63 阳性细胞维持在一定水平,保证 LSCs 的干细胞特性。

胶原是一种结缔组织的结构蛋白,作为载体,不仅提供干细胞附着的支架,对维持细胞的形态和功能也起一定作用,其所含的某些氨基酸序列使之能与细胞保持良好的亲和力。Germain 等将角膜上皮细胞种植到含有成纤维细胞的胶原凝胶载体上,可以形成 4～5 层角膜上皮细胞,包括立方形的基膜细胞,同时能观察到基膜成分。但胶原存在机械强度小、在体内容易降解的缺点,需通过物理或化学方法对其进行交联后使用。

3. LSCs 培养方法　LSCs 体外培养可以采用植块培养和消化培养 2 种方法。植块培养多以羊膜为载体,将角膜缘组织放置于羊膜表面,待其贴附于羊膜后把两者一起浸入培养基中培养,14～28 天后可见增殖的 LSCs 从组织块中长出,覆盖于羊膜表面。在这种培养体系中还可以在培养皿底部铺上 3T3 饲养细胞,以促进 LSCs 生长(图 17-1)。消化培养是先用分散酶使上皮细胞从角膜基质上脱落,再用胰蛋白酶消化形成单细胞悬液,将细胞悬液种植于羊膜或长有 3T3 饲养细胞的培养皿中,加入培养基培养 14～21 天,然后转移到载体上培养并用于移植(图 17-2)。

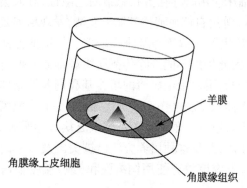

图 17-1　植块培养系统

角膜缘组织块置于羊膜的基膜面,待组织块与羊膜贴附后,将两者一起浸入培养基,培养 14~28 天后可见 LSCs 在羊膜上生长

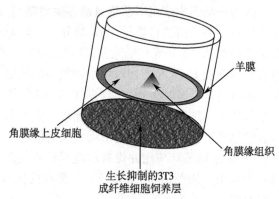

图 17-2　消化培养系统

用分散酶使上皮细胞从角膜基质上脱落,再用胰蛋白酶消化形成单细胞悬液,将细胞悬液种植于长有 3T3 饲养细胞的培养皿中,加入培养基培养 14~21 天,可见 LSCs 生长

Nishida 等介绍了一种新的分散培养技术。将 LSCs 和 3T3 成纤维细胞种植到一种温度反应培养皿中,在 37℃环境中培养 2 周,然后将温度降到 20℃,细胞膜片即可脱落。免疫组织学检测显示细胞表达角蛋白 K3、转录因子 p63 及 Ⅳ 型胶原,电镜观察可见细胞间连接,提示细胞膜片保持了较好的完整性和干细胞功能。同时这些细胞膜片在移植时操作方便,无需缝合即可与角膜基质黏附,术后 180 天时植片仍在位并覆盖了整个角膜。这种培养方法无需使用蛋白酶,亦不用载体,简单易行,具有较好的应用前景。

4. 培养 LSCs 干细胞特性的维持　干细胞体外培养介导的细胞治疗的临床成功首先取决于用于移植的培养细胞的质量。这并不意味着培养的细胞应该是生长有序的复层上皮,更重要的是这些培养物中必须含有足够数量的干细胞,以提供长期的上皮更新。只有当培养的细胞符合这个标准时,才能被临床所应用。当植片缺乏足够数量可检测的 holoclones 时,角膜再生的失败就不可避免,这将不仅造成病人的痛苦,而且还会使我们对干细胞移植的最终结果产生怀疑。

检测培养细胞中干细胞的含量首先必须建立一个评价标准,由于 LSCs 的特异性标志物尚不明确,其鉴定较为困难。Pellegrini 认为克隆形成率不足以用来评价干细胞数量,因为克隆形成率代表的是细胞产生克隆的能力,不能代表其产生细胞代的能力,必须用克隆分析法将单细胞来源的干细胞克隆与短暂扩增细胞克隆和终末克隆区分开来。Holoclones 的计数非常困难,而 paraclones 能与其他克隆类型相区别,计数相对容易,在干细胞培养过程中,如果 paraclones 的平均值 <10%,则该细胞可以用于临床移植。通过免疫学方法检测 $\Delta Np63\alpha$,是判断培养细胞中干细胞数量的另一种有效方法。$\Delta Np63\alpha$ 蛋白,而非 $\Delta Np63\beta$ 或 $\Delta Np63\gamma$ 这 2 个同种型,在干细胞克隆向短暂扩增细胞克隆转变的过程中会有明显下降,而终末克隆中几乎没有该蛋白表达。如果培养物中只有 <3% 的细胞高水平表达 $\Delta Np63\alpha$,则该细胞不宜用于移植。

培养液的成分、饲养细胞及血清的选择、载体的材料等因素都可影响培养细胞中干细胞的含量,在 LSCs 体外培养过程中,不正确的或未经验证的培养环境会造成不可逆性快速克隆转换,使干细胞快速消失。一种新的培养体系或新的载体的建立,在进行角膜损伤后的移植前,应该首先检测移植物中干细胞的含量,以保证移植效果。

(二) 体外培养 LSCs 移植术的临床应用

培养的 LSCs 移植术包括自体 LSCs 体外培养移植术和异体 LSCs 体外培养移植术。自体 LSCs 体外培养移植术是取少量自体 LSCs,经体外培养扩增后再回植到角膜表面,既解决了 LSCs 来源不足的问题,又不会出现术后免疫排斥反应,是治疗角膜缘干细胞缺乏的有效方法。1997 年,Pellegrini 等首次将该方法应用于临床,成功治疗了 2 例单眼碱烧伤后角膜缘上皮完全性缺失的病人。他们从病人的健侧眼取 $1mm^2$ 大小的角膜缘组织,在体外培养 14 天后将扩增细胞移植到患眼中,手术以后,移植的 LSCs 形成角膜上皮,成功修复了眼表。经过 2 年随访,角膜上皮完整、稳定,视力明显提高。此后,许多学者采用不同的载体开展自体 LSCs 培养和移植,取得了不少经验。Tsai 等首次将 LSCs 培养在羊膜上,然后把培养细胞连同羊膜一起移植到对侧患眼,共治疗了 6 例病人,术后 2 ~ 4 天所有病人角膜上皮再生,1 个月后角膜透明度改善,视力有不同程度的提高,平均随访 15 个月,无炎症和新生血管发生。Rama 等应用以纤维素为载体培养的自体 LSCs 移植,治疗 18 例角膜缘干细胞缺损病人,14 例获得成功,角膜上皮化在 1 周内形成,3 ~ 4 周后炎症和新生血管消退,1 个月后角膜表面由透明、外观正常的上皮覆盖。随访 12 ~ 27 个月,眼表稳定。最近,Kolli 等报道将自体 LSCs 种植于人羊膜,在不添加非人类细胞和非人类制品的条件下,培养扩增细胞,然后移植到 8 例角膜缘损伤病人眼中,获得满意效果,所有病人都形成了稳定的角膜上皮。

对于双眼角膜缘病变,无法提供 LSCs 的病人,同种异体 LSCs 体外培养是一种可行的治疗途径。供体 LSCs 可由病人亲属捐献,也可来源于尸体眼。由于 LSCs 位于血管和淋巴管丰富及 HLA-DR 抗原和朗格汉斯细胞密集的角膜缘,术后免疫排斥往往导致异体干细胞的死亡,移植手术以后需应用免疫抑制剂抗排斥反应。Koizumi 等报道了采用培养在羊膜上的同种异体 LSCs 对 11 例病人的 13 只眼进行治疗的结果,所有病例均为完全性角膜缘干细胞缺乏,术后第 2 天,角膜表面光滑无缺损,提示移植的上皮存活,6 个月时所有病人视力都有提高,平均随访 11.2 个月,有 3 例发生上皮排斥反应。Daya 等用体外培养的同种异体 LSCs 移植,治疗包括外胚层发育不良、Stevens-Johnson 综合征、眼化学伤和热烧伤的 10 例病人,7 例获得成功。

体外培养 LSCs 移植治疗是目前最常用的基于细胞的治疗角膜缘干细胞缺乏的方法,多家单位进行了临床试验,总有效率在 70% 左右。尽管在 LSCs 的取材、鉴定、体外培养及手术操作等方面都需要进一步探索改进,移植效果也需要更长时间的随访来确定,该方法在治疗角膜缘干细胞缺乏方面具有广泛的应用前景。

四、其他基于细胞的角膜上皮重建

虽然 LSCs 移植显示了较好效果,该方法仍然存在不足,尤其是双侧角膜缘干细胞缺乏时,异体移植带来的免疫排斥反应常导致治疗失败。因此,人们一直在寻找适合治疗角膜缘干细胞缺乏的其他细胞来源,表 17-1 列出了近年来在这方面的研究结果。除 LSCs 以外,研究较多并有临床应用的是口腔黏膜上皮细胞(oral mucosal epithelial cells),多家研究小组报道用培养后的自体口腔黏膜上皮移植治疗各种原因所致的角膜缘干细胞缺损,经过长时间的随访,大部分病人眼表状况得到明显改善,有半数以上的病人视力提高。该方法术后出现角膜缘新生血管的情况较多,可能是因为口腔黏膜细胞比角膜缘上皮细胞具有更强的血管生成潜能,建议术后局部应用抗血管生成药物治疗。另一种较受关注的是基质干细胞(mesenchymal stem cells），包括骨髓来源、脂肪来源及牙髓来源的基质干细胞。基质干细胞有分化成多种细胞的能力，移植到眼表后能够分化成角膜上皮细胞样细胞，可抑制角膜新生血管形成，减轻角膜混浊，但目前这些研究大多限于体外模型或动物实验阶段。近年来，对诱导多能干细胞（induced pluripotent stem cells，IPSCs）的研究不断深入。有学者发现，在特定条件下，成体细胞可以转分化为角膜上皮样细胞。将小鼠 IPSCs 与角膜缘基质共培养，并加入角膜发育所需的相关生长因子，约有 13% 的 IPSCs 可转化为角膜上皮样细胞。另一研究小组报道，人类角膜缘及皮肤成纤维细胞来源的 IPSCs 都可成功诱导形成角膜上皮细胞。尽管目前 IPSCs 还未能用于临床眼表重建，以上研究结果为自体角膜缘干细胞的来源提供了一条非常有希望的新途径。

表 17-1　用于治疗角膜缘干细胞缺乏的细胞来源及应用

细胞来源	应　用
培养的角膜缘上皮细胞（干细胞）	临床应用
培养的口腔黏膜上皮细胞	临床应用
培养的结膜上皮细胞	临床应用
培养的胚胎干细胞	小鼠模型
培养的成体上皮干细胞	山羊模型
培养的骨髓来源基质干细胞	大鼠及兔模型
培养的脂肪来源基质干细胞	体外实验
培养的眶脂肪基质祖细胞	小鼠模型，体外实验
培养的未成熟牙髓干细胞	兔模型
培养的毛囊干细胞	小鼠模型
培养的脐带干细胞	兔模型

第二节　组织工程学重建角膜

理想的角膜必须满足：能够保护脆弱的眼内容物；具有透明性，可以被可见光穿过；具有良好的光学界面，将光线折射于视网膜上。在长期的进化过程中，自然界创造了能同时满足以上条件的人类角膜。角膜主要由 3 层组织构成，最外层是角膜上皮细胞，直接与外界环境接触，可以再生并对眼球起保护作用；中间的基质层由胶原纤维、蛋白多糖及角膜基质细胞组成，占整个角膜厚度的 90%；最内层是单层角膜内皮细胞，代谢活跃，通过钠-钾-ATP 酶的作用调节角膜基质的水合作用，维持角膜透明性。

组织细胞培养技术及材料技术的发展和进步，为组织工程化角膜的构建创造了条件，也为角膜病的治疗开辟了新的途径。组织工程化角膜是应用细胞生物学和工程学原理构建的由角膜细胞和生物材料组成的三维空间复合体，该复合体在组织结构、形态和生理功能上与人体正常角膜相近，移植到受体眼，可以取代病变角膜并发挥正常功能。

一、角膜基质的构建

角膜基质占角膜厚度的90%,毫无疑问是承担角膜功能的主体。Ruberti 等指出,角膜基质的正常功能取决于其精密的纳米级结构,如单一的纤维直径、规则的纤维排列及一致的纤维间空隙等,良好的组织工程角膜基质应该能复制该精致的结构,达到其功能要求。

(一) 构建角膜基质的支架材料

构建角膜首先要有供角膜细胞附着和生长的支架,该支架材料必须无毒性、无抗原性,具有光学透明性、良好的生物相容性和一定的坚韧性,同时有利于细胞在其间附着、增殖和移行。人们对多种材料进行了尝试,许多研究采用生物材料来模拟天然角膜的成分,也有研究着眼于角膜的力学特性而采用人工合成的高分子材料。

1. 胶原　胶原是一种天然成分,许多研究者利用 I 型胶原凝胶作为构建角膜基质的原材料。Minami 等将酸性 I 型胶原溶液与 10 倍浓度的 MEM 培养基及缓冲液混合,置于37℃下形成胶原凝胶,再将角膜细胞植入,得到了具有上皮、基质和内皮 3 层结构的体外重建角膜;Griffith 等以胶原凝胶为基质材料,构建了结构和生理功能都与人类角膜类似的组织工程化角膜;Kato 等将碱溶性的胶原凝胶与某些化合物交联后置于环形容器中,加入从鸡胚和兔眼分离得到的角膜细胞,在培养基中培养了 60 天。结果显示,凝胶保持透明,细胞可以在凝胶中间和表面生长,其形态与天然角膜中细胞相似,虽然角膜基质的功能未能完全复制,但凝胶的透明性说明该材料可以作为角膜基质的替代物。

胶原是一种天然成分,作为角膜支架材料,具有无抗原性、组织相容性好、有利于细胞黏附生长等优点,但其机械强度低、稳定性差、在体内受胶原酶作用后降解过快。研究者尝试着应用各种交联方法来增加其机械强度和减缓降解速度。Doillon 等介绍了一种增加基质机械强度的方法:在 I 型胶原(0.3 wt/vol %)中加入硫酸软骨素(1.2% vol/vol),并与不同浓度的戊二醛(0~0.08%)交联,然后用甘氨酸溶液处理以减少戊二醛的细胞毒性,结果发现浓度<0.04% 的戊二醛能够提高基质的强度,而适宜细胞生长的最佳戊二醛浓度是 0.02%。他们还提出,硫酸软骨素可以增加胶原凝胶的透明性,而硫酸软骨素 A、B、C 3 种物质中以硫酸软骨素 C 的效果最好,加入后能使胶原凝胶的透光率从55%增加到66%。

胶原的成分、交联和构型都能影响支架材料的光学特性和生物机械性能。Crabb 等在不溶性胶原中加入可溶性原胶原蛋白,并通过葡萄糖介导的紫外线交联方法制成胶原膜,经过透光率检测和张力试验,发现与以往的材料相比,该胶原膜具有更好的韧性和透明度。Orwin 等将取自牛真皮的胶原纤维碾磨、冻干,并与脱氢硫胺素交联,制成孔径为 0.1mm 的胶原海绵,其透明度可达到正常角膜的 50% 以上,将角膜细胞与其共培养时,可以促进角膜上皮化、基质细胞的侵入和增殖,并保持内皮细胞的正常形态。

2. 脱细胞角膜基质　应用物理或者化学方法,将基质组织中的细胞成分破坏并清除,但保留正常的细胞外基质成分及结构,由此而得到的脱细胞基质既大大降低了组织的免疫原性,又保留了原组织的生物学特性,是构建组织工程化器官的良好支架材料。脱去细胞后的角膜基质主要由 I 型和IV型胶原组成,保留了正常角膜板层规则排列的结构,具有角膜本身的生物力学特性,生物相容性很好。脱细胞角膜基质的微环境接近生理状态,有利于细胞黏附、增殖和移行。同时,该支架可被完全降解吸收或与新生组织融合,其降解速度与细胞生长、组织再生速率相匹配。

脱细胞角膜基质可用同种异体或异种角膜为材料,由于人角膜基质来源有限,一般采用异种角膜。猪角膜基质去除细胞后表达微量的异糖抗原 α 抗原决定簇,抗原性极低,且来源丰富,价格低廉,是制备脱细胞角膜基质常用的原材料。此外也可用兔角膜来制备脱细胞角膜基质。角膜脱细胞的方法主要有低温冻存干燥法、酶-去垢剂(如 Triton X-100)法和酶-SDS 法。用甘油冻存去除角膜细胞后,角膜基质胶原排列比较紊乱,与新鲜角膜相比抗原性没有明显降低,可能是因为反复冻融激活了角膜细胞内源性酶类,使细胞自溶而不能排出到基质外,同时内源性酶类也可能破坏基质的胶原纤维,使后者排列紊乱。房兴峰等比较了NaCl-SDS-胰蛋白酶与分散酶-Triton X-100 2 种兔细胞方法的效果,发现 2 种方法处理后的角膜基质大体形态相似,胶原排列均较规则,但前者角膜组织中有部分基质细胞碎片残留,而后者角膜组织中未见细胞碎片,因此认为分散酶-TritonX-100 角膜脱细胞效果更好。

Fu 等采用 1% TritonX-100 去垢剂及冷冻干燥处理得到猪脱细胞角膜基质,组织学检测证实角膜细胞完全脱净,胶原纤维排列疏松,板层结构同正常角膜,扫描电镜见角膜基质表面无细胞结构,纵切面上胶原板层间出现清晰的空穴状裂隙。将猪脱细胞角膜基质植入兔角膜基质囊袋内,观察 3 个月未发生排斥反应,植入材料逐渐与兔角膜融合。将雄性兔角膜缘上皮细胞种植于猪脱细胞角膜基质,制成供体材料,以雌性兔为受体行板层角膜移植,术后 3 ~ 4 天上皮光滑,10 ~ 20 天角膜转为透明,1 个月时可见角膜上皮细胞 7 ~ 8 层,基质纤维排列整齐,多量细胞长入脱细胞角膜基质,应用 Y 染色体性别决定基因-聚合酶链反应方法追踪种子细胞,结果显示种子细胞可以在受体内长期存活。这些研究都表明脱细胞角膜基质具有较好的细胞亲和性,是构建组织工程化角膜良好的支架材料。

3. 合成材料　人工合成的高分子材料,如聚乳酸(poly lactic acid,PLA)、聚乙醇酸(polyglycolic acid,PGA)和聚乳酸/聚乙醇酸聚合物(poly lactic-co-glycolic acid,PLGA)等是构建组织工程化器官和组织的常用材料,PGA 已被美国食品药品监督管理局(Food and Drug Administration,FDA)批准应用于临床。在利用这些合成材料构建组织工程角膜方面,我国研究人员商庆新等首先开展了初步研究。他们将角膜基质细胞接种于 PGA 支架上,经体外培养后植入裸鼠皮下,6 周后可见角膜基质细胞与 PGA 材料复合物在裸鼠皮下形成的新生组织呈网状板层结构,其胶原纤维直径与正常角膜基质层相近,新生组织表达 I 型胶原。进一步的体内研究发现,将体外构建的兔角膜基质细胞和 PGA 支架复合物移植到兔角膜基质层后 8 周,角膜逐渐恢复透明,形成新生角膜基质样组织,胶原与角膜表面平行,排列较整齐,组织学结构接近正常基质组织。PLGA 是 PGA 和 PLA 的共聚物,通过改变 PGA 和 PLA 的比例可以调节共聚物在体内的降解时间。以含 20 ~ 25μm 大小微孔的改良 PLGA 为支架材料,构建角膜基质细胞-PLGA 复合物,并移植到动物角膜,结果显示角膜基质细胞能与 PLGA 高分子材料较好地结合,移植 7 天后角膜基质半透明,2 周见新生血管从角膜缘向植片方向生长,1 个月时材料开始降解,3 ~ 4 个月时大部分材料降解,且新生血管减少,移植物呈半透明状。

与天然的生物材料相比,这些合成材料具有重塑性好、机械强度高、降解过程容易控制等优点,同时它们在体内降解后的代谢和吸收机制明确,具有可靠的生物安全性和良好的生物相容性。但是,合成材料缺乏细胞识别信号,亲水性较差,对细胞的吸附力弱,尤其是它们降解过程中产生的酸性产物会对细胞产生不利影响,可能引起无菌性炎症反应并刺激新生血管形成。在临床应用以前必须采取有效措施弥补这些不足。

4. 复合材料　各种组织工程角膜支架材料有其优点,但都有各自的局限性,选择合适的材料进行复合,可以弥补单一材料的不足,起到取长补短的作用。

(1) 胶原-壳聚糖复合物:胶原是构成细胞外基质的骨架,具有生物活性,且生物相容性、修复性及亲和性良好,可诱导细胞的黏附与生长,是常用的生物医学材料。但胶原机械性能差、降解快。壳聚糖又称脱乙酰甲壳素,表面带有正电荷,与细胞外基质的主要成分氨基多糖极为相似,具有良好的透光率和力学强度,但其溶解性能较差,降解较慢。将胶原和壳聚糖按一定比例混合形成胶原-壳聚糖复合物支架,各种检测显示支架表面平滑均一,内部呈现层状有序结构,具有良好的透光率和适宜的湿态力学强度。壳聚糖有利于改善胶原的力学性能,减缓其降解速度。同时,胶原的加入可降低壳聚糖表面的正电荷,改善壳聚糖的吸附力,促进细胞在支架中的黏附、生长、增殖和迁移。

(2) 改良的 PLGA 复合支架:在带孔的 PLGA 海绵材料中加入胶原、透明质酸和(或)人羊膜,制成 PLGA 复合支架,在体外植入人基质成纤维细胞,与未经处理的 PLGA 支架材料相比,该改良的 PLGA 复合支架能更好地促进细胞的黏附和增殖。

(3) 胶原-TERP 复合物:在胶原中加入多聚异丙基丙烯酰胺-丙烯酸-共聚丙烯酸氧硫化物共聚体(poly-isopropyl acrylamide-acrylic acid-acrylic acid copolymer copolymer oxygen sulfide,TERP),后者可通过一级胺自发地交联蛋白和多肽,并可携带能促进角膜上皮细胞生长及角膜感觉神经末梢再生的 YIGSR 多肽,以该复合物为基质材料构建的角膜,机械强度得到明显的提高,可以缝合固定,同时保持了基质的透明性,且更有利于上皮细胞形成和神经纤维再生。

(二) 构建角膜基质的细胞

角膜基质细胞是构建组织工程角膜基质最常用的种子细胞,许多研究者将自体、同种异体或异种角膜基质细胞植入支架材料培养来获得角膜基质。人类角膜基质细胞有一些特性适宜复制角膜发育:原代培养的人类角膜基质细胞(human corneal stromal cells,HCSCs)表型易变,在一定的培养条件下可分化或再分化,高密度体外培养时可形成多层细胞,在培养基中加入维生素 C 可以刺激 HCSCs 产生胶原,且胶原的类型和分泌量与天然角膜基质相仿。为了研究 HCSCs 分泌的细胞外基质的结构和形态,Guo 等采用模仿发育的培养条件,移去可溶性支架,高密度接种 HCSCs,持续给予维生素 C,长时间培养达 12 周,结果发现形成的结构在形态学上与发育中的哺乳类角膜基质相似:细胞呈复层生长,在 8 周时达 50mm 厚度,细胞分泌的胶原纤维与培养皿底平行排列,纤维层与层之间也呈平行排列,但相邻两层纤维的排列方向不同,交叉约成 90°,胶原纤维的直径为(38±7.0)nm[天然人角膜基质胶原纤维直径为(32±0.7)nm],免疫组织化学检查证实这些纤维为 V 型和 Ⅵ 型胶原纤维。

角膜基质细胞受到来源的限制,因此,其他来源的细胞,如胚胎干细胞、基质干细胞和各种成体细胞等也成为尝试的对象。胚胎干细胞的伦理学问题尚未解决,故近来人们更关注基质干细胞和成体细胞。Arnalich-Montiel 等将来源于人脂肪的成体干细胞植入免疫状态正常的兔角膜,未发生排斥反应,12 周后植入细胞形成复层结构并分化为能表达特异性角膜糖蛋白的功能性角膜基质细胞。Zhang 等分离获取胎猪皮肤成纤维细胞,体外培养扩增后接种于 PGA,形成细胞-材料复合物,再于体外培养 1 周,然后植入猪的角膜基质层内,对照组以角膜基质细胞为种子细胞。术后 8 周,角膜逐渐恢复透明,组织学检查显示有新生的板层状角膜基质样组织形成,排列较规则,与对照组角膜组织相似。

二、角膜上皮和角膜内皮的构建

(一) 角膜上皮的构建

详见本章第一节。

(二) 角膜内皮的构建

角膜内皮细胞由单层多变形细胞组成,细胞间有紧密连接,是一道生理屏障。形态完整、功能正常的角膜内皮细胞通过主动的代谢性液泵作用,维持角膜相对脱水状态、正常厚度及透明性。与兔、猪等哺乳动物不同,灵长类动物尤其是人角膜内皮细胞在出生后难以再生,小范围的损伤主要依靠邻近细胞扩张变形来填补缺损区,大范围缺损则无法修复。构建组织工程角膜内皮首先要解决角膜内皮细胞培养扩增的问题。通过不断改善培养条件和培养技术,人们发现体外培养的人角膜内皮细胞具有潜在的细胞分裂能力,细胞间可出现连接结构,能合成层黏连蛋白、纤连蛋白等活性物质,并可重新分泌后弹力层。为了提高获得高密度角膜内皮细胞的可能性,Joyce 研究小组提出了供体筛选标准。他们的研究还发现角膜中央和周边的内皮细胞增殖能力无差异,但内皮细胞的增殖能力与供体年龄明显相关。

早期用作角膜内皮细胞载体的材料主要有异体角膜片、明胶薄膜、胶原凝胶、PGA 和PLGA、水凝胶膜等,这些材料分别存在免疫排斥、生物相容性差、力学强度不足等缺点,近来研究较多的载体有角膜基质/后弹力膜、羊膜基膜、复合生物膜等。用经过去上皮处理的羊膜作为载体,培养人角膜内皮细胞,可以形成完整的内皮细胞单层,细胞大小均一、形态相似,细胞间见紧密连接,密度可达 3000/mm^2 以上。去除兔角膜后弹力层及内皮层后将上述内皮细胞植入,术后 1 周角膜水肿明显消退,角膜厚度及透明性基本恢复正常。用人角膜内皮细胞和人角膜基质构建角膜内皮,内皮细胞密度达 2500/mm^2,内皮泵的功能为正常的75%,用猪角膜基质代替人角膜基质构建的角膜内皮,细胞密度为 1721/mm^2,泵功能为正常的 60%。近来,Sumide 和 Lai 介绍了一种应用温度反应培养皿培养角膜基质细胞方法,不需要载体即可收获用于移植的内皮细胞膜片,该膜片移植到动物体内后有屏障和内皮泵功能,能减轻角膜水肿,增加透明度。要将构建的角膜内皮切实应用于临床实践,还需在细胞培养条件、载体免疫原性及降解速率等问题上作进一步研究。

三、三维角膜重建

构建组织工程化角膜的核心是在体外建立一个由细胞与支架构成的三维复合体,使其不仅在结构上与人类全层角膜相似,而且要在生理、生化功能上也类似人角膜。

1993 年日本学者将牛角膜基质细胞植入三维胶原凝胶,上下表面分别覆盖培养的牛角膜上皮细胞和内皮细胞,采用气-液界面技术进行三维培养,成功获得组织工程牛角膜模型。该角膜与天然角膜结构相似,表面为 5~6 层上皮细胞,细胞之间可见细胞连接且表达角膜上皮细胞特异性蛋白,中层胶原凝胶中为纺锤形的基质细胞,底层为网状的内皮细胞层。但该组织工程角膜透明度不理想且组织强度不够,不能用于移植。应用三维培养技术,1999年,加拿大学者 Griffith 等在《科学》杂志上发表了一篇文章,标志着构建组织工程全层角膜的研究进入了一个新的时期。他们利用双向重组及反转录病毒载体转基因技术,建立角膜

"永生化"细胞系,并应用膜片钳技术进行筛选,获得了具有完整细胞电流且电生理特性与正常角膜细胞近似的细胞,以戊二醛交联的Ⅰ型胶原和硫酸软骨素复合材料为支架,将细胞分别种植在支架的上下表面和内部,进行三维培养,获得了与正常人角膜极为相似的替代物。该替代物含有复层角膜上皮、前弹力层、基质、后弹力层及角膜内皮,且其透明性、生化标志、水和离子通道以及基因表达也与正常角膜相似。

角膜的神经支配对维持角膜上皮的正常形态和功能起重要作用,因此组织工程角膜的神经重建意义重大。Griffith等将鸡胚背根神经节种植于一环形的胶原-硫酸软骨素复合物上,置于组织工程角膜的基质层和上皮层周围,在培养基中加入神经生长因子、层黏连蛋白和维A酸,培养10天后可见自背根神经节长出的神经束经过角膜基质并继续生长进入上皮层。重建的神经在形态上与活体角膜相似:基质中的神经束分叉在上皮下形成神经丛;许多神经呈平行排列;串珠状神经或光滑的神经伸入上皮层;透射电镜下可见上皮内的神经纤维末端有清晰致密的分泌小泡。此外,免疫组织化学检测有钠通道和神经丝蛋白存在;刺激背根神经节可记录到动作电位;对神经毒素有明显的反应,这些现象说明重建的角膜神经是有功能的。与无神经的角膜相比,重建神经支配后的组织工程角膜还能刺激角膜上皮细胞和基质细胞的增殖,促使上皮分层,生成具有保护作用的黏蛋白层并提高了对毒性物质的抵抗力。此后,他们又开发了一种碳化二亚胺交联的胶原水凝胶,这种材料的透光率达99%,屈光指数和葡萄糖通透性与天然角膜相当,在体外测试中无细胞毒性和遗传毒性,不影响上皮的生长速度。在以兔为动物模型的体内试验中,1周内角膜再上皮化,3个月时可见角膜基质细胞,6个月时其形态和细胞结构与正常角膜相似,在24例移植试验中仅有1例移植物在术后6个月时有轻度浑浊。将该组织工程角膜移植到猪角膜,3个月后出现角膜神经分布,6个月时见上皮下神经丛。进一步用活体角膜共焦显微镜观察,发现移植术后2周开始角膜前基质层深部有神经出现,逐渐向前部生长,至术后1年时上皮下神经纤维密度达到术前水平。

以上在体试验都是深板层角膜移植,为了解组织工程角膜全层移植后的情况,以猪胶原为载体构建的角膜作为供体,用小鼠模型做了穿透性角膜移植手术。移植后的角膜力学性能稳定,但其透明性仅维持了10天,此后植片逐渐浑浊,局部有明显的炎症反应,在植入的供体角膜后形成有髓样细胞浸润的纤维膜,用枸橼酸钠治疗早期可抑制纤维膜的形成,但很快就失去疗效。移植术后2个月,小鼠血清中可检测到抗猪Ⅰ型胶原蛋白抗体,提示免疫反应持续存在。

三维角膜的重建提供了与活体角膜非常接近的组织工程角膜替代物。目前,重建的三维角膜已用于角膜基础研究,如探讨其生理、病理改变,探索角膜细胞间、细胞基质间相互作用及机制,检测药物对角膜组织的毒性及有效性等等。但是还没有可用于临床的组织工程角膜替代物,甚至在动物试验中能成功用于穿透性角膜移植的全厚角膜亦罕见报道。

近年来,人们在组织工程角膜研究方面取得了可喜进展。应用角膜细胞成功形成角膜基质样细胞外基质,获得带有完整基膜的上皮和内皮细胞;成功构建能支持细胞生长并呈现良好光学特性的角膜基质;成功重建角膜神经支配;改良了组织工程角膜的力学特性;组织工程角膜上皮也已应用于临床并取得了良好效果。但要构建出真正的全层角膜应用于临床还需解决许多问题。目前正在研究的复合材料和脱细胞角膜基质有望成为良好的组织工程角膜支架材料,但还需改进其力学强度和透明性。种子细胞来源的拓展,如间充质干细胞、成体干细胞等的应用已取得一定成果,但有关细胞的分化机制、移植后的微环境调控、生物学行为以及长期转归等问题还需要深入研究。此外,如何提高组织工程角膜的稳定性,减轻移植后的炎症反应也是亟待解决的问题。相信通过努力,组织工程角膜终将作为供体材料应用于角膜移植,给千万角膜病病人带来光明。

推 荐 阅 读

[1] Wright B,Che JC. Corneal Regenerative Medicine. Clifton:Humana Press,2013.

[2] 谢立信.角膜移植学.北京:人民卫生出版社,2000.

[3] Rama P,Matuska S,Paganoni G,et al. Limbal stem-cell therapy and long-term corneal regeneration. N Engl J Med,2010,363(2):147-155.

[4] Oie Y,Nishida K. Regenerative medicine for the cornea. Biomed Res Int,2013,2013:428247.

[5] Utheim TP. Limbal epithelial cell therapy:past,present,and future. Methods Mol Biol,2013,1014:3-43.

[6] Sangwan VS,Basu S,Vemuganti GK,et al. Clinical outcomes of xeno-free autologous cultivated limbal epithelial transplantation:a 10-year study. Br J Ophthalmol,2011,95(11):1525-1529.

（胡 楠）

第十八章　再生医学研究进展

再生现象是多细胞生物体中普遍存在的,是个体生存所需要的一种能保持其组织、器官功能完整性的机制。尤其是当生物体受到损伤后,通过再生机制重演胚胎发育过程来维护组织、器官结构和功能。生物体的再生能力在不同的物种而有所不同,例如一个简单的胡萝卜细胞就能够再生出整个胡萝卜个体;另一些物种如涡虫和水螅能够利用身体的一些断片再生整个机体;某些两栖类动物能够再生出复杂的结构,如肢体和尾巴,以及其他组织。与其他物种比较,哺乳动物(包括人类)具有自发再生能力的组织、器官并不多,但对于哺乳动物的生存却显得非常重要。

作为人类,机体在自然状态下能够通过一种由损伤诱导的修复机制——纤维化,试图维护受损伤组织、器官结构和功能的完整性。但是很多情况下,通过纤维化修复机制在一定程度上影响了该组织、器官发挥正常功能。纤维化是损伤后炎性反应的结局,形成纤维肉芽组织,它是一种以非细胞成分为主体的胶原瘢痕。一般认为,哺乳动物不能自发再生的组织可以通过纤维化修复,甚至一些能够再生的组织、器官,如果受到严重损伤,超出了自发再生的能力,它们也可能通过纤维化机制进行修复。此外,一些慢性退行性疾病能够通过抑制组织、器官内在的再生能力,引起病变部位的纤维化修复。大家都知道,当皮肤真皮、关节半月板、关节软骨、脊髓、脑、视网膜和眼的屈光系统、心肌、肺和肾小球等组织、器官受到一定程度的损伤后,往往通过瘢痕方式修复损伤部位。这并不是说这些组织、器官都没有能力再生,其中一些组织甚至出现过由损伤诱发的再生反应,只不过这些反应受到竞争性的纤维化机制的压制。上述的纤维化修复在某种程度上反映了人类受到损伤后所表现出来的再生能力存在很大的缺陷。

由于人类再生能力的缺陷所导致的组织、器官损害及其功能的减退或丧失,为此在医疗保健费用方面的支出是巨大的。仅在美国,估计每年在这方面的费用就超过 4 千亿美元。以美国脊髓损伤病人的医疗保健费用每年超过 80 亿美元,而每位病人一生的花费约 150 万美元。其他的医疗保健费用主要用于糖尿病、心脏病、肝病、肾衰竭、慢性阻塞性肺部疾病(如肺气肿)、视网膜黄斑退行性病、神经系统疾病(如多发性硬化、肌萎缩侧索硬化、帕金森病、亨廷顿舞蹈病和阿尔茨海默病)、关节炎、烧伤,以及皮肤、肌肉、骨、韧带、肌腱和关节等创伤。这些疾病造成了经济生产力的丧失、生命质量的降低和未成年人的死亡。因此,现代医学所寻求的方法不仅是预防和治疗基础性疾病,而且也应该是修复因创伤及疾病所损害的组织、器官的结构和功能。由此形成了一门研究如何促进创伤与组织、器官缺损的生理性修复以及如何进行组织、器官再生与功能重建的新兴学科——再生医学。这门学科通过研究机体的正常组织特征与功能、创伤修复与再生机制以及干细胞分化机制,寻找有效的生物治疗方法,促进机体自我修复与再生,或构建新的组织与器官,以维护、修复、再生或改善受损伤的组织、器官结构和功能。

目前认为,采用再生医学技术和方法替换受损伤的部分组织、器官已成为可能,这也是当今生命科学的研究热点。再生医学由原来的体内组织、器官再生研究理论、实验技术和临床应用等内容,现已扩展到组织工程、细胞和细胞因子治疗、基因治疗等领域。国际再生医学基金会已明确把组织工程定位为再生医学的分支学科。组织工程一般是指从机体组织中获取目的细胞,在体外进行培养扩增,然后将它们与可降解、吸收的三维支架材料按一定比例混合,移植入体内病损部位,支架材料在体内逐渐被降解和吸收,外源性细胞在体内增殖并分泌细胞外基质,最后形成所需的组织,以达到修复病损部位和重建该功能的目的。因此,在叙述再生医学研究进展时一般都涉及生物人造组织构建体的植入(组织工程)、细胞移植、化学(药物)物理诱导机体受损伤部位或其他部位的组织修复与再生内容。

第一节　皮肤再生医学研究

组织修复与再生是受损伤组织、器官恢复其结构和功能的复杂生物学过程。皮肤及其附属器的修复与再生一直都是组织修复与再生研究的重要部分。皮肤是人体面积最大的器官,担负着机体防御、防止体液丧失、调节体温、吸收分泌、感觉和维持体貌等重要的生理功能。同时皮肤也是创(烧、战)伤后首先受损的器官。浅度创(烧、战)伤后,皮肤及其附件细胞的修复与再生常以其未受损的部分作为模板,经过增殖与分化完成修复过程。但在全层大面积深度创(烧、战)伤时,由于皮肤的完全损毁,皮肤及其附件细胞不能完全依赖自身干细胞的分裂、增殖与分化来重建其复杂结构,由此使皮肤及其附件的再生发生困难,最终导致两个方面的愈合问题,即慢性难愈合创面(俗称慢性溃疡)或过度修复形成增生性瘢痕和瘢痕疙瘩。这些问题不仅给病人的生理与心理带来严重障碍,还会对其后期的生活与工作质量产生严重影响。因此,研究皮肤损伤后的修复与再生,不仅是创(烧、战)伤治疗本身的需要,也是组织修复与再生研究的重要内容。对于严重创(烧、战)伤后皮肤创伤的愈合主要有 2 个基本的目标,一是结构的重建,即通过某种方式在最短的时间使皮肤结构恢复到正常状态;二是功能的修复,即怎么样使损伤修复后的皮肤恢复原有的生理结构和功能。

皮肤是再生能力很强的组织,由表皮和真皮组成,表皮又分为基底层和基底上层,是皮肤重要的保护层。皮肤的干细胞,又称表皮干细胞,主要位于表皮基底层和毛囊外根鞘膨凸部。皮肤干细胞和其他干细胞一样具有以下特点:①细胞形态幼稚,保持相对未分化的状态;②拥有强大的自我更新能力;③通常状态下干细胞的细胞周期较为缓慢,但也可以对外界刺激产生反应,迅速进入细胞分裂周期,维持器官或组织的形态和功能完整。皮肤干细胞是目前研究较多的一种成体干细胞,它既有成体干细胞的特性,又有其独特的特点,具有高度的增殖分化潜能,是维持皮肤生理平衡和参与皮肤组织的损伤修复与再生的重要种子细胞之一。近来研究发现,人皮肤在胎儿时期能在全层皮肤损伤后从形态和功能上完美地修复,这与胎儿时期表皮中存在大量具有增殖活性的表皮干细胞有关。大量的研究报道也证实表皮干细胞在皮肤创伤愈合过程起着重要作用。因此,表皮干细胞被认为是实现皮肤大面积创伤后无瘢痕修复和再生的关键。

研究表明,皮肤干细胞可以表达 β 整合素、细胞角蛋白(cytokeratin,CK)19 和细胞角蛋白 14,而 CK10 主要在终末分化的角质细胞的胞质中表达。表皮干细胞能不断自我更新和增殖,并通过不对称分裂形成未分化的子代细胞和短暂扩增细胞(transit amplifying cells)。短暂扩增细胞更为成熟,具有更强大的增殖扩增能力,能分化为表皮各层细胞,是表皮发育和维持皮肤动态平衡的重要功能细胞。在胚胎发育过程中,短暂扩增细胞位于表皮基底层,能够通过不断分裂、分化形成颗粒细胞层和棘细胞层。颗粒层和棘层细胞进一步成熟和老化,被自身分泌的角质蛋白替代,形成表皮的透明层或者角质层。因此,表皮干细胞是皮肤正常发育和维持生理功能的关键细胞。在浅度烧(创)伤时,机体依靠表皮干细胞完成表皮的修复与再生。然而,在大面积深度烧(创)伤时,表皮干细胞几乎完全破坏,极大地限制了皮肤创面的修复。如何获得足够数量的表皮干细胞就成为皮肤组织修复和再生的关键难点。2001年,Fu等发现在体表创面愈合的过程中,表皮棘细胞层或颗粒层中出现"干细胞岛",进一步证实"干细胞岛"来源于成熟表皮细胞去分化。由此提出表皮细胞在适当因素调节下可发生去分化,为获得表皮干细胞提供了新的策略。尽管目前去分化诱导技术的应用尚有一些问题需要解决,但随着研究的深入和全面,我们有理由相信,营造适宜的环境能诱导成熟的表皮细胞返回到未分化的干细胞状态,重新获得增殖和再分化的潜能,有望为皮肤修复和再生提供可靠的种子细胞。

皮肤附属器,尤其是汗腺的修复与再生是皮肤再生科学的另一个重点研究课题。皮肤被覆于身体表面,排汗功能是其众多功能之一。除了重建皮肤的结构,还应恢复皮肤正常功能,尤其是皮肤的排汗功能。传统观念认为,汗腺修复只能是通过激活汗腺细胞增殖或者促进表皮干细胞分化为汗腺细胞来完成。但在大面积深度烧伤后,皮肤中汗腺细胞和表皮干细胞大量损毁,难以完成皮肤和附属器的再生。即使通过自体皮肤移植向创面提供少量的干细胞,也无法使重新再生新的汗腺。组织工程技术的不断发展实现了体外构建三维人工皮肤,但构建的皮肤组织只有表皮和真皮两层简单结构,由于没有附属器如毛囊、汗腺和皮脂腺等,缺失正常皮肤生理功能(如体温调节),限制了其在临床的广泛推广应用。因此,同时实现皮肤结构和生理功能(例如排汗功能)的重建是当前皮肤创伤修复与再生研究中亟待解决的重要课题。

成体干细胞除了分化成自身谱系的成熟细胞,还能在适当的条件下发生横向分化为其他谱系的细胞。目前研究较多的成体干细胞包括间充质干细胞(mesenchymal stem cells,MSCs)。骨髓MSCs具有多向分化潜能,能诱导分化成骨细胞、软骨细胞、神经细胞、心肌细胞、脂肪细胞和肌细胞等。Fu课题组在对汗腺发育过程和分子机制的研究基础上,构建细胞共培养技术将MSCs成功诱导成汗腺细胞样细胞。将这些诱导来的汗腺细胞移植到人体创面上,发现移植的汗腺细胞能够在体内长期存活,并再生出新的汗腺和发挥排汗功能。该研究是首例报道成体干细胞诱导为汗腺细胞并促进人体汗腺再生,寻找到了汗腺再生的新的有效途径。随着后期大量的临床病例验证,将为大面积重度烧伤的临床治疗提供新的思路和方法。

综上所述,大面积深度烧伤常导致皮肤及其附属器的严重破坏,常伴有不同程度的瘢痕形成,严重情况下将导致畸形或者功能性残疾。大量皮肤种子细胞损毁(如表皮干细胞和汗腺细胞)是限制皮肤组织自行修复的重要因素。成熟表皮细胞去分化现象的发现为获得表皮干细胞开辟了一条新的途径。而成体干细胞如MSCs的转分化为汗腺细胞技术的创建使汗腺再生成为可能。进一步探索和优化细胞去分化和转分化方案,将为皮肤的结构重建和功能恢复带来了希望。严重创(烧、战)伤后皮肤创伤的愈合面临两个重要问题,一是愈合速度,二是愈合质量。近十余年来,基础研究和临床治疗的结合,组织工程技术在修复和再生领域的应用,已经在很大程度上解决了愈合速度方面的问题。但在愈合质量方面进展缓慢,仍然面临着如何减少瘢痕形成,如何重建毛囊、汗腺以及皮脂腺等附属器进而恢复正常生理功能等重要难题。皮肤严重创伤后实现结构和功能修复和重建,尤其是汗腺排汗功能的重建,是创(烧、战)伤创面修复与组织再生攻克的难点。

第二节　神经组织再生医学研究

神经系统损伤对人体的危害巨大,可危及生命或使病人劳动力丧失。关于神经系统损伤的基础与临床研究是当今世界医学领域的主要热点之一。近年来,随着人们对神经系统损伤机制的深入探究以及组织工程技术的迅猛发展,运用组织工程技术修复神经系统损伤也取得了许多令人鼓舞的成绩。在此,将简述有关周围神经损伤及脊髓损伤后再生与修复研究的新进展。

一、周围神经损伤的治疗

(一) 周围神经的结构与功能

周围神经的基本结构单位是神经纤维,神经纤维是以神经元的长轴突为中轴,外面包裹施万细胞所构成。人体周围神经中大部分神经纤维是有髓神经纤维,另一部分是无髓神经纤维。在有髓神经纤维发生过程中,伴随轴突生长的施万细胞表面凹陷成一纵沟并把轴突包裹其中。沟缘的施万细胞的胞膜相贴形成神经系膜,神经系膜不断延伸并反复包卷轴突,从而形成许多同心圆的致密板层结构,这就是髓鞘。无髓神经纤维则是施万细胞形成纵沟包裹一条或多条轴突但不形成多板层的髓鞘结构,无髓神经纤维在周围神经中主要是一些内脏神经纤维和传递痛觉神经纤维。

在神经纤维的周围有薄层疏松结缔组织包绕,构成神经内膜。数量不等的神经纤维被较细密的疏松结缔组织包绕成神经束,周围的结缔组织则称为神经束膜。由粗细不等的神经束聚集构成神经,其外还有一层结缔组织构成的神经外膜。神经外膜内一般有较多脂肪细胞分布,也有较细小的淋巴管和血管分布。

周围神经的基本生理功能是传导神经冲动,其中的感觉神经纤维将各种外周感受器接收的信号传导至中枢神经系统即脑和脊髓,而运动神经纤维将脑和脊髓发出的神经冲动传导至各效应器。一般来说,神经纤维越粗大,其传导速度越快;有髓神经纤维的传导速度远大于无髓神经纤维。

(二) 周围神经损伤与再生

周围神经损伤在平时与战时均多见。据统计,在所有外伤病人中约2.8%存在周围神经损伤,尤其是四肢神经损伤。尺神经、桡神经、正中神经、坐骨神经等均是容易受到创伤的部位。周围神经损伤会直接导致运动和感觉功能障碍,严重影响病人的生活质量。由于失神经支配会导致靶区的肌肉软瘫,失去张力,甚至发生进行性肌萎缩;神经损伤还会阻碍外界的损伤性刺激信号正常传入到大脑,即使肢体受到外伤、冻伤、烫伤和压伤等伤害也浑然不知。

创伤性周围神经损伤的关键问题是神经纤维大量断裂。一般损伤后数小时神经纤维就会发生一系列溃变反应。从损伤处向远侧段发生的溃变称为顺行溃变,顺行溃变可以一直进行到神经末梢,主要表现为轴突和髓鞘以及神经末梢先出现水肿和膨胀,继而崩解。从损伤处向近侧段的溃变称为逆行溃变,逆行溃变一般只影响几个节间体的距离。神经纤维溃变过程释放某些物质可以吸引结缔组织中的巨噬细胞向损伤处聚集并被活化,在损伤早期巨噬细胞主要被活化为以促炎症功能为主的 M1 型巨噬细胞,可以吞噬和清除轴突和髓鞘崩解形成的碎片。损伤后期巨噬细胞转化为 M2 型,可以分泌具有促进神经再生功能的多种细胞因子。周围神经的髓鞘是由施万细胞的胞膜和胞质延展后包绕轴突形成,在髓鞘崩解后施万细胞本身并不会死亡,而会进入去分化和自我增殖状态,同时还具有吞噬功能,参与清除自身崩解的髓鞘碎片。损伤神经纤维表面的基膜管并不会崩解,在损伤后期去分化状态的施万细胞首尾相连在基膜管内有序排列形成 Bungner 带,它具有引导新生轴突向靶器官生长延伸的功能。

在神经纤维溃变的同时,神经元的胞体也会出现肿胀、核偏移及尼氏体溶解等变化,严重时也可能导致神经元死亡。损伤后第 2 ~ 3 周,存活的神经元胞体中尼氏体和胞核逐渐恢复正常,近侧段的轴突也逐渐恢复再生能力,这时轴突末端可发出数条细小的分支。远端施万细胞分泌的营养因子有一定的趋化作用引导新生轴突找到 Bungner 带,沿施万细胞生长的幼芽能不断向着靶器官延长,并不断增粗,周围的施万细胞也可包绕再生的轴突重新形成髓鞘。由此,神经纤维的再生完成。如果损伤近侧端新长出的轴突分支找不到远端的Bungner 带,就有可能逐渐退化消失或进入周围的结缔组织形成神经瘤。

（三）周围神经缺损的组织工程修复

由以上描述可知,周围神经本身具有一定的再生能力,近侧端的再生轴突幼芽只要穿越损伤处组织间隙找到远侧端由施万细胞形成的 Bungner 带,就有可能完成再生过程。然而,在外周神经被离断的情况下,两侧断端的神经收缩会使两者之间产生较大的间距。如果没有及时将断端缝合或桥接,再生的轴突幼芽无法进入远侧端神经,它们就只能缠绕在损伤区的结缔组织中形成神经瘤。所以在条件允许的情况下,应该尽快进行神经断端缝合或桥接。如果神经瘤已经形成,则要将其切除后再行修复术。对于单一切割伤或缺损距离较短的周围神经损伤,一般采取断端间神经外膜缝合或神经束膜缝合均可达到较好的再生效果。对于较长距离的缺损,这种端端吻合的方式就不适合。因为神经的牵拉强度越大,血管再生与血供恢复越差。强行牵拉神经对接,不仅在手术操作上存在很大困难,即使手术能成功,神经再生的效果也不会好。这种情况下就必须考虑采取桥接的方法。关于周围神经损伤的研究重点,就是探索最有效及可行的桥接材料对长距离缺损的神经进行修复。目前已有的治疗方法或策略如下:

1. 自体神经移植　近 50 年来,大家公认治疗较长距离神经缺损的"金标准"是自体神经移植。自体神经可以为再生轴突提供理想的再生管道,其中的施万细胞基膜可以引导轴突再生,其分泌的多种神经营养因子及细胞外基质可以促进轴突再生。自体神经移植后轴突再生的程度在很大程度上受到供体神经直径及周围组织血供的影响。未带血管蒂的供体神经的存活有赖于早期周围组织的营养渗透及随后从残留神经断端和周围组织中向供体神经再生形成新的血管。实验证明,移植大直径的供体神经后营养渗透差,血管再生慢,轴突再生及功能修复的效果都不如小直径的供体神经。临床常采用的供体神经主要取自腓肠神经、肋间神经、前臂内/外侧皮神经及尺神经或桡神经的皮支等。

2. 同种异体神经移植　虽然自体神经移植后的再生效果是其他材料无法比拟的,但能用作供体的神经非常有限,取供体神经还会增加病人痛苦并造成供区的功能损伤,所以其应用必然受到较大的限制。从神经再生的效果来说,同种异体神经移植也是不错的选择。同种异体神经同样可以促进和引导轴突再生,从近侧端到达远侧端并重新与靶组织建立功能联系。同种异体神经主要来源于遗体捐献,故可以选择与损伤神经相同性质、相同直径的供体神经,供体神经的长度也不再受到限制。更重要的是它避免了在病人本身取供体神经时产生的系列副损伤。同种异体神经存在的主要障碍是免疫排斥反应,通过MHC 组织配型,降低供体的抗原性,应用免疫抑制剂或采取免疫耐受诱导等方法均可降低免疫排斥反应。其中降低供体抗原性的方法主要有放射线照射、冷冻干燥、低温保存、反复冻融等。最近也有人尝试采取化学方法处理异体神经,脱掉其中的细胞成分,仅保留基膜管和细胞外基质。这样也有利于提高供体的组织相容性,并保留其较好的促神经再生的功效。

3. 自体非神经组织移植　虽然自体神经或异体神经移植能达到非常好的效果,但是他们的来源非常困难,为了扩大移植物的来源,动脉、静脉、骨骼肌、肌腱、浆膜等多种自体非神经组织也被用于移植修复缺损的周围神经。其中,静脉运用最为广泛,临床显示用静脉桥接小直径的纯感觉神经具有较好的效果。但是,静脉最大的问题是容易塌陷。对此,近年来有人在静脉腔内填充骨骼肌后进行移植。骨骼肌纤维表面有一层基膜,它的形态及化学成分均与神经纤维表面的基膜类似,有利于移植后施万细胞和再生轴突的迁入。静脉腔内填充骨骼肌后进行移植,可以联合两种材料的优点,还能避免静脉腔塌陷。有人将其用于 40 例感觉神经或混合神经缺损的临床治疗。研究显示,85% 的病人具有较好的疗效。

4. 人工神经导管移植　不论怎么说,人体神经或非神经的人体组织都存在来源困难的问题。为了扩大移植物的来源,近年来越来越多的研究团队致力于基于组织工程和再生医学理论研制人工神经。理想的组织工程人工神经包括生物材料支架、种子细胞和细胞因子三部分。其中生物材料支架主要起到桥接神经断端的作用,同时可以为种子细胞和细胞因子提供附着的媒介。可用于构建人工神经的组织工程材料繁多,大致可以分为天然材料(如胶原、壳聚糖)和人工合成高分子材料[如聚乳酸/聚乙醇酸聚合物(poly lactic-co-glycolic acid,PLGA)、3-羟基丁酸聚合物(polyhydroxybutyrate,PHB)和聚己内酯(polycaprolactone,PCL)等]。人工神经中加入种子细胞可以为神经再生提供更加良好的条件,最理想的人工神经种子细胞是施万细胞,因为它本身是周围神经中最主要的功能细胞,能为神经再生提供大量的神经营养因子和细胞外基质,也能包绕再生轴突重新形成髓鞘。鉴于施万细胞的来源相对困难,近年来很多研究团队报道将各类组织来源的间充质干细胞或诱导性多能干细胞直接诱导为施万细胞后代替天然的施万细胞或直接将它们用于人工神经种子细胞,可促进损伤神经元存活、轴突再生或再髓鞘化的各类细胞因子均可加入人工神经的制备中。将细胞因子混入人工神经可以达到局部用药、减少用药量、避免对非靶器官的副作用等效果,现代技术往往还可以实现药物缓释,延长药物作用时效。近年来,中国科学家在人工神经的制备和应用方面做出了较突出的贡献,总体水平已经处于国际先进水平,2012 年 *Science* 曾专题对中国的相关进展进行了报道。其中突出的代表是中国工程院院士、南通大学教授顾晓松领导的团队以壳聚糖为主要材料构建了一系列人工神经导管,通过动物实验已经证明具有良好的治疗效果,目前已经在开展相关的临床应用研究。南方医科大学郭家松教授课题组以血管或 PLGA 导管与自聚合肽纳米纤维材料联合构建的人工神经材料,或以胶原为主要材料构建的仿生人工神经也在动物实验中证实能在结构与功能上显著促进缺损神经的修复。他们还将来自外周血的间充质干细胞诱导分化为施万细胞用作人工神经的种子细胞,发现这些细胞能促进损伤神经的轴突再生、再髓鞘化以及功能恢复。

二、脊髓损伤的治疗

（一）脊髓的结构与功能

脊髓是中枢神经系统的重要组成部分,它与脑的延髓相延续。脊髓呈前后稍扁、全长粗细不等的圆柱形,位于椎管内,上端起于枕骨大孔处,下端在发育期间随年龄增长而变化:发育早期位于椎管末端;胚胎第 4 个月起,由于脊柱的生长速度比脊髓快,故脊髓末端相对于脊柱的节段逐渐升高,至出生时位于第 3 腰椎水平;到成年时平第 1 腰椎的椎体下缘后基本恒定不再变化。脊髓内部由灰质和白质两部分组成,两侧对称,其中灰质位于内部,呈"H"形围绕在中央管周围。灰质的前部为粗大的前角,内有运动神经元胞体;后部是狭细的后角,主要有中间神经元的胞体;在胸 1 到腰 3 节段的前后角之间还有向外伸出的侧角,主要是交感神经的节前神经元胞体。脊髓的白质位于灰质的周围,主要由大量神经纤维束组成。纤维束包括上行纤维束、下行纤维束和固有束。上行纤维束将各种感觉信息由脊髓上传到脑相应的各个脑区;下行纤维束从脑的不同部位将神经冲动下传到脊髓;固有束相对较短,起止均在脊髓,一般紧靠灰质分布,完成脊髓不同平面间的反射活动。

由脊髓的结构可知,其功能主要有 2 个方面,即反射中枢和神经传导功能。对于脊髓损伤来说,最主要的就是影响了它的神经传导功能,使损伤平面以下感觉与运动功能障碍。

（二）脊髓损伤与再生

脊髓损伤是人类所经受的最具破坏力的外伤之一,交通意外、运动损伤和枪击伤等均可能导致脊髓损伤。在发达国家脊髓损伤的年发病率达到 2.1 ~ 123.6 例/百万人,在美国,脊髓损伤的发病率估计为 43 ~ 55 例/百万人。据不完全统计,我国约有 60 余万脊髓损伤导致的截瘫病人,每年增加约 1 万病例。中国康复研究中心公布的 2002 年调查结果显示,北京市的脊髓损伤发病率约为 60 例/百万人。因为脊髓损伤病人多为青壮年,目前又缺乏有效的治疗措施,所以该疾患不仅使病人本身要承受终身的痛苦,同时也给家庭和社会带来巨大的负担。

脊髓损伤后对结构与功能的影响来自原发性损伤和继发性损伤。原发性损伤可直接导致脊髓被膜破坏、神经纤维断裂、损伤中心区域的出血性坏死及组织水肿;继发性损伤包括缺血缺氧、炎症与免疫反应、兴奋性毒性、胶质瘢痕以及空洞形成等。原发性和继发性损伤均可导致包括神经元和神经胶质细胞在内的大量细胞死亡。一般来说,损伤中心区域的细胞以坏死为主,而损伤区周边组织内的细胞常发生凋亡。中心区坏死的细胞破裂后可释放各种毒性物质募集巨噬细胞在损伤处聚集,从而发生较严重的炎症反应,继而可能导致损伤区出现空洞化,损伤范围的进一步扩大,甚至远离损伤区的残留轴突也会发生慢性脱髓鞘。损伤区释放的各种因子还会激活周围的星形胶质细胞和小胶质细胞。其中激活小胶质细胞的功能与巨噬细胞类似,主要吞噬清除死亡的细胞或细胞碎片,也能极化为 M1 型或 M2 型,分别发挥促炎或抗感染作用。激活的星形胶质细胞增生肥大,逐渐在损伤区周边聚集形成胶质瘢痕。胶质瘢痕虽然可以对周边组织起到一定的屏蔽保护作用,可以避免次级损伤的进一步扩散,也能一定程度修复细胞死亡留下的损伤腔。由于胶质瘢痕中的细胞密度大、细胞突起多且互相交织,在细胞间隙中有密集分布的硫酸软骨素蛋白多糖、硫酸乙酰肝素蛋白多糖以及各种糖蛋白,这使得胶质瘢痕成为了严重抑制轴突再生的物理性和化学性屏障。近年来,如何清除胶质瘢痕或降解其中的蛋白多糖已经成为修复脊髓损伤的一个重要的治疗策略。

相对而言,神经纤维损伤是脊髓损伤后病人出现功能障碍的最主要原因。原发性损伤及继发性损伤均可导致神经纤维损伤,进而使得由脑发出的运动神经冲动无法到达脊髓损伤平面以下的躯体,同时损伤平面以下的各种感觉神经冲动也不能上传到脑,结局就是病人脊髓损伤平面以下运动与感觉功能的障碍。研究显示,有37%的脊髓损伤病人因此失去行走能力。

中枢神经元轴突损伤后,其再生能力远不如周围神经。早在20世纪初,著名神经科学家Cajal等甚至断言中枢神经损伤后不能再生。后来的研究发现,脊髓损伤后的数天内断裂的轴突也会发出一些幼芽,但是这些幼芽并没有像周围神经的再生幼芽那样不断延长,而是很快就萎缩或变性消失,这就是现在人们常说的流产性再生(abortive regeneration)。出现这种情况的原因很复杂,概括来说主要有以下几个方面:①中枢轴突本身的再生能力低下;②损伤处缺乏诱导轴突再生的各种营养因子;③损伤处各种胶质细胞以及炎症细胞会释放大量轴突再生抑制分子;④损伤处形成空洞及胶质瘢痕对再生轴突起到严重的物理障碍作用。

(三) 脊髓损伤的组织工程修复

脊髓损伤后,损伤区易形成空洞及瘢痕组织,影响新生组织的长入,不利于功能的恢复。损伤中心区神经组织缺损使得神经功能恢复缺乏基本的解剖学基础。因此,对缺损的神经组织进行修复,才有可能促进损伤脊髓的功能恢复。近1个世纪以来,许多学者运用组织、细胞或人工材料移植治疗脊髓损伤。尽管绝大部分仍处于基础研究或临床试验阶段,能直接运用于临床治疗的手段还极为有限。但是,许多实验显示能减轻脊髓继发性损伤和促进损伤轴突再生,在理论上为临床治疗脊髓损伤提供了具有应用前景的治疗策略。移植各种材料或细胞的目的在于替代脊髓损伤后缺损的组织和细胞,填充损伤腔,为再生轴突提供附着与穿行的媒介。在组织修复的同时还可以添加促进轴突再生的各类营养因子,以及能消除各种轴突再生抑制因子的化学成分等。

1. 胚胎神经组织　移植未发育成熟的胚胎神经组织内含有大量神经干细胞和支持轴突生长与再生的物质。实验显示,向成年大鼠或猫的损伤脊髓内移植胚胎来源的大脑、脑干或脊髓等中枢神经组织,移植物内的细胞存活率可达到80%~90%;移植物与宿主脊髓组织间胶质瘢痕形成减少。通过移植胚胎神经组织,可以从以下几个方面促进脊髓功能修复:移植物中原有的神经元及神经干细胞分化而来的神经元可能与近侧端轴突和远侧端的宿主神经元建立突触联系,从而以中继站的方式重建神经传导通路;为再生轴突提供通过损伤区的桥梁,并为脱髓鞘轴突及再生轴突提供重新髓鞘化的少突胶质细胞;分泌营养因子促进损伤神经元的存活及轴突再生。然而,胚胎神经组织的来源非常困难,并涉及棘手的道德伦理问题,这些都极大地限制了胚胎神经组织移植的临床应用。

2. 周围神经移植　中枢神经和周围神经中髓鞘形成细胞的不同是造成两者轴突再生能力截然不同的主要原因。中枢神经的髓鞘形成细胞是少突胶质细胞,它形成的髓鞘表面没有基膜。当脊髓损伤后少突胶质细胞形成的髓鞘崩解的同时,会释放出大量抑制轴突再生的因子,如髓鞘相关糖蛋白(myelin associated glycoprotein,MAG)、Nogo-A、NG2等。而周围神经损伤后,施万细胞所分泌的各种神经营养因子和细胞外基质,以及所形成的基膜管是促进和引导轴突再生的主要因素。鉴于此,人们设想将周围神经移植到脊髓损伤处有可能提供轴突再生所需的微环境,促进损伤脊髓形态与功能的修复。20世纪40年代,Sugar和Gerard首次报道将成年鼠自体坐骨神经植入横断脊髓的损伤腔,发现有少量的轴突再生,且瘫痪的肢体功能有部分恢复。到了20世纪70~80年代，更多的证据提示，损伤脊髓内移植周围神经能激发损伤神经元的再生潜能，中枢轴突在外周神经移植物中可生长一定距离。但是，当时人们认为只有损伤区附近的神经元发出的轴突才能再生，而远处神经元发出的长轴突(如皮质脊髓束)的再生则较困难，所以周围神经移植治疗脊髓损伤的策略并未受到广泛重视。1996年，Cheng等在 *Science* 发表文章，他们在成年大鼠 T_8 节段制备了脊髓全横断损伤模型，然后将来自同种异体的肋间神经移植到损伤腔：通过外源性神经把近侧端的白质连接远侧段的灰质，而近侧端的灰质连接远侧段的白质。术后他们对这些动物进行了长达1年多观测，结果显示通过这种特殊的移植治疗，脊髓全横断损伤的大鼠居然在第3周后出现了后肢运动功能恢复。进一步的组织学切片和免疫组化染色也可见到有皮质脊髓束的轴突再生并穿行脊髓损伤处。他们认为较多根细神经桥接脊髓缺损处，比粗神经干移植有更高的精确性，可将白质中再生的轴突引导至灰质，避开对侧白质中少突胶质细胞分泌的抑制因子，从而达到较好的轴突再生效果。

3. 支架材料移植　创伤性脊髓损伤有可能因为组织缺损直接导致脊髓损伤处出现损伤腔，而继发性损伤则可导致损伤腔扩大以及新损伤腔的出现。对于再生轴突而言，损伤腔是胶质瘢痕之外的另一种主要的物理障碍，再生轴突不可能穿过空腔。移植支架材料就可以为再生轴突提供附着物，促进轴突再生，引导再生轴突穿越损伤部位；另外，通过移植支架材料还可以减轻继发性损伤和胶质瘢痕的发生。在脊髓损伤修复中，所用的支架材料主要有3种形态，即胶状、海绵状及管状。胶状材料最大的优点是可以填充任意形状的损伤腔，尤其是一些打击伤后留下的小空洞或横断脊髓组织间的小间隙。经胶状材料填充后可以减少胶质瘢痕的产生等继发性损伤，促进轴突再生。胶状材料还有一个优点就是便于作为移植细胞或化学因子的媒介，提高脊髓损伤修复的效果。胶状材料的缺点是再生轴突进入材料后缺乏有效的定向诱导，另外胶状材料在体内能保留的时间相对较短，易于被降解。海绵状材料属于多孔径的三维材料，通常由胶原或明胶等材料加工而成。它可用于相对较大的规则或不规则损伤腔，也可以在移植前吸附细胞悬液或化学因子。管状材料主要适用于较长距离组织缺损的脊髓损伤修复，有单通道管及多通道管，其通道均与脊髓长轴平行，其中的通道有利于再生轴突的定向生长。

目前用于脊髓损伤修复的支架材料种类繁多，其中运用最早的是天然生物材料，近年来人工合成高分子材料及纳米材料在脊髓损伤修复的应用已日趋广泛。

(1) 天然生物材料：天然生物材料在组织相容性及可降解性有独特的优势，它们也有助于细胞信号识别及细胞的黏附、增殖和分化等。但是它们易于携带病原物质、易引起免疫排斥反应，还存在力学强度不足等问题。

1) 藻酸盐：藻酸盐是从褐藻中分离出的一种阴离子多聚糖，具有良好的生物相容性和亲水性，其降解产物的细胞毒性很低。它可被加工成水凝胶或海绵，有较好的可塑性，在组织工程中得到广泛应用，也是最早被用来作为脊髓损伤后的填充支架之一。藻酸盐凝胶海绵或水凝胶移植可填充不同类型的损伤腔，减少移植物与脊髓组织间的胶质瘢痕形成，促进轴突再生，它还可以作为细胞移植的支架，有利于移植细胞的存活及迁移。

2) 胶原：胶原蛋白是体内最主要的蛋白质，已知有19种亚型，其含量占人体总蛋白的25%~30%。目前 I 型胶原蛋白制作的支架材料已被美国 FDA 批准并广泛运用于修复各种组织损伤。以 I 型胶原制作的支架材料主要也是水凝胶和海绵两种形式，它们具有很好的生物相容性，自身所含的细胞黏附信号肽也可以引导细胞迁移和轴突延伸。胶原蛋白制作的支架材料可单独移植或联合各种化学因子,也可作为细胞移植的支架。戴建武课题组研制了有序胶原蛋白生物支架材料,其具有良好生物相容性的,能够引导神经纤维有序延伸。同时,他们通过在重组人脑源性神经营养因子(BDNF)基因水平增加一段编码胶原结合序列的碱基,与 BDNF 的编码基因进行融合表达,制备获得了具有特异胶原结合能力的BDNF(CBD-BDNF),CBD-BDNF 可与有序胶原蛋白生物支架材料特异结合,形成功能支架材料,移植脊髓半横断损伤模型后,有效地促进脊髓损伤区的神经纤维沿胶原材料有序再生,明显改善大鼠瘫痪后肢的神经传导和运动功能。中山大学曾园山课题组曾以Ⅰ型胶原海绵吸附神经干细胞和神经营养素-3 基因修饰施万细胞移植治疗全横断脊髓损伤大鼠,结果发现移植的细胞在脊髓损伤处存活与迁移良好,其中的神经干细胞可在宿主内向神经元分化。通过神经束路示踪、神经电生理学、形态学及行为学等方法检测,证实该移植方式可促进全横断脊髓损伤处神经纤维再生、移植神经干细胞的存活和分化,以及瘫痪后肢行为功能的改善。

3)明胶:明胶来自于胶原,它去除了胶原的抗原性(de-nature collagen),而且含有类似精氨酸-甘氨酸-天冬氨酸(RGD)序列,能够促进细胞的黏附和迁移。明胶也有明胶水凝胶和明胶海绵两种形式。明胶海绵应用于临床已经有许多年的历史,这得益于它良好的组织相容性和细胞亲和力。曾园山课题组应用明胶海绵吸附基因修饰的施万细胞和神经干细胞移植治疗全横断脊髓损伤大鼠,结果表明,明胶海绵吸附基因修饰的施万细胞和神经干细胞移植能够部分促进大鼠全横断脊髓损伤的结构和功能修复。但是,近年有病例报告指出,由于明胶海绵吸水容易膨胀,最终导致植入中枢神经后出现对周围组织挤压的情况。基于这种情况,曾园山课题组设计用一种相对膨胀系数较小的材料 PLGA 膜作为导管外壳,并在导管的中央填塞明胶海绵。这种明胶海绵圆柱体支架一方面可以尽可能保持明胶海绵的良好材料特性,另一方面可以减少明胶海绵的过度膨胀。此外,由于有了机械强度较高的 PLGA膜作为导管外壳,导管中间的明胶海绵不容易发生塌陷。这些优点都有利于他们进行体内、外的实验研究。他们的研究结果显示,种植在明胶海绵圆柱体支架中的骨髓间充质干细胞(MSCs)活力高,在材料不同层面的细胞分布较均匀,且增殖和存活能力差异不明显。随着培养时间的延长,间充质干细胞可分泌越来越多的纤连蛋白沉积在支架的明胶海绵界面上。当这种细胞与支架复合体移植到脊髓损伤腔后,它能减少损伤区及其周围巨噬细胞以及活化小胶质细胞的数量,并降低前炎症因子的表达,从而发挥其抗感染作用。接着,他们模拟脊髓具有传导神经信息的结构和功能特点,联合应用神经营养素-3(neurotrophin-3,NT-3)及其 NT-3 受体(tyrosine kinase receptor C,TrkC)、成体组织干细胞(NSCs 或 MSCs)和生物材料支架等组织工程新技术,在体外构建一种具有突触传递功能的干细胞源性神经网络支架或类脊髓组织,然后将其移植到脊髓全横断损伤处,起到修复神经信息传导通路的神经元中继器(neuronal relay)作用,接收上、下行神经信息,同时将神经信息传递给损伤处两侧断端的宿主神经元,改善脊髓自主运动和感觉功能。由此提出一个有趣而又具有挑战性的科学问题:在成年哺乳动物脊髓全横断损伤后采用外源性神经元中继器修复脊髓损伤策略,改变了"成年哺乳动物脊髓内再生的上、下行神经传导束神经纤维必须穿越脊髓全横断损伤处才能恢复脊髓自主运动和感觉功能"的传统观念。曾园山课题组 2016 年 3 月在 *Biomaterials* 报道,利用蚕丝蛋白将 NT-3 吸附于胶原海绵构建了一种新型的缓释材料,发现这种缓释材料可以很好地用于干细胞载体及修复脊髓损伤。

4)壳聚糖:壳聚糖是甲壳类动物和昆虫外骨骼和一些细菌和真菌细胞壁的主要组成部

分,其化学成分类似纤维素,是自然界中含量仅次于纤维素的一类多糖。作为一种天然物质,它具有良好的生物相容性,易于降解,且降解产物为单糖,无毒性。关于壳聚糖在中枢及周围神经损伤的组织工程修复中的应用已经受到极为广泛的重视。如首都医科大学李晓光教授团队曾利用壳聚糖缓释 NT-3,发现将其移植到大鼠脊髓损伤处可激活宿主脊髓的内源性神经干细胞,这些干细胞还有可能进一步分化为具有功能的神经元,最后与宿主神经元形成突触联系从而重建神经环路。

5)纤连蛋白:纤连蛋白是细胞外基质中一种主要的糖蛋白,它参与许多主要的细胞活动,如胚胎发生、细胞迁移与附着、组织修复及血液凝固等等。动物实验表明,向脊髓损伤腔移植纤连蛋白支架可促进轴突生长,抑制脊髓损伤后的继发性凋亡,有利于挽救残存的神经元。纤连蛋白单体在凝血酶、氯化钙作用下可以聚合形成纤连蛋白凝胶。这种凝胶内部呈纳米级有立体网状结构,还具有抗原性小、可塑性强、生物相容性好、可降解、无细胞毒性等优点。它可以作为细胞移植的载体,体内植入也有助于血管化。

(2)人工合成高分子材料:人工合成的高分子材料分为可降解和不可降解两大类,在组织工程中主要是应用可降解性和组织相容性高的生物材料,如聚乳酸-羟基乙酸共聚物(PLGA)、聚 β 羟基丁酸盐(PHB)、聚乙烯乙二醇(PEG)等。这类材料可以根据需要构建成各种规格的三维支架,也可以通过电纺等方式构成有序纳米纤维支架,将其移植到脊髓损伤处可有利于引导再生轴突定向生长并通过损伤区。但这类材料本质缺陷在于其降解产物容易产生炎症反应,降解产物会造成局部微环境酸度过高。与天然生物材料相比,该类材料对细胞或再生轴突的亲和力和黏附力较弱。

1)PLGA:PLGA 是生物相容性良好的可降解材料,是脊髓损伤修复中运用最广泛的可降解性高分子合成材料。然而,它具有较高的结晶度、易导致迟发性组织反应、降解时间长等缺点,在一定程度上限制了其应用。Teng 等通过 PLGA 和多聚赖氨酸构成外部支架,并进行修饰处理及种植神经干细胞后移植入脊髓损伤腔。结果发现,神经干细胞在材料中排列有序,移植物与脊髓组织间无瘢痕组织,移植物内有轴突及其新生的生长锥沿着 PLGA 材料中有序的孔隙生长。曾园山课题组在体外构建由神经营养素-3(neurotrophin-3, NT-3)或 TrkC 基因修饰的神经干细胞与 PLGA 复合的人工神经网络支架。体外培养 14 天后发现神经干细胞在 PLGA 材料中广泛分布,约 70% 以上分化为神经元,而且神经元之间能形成有功能的突触联系。

2)PHB:PHB 较早被用于制备支架修复外周神经损伤。载有神经膜细胞 PHB 导管能促进横切的坐骨神经的轴突再生。PHB 通常与水凝胶、细胞外基质、各种细胞株及神经生长因子复合作为支架材料用于脊髓损伤修复。Novikov 等将载有海藻酸盐、纤连蛋白和施万细胞的 PHB 导管植入大鼠脊髓损伤腔后,发现有轴突能再生长入植入物,同时还观察到红核脊髓束神经元胞体的萎缩显著减轻。

3)PEG:PEG 能抑制中枢神经系统受损后的氧化应激,修补受损的细胞膜,所以被认为具有较好的神经保护作用。Borgens 等在豚鼠和狗的实验中显示,脊髓损伤区移植 PEG 水溶液能缩小脊髓损伤腔并在一定程度上促进脊髓功能恢复。

除了可降解性高分子材料外,还有一些不可降解高分子材料也常被用于脊髓损伤修复,如聚 2-羟乙基甲基丙烯酸[poly(2-hydroxyethyl methacrylate),PHEMA]、聚 2-羟乙基甲基丙烯酸-甲基丙烯酸甲酯共聚体[poly(2-hydroxyethyl methacrylate-co-methyl methacrylate),PHE-MA-MMA]、聚甲基丙烯酸 β 羟丙酯 Poly{[N-(2-hydroxypropyl)methacrylamide],PHPMA}及

硅胶管等。这些材料一般都具有较好的机械强度,但由于不可降解的特性严重限制了其应用前景。

在组织工程材料的合成与制备中,通过采用纳米技术对生物材料表面改建或者直接采用纳米材料或纳米复合材料,不仅能提高材料对细胞和再生轴突的黏附能力,也能提高材料的生物相容性,在神经组织工程中有着良好的应用前景。与传统的细胞支架材料相比较,纳米材料具有免疫原性低、生物相容性好、孔隙率高等优点,能达到与天然细胞外基质相似的形态结构特征。近年来,吴武田及苏国辉课题组与郭家松课题组联合开展了关于自聚合肽纳米纤维生物支架材料(self assembling peptide nanofiber scaffold,SAPNS)在脊髓损伤修复方面的应用基础研究。研究人员选择了一种新型自聚合肽纳米材料,这种材料为多肽溶液,在接触体液等条件下能迅速自聚合为纳米纤维支架。将神经前体细胞或施万细胞混入该材料中预培养后植入脊髓损伤腔,发现移植细胞在该纳米材料中存活良好,并能向宿主迁移。该纳米材料单纯移植或与细胞共移植均能较好地促进轴突再生,能显著减轻损伤区的炎症反应和空洞形成,同时宿主的细胞和血管均能大量长入移植物内。

第三节　肝脏和胰腺再生医学研究

肝脏和胰腺均起源于胚胎时期的内胚层腹侧前肠,首先由中胚层生心中心分泌的成纤维细胞生长因子(fibroblast growth factor,FGF)和横膈间充质细胞分泌的骨形态发生蛋白(bone morphogenetic protein,BMP)启动内胚层细胞形成肝脏原基,随后在诱导因子活化素(activin)等作用下启动形成胰腺原基,逐步发育成肝脏和胰腺,两者协调作用调控机体的代谢过程。正常肝脏的再生能力极强,即使切除 2/3 的肝组织,人类大部分在半年之内通过再生恢复到正常水平;并且大小也受到精确控制,一旦与机体代谢相适应便停止再生。然而,胰腺的再生能力较肝脏明显弱,但这种生理性再生在临床上并不常见。常见的肝损伤是由各种病毒感染、中毒、代谢性疾病引起的慢性、大量的肝细胞再生功能丧失,最后导致终末期肝病的发生。胰腺最为重要的损伤是由自身免疫导致的胰岛 β 细胞功能丧失。目前的研究显示,这 2 大类疾病均有希望通过再生医学予以治愈。

一、再生医学治疗与肝脏

肝移植虽然是治疗各种终末期肝病有效的治疗手段,但极高的手术风险、昂贵的医疗费、免疫排斥反应和免疫药物毒性,加之供肝短缺,严重地制约了肝移植的广泛开展。美国每年大约有 40% 的终末期肝病病人在等待肝移植的过程中死亡,因此寻找新的替代治疗实属必要。

(一)肝细胞移植治疗

同肝移植相比,肝细胞移植最大的益处在于简便、可重复进行、免疫排斥反应弱、对受体影响小。虽然早在 1967 年并已开始了肝细胞移植的实验,但直到 1992 年该项技术才在临床使用。一般情况下,要完全替代衰竭的肝脏功能至少需要正常肝脏 10%~15% 的细胞量,即 $10^7 \sim 10^9$ 个肝细胞。移植肝细胞的来源可分为自体、同种异体和异种 3 大类。从获得移植肝细胞的数量而言,异种细胞最具优势。目前使用最多的是猪肝细胞,但猪细胞内的内源性反转录病毒均能转染人细胞,其安全性仍需进一步评估,同时猪肝细胞与人类遗传学背景相差较远,常导致明显的免疫排斥反应,影响移植细胞的存活。自体肝细胞多来源于自身部分切除的肝脏,移植肝细胞的数量十分有限。目前已有通过将自身的骨髓干细胞、间充质干细胞等体外培养转化为肝细胞进行移植的实验,但目前应用最为广泛的还是同种异体的肝细胞移植。

同种异体的肝细胞主要来源于捐赠的、不适宜进行肝移植的供肝,即所谓的边缘性供肝。对于全肝移植而言,这些供肝不能胜任移植后机体代谢功能的维持,但仍可分离出大量功能完整的肝细胞。另外,劈离式肝移植不用的Ⅳ段也可作为肝细胞的来源之一。尽管目前肝细胞分离技术已较为成熟,但肝细胞仍只能进行原代培养,尚不能对其进行扩增,并且肝细胞的保存和复苏也较为困难。胚胎肝细胞在体外可以扩增,也可在刺激下分化,免疫原性弱,但其来源受限,且存在伦理问题,临床上较难广泛应用和推广。另外一种比较理想且可移植的肝细胞是采用永生化的肝细胞株,这种细胞株可以为临床无限制提供分化良好、无病原微生物感染的移植用细胞。原代培养的人肝细胞可以通过脂质体转染 SV40T 基因或 HAC(human artificial minichromosome)基因而获得永生化,尤其是 HAC 转化的永生肝细胞株可以合成白蛋白、凝血酶原和 Vit K 依赖的蛋白质。但永生化的肝细胞虽然解决了细胞扩增问题,因具有癌基因的表达也带来形成肿瘤的危险性,采用部分可恢复性永生肝细胞可在一定程度上减少肿瘤发生的危险性(图 18-1)。当在体外永生细胞获得足够数量后,可通过利用 Cre/loxP 特异部位的重组而移除永生基因,促使永生细胞逆转回其最初安全的状态。

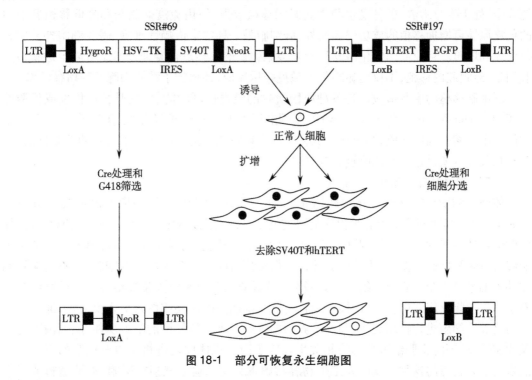

图 18-1　部分可恢复永生细胞图

最近的研究发现,关闭小鼠成熟肝细胞中的 Hippo 信号通路可导致非常高的去分化率。这意味着这些细胞反转时钟重新变回了干细胞样状态,因此使得它们能够生成一些可再生病变肝脏的功能性祖细胞。机体中的成熟肝细胞具有可塑性这一点非常重要,了解作为这种可塑性基础的信号通路,有可能为操控再生或是扩增用于再生医学的某些细胞类型提供另一种途径。

另外,研究还发现多种因素可以调控肝细胞的再生,包括血管内皮细胞产生的血管生成素 2（angiopoietin-2，Ang2）、著名信号途径 JNK 中的一种激酶——丝裂原活化蛋白激酶激酶 4（MKK4）等对肝脏再生具有重要的意义，通过促进或者抑制这些调控因素的表达，有希望大规模扩增肝细胞，用于治疗人类慢性肝病。

目前肝细胞移植的部位主要选择肝内移植、脾内移植和腹腔内移植。理论上门静脉内或肝实质内应为移植肝细胞理想的植入地，但实验发现肝内或门静脉内肝细胞移植可引起门静脉高压，严重者导致肝实质的广泛坏死，这可能是由于移植的肝细胞堵塞了肝血管所致，从而限制了肝内移植时移植肝细胞的使用数量。脾脏内肝细胞移植是相对较适宜的部位，但脾脏只能容纳不超过3%的正常肝细胞数，无法满足机体代谢所需移植肝细胞数；而且肝细胞脾内移植同样可以引起门静脉高压，移植的肝细胞还可以转移到肺内，引起肺梗死。另外，脾内移植操作也相当困难，无论是开腹还是经体外脾穿刺，均有引发脾破裂之虞。腹腔内肝细胞移植，操作简单、创伤小、容量大、可反复进行。但移植腹腔内的肝细胞只能短期存活，并且移植细胞的血管化需要较长的时间。肝细胞其他部位的移植如胰腺、肾脂肪囊、甚至皮下和肌肉组织，均有一定的代谢支持作用，但均不如腹腔和脾脏移植优越。

移植后肝细胞的凋亡是肝细胞移植成功最大的障碍，但其具体的发生机制并不十分清楚，可能与免疫排斥反应有关。移植肝细胞只有具有竞争性生长优势才能整合到宿主肝脏或脾脏组织，随后增殖并形成再生结节。弱免疫原性的存在使移植肝细胞易受宿主免疫系统攻击，处于生长劣势，极易发生凋亡而影响移植效果，使用免疫抑制剂和降低移植肝细胞的免疫原性可增加移植的成功率。此外，肝细胞是一种锚定依赖性细胞，需要细胞外基质获得生存和增殖。目前使用钙化海藻酸盐和多聚赖氨酸等经复合凝聚技术制备成半透膜包裹肝细胞，经腹腔内移植，不仅明显降低了免疫排斥反应，还增加了移植细胞的种植存活率。

肝细胞移植的主要适应证是各种原因所致的急慢性肝功能衰竭、肝脏遗传性或代谢性疾病如 Crigler-Najjar 综合征、Wilson 病、苯丙酮尿症等。截至2009年底，美国共进行了80余例的肝细胞移植临床实验，结果显示其良好的短期效果。但目前还缺乏有效的前瞻性研究，并且相关技术还需进一步的改进和提高。

（二）体外肝辅助系统

体外肝辅助系统（extracorporeal liver assist devices，ELAD）主要是指生物人工肝（bioartificial liver）。其原理是基于肝脏损伤的可逆性及肝细胞强大的再生能力，暂时性地通过体外辅助治疗装置，暂时性替代肝脏的一种或几种生物学功能，期望在机体内环境的改善情况下能够自行恢复肝脏功能，或为等待肝移植赢得治疗时间。主要由培养肝细胞、生物反应器和体外辅助系统 3 个核心部分组成。其基本工作原理及特点是将大量高活性培养的肝细胞培养于体外生物反应器中，用辅助循环装置将肝衰竭病人的血液或血浆引入反应器，通过半透膜与培养肝细胞进行物质交换，利用培养的肝细胞发挥其特异性的解毒功能，从而清除毒物及代谢产物，同时将肝细胞分泌的相关生长因子引入机体内促进机体内肝细胞的再生和功能恢复。并且可将这种新型的人工生物肝与解毒为主的血浆置换或吸附、血液透析或吸附等非生物人工肝相结合，组成混合人工肝支持系统。

从生物学的角度来看，ELAD 所用的培养肝细胞最好应具有以下特征：①人源性；②表型正常；③易于获得；④易于培养且能迅速生长大量增殖；⑤保持良好的分化状态；⑥具有成熟肝细胞所有的生物代谢功能。这种生物反应器应最大限度地模仿正常肝脏的组织结构，为培养的肝细胞提供类似于体内生存及代谢的环境。肝细胞在生物反应器中不能长期培养并保持其功能是其最主要的不足之处。近年研究发现，肝细胞功能的维持还需依靠肝非实质细胞(肝窦内皮细胞、Kupffer 细胞、肝星形细胞、胆管上皮细胞、肝脏特异性自然杀伤细胞等)和间质细胞的参与和调控,但此类细胞的分离和扩增十分困难。Matsumura 和 Watanabe 等成功构建了人可恢复性肝窦内皮细胞株(TMNK-1)和可恢复性肝星形细胞株(TWNT-1)。TWNT-1 与肝细胞共同培养可以明显增加肝细胞白蛋白的合成、提高尿素合成能力及 CYP3A4 和 CYPC29 活性。目前,国外已有多个生物人工肝支持系统进入临床实验阶段。

1996 年 Ellis 等首先对 ELAD 的治疗功效进行了前瞻性随机对照研究,发现 ELAD 可以明显降低急性肝衰竭病人的血氨和胆红素水平、减少了肝性脑病的发生。2001 年,Millis 等的前瞻性研究发现 ELAD 对等待肝移植的终末期肝病病人具有明显的益处,为等待肝移植赢得了时间。2004 年,美国的 Demetriou 等应用 Hepat Assist 生物人工肝支持系统对 171 例终末期肝病病人进行了前瞻性的治疗研究,结果显示 Hepat Assist 可以明显降低肝移植前病人的死亡率。随后一些类似的生物人工肝支持系统临床 I 期试验也显示同样的研究结果。

二、再生医学治疗与胰腺

糖尿病已经成为世界性的公共健康问题。现今全球共有 2.46 亿人口患有糖尿病,而据估计,到 2025 年全球将有 4 亿的糖尿病病人。在美国,糖尿病已经成为第 3 大致死原因,诊治费用占所有个人健康支出的 6% 。II 型糖尿病虽然表现为胰岛素抵抗,但最终均会出现胰岛 β 细胞分泌功能的丧失。1 型糖尿病则主要是由 T 细胞介导的自身免疫性 β 细胞功能丧失,两种类型的糖尿病最终均需依赖胰岛素的治疗。胰岛素治疗仅是一种替代治疗,而恢复 β 细胞功能的治疗措施将是最有前景的治疗选择。

(一) β 细胞的移植治疗

1 型糖尿病的胰岛细胞移植始于 1990 年,但仅有 12.4% 移植细胞生存超过 1 周,8.2% 的胰岛细胞生存超过 1 年。2000 年,Shapiro 等采用改进的新型方案,从自愿捐献的胰腺组织中分离出胰岛细胞,对 7 例 1 型糖尿病病人经门静脉注射进行了胰岛细胞移植,并采用非糖皮质激素类免疫抑制剂,该项研究取得了突破性的进展,所有病例在移植后的 1 年随访中均摆脱了胰岛素的治疗,这一方案同时也被称为"埃德蒙顿方案"(Edmonton protocol,EP)。2004 年,一项采用 EP 方案针对 85 例 1 型糖尿病治疗的研究结果显示,58% 的病例在随访的 1 年中摆脱了胰岛素的治疗,并且 2 次或 3 次的移植效果明显好于 1 次移植者,但这一方案最大的缺点是需要免疫抑制剂治疗和大量的胰岛组织,加剧了胰岛细胞来源的短缺。

另一可行的替代治疗方法是将 β 细胞体外扩增后进行移植,但分化成熟的 β 细胞不能在体外扩增。胰腺干细胞的发现为此方案提供了新的治疗希望。早期曾使用胚胎干细胞分化成 β 样细胞进行移植,但该类细胞分泌胰岛素量很低,仅为正常胰岛分泌细胞的 1/50,且对血糖反应不敏感。Vacap 和 D'Amour 等通过人胰岛素启动子转染 ESD3 细胞,分化后的细胞可以调控糖尿病小鼠的血糖并释放胰岛素 C 肽。但随后的研究发现,此类细胞移植后可并发畸胎瘤的发生。成体胰腺组织中存在干细胞,目前认为它来源于胰腺导管上皮的细胞,该细胞可以分化为 4 种胰岛相关的内分泌细胞:β 细胞、α 细胞、δ 细胞和 γ 细胞。当将这些胰腺干细胞植入糖尿病小鼠的皮下或肾包膜下,可以逆转小鼠糖尿病达 3 个月之久。另一 β 细胞的来源是通过骨髓干细胞转分化而成,但这种跨胚层的分化至今还没有成熟的办法。另外,在发生学上,胰腺与肝脏同源,目前已有胰腺干细胞和肝脏干细胞互相转化的研究报道,但这离临床细胞移植还有相当长的路要走。当然,也可以采用类似肝细胞永生化的方法,Narushima 等已报道通过 SV40T 和 TERT 成功克隆了 β 细胞永生株 NAKT-15,移植糖尿病小鼠后可稳定血糖达30周,但胰岛素的分泌量仅为正常胰岛细胞的40%,因此需要通过2~5次反复移植才能达到治疗效果。由于具有异源性,移植后必须进行免疫抑制治疗。

(二) 细胞的再生治疗

研究显示,一旦β细胞自身免疫损害得到阻止,残留在胰岛中的健康β细胞或胰腺干细胞可以通过增殖而恢复胰岛细胞的功能。促进内源性β细胞增生的好处是显而易见的:一方面可以避免同种或异种移植所需的免疫抑制治疗,另一方面可以减少胰腺供体的需求。1型糖尿病β细胞的再生治疗包括2个方面:一是需要抑制机体的自身免疫反应,二是促进β细胞再生。近年的研究发现,胰腺再生基因(regenerating gene,RG)可以促进β细胞增殖,缓解糖尿病的进展。RG在正常的胰岛细胞并不表达,将RG基因转入胰岛的β细胞后,发现β细胞增殖能力明显加强。

β细胞刺激素(betacellulin,BTC)是近年来逐渐受到关注的一个胰岛再生相关因子。BTC属于表皮生长因子家族,首先由Shing等于1993年在小鼠胰腺β细胞瘤中克隆成功。BTC对STZ、四氧嘧啶、部分胰腺切除诱导的糖尿病大鼠模型均有促进胰岛再生的作用。主要表现为β细胞数量增加,胰腺内胰岛素含量增高,高血糖小鼠血糖降至正常,糖耐量得到改善。进一步的研究发现,BTC还可以促进胰岛内干细胞、导管干细胞以及其他干细胞的分化与增殖,促进胰岛素的分泌。

(三) 人工生物胰腺治疗

人工生物胰腺支持系统发展远不如肝脏的ELAD,一方面是糖尿病的治疗没有终末期肝病那么紧迫;另一方面,胰岛细胞体外扩增培养技术仍十分有限。目前,一种比较适宜应用的技术是通过微胶囊包被同种或异种来源的胰岛细胞,从而减轻外来胰岛细胞的免疫原性,用于包被的材料主要是透明质酸和海藻酸盐。动物实验研究发现,通过海藻酸盐包被的胰岛细胞,注入糖尿病狗的腹腔后血糖降至正常。1例严重的1型糖尿病病人,经上述方法治疗后,血糖基本恢复正常,并且外周神经症状和糖尿病足也被完全治愈。

异种胰岛细胞移植可以克服同种胰岛细胞移植短缺的问题。大鼠、狗、猪、牛来源的异种胰岛细胞经微胶囊包被后注入糖尿病的小鼠腹腔,有些糖尿病小鼠血糖维持正常达2年之久。这种技术最大的缺点是胶囊最终会出现破裂并且需要外科手术取出。目前已设计出可降解的生物材料包被胰岛细胞,既避免了外科手术的取出,还可根据需要设计出不同时间内降解的胶囊。

(四) 基因诱导的胰岛新生治疗

有学者利用病毒载体将胰岛素基因和葡萄糖反应启动子转入肝细胞,以期肝细胞能分泌胰岛素并随血糖的变化而改变分泌量,但肝细胞缺乏胰岛素原加工酶,因此无法生成具有活性的胰岛素。有学者构建了一种直接能够表达单链胰岛素类似物的基因。这种单链胰岛素类似物是将C肽由1段7个氨基酸的短肽替代,直接连接A、B链,避免了胰岛素原的加工过程。这种单链胰岛素的类似物作用明显强于胰岛素原,与正常胰岛素作用相近,能够有效降低糖尿病大鼠血糖达14天。另一种方法是将基因或转录因子或信号分子转入肝细胞,促进肝细胞向β细胞转化。Kojima等报道了通过联合使用基因转入(胰腺转录因子NeuroD)肝细胞和β细胞刺激素,发现糖尿病小鼠的肝脏被膜下出现了胰岛样细胞,3个月后糖尿病小鼠的血糖正常,并且胰岛素水平正常和糖耐量试验正常。目前已有研究,通过向成年小鼠的胰腺外分泌细胞中导入3个调控β细胞发育的关键性转录因子Ngn3、PDX1、Mafa,成功将其重新编程转换为胰岛素分泌细胞,这些被转化的细胞与正常的胰岛 β 细胞在形态、超微结构及分子标志等方面均无明显的差异,可以分泌胰岛素,缓解 STZ 糖尿病小鼠的高血糖症状。

第四节　肌肉骨骼系统的再生医学研究

运动系统功能减退的人群呈逐步上升的趋势,引发运动系统功能减退的主要原因包括:创伤引发的肌肉、肌腱、软骨、关节以及骨骼损伤,遗传因素引起的肌肉萎缩与骨骼损伤,以及类风湿关节炎和骨性关节炎等退行性疾病诱发的关节损伤。

一、骨骼肌的再生

骨骼肌萎缩是临床上经常出现的骨骼肌损伤,进行性肌营养不良等遗传性疾病、创伤以及失神经支配均能引起肌萎缩,骨骼肌萎缩的特点包括进行性肌无力、肌萎缩蛋白表达上调以及肌纤维(肌细胞)被脂肪或瘢痕组织替代。抗肌萎缩糖蛋白复合体(dystrophin-glycoprotein complex,DGC)对肌纤维膜(肌膜)有着良好的保护作用,DGC 组成成分的突变能够引发肌萎缩,DGC 组成成分包括抗肌萎缩蛋白(dystrophin)、syntrophin、肌营养不良蛋白聚糖(dystroglycan,DG)、sarcoglycan 以及 sarcospan。根据这些分子特点制备一些肌萎缩动物模型,例如 mdx 小鼠(dystrophin 缺失)、SGD 小鼠(sarcoglycan 缺失)以及 MCK-GD 小鼠(Cre-dystroglycan 缺失)。其中,DG 细胞膜蛋白在肌萎缩中扮演重要角色,正常的 DG 是被一种独特的糖链所修饰的,使该蛋白质能够将肌膜黏附于基膜(一种强韧的细胞外蛋白质)上,干扰 DG 连接基膜的能力会导致先天性肌肉萎缩症(图 18-2)。在野生型动物体中,肌内 DG 维系着基膜和细胞骨架的联系;在骨骼肌肌萎缩相关糖蛋白病中,DG 的 hypoglycosylation 修饰,阻碍了 DG 与层黏连蛋白 α2(laminin α2)链的连接。

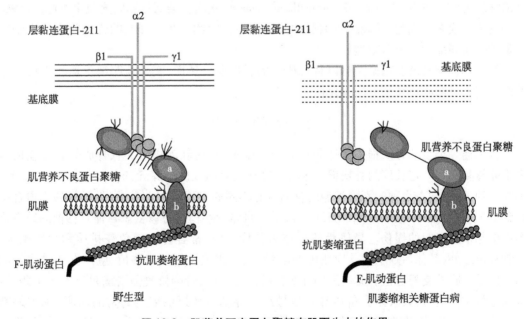

图 18-2　肌营养不良蛋白聚糖在肌再生中的作用

所有这些肌萎缩模型小鼠的生长早期都能通过肌卫星细胞的增殖与融合维持肌纤维的质量。由于 mdx 与 SGD 小鼠均引起本身肌卫星细胞的基因缺陷,因此 mdx 与 SGD 小鼠终将发展成为肌营养不良,而 MCK-GD 小鼠由于不影响肌卫星细胞,其肌纤维的损伤能够不断地被修复。可见,肌卫星细胞在肌萎缩的再生中扮演重要角色。移植后的同源性与异源性肌卫星细胞能够融合到肌营养不良的肌纤维中,从而增加肌束横断面积、提高肌纤维数量、增加肌膜的膜电位以及提高肌收缩的紧张度。肌卫星细胞移植能够改善肌萎缩的组织学结构、提高抗肌萎缩蛋白的表达水平,对于 X-照射引发的肌卫星细胞增殖抑制,肌卫星细胞移植有良好的治疗效果。在 mdx 模型小鼠的研究中发现,将表达白介素-1 受体干扰蛋白的慢病毒载体转染到表达 desmin、CD34、Bcl-2、c-met、MNF、Flk-1 和 Scal-1 等细胞因子的肌卫星细胞,将扩增后高增殖率的肌卫星细胞亚群移植到 mdx 小鼠中,能够有效地改善肌肉的再生能力和部分恢复抗肌萎缩蛋白的表达。大多数用于肌萎缩的肌卫星细胞移植都采用扩增的细胞群。$p16^{INK4A}$ 是一个重要的细胞周期调节因子,它是细胞周期蛋白依赖激酶抑制子(CD-KIs)之一。最新研究表明,在正常的肌卫星细胞中,无论成人肌卫星细胞还是衰老的肌卫星细胞,均能够通过抑制 $p16^{INK4A}$ 维持肌卫星细胞静止状态与激活状态的动态平衡。而肌肉减少症中的不正常肌卫星细胞,无法维持这种动态平衡。在年轻肌卫星细胞中丢失 PRC1 的重要成员 Bmil 因子,将引起 $p16^{INK4A}$ 的表达上调,导致卫星细胞不可逆的衰老过程,从而抑制卫星细胞介导的骨骼肌修复,而 $p16^{INK4A}$ 能通过抑制 Rb 活性促使衰老过程。肌萎缩病人由于反复地肌退化与再生,导致肌卫星细胞的过早耗尽。大多数抗肌萎缩蛋白突变引发的肌萎缩可以利用 U7 核仁小分子 RNA 进行干扰,延缓骨骼肌的退行性病变过程。在动物实验中发现,利用慢病毒构建的 U7-ESE-B 载体能够有效地治疗脊髓性肌萎缩(spinal muscular atrophy,SMA),运动神经元存活基因 2(survival motor neuron 2 gene,SMN2)存在丢失一段外显子 7 的沉默突变,利用 U7-ESE-B 转染动物能够减少外显子 7 的丢失,增加 SMN2 完整基因的表达,有效地治疗 SMA 病。骨髓间充质干细胞由于具有分化为肌细胞的潜能,也常用来治疗肌萎缩。将 NICD(Notch1 intracellular domain)基因转染到骨髓间充质干细胞后,89% 的细胞将形成多核细胞,并表达骨骼肌的分子表型。因此,NICD 修饰的骨髓间充质干细胞也是治疗肌萎缩的一个有效途径。

组织工程化骨骼肌理论上可以替代所有的骨骼肌。然而,实验证明缺乏血管内皮细胞的组织工程骨骼肌在移植后的分化性能很差。

二、骨 的 再 生

骨不连等类型的骨缺损是骨外科常见的临床疾病,哺乳动物中的软骨成骨和骨膜成骨都不能修复超过一定长度的骨缺损。这种长度称为骨缺损的临界缝(critical size gap,CSG)。不同物种,以及同一物种的不同类型的骨骼具有不同的 CSG。在人类中,骨折后的不愈合率达到 1%。对于骨不连的治疗,临床上一般采用自体骨移植进行修复。自体骨移植的缺点是容易引起供给组织的损伤。异体骨移植作为替代手段,常容易引起免疫排斥和发生感染。除骨移植之外,其他治疗手段是应用电刺激骨生长、相关类型细胞移植、应用促使骨生长的因子以及细胞外支架移植。无论采用什么样的治疗手段,骨的修复需要满足以下 3 个条件:首先是骨诱导信号;其次是具备传导骨信号细胞外基质和提供细胞黏附的场所(细胞外基质);最后是干细胞,即在骨诱导信号的刺激下能够黏附到细胞外基质上并且能够分化为成骨细胞的干细胞。

在阴极电流与电磁场的作用下,能够明显增强骨缺损的修复能力。电场不仅增大骨的再生能力,也能够促进电场作用下新生骨的生物力学性能。电场刺激的辅助治疗常用于预防骨愈合中的假关节形成。增加力学刺激促进骨修复也是常用的手段之一。Ilizarov 骨延长技术就是利用外固定装置提高纵向应力;即切开皮质骨时尽量保留内在的骨髓、血管和神经,每隔 5~7 天实施增加纵向拉力,以达到延长该骨的目的。

生骨因子(osteogenic factor)在骨的再生过程中也扮演重要角色,主要的生骨因子包括 FGF-2、血小板源性生长因子(platelet-derived factor,PDGF)、胰岛素样生长因子-1(insulin-like growth factor-1,IGF-1)以及 BMP-2 等,在骨折处注射这些生骨因子,能够有效地加快骨的愈合过程,减少骨不连的发生率。目前,越来越多的证据表明,炎症介质因子在骨不连的发生发展过程扮演重要角色。在临床治疗过程中,骨折初期,往往需要使用较多的消炎药物来预防感染和止痛,而使用最广泛的是非类固醇类抗炎药(non steroidal anti inflammatory drugs,NSAIDs)。该类药物主要通过抑制环氧合酶(cyclooxygenase,COX)的活性来抑制前列腺 E_2(prostaglandin E_2,PGE_2)生成,达到抗感染、止痛、解热的效果。而在骨组织的损伤实验中发现,PGE_2 激素释放的抑制作用阻碍了骨的重建。早期其他大量的研究也表明,维持骨组织缺损部位一定的前列腺素 E 浓度有利于缺损骨的完整修复。在骨损伤修复重建的最早期,能观察到 COX-2 表达量的上调和 PGE_2 的分泌量增加。近年来的研究表明,炎性介质的 PGE_2 促进骨的重建作用可能与一氧化氮(nitric oxide,NO)有关。COX-2 是 PGE_2 合成的限速酶,直接影响 PGE_2 的合成,NO 通过诱导 COX-2 的活性增加,间接促使 PGE_2 的分泌。组织内 PEG_2 水平的成倍增加,有利于促进多种组织的损伤修复,抑制 15-羟基前列腺素脱氢酶能够增加骨髓及多种组织的 PEG_2 水平,促进组织再生。

生物材料常常用于骨损伤修复,用于骨修复的支架材料主要包括 4 种不同的类型:①无机生物材料,如磷酸钙以及羟基磷灰石等;②天然高分子化合物,如胶原等;③合成的高分子材料,如 PLA、PGA 等;④以上材料的复合物。基于胶原的支架材料常用于骨组织工程中,生物降解可吸收材料作为体内暂时性植入物可以避免第 2 次手术的痛苦,是当前内植物研究的发展趋势。具有骨诱导作用的生物材料主要通过在材料上接枝或包裹一些成骨诱导因子来实现,常用的骨诱导因子包括 BMP2 以及 FGF-2 等;而具有骨传导性的生物材料主要通过在材料上接枝 RGD 短肽来实现。

骨微环境与生物材料的相互作用成为骨组织工程研究的热点,骨源性巨噬细胞(osteal macrophages,OsteoMacs)在骨的形成与重建中扮演重要角色,也是第一时间识别外源性生物材料的相关细胞之一。围绕外源性生物材料的多核巨大细胞(multinucleated giant cells,MNGCs)也能转化为 M2 型巨噬细胞,OsteoMacs 与 MNGCs 在骨生物材料的组织整合中扮演重要角色。

三、关节软骨的再生

骨性关节炎或损伤引发的关节软骨缺失在临床上最为常见,半月板损伤与退化能够引发关节软骨的骨性关节炎,半月板外层的血管纤维软骨区具有一定的再生能力,但半月板内层无血管的透明软骨区域的再生能力非常差。有研究表明,60 岁以上人的半月板损伤无法再自身修复。非细胞支架能够有效地促进半月板的再生,利用Ⅰ型胶原复合培养骨髓间充质干细胞修复半月板的效果比单纯的Ⅰ型胶原修复好得多。在组织工程软骨的临床应用中,最理想的种子细胞来源是病人的软骨细胞,但体外无法在短时间内培养足够的细胞。此外,无论是支架材料还是种子细胞复合的人工半月板,都无法抑制骨性关节炎的发生与发展过程。骨性关节炎(osteoarthritis,OA)是一种以关节软骨的变性、破坏及骨质增生为特征的退行性关节病。我国人群中膝关节的骨性关节炎患病率为 9.56%,60 岁以上者达 78.5%。关节内组织的炎症病变引发的骨细胞损伤性增生与软骨细胞损伤性凋亡是骨性关节炎的主要特征之一。作为退行性疾病,OA 的发生涉及生物力学、遗传以及局部环境各种理化因子等多重因素。也正因此,OA 的治疗缺乏有效的手段,缓解病人疼痛以及关节置换是目前的主要治疗手段。研究发现,核转录因子(nuclear factor kappa B,NF-κB)是骨细胞异常增生的主要靶位分子,而 COX-2 活性的改变,在骨细胞异常增生中处于从属地位。一些炎症因子并不需要通过激活 COX-2 途径,而是通过直接激活 NF-κB 信号途径促使骨的增生。这也进一步说明 COX-2 选择性抑制剂等消炎药物的治疗效果是有限的。

经典与非经典的 Wnt/β-catenin 信号途径在骨性关节炎中的分子信号调控中扮演重要角色。在骨性关节炎实验动物中,伴随着 Wnt 诱导的信号蛋白(Wnt-induced signaling protein 1,WISP-1)在软骨组织中的表达上调,β-catenin 阳性细胞显著增加,Wnt-16 与 Wnt-2B 也显著表达上调。特别是β-catenin 分子可能是骨性关节炎的一个重要标记蛋白,在骨性关节炎周围的骨组织中存在大量的β-catenin 阳性细胞。有研究表明,在缺乏 Wnt 信号的时候,细胞质中的β-catenin 与 CK-APC-GSK3-Axin 形成复合物,复合物的形成有利于β-catenin 的磷酸化而降解。当 Wnt 配体结合到 LRP5/LRP6 受体后,复合物中的 Axin 分离出来重新定位于细胞膜上,未磷酸化的β-catenin 释放出来,并迁移到核内,和核内受体 TCF 结合,诱发 DNA 转录活性的改变。Wnt 信号通路的干预分子 sFRP 蛋白调控成骨细胞的各个生理过程,包括抑制成骨细胞的增殖与破骨细胞的分化。敲除 sFRP 蛋白表达,能够有效地诱导成骨细胞的增殖、分化等功能(图 18-3)。此外,FGF-18 能够刺激软骨再生长,并减少软骨降解,TGF-β1 能促进软骨的形成,由此可见,分子调控与组织工程修复相结合将为软骨再生提供新的治疗手段。

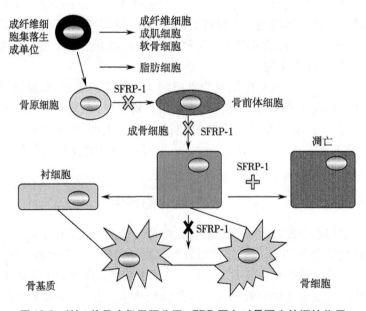

图 18-3 Wnt 信号途径干预分子 sFRP 蛋白对骨再生的调控作用

第五节　心血管组织的再生医学研究

心血管疾病是一种严重威胁人类健康的常见疾病,具有很高的发病率和致死率。随着医学进展,心血管疾病治疗药物、介入治疗和外科治疗手段均取得很大进步。但至今为止,仍不能修复或逆转已坏死的心肌。近年来,再生医学的研究为心血管疾病治疗带来了新的理念,并有可能使受创伤或衰竭的心脏实现人工再生与再造。利用组织工程学技术制成含有特定活性的细胞群,将其直接移植或接种于生物材料后进行移植是心血管组织再生医学研究的核心和热点。目前,心血管组织的再生医学研究主要集中在移植细胞的筛选和培养、材料的选择及移植途径和时机等几个方面。外源性细胞因子、细胞移植、组织工程和体外人工心脏构建是当前研究的热点课题。

一、促进心肌细胞再生的外源性细胞因子

传统观念认为,心肌细胞属于终末分化细胞,一旦坏死无法再生。而近几年越来越多的研究发现,心脏中存在具有一定再生能力的心肌细胞。在外源性细胞因子作用下,这些心肌细胞可以再生。2009 年 Bersell 等发现,生长因子神经调节蛋白 1(neuregulin 1,NRG1)和它的酪氨酸激酶受体 ErbB4 与心肌细胞的增殖相关。NRG1 能够诱导单个核心肌细胞分裂;给成年小鼠注射 NRG1 能够诱导心肌细胞进入细胞周期,促进心肌再生,提高心肌梗死后小鼠的心功能。ErbB4 的失活可减少心肌细胞增殖,增加 ErbB4 的表达则能提高其增殖水平。增强 NRG1/ErbB4 信号通路活性,可为心肌细胞再生提供帮助。Engel 和 Kühn 等发现,FGF1 和细胞外基质的一种成分 periostin 均可以诱导已分化的心肌细胞在体内外的 DNA 合成和分裂。应用 periostin 诱导的心肌梗死后的心肌细胞的有丝分裂提高了心功能,减少了纤维化和梗死面积,增加了新生血管形成。

心肌损伤时,心肌局部缺血缺氧、间质细胞源性因子 1(stromal cell-derived factor-1,SDF-1)水平升高,也可使表达 SDF-1 受体趋化因子受体 4(CXC-chemokine receptor 4,CXCR4)的间质干细胞、内皮祖细胞等干细胞在外周血数量增多,并向心肌损伤部分迁移,修复心肌和血管。外源性注射粒细胞集落刺激因子(granulocyte colony-stimulating factor,G-CSF)、粒细胞-巨噬细胞集落刺激因子(granulocyte/macrophage colony stimulating factor,GM-CSF)能够增强这一过程,促进心肌和血管再生,提高缺血性心脏病病人心功能。

以上研究表明,通过外源性因子促进心脏的内源性再生能力或促使干细胞向心脏的迁移,是心血管疾病再生治疗的一种有效方法。局限性在于随着年龄的增长,具有再生能力的心肌细胞池减少,动员的干细胞数量不能满足心血管疾病造成的损伤的需要。因此,用外源性细胞因子促进心肌细胞再生只能作为细胞移植的一种辅助手段。

二、细　胞　移　植

骨骼肌母细胞是最早用于细胞移植治疗缺血性心肌病的细胞。尽管注射骨骼肌母细胞后的心肌左心室功能和容积得到了改善,但没有证据显示骨骼肌母细胞可以分化为心肌细胞,且这种改善并没有持久。加上骨骼肌母细胞移植后,移植细胞没有和宿主细胞形成电机械偶联,有引起心律失常的可能。而胎儿或新生儿心肌细胞则由于来源的问题未能在临床上广泛应用。随着干细胞研究的不断深入,干细胞在心血管再生医学中的应用前景已经受

到了广泛关注。多项研究表明,将不同种类的干细胞通过不同的途径移植后,能不同程度地改善心功能。干细胞移植已经被认为是心血管疾病治疗的一种新的有效方法。目前研究较多的是胚胎干细胞、iPS 细胞和成体干细胞(图 18-4),部分已进入临床试验阶段。

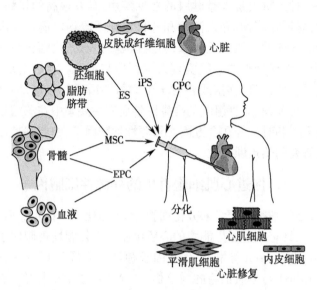

图 18-4　不同种类的细胞移植用于心血管修复

(一) 胚胎干细胞

胚胎干细胞(embryonic stem cells,ESCs)是从囊胚的内细胞群和早期胚胎的生殖腺分离的多潜能干细胞,能够分化为心肌细胞、内皮细胞和平滑肌细胞,可用于心肌和血管再生。Hodgson 等将由心肌肌动蛋白启动子控制表达增强型绿色荧光蛋白(enhanced green fluorescent protein,EGFP)的小鼠 ESCs 移植至大鼠心肌梗死模型心肌部位,结果发现 ESCs 分化的心肌细胞和宿主心肌整合,移植后第 3 周和第 12 周明显提高大鼠心肌梗死模型心脏功能,并对 β 肾上腺素产生强烈的收缩反应。与对照组比较,ESCs 移植组心肌结构明显改善、瘢痕较少且梗死区域明显减少,未发现移植排斥、心脏猝死、肿瘤形成等不良事件。Ménard 等为探讨 ESCs 跨种移植的免疫优越性,制作羊急性心肌梗死(acute myocardial infarction,AMI)模型,将小鼠 ESCs 进行扩增和诱导心肌分化后进行移植,这些分化的心肌细胞在具有免疫活性和免疫抑制的羊体内均扩增并分化为成熟心肌细胞。ESCs 分布在瘢痕区域并显著提高了移植组的左心室射血分数。该研究为 ESCs 用于治疗心脏疾病提供了临床前期的大型动物证据,并显示了 ESCs 的免疫优越性。遗传性心肌病的死亡率高达 50%,目前仍缺乏有效的治愈方法。Yamada 等制作压力负荷 KATP 通道敲除(kir 缺失)模型,模拟扩张型心肌病,然后在模型的左心室分 5 个点于心外膜注射 2×10^5 或 3×10^6 个 ESCs。结果动物模型的收缩失代偿、电同步化和心室重构被逆转,基因检测显示 ESCs 在宿主心脏内扩增,形成 kir 阳性心肌组织,诱导细胞周期激活,使肌节和缝隙连接正常化,收缩功能提高。ESCs 主要通过分化为心肌细胞,并和宿主心肌形成电机械偶联,增加有收缩功能的心肌组织,从而治疗心血管疾病。由于 ESCs 能同时分化为多种细胞,在治疗中致瘤性的问题令很多学者担心,但致瘤性和免疫排斥等问题在上述研究中均未发生。人类的 ESCs 具有无限分化为心肌细胞的能力。早期的诱导分化方法是基于细胞自然向心肌细胞分化,效率低于

5%。现在随着引入生长因子为基础的三阶段分化法（模拟正常的胚胎发育环境）以及更先进的技术，可以使心肌细胞的分化率高达90%以上，从而产生足够量的心肌细胞，使其在临床上的应用越来越接近现实。但同时由于ESCs的来源涉及伦理和道德等问题，其临床应用又受到了很大限制。

（二）诱导性多能干细胞

近几年来iPS格外引人注目。诱导性多能干细胞（induced pluripotent stem cell，iPS）是指通过逆转录病毒、慢病毒或质粒转染等方法将相关基因转入体细胞内，从而使体细胞具有多向分化的潜能的一类细胞。iPS具有和ESCs相似的特性，表达未分化ESCs的标志基因如*Oct3/4*、*Nanog*、*Sox2*、生长和分化因子3（growth/differentiation factor3，GDF3）等。在一定条件下可分化为含三个胚层来源细胞的多细胞结构。Zhang等于2009年运用iPS制作出能跳动的典型心肌细胞（包括窦房结、心房和心室肌细胞等），这些细胞从基因表达形式及细胞骨架上都具有心肌细胞的特征，有典型的动作电位，能够对去甲肾上腺素产生反应。Tanaka等的研究也发现人iPS能产生功能性的心肌细胞，这些细胞表达心肌标志Nkx2.5、GATA4及心房利钠肽。而且这些细胞对氯离子抑制剂的作用和新生心肌细胞完全相同，从而证实iPS是一种很好的用于心血管再生的种子细胞之一。Germanguz将携带*Oct4*、*Sox2*、*Klf4*和*C-myc*的逆转录病毒转染人包皮成纤维细胞后获得iPS细胞，并将其分化为心肌细胞，结果发现这些iPS来源的心肌细胞表达心肌特异的RNA和蛋白，存在负性收缩力-频率关系和轻微的（和成人比）收缩间歇后增强效应，对尼鱼丁（ryanodine）和咖啡因有反应，表达SR-Ca^{2+}介导的ryanodine受体和隐钙素，人包皮成纤维细胞来源的iPS细胞分化的心肌细胞表现出的兴奋-收缩偶联功能和成体心肌细胞类似。关于iPS移植时机的问题，Shunsuke Funakoshi等在2015采用iPS小鼠心肌内注射的研究发现，培养至第20天的iPS和培养至第4、第8和第30天的细胞相比，在小鼠体内具有最高的移植成功率，此时的细胞具有最强的增殖能力及治疗作用。

iPS可以从病人自体获得，不存在免疫排斥和伦理问题，而且在治疗遗传性心血管疾病如长QT综合征、Brugada综合征以及心肌病等中具有一定的优势。由于iPS的研究时间较短，用于临床治疗之前还存在很多问题，如iPS产生的心肌细胞的多样性，有引起心律失常的风险；部分细胞未分化，有成瘤性的危险。另外目前获得iPS的途径是通过病毒介导的方式实现转染基因的稳定表达，这种方法的临床安全性仍有待进一步评价。未来iPS的研究方向是如何获得安全、高效、有临床应用价值的治疗型干细胞。随着研究技术的不断进步，iPS有可能成为心血管组织再生的细胞来源之一。

（三）成体干细胞

成体干细胞是存在胎儿和成体不同组织内的多能干细胞，主要包括内皮祖细胞、间质干细胞、造血干细胞、心脏干细胞等。成体干细胞获取相对容易，可来源于病人自身从而避免了免疫排斥问题，而其向心肌和内皮细胞的分化潜能也使人们对其寄予了厚望。

造血干细胞是临床上分离方法相对成熟的干细胞，2001年Orlic等将分离的Lin-c-kit（+）干细胞移植到心肌梗死大鼠梗死心肌的周边区域，发现造血干细胞能够再生心肌和血管，但在后续的研究中该结果并未被进一步证实。Murry和Balsam等认为，造血干细胞在心脏中不能分化为心肌细胞，而是成熟的造血细胞，而Nygren等则认为造血干细胞通过融合的方式产生少量的心肌细胞，而不是横向分化作用。因此造血干细胞能否用于心血管组织的再生尚存争议。

　　间质干细胞和内皮祖细胞是目前再生医学中运用较多的细胞。内皮祖细胞可以从胎肝、骨髓、外周血、脐带血等分离获得，是成熟血管内皮细胞的前体细胞，能够特异性归巢于血管新生组织并分化为血管内皮细胞，和心肌细胞共同培养时，内皮祖细胞还可以横向分化为心肌细胞。间质干细胞的来源也很广泛，可从骨髓、脐血、胎盘、脂肪组织等分离获得。在特定的条件下，间质干细胞能够分化为心肌细胞和内皮细胞，通过分化作用与旁分泌作用促进心肌和血管再生。在体外，间质干细胞的培养基能够促进内皮细胞和平滑肌细胞的扩增，促进新生血管生成。

　　由于来源丰富、易于扩增，内皮祖细胞和间质干细胞在心血管疾病治疗中的研究较多，动物试验乃至临床试验都取得了可喜的效果。Kawamoto 和 Hu 等分别将人外周血和脐血内皮祖细胞移植到局部心肌缺血的大鼠模型内，发现内皮祖细胞可分化为成熟的内皮细胞，促进新生血管形成，减小梗死面积，改善心功能。而在猪、兔和大鼠等动物的心肌梗死模型中，间质干细胞修复心肌、血管和改善心功能的特性也得到了证实。两者治疗心血管疾病的研究都已经进入了临床试验阶段。Schächinger 等将发生心肌梗死(4.9 ± 1.5)天后的 59 例病人随机分为外周内皮祖细胞移植组和骨髓内皮祖细胞移植组，移植方法为分别将相关细胞注射入梗死动脉。住院期间，两组各有 1 例病人再次发生心肌梗死，有 1 例死亡。1 年随访期间无其他心血管事件发生。1 年后 MRI 检查显示，所有存活病人的射血分数均增加，梗死面积减少。Arom 等对 35 例非缺血型扩张性心肌病病人进行左心室心肌内注射自体培养扩增后的血管内皮祖细胞，另外 17 例病人作为对照。这些病人都是经过其他的药物治疗或手术治疗失败的病人。结果(284.7 ± 136.2)天后，治疗组病人的纽约心脏协会心功能分级明显提高，71.4% 的病人左心室射血分数提高，生活质量提高，显示了血管内皮祖细胞在治疗非缺血性心脏病方面的疗效。另外有一项随机、双盲、安慰剂对照临床试验，也对静脉滴注骨髓间质干细胞治疗急性心肌梗死的临床疗效进行了评价，共 53 例病人入选，并对不同移植细胞的数量(0.5×10^6/kg、1.6×10^6/kg、5×10^6/kg)进行疗效分析。结果间质干细胞治疗组(5.3%)和安慰剂组(7.0%)病人不良反应发生率类似，间质干细胞治疗组病人室性心动过速明显减少、1 秒呼吸末容积提高，左心室射血分数增加，心脏重构逆转。除室性期前收缩的发生率在中、高移植数量组有明显不同外，其他参数都没有剂量反应性。

　　目前各种成体干细胞尚没有统一的表面标志，且体外分离培养需要时间，很多临床试验直接采用未经分离的骨髓干细胞进行研究。Perin 等运用经心内膜自体骨髓细胞移植治疗终末期缺血性心脏病病人。2 个月后，治疗组可逆性缺损面积明显减少，左心室功能明显改善，4 个月后治疗组的射血分数值从 20% 增至 29%，收缩末期容积减小。Assmus 等在一项双盲、安慰剂对照、多中心临床试验中入选 204 例 AMI 病人，在梗死再灌注治疗后 3~7 天，随机分为治疗组和对照组，治疗组冠状动脉内注射骨髓来源干细胞。观察 2 年，治疗组病人的死亡、心肌梗死和必须进行血管再通的累积终点较对照组明显减少，同时治疗组死亡、心肌梗死再发和由于心力衰竭再住院的联合终点也明显减少。校正了经典的预后不良的预测因素后，Cox 回归分析显示冠状动脉内注射骨髓干细胞对 AMI 病人临床预后产生好的影响。没有发现 AMI 治疗后病人再狭窄增多和冠状动脉疾病进展、心律失常和肿瘤的发生。MRI 显示治疗组一部分病人梗死区域左心室收缩功能明显高于对照组。该临床试验表明冠状动脉内注射骨髓干细胞和心血管事件不良反应的减少明显相关，且功能的改善可以维持至少 2 年。另外，AMI 病人心肌内注射由集落刺激因子动员的外周血 CD34[+] 细胞也取得了很好的效果。而 CD133[+] 干细胞无论是单独或联合旁路搭桥术治疗终末期慢性缺血性心肌病病人均取得了较好的效果,能够显著改善所有病人的心功能。

越来越多的研究认为,人和哺乳动物心肌局部存在心肌干细胞,这些细胞在心肌损伤时被激活,从而修复受损心肌。心肌梗死病人的梗死周边和远离瘢痕区域的 ki-67 阳性的细胞数目是死于非心脏原因病人的 84 倍和 24 倍。这些细胞能够克隆生长、自我更新,并能分化为心肌细胞、平滑肌细胞和内皮细胞。通过局部心肌注射或冠状动脉内注射治疗大鼠心肌梗死,都能够产生大量的新生血管,增加梗死区的血流供应,和再生的心肌细胞一起减少梗死面积,提高心功能。这些细胞目前尚没有统一的表面标志,c-kit(+) 和 Sca-1(+) 都常被用作心肌干细胞分离的标志。还有一些研究者发现,从小鼠心脏分离的 ATP 结合转运蛋白 G 超家族成员 2(ATP-binding cassette super family G member 2, ABCG2) 阳性的细胞、从大鼠心脏分离的阶段特异性胚胎抗原-1(stage-specific embryonic antigen-1, SSEA-1) 阳性的细胞均可分化为心肌细胞,修复梗死心肌。有研究者已从人心脏标本中分离获得心肌干细胞,但也有研究小组无法获得。心肌干细胞的主要优势是向心肌细胞系分化的基因已经启动,但却尚没有统一公认的表面标志,而且来源不清楚。有研究认为,这些表达内皮祖细胞的特征 CD34、CD31、KDR 和 c-kit 的细胞其实是来源于骨髓的内皮祖细胞。也有研究认为,这些细胞的造血干细胞和内皮相关抗原 CD45、CD34、CD31、KDR 等表达是阴性的。心肌干细胞究竟是存在于心肌内的一群特殊的干细胞,还是心肌受损后外周干细胞动员迁移至心肌内的尚有争议。

成体干细胞移植治疗心血管疾病已经进入临床阶段,在世界范围内已经开展了多项随机、双盲、多中心对照研究,但仍存在很多问题。如细胞数量、细胞注入途径、注入时机,移植细胞在缺血微环境下存活率低的问题等,甚至有人对这些成体干细胞分化为心肌细胞的能力表示怀疑。很多学者针对上述问题已经展开了研究。如 Patel 等在猪心肌梗死 2 周后先用激光心肌血运重建术进行预处理,然后将间质干细胞注射入梗死区域内,发现这种预处理方法可以大大提高移植细胞在梗死区域的存活率,且没有增加不良事件的发生。为了克服移植细胞的活力较差、存活的细胞数目较少问题,Chachques 等在对左心室梗死后有瘢痕的 20 例病人行冠状动脉搭桥术时,采用将骨髓细胞接种到胶原基质后移植入病人的瘢痕组织内的方法,结果没有发现任何死亡或其他不良反应,植入基质组和对照组病人心功能分级均明显改善。植入基质组病人的左心室充盈减速时间改善明显优于对照组,其瘢痕区域的厚度明显增厚。该研究表明这种组织工程化的基质可增加病人梗死瘢痕的厚度,帮助梗死区域心肌壁压力正常化,从而限制了心室重构,提高病人心脏舒张功能。关于细胞治疗的细胞剂量及输注途径,目前并无定论。单次输注细胞剂量多在 $10^6 \sim 10^8$ 之间,输注途径则包括静脉输注、心外膜下内注射、心内膜下注射、心肌内注射等。Mäkelä 等在猪的心肌梗死模型中,对心肌内注射和冠状动脉内注射骨髓单个核细胞的效果进行评价,结果发现心肌内注射的细胞停留在梗死区域,而冠状动脉内移植的细胞大部分向肺归巢。活检表明,心肌内注射组心肌内的骨髓单个核细胞是冠状动脉移植组的 7 倍,而冠状动脉移植组肺组织的骨髓单个核细胞是心肌内注射组的 10 倍。他们认为,从细胞向梗死区域归巢的角度考虑,心肌内移植优于冠状动脉移植,但冠状动脉移植对靶向修复损伤的毛细血管和内皮细胞更有效。但也有其他不同结论的研究,具体哪种剂量及输注途径具有最佳的疗效目前仍是未知,且目前没有实验将细胞剂量和输注途径放在一起进行研究。因此,我们需要更完善的临床研究设计来确定一个最佳的治疗模式。

三、组　织　工　程

细胞移植的方法存在着种种局限性,如移植细胞在缺血部位存活的数目少,干细胞分化的不均一性等,目前的技术水平尚不能达到最好的治疗效果。而采用组织工程技术体外构建心肌组织或人工血管进行移植(图18-5),不但可以直接修复受损的心肌组织和血管,增加血供,同时又能够起到机械支撑作用,减少心室重构,从理论上来讲是更为理想的治疗心血管疾病的方法。组织工程的概念于20世纪80年代提出,主要包括种子细胞、细胞因子、生物材料、构建的方法和技术等方面,随着生物材料和干细胞研究的发展,此方面的研究也取得了很大的进步。

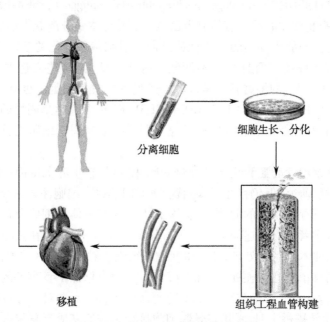

细胞生长、分化

分离细胞

移植

组织工程血管构建

图 18-5　组织工程血管的构建步骤

理想的人工血管应包括典型的内膜(内皮细胞)层、中膜(平滑肌细胞)层和外膜(结缔组织)层,具有天然血管的灵活性和力度,能够被缝合。最常用于构建血管的支架是脱细胞后的细胞外基质或细胞化的生物材料,并添加相应成分。然而,天然材料容易引起免疫反应和细菌感染,故使用生物可降解材料构建人工血管支架成为了较理想的选择。

最初人们应用动脉平滑肌细胞、内皮细胞和成纤维细胞来构建人工血管。但这些细胞来源和数量有限,且除人的血管内皮细胞外,其他细胞都不具有抗血栓的功能。用羊的自体颈动脉平滑肌细胞和内皮细胞接种到多羟-4-羟基丁二酸支架上构建的生物组织血管,移植到羊降主动脉后可以维持6个月,但最后却出现部分血栓形成和扩张的现象。究其原因是弹性纤维的缺乏,因此合成弹性纤维是组织工程血管达到正常的力学特性的重要一步。近几年来,干细胞为人们合成组织工程血管提供了更多的细胞选择。人们尝试运用胚胎干细胞、间质干细胞、平滑肌祖细胞等接种到合成的聚合体材料上,构建组织工程血管,并取得了一些成功。Marilyn等发现运用血管内皮生长因子(vascular endothelial growth factor,VEGF)诱导,能明显提高胚体分化为内皮细胞的比例,表达内皮蛋白CD31、VE-cadherin和血友病因子的细胞比例明显提高。将这些CD31阳性的细胞分离出来,用肿瘤坏死因子-α(tumor necrosis factor-α,TNF-α)刺激,其细胞间黏附分子-1(intercellular cell adhesion molecule-1,ICAM-1)和血管内皮细胞黏附分子-1(vascular cell adhesion protein,VCAM-1)表达明显上调。将其接种到生物支架后移植到无胸腺大鼠皮下,这些细胞仍表达多种内皮基因,并形成光滑的血管。将含有胚胎干细胞来源的内皮细胞的胶原移植至缺血裸鼠心脏,能形成充满宿主血细胞的开放的网状血管。该研究为胚胎干细胞用于构建组织工程血管带来了令人激动的结果,促进了血管再生的研究。自体或外周内皮祖细胞接种到脱细胞的动脉内能形成具有抗血栓功能的内皮表面,移植到狗或羊主动脉或颈动脉,它们的收缩舒张反应和天然动脉类似。Schimdt 等运用脐血内皮祖细胞构建的组织工程血管具有生物活性,结构、生物特性和人自身血管接近。而 Matsumura 等将扩增的人间质干细胞种植在高分子可降解材料上,构建组织工程补片或管道后植入人体内,术后 3 年半其管道仍保持通畅,且未发现血栓形成和瘤样扩张现象。

还有一些研究者尝试单独采用细胞来构建人工血管,他们从脐静脉分离出内皮细胞和平滑肌细胞,从真皮获得成纤维细胞,分层分步构建、培养,结果该血管和人动脉类似,具有 3 层结构,只是平滑肌细胞密度较低,移植到狗的股动脉 1 周后,通畅率只有 50%。

由于干细胞的来源和增殖能力优于自体血管壁细胞,因此在人工血管的构建中更具优势。平滑肌细胞和成纤维细胞及其合成分泌的胶原蛋白等细胞外基质是血管塑性及张力的最主要成分,而内皮细胞又是保持血管壁光滑和抗血栓形成的重要成分,通过调控干细胞的接种数量和分化,可以调整这些成分的比例。维持血管的平滑和内分泌功能是成功构建组织工程血管的关键。

运用组织工程化的心肌修补被破坏的心肌是逆转心力衰竭的有效途径之一。很多研究者都在尝试将种子细胞接种到支架上,构建心肌组织。与骨骼肌、血管不同,心肌组织必须和宿主心肌在结构和电生理上发生整合,因此研究工作更加复杂。鸡、胎鼠、新生大鼠和进行心肌修复的儿童的心肌等都被尝试用于二维或三维支架培养,构建心肌组织,并进行了动物试验,但存在的主要问题是移植的支架会引起心室壁的变形。目前主要有两种生物材料用于支架的制作,即天然材料和合成材料。天然材料的肽结合序列和细胞成分互相作用,会影响细胞的黏附,加上天然材料在体内不稳定,所以一般认为人工材料的非降解性和坚固性在改善心室重构方面更具优势。在研究的道路上,人们曾不断尝试将天然材料和人工材料结合,支架材料和各种细胞或细胞因子结合,但观察对心肌修复的效果都不甚满意。最近,Chen 等运用合成的弹性多聚甘油癸二酸盐[poly(glycerol-sebacate),PGS]附加 ESCs 分化的心肌细胞制作心肌贴片,预先用培养液处理 PGS 6 天,且不用明胶覆盖以促进贴片移植后心肌细胞的解离及递送。结果该贴片能够满意地支持心肌细胞的活性和贴附,心肌细胞跳动达 3 个月以上直至被中止。动力学研究表明,心肌细胞可以更好地从未经明胶覆盖的 PGS 表面解离。他们认为,PGS 是干细胞为基础的修复心肌的合适的生物材料。Eschengagen 等合成了一种胶原和基质胶液体支架,接种大鼠 ESCs 后注射到心肌梗死大鼠心脏,也取得了很好的效果。2010 年的一项报道中,Li 等合成了一种温度感应的生物支架,这种生物材料在 37℃是疏水并具有细胞黏附性的,33℃时则迅速成为非细胞黏附性的水凝胶状态。他们将这种支架材料和骨髓单个核细胞一起移植入受损心脏,增加了细胞的存活和数量,比单独细胞移植组更好地改善了心功能,增加了新生毛细血管的数量。Krupnick 等将间质干细胞接种到一种多孔聚交酯可降解网状结构支撑的三维支架上,将其移植到大鼠左心室内。在大鼠体内所移植的间质干细胞分化成为可跳动的心肌细胞,但遗憾的是支架中间的细胞由于缺乏血供而死亡。因此寻找合适的支架和种子细胞,并解决血供问题是构建生物心肌组织必须解决的难题。近期,一项研究表明,在猪的扩张性心肌病模型中,人类胚胎干细胞来源的平滑肌细胞和内皮细胞通过接种到纤维补片形成人工心肌,然后移植到模型猪的心脏上,可以促进心肌新生血管生成及提高心脏的射血分数。说明人工心肌不仅在小型的动物中可以施行,在类似于人类的大型动物中同样具有可行性,为人工心肌的临床应用提供了一定的前期基础。

人工瓣膜的临床应用已经有几十年的历史,为瓣膜性心脏病病人带来了福音。目前临床广泛使用的是机械瓣膜,但机械瓣膜存在的最大问题就是病人必须终生进行抗凝治疗,给病人带来了身心上的痛苦和经济负担,组织工程瓣膜是一种新型的理想的人工生物心脏瓣膜。将 CD133$^+$细胞诱导分化为肌成纤维样细胞和内皮样细胞后冻存,将复苏的肌成纤维细胞接种到一种生物可降解的多聚-4-羟基丁酸酯支架上,重复接种 1 次后将该支架放入培养基中,37℃、5% CO_2 条件下培养 7 天,然后接种 2 次内皮样细胞,静态培养 9 天左右后,于生物反应器中培养 7 天。结果在支架的内外两侧结缔组织内均形成了内皮层组织,并检测到细胞性 NO 的产生和 Ca^{2+} 信号存在,细胞向孔内生长并形成了平滑的组织层,形成了细胞外基质。该研究在体外构建了有活性的人心脏瓣膜,为构建人工生物瓣膜迈出了有意义的一步。生物瓣膜的优点为制作瓣膜的材料有很好的血液相容性,不会产生凝血、溶血以及形成血栓等并发症,能维持长期组织学上与功能的完整性。其缺点主要是强度较差,预期使用寿命比机械瓣膜短,一般是 15~20 年。另外,瓣膜钙化也是目前阻碍生物瓣膜推广应用的一大因素。总之,组织工程瓣膜的研究尚处于初级阶段,所构建瓣膜的力学性能、降解速度等方面都有很多问题需要解决。

随着研究技术的进步,组织工程血管、心肌、瓣膜等的发展越来越快,其形成的相关组织在结构和功能上也越来越好。但由于各种种子细胞没有统一的评价标准,缺乏特异的表面标志,而且干细胞目前尚无法根据人们的需要进行定向诱导分化,再加上心脏的特殊结构和功能对组织工程材料力学等方面的要求较高,天然材料和人工材料在对细胞的营养支持、力度、弹性等方面各有优缺点。因此,构建完全符合要求的能用于临床应用的生物人工组织仍有很长的一段路要走。

四、人 工 心 脏

心力衰竭是各种心血管疾病发展的终末阶段,心脏移植是唯一的根治手段。由于供体来源有限,大部分病人无法获得移植治疗。在体外构建人工心脏进行移植,是人们设想的治疗终末期心血管病的最理想的方法。自 1967 年 Christian Bernhard 实施第 1 例心脏移植以来,国际上目前已进行逾 110 000 例心脏移植。心脏移植目前被认为是终末期心力衰竭的标准治疗,但因为器官的缺乏,只有少部分病人可以进行这种治疗。此外,心脏移植会有多种并发症,如急性或慢性排斥反应、心脏移植物血管病变、感染、恶变等。

2008 年研究者通过冠状动脉灌注的方法使大鼠心脏脱细胞,保留细胞外基质,制备贯通的血管结构、功能良好的脱细胞瓣膜和完整的心脏结构,将新生心肌细胞和大动脉内皮细胞接种到该支架上,放入生物反应器中灌注 28 天。第 4 天时,发现了大体收缩,第 8 天时,在生理性负荷和电刺激条件下,构建物发挥泵出功能,并具有药物反应性,相当于成人心功能的 2% 或 16 周胎心功能的 25%。该研究为心血管组织的再生医学带来了令人激动的结果。该课题组将进一步研究细胞能更好地分布在该构建物上的接种途径,及运用干细胞构建人工实体器官。这一研究为终末期心力衰竭病人的治疗提供了新的思路,但大鼠的心脏体积很小,如果人工心脏需要用于临床的话,就需要一个更大的三维支架来承载心肌细胞。因此,随后 Weymann 等用猪的心脏脱细胞处理来制备支架,从而使其大小和人的相匹配。但是,这种支架有潜在的免疫排斥和猪的内源性逆转录病毒转染的风险。再者,人的人工心脏所需要的细胞数也远比大鼠的多,对于一个成人心脏,约需要 $2×10^9$ 个心肌细胞,而大鼠只需要 $9×10^7$ 个。总之,人体心脏结构复杂,人工心脏的构建涉及力学、材料学、结构学、血流动力学等学科,还有待几代甚至十几代人的继续努力。

心血管组织的再生医学为心血管疾病的治疗带来了新的方法和理念,细胞移植和人工组织技术甚至已经进入了临床试验阶段,相信随着该领域研究的不断发展,最终将为心血管疾病病人带来福音。

第六节　胚胎和成体干细胞治疗的应用

干细胞有很多种类型。所有干细胞都有一些共同的特性,例如自我更新能力和分化产生子代细胞的能力。在上个 10 年里,开发利用干细胞的这些特性来修复、改善和(或)替代受损器官给我们带来了诸多惊喜。然而,科学和伦理的重重障碍依然阻碍着人类胚胎干细胞技术在组织工程领域的应用。在这里,综述了最近的分离、扩增,以及最新的产生诱导多能干细胞的策略。此外,还讨论了和此相关的科学和伦理问题。最后,简要讨论了干细胞在疾病治疗上的进展,例如 1 型糖尿病,充血性心力衰竭、不同的神经系统和免疫系统的功能紊乱和眼科疾病等,以及干细胞如何作为基因治疗的载体。

干细胞不是同质的,而是作为一个发展的连续介质的一部分而存在。最原始的细胞是全能干细胞。这种细胞有着分化成为一个完整胚胎的能力(即可以形成任何一种细胞,包括胚外组织如胎膜、脐索和胎盘)。这一独特的特性是容易消失的,只存在于受精卵形成到4~8 个细胞卵裂球形成的短暂阶段。胚胎干细胞在进一步分化中失去了形成完整器官的能力。然而,它们仍能够分化产生所有 3 个胚层即外胚层、中胚层和内胚层的细胞,基于这点称其具有多向性或多能性。多能干细胞继续分裂,其功能就逐步被限定于只能分化为特定细胞系的细胞。此时它们就被称为祖细胞,只能够产生有限种类的细胞。这也是成体干细胞的特征,也被称为躯体干细胞或者非胚胎干细胞,在器官的整个生命过程中有着自我更新能力和产生分化的子代细胞的能力。在成体,组织是处在一种永恒的流动更新状态。即使没有受到损害,组织也在不断产生新的细胞来替代衰老的细胞。因此,在人体大多数组织器官里都能够发现处于静止期的成体干细胞,包括脑、骨髓、肝脏、皮肤和胃肠道等。然而,这些细胞少之又少,并且除了造血干细胞这个特例之外,它们都很难被分离。通常,这些细胞都和分化程度较高的祖细胞在一起,这就降低了产物的效率,因为祖细胞的分化命运是很有限的,确定的,而且不能自我更新。

普遍认为有 3 项技术上的突破大大推动了干细胞治疗领域的进展。第一,1961 年 Till 和 McCulloch 所做的探索,用一种革命性的体外生物鉴定法阐明了造血干细胞(hematopoietic stem cells,HSCs)的存在;第二,1998 年 Thomson 等报道从胚泡分离人类胚胎干细胞和建系成功;第三,2006 年 Yamanaka 小组成功地将鼠的成纤维细胞诱导为多能干细胞。以上每一项进展都拓展了研究者利用干细胞进行细胞系命运和进展的基础研究,以及药物测试、试验模型、疾病治疗等。尤其是在后面的领域,近年有着激动人心的进展。

一、干细胞的来源

（一）人类胚胎干细胞

人类胚胎干细胞（hESCs）的特征是自我更新、永生性和多向分化潜能。在实验室利用胚胎干细胞的研究在 1998 年取得突破性成果：一些人类胚胎干细胞系终于建系成功，尽管当时这些细胞系的克隆效率还很低。常规的 hESCs 取自 5 日龄胚泡的内细胞团。而胚泡取自于为解决不育症问题进行的体外受精所产生的未利用的胚（需要注意，这些未利用的胚只能用于科研目的而且必须取得书面形式的捐赠方的知情同意书）。取自分化早期阶段的细胞也可以加以利用。在另一个极端，多能干细胞被分离自 5~9 周龄胚胎生殖嵴的原始生殖细胞。这就是通常成为卵母细胞或者精原细胞的细胞。但是，长期体外培养这些原始胚胎生殖细胞时，其自发分化阻碍了它们的科研应用。因此，其他的方法和细胞来源被使用和发展。例如，胚胎单个细胞穿刺使用了一个和移植前基因诊断没有差别的程序，这也避免了破坏那些已经成功使用的胚胎，如进行单性繁殖的一个未受精的卵母细胞或来自成人睾丸的精原细胞。后面的进展是刺激的，因为它们将产生能够用于供体的完全组织相容的细胞。

目前已经建立了百余个 hESCs 细胞系。第 1 个人干细胞数据库 2004 年在英国建成。美国国立卫生研究所也拥有一系列的胚胎干细胞，并且建立了这些细胞系多能性的标准。尤其是这些细胞将能产生人体任何一种细胞，因此在免疫缺陷动物体内注射后，能够形成畸胎瘤（一种拥有 3 个胚层组织的肿瘤），而且能够无限地自我更新。

（二）核重编程和诱导多能性

核基因重编程过程可导致基因表达的变化，因此使得一种分化成熟的细胞可以转分化成为另外一种细胞。最近获取干细胞的策略集中在对分化成熟细胞的核基因重编程，使得它们具有多能性。1 个例子是躯体细胞的核转移，这个过程包括将体细胞胞核注射到 1 个去核的卵细胞内。这样得到的多能细胞和胞核供体基因上相匹配，这种技术称为治疗性克隆。线粒体 DNA 除外，因为线粒体 DNA 来自于卵细胞。另一种方法是通过和 hESCs 进行细胞融合来获取表达干细胞标志的细胞。

重编程领域一个很新很激动人心的进展是 iPS 的诞生。iPS 首次报道是 2006 年用小鼠成纤维细胞进行的实验。iPS 可以来源于小鼠或成人的体细胞，现在已经能够为病人培养个体化的 iPS。通过使用一些反转录病毒转入能保持胚胎干细胞多能性和增殖能力的核心转录因子，能够将已分化的细胞诱导成 iPS。这些基因有 *Oct4*、*Sox2*、*c-Myc*、*Klf4*、*Nanog* 和 *Lin28*。iPS 和 ESCs 有着类似的特征，包括细胞形态、细胞表面标记、生长特性、端粒酶活性表达，以及后生的多能细胞特异的基因标志（组蛋白的甲基化或乙酰化导致基因表达的改变），但没有全部基因表达标志。它们能够在体内或体外分化成所有 3 个胚层的细胞，而且小鼠 iPS 注射到小鼠的胚泡后能够参与胚胎发育的过程。

（三）多能干细胞的不同发育状态

人和小鼠的 ESCs 均来自于胚泡的内细胞团，然而两种细胞在形态、维持自我更新的信号通路、表观遗传学和多向分化能力等方面存在较大差异。小鼠 ESCs 具备胚泡嵌合的能力，而人 ESCs 只能在着床后的胚胎嵌合发育。在小鼠 ESCs 中，与自我更新相关的信号通路包括 LIFR-gp130 以及 BMPR1-SMADs。在人 ESCs 中，其维持自我更新则为 TGF-β1、Wnt、FGF 信号通路等。小鼠 ESCs 在培养体系中通常表现为小、圆形、隆起的三维克隆，而人 ESCs 则表现为大、扁平的二维克隆。小鼠 ESCs 可以用胰酶消化成单细胞传代，而人 ESCs

只能用胶原酶或机械方法等进行小团块状的传代培养,被消化成单细胞后会大量发生凋亡。小鼠雌性的 ESCs 两条 X 染色体均为活化状态,而人雌性的 ESCs 两条 X 染色体只有一条为活化状态、另一条为失活状态。目前的研究认为,小鼠 ESCs 是处于基态/初始态的多能干细胞(ground state/Naïve state),而人 ESCs 则为胚胎着床后 epiblast 阶段的始发态多能干细胞(primed state)。目前已从小鼠和大鼠着床后的胚胎成功分离培养了 epiblast 干细胞系,其细胞和克隆形态、多能基因的表达模式、维持自我更新的信号通路等均与传统人 ESCs 一致。而通过细胞特异的报告基因系统(LTR7-GFP),则可以从始发态的人 ESCs 中筛选出具有基态特性的多能干细胞。

(四) 多能干细胞的临床应用:科学和医疗的问题

在干细胞被认可能安全用于临床前,有一些科学和医疗问题是必须强调的。首要的难题是多能细胞的成瘤潜力(hESCs 和 iPS)。因为多能性是通过在免疫缺陷动物体内形成畸胎瘤来证实的,这些细胞能够在新宿主体内形成恶性肿瘤的担忧始终存在。一种解决的思路是选择更加确切地纯粹治疗作用的细胞。在用于临床以前,阐明这些细胞的基因和后基因稳定性因此将十分重要。事实上,在一些 hESCs 细胞系,染色体的异常已经被描述,尽管这些异常改变至少部分上是由培养技术造成的。

在直接影响干细胞产品的生物学问题之外,当下急切需要标准化的、可控的程序和步骤来保证人类干细胞取材的完整性、统一性和可靠性。由于干细胞用于移植前需在体外保存和扩增,和人类相适合的细胞培养环境必须被建立。支持细胞和动物来源的血清必须被减少使用,甚至理想条件下避免使用,以减少异种基因蛋白和病原的接触污染。最后,hESCs 移植到病人体内还受限于可能的组织相容性抗原排斥反应。因此,为对抗移植物宿主反应,终生免疫抑制治疗可能是必需的,这就可能导致感染和器官的毒性反应副作用如肾病综合征。由此看来,iPS 有着极佳的前景,因其良好的组织相容性和不存在伦理难题。

尽管 iPS 解决了组织排斥的问题,它们也同样有着技术上的缺陷,因此阻碍了它们现在的应用。首先是由病毒整合作用引起的基因组的插入突变的风险。这点受到特别关注是因为一些接受基因修饰的淋巴细胞移植的病人由于这种现象发生了急性白血病。通过不整合的质粒表达或者腺病毒载体诱导 iPS 的可能性正被研究着,而且证实在小鼠中是可行的。其次是病毒激活癌基因的危险,例如用来修饰细胞基因的 *c-Myc*。数据表明,使用组蛋白修饰性化学物质,如组蛋白脱乙酰基酶抑制剂丙戊酸,提高了重编程效率,且能避免使用 *c-Myc*,这样 *Oct4* 和 *Sox2* 就足以诱导产生人类 iPS。最近,没有使用任何核酸类物质,仅用丙戊酸和必须转录因子的重组蛋白也从小鼠成纤维细胞成功得到 iPS。然而,即使技术障碍都被破除,iPS 技术依然面临着效率低下和代价高昂的问题。尽管随着时间推移这些问题也终将被解决。特别是,重编程效率通常低于1%,但是可能依赖于细胞分化的不同时期。事实上,最近由于使用了造血干细胞和祖细胞,iPS 产生效率被提高到28%。

(五) 成体干细胞

最广为人知的成体干细胞是 HSCs,它存在于骨髓中。HSCs 和祖细胞可以收集自骨髓或者脐带血(umbilical cord blood,UCB)。在用 G-CSF 和不是必需因子的 CXCR4 拮抗剂刺激后,它们甚至可以从外周血中收集到。HSCs 表达特定的表面标志,这可以用于其筛选。在人类,HSCs 的表面标记通常是 lin$^-$、CD34$^+$、CD38$^-$、CD133$^+$、c-Kit/CD117$^+$、CD59$^+$、Thy1/CD90$^+$、CXCR4$^+$。除了能够分化成所有的髓系和淋巴系细胞,HSCs 在体外培养时还显示出分化成非造血细胞细胞系的能力。然而,这种可塑性可能是实验人为因素导致,现在有观点认为和造血器官存在异质的 non-HSCs 有关,也有人认为这和细胞融合现象有关。

间充质干细胞(mesenchymal stem cells,MSCs)是另一种成体多能干细胞,能够分化成许多种中胚层的细胞系,包括肌细胞、成骨细胞、软骨细胞、成纤维细胞、脂肪细胞及其他间质细胞。MSCs 存在于几乎所有的器官,但是出于治疗应用的目的,它们最易于从骨髓和脐带中收集。MSCs 有着器官特异性。因此,不同来源的 MSCs,尽管在形态上很相近,功能上可能有很大差异。例如,从脐带收集的 MSCs 没有像取自骨髓的 MSCs 那样有产生成骨细胞、软骨细胞以及心肌细胞的能力。MSCs 易于在体外扩增和操纵,在需要时易获得特殊的特性。国际细胞治疗组织提议将其更名为"多能间充质细胞",因为大多数 MSCs 没有全部的干细胞特性,同时提出将其提取过程做一最基本的标准化。人类 MSCs 都具有贴壁黏附性,表达 CD105、CD73 和 CD90,缺乏造血标记 CD45、CD34、CD14 或 CD11b、CD79α 或 CD19m 和 HLA-DR,而且在体外能够分化为成骨细胞、脂肪细胞以及成软骨细胞。MSCs 通过分泌可溶性因子吲哚胺 2,3 双加氧酶(indoleamine 2,3-dioxygenase,IDO)、白细胞介素-6(interleukin-6,IL-6)、转化生长因子-β1(transforming growth factor beta 1,TGF-β1)、肝细胞生长因子(hepatocyte growth factor,HGF)、诱导型一氧化氮合酶(inducible nitric oxide synthase,iNOS)和前列腺素以及与免疫细胞的细胞间直接作用,显示了营养作用、抗感染作用和免疫调节作用。在体外 MSCs 激活效应 T 细胞和细胞毒性 T 细胞、B 细胞、NK 细胞以及树突状细胞的活性,也能诱导调节性 T 细胞。然而,MSCs 如何帮助修复受损的器官依然不甚清楚。越来越多的证据表明,直接在原位激活并替代受损的细胞是不可能的,更可能的情况是它们为组织内自身干细胞的动员建立一个理想的环境或者说微巢。无论如何,由于它们的低免疫排斥性和在器官再生中已经明确了的优越性,MSCs 被越来越多地用于再生医学、炎症反应性疾病和免疫性疾病治疗的研究。最后,羊水、脐带和胎盘是非胚胎干细胞的其他来源。然而,它们是否具有多向性或多能性以及怎样在临床治疗中有效利用这些细胞尚待进一步研究。

二、干细胞的临床应用潜能

干细胞被认为有广阔的应用前景,但是其组织工程学应用似乎将产生最大的期待。干细胞可以用于再生医学、免疫治疗和基因治疗。动物模型和临床研究表明,来自不同器官的干细胞移植能够治疗多种急、慢性疾病,例如免疫性造血紊乱性疾病、1 型糖尿病、帕金森病、神经元退行性疾病以及充血性心力衰竭。

(一) 血液学和免疫学

在过去的 50 年里,同种异体造血干细胞移植(hemapoietic stem cell transplantation,HSCT)已经迅速发展成许多遗传性或者获得性免疫性造血疾病的一项常规治疗方法。例如,珠蛋白生成障碍性贫血(包括地中海贫血)、镰刀形红细胞病、范克尼贫血、遗传性代谢缺陷病、急性再生障碍性贫血、重度联合免疫缺陷病(severe combined immunodeficiency,SCID)以及其他一些重要的免疫缺陷病。HSCT 也广泛用于血液系统恶性肿瘤的治疗,如急性髓系和淋巴系白血病、慢性粒细胞白血病以及其他骨髓增殖性疾病、骨髓发育不良功能紊乱、淋巴瘤、骨髓瘤,甚至是实体肿瘤例如肾细胞癌、乳腺癌、卵巢癌和神经母细胞瘤。

对恶性疾病病人实施 HSCT 的目的不仅是要替代恶变的骨髓,还是进行免疫调节治疗的一种形式。在人类白细胞抗原(human leucocyte antigen,HLA)相容性方面,捐赠的同种异体 T 淋巴细胞检测到宿主细胞和肿瘤细胞与其在组织相容性抗原上的细微差别。通过免疫反应杀灭残留的恶性细胞,达到治愈疾病的目的。这就是移植物抗肿瘤效应或者说移植物抗白血病效应(graft-versus-leukemia,GVL),尤其是在移植后复发的病理过程中,供者的淋巴细胞输注可以诱导或者增强 GVL 效应达到重新缓解的效果。

HSCT 的主要问题包括来自控制性用药带来的器官毒性和移植物抗宿主反应,在此类反应中供体的免疫系统破坏了受体的组织器官,尤其是皮肤、胃肠道和肝脏。HSCT 其他的问题有移植物的衰竭、不育症、儿童生长发育迟缓和继发性肿瘤。这些继发性肿瘤可能由于治疗前对病人 DNA 的破坏以及长期的免疫抑制引起。

为减少这些问题有以下几种策略:

第一,减少免疫抑制剂用量或者称作移植物最小化,这将使 HSCT 能够用于高龄或身体条件欠佳的病人。需要强调,由于免疫抑制疗法的改变,这些病人的免疫抑制状态和移植物抗宿主反应依然是需要密切观察的问题。而且在许多人看来,考虑到可能的严重后果,"最小化"这个词可能是一种误导。

第二,严格筛选供体细胞来源,以减少该问题。一些研究确切无疑地表明,收集自外周血的 CD34$^+$细胞能较好地成活,但也更容易诱发 GVHD。为那些需要 GVHD 的病人寻找 HLA 相合供体,也是当前的一大困境。理想情况下,病人希望一个 HLA 相合的同胞兄弟或姐妹作为供体。如果没有这样的供体,一个没有血缘关系的 HLA 相合的供者也是可行的。这可能是那些世界骨髓捐献者数据库中,没有大量该地区骨髓捐赠志愿者信息相关记录的小型社区的主要问题。实在没有合适供体的情况下,可以进行来自亲属的半相合 HLA 不相配的 HSCT。T 细胞应被完全去除,以避免 GVHD。那样自然杀伤细胞(natural killer cell,NK 细胞)将促进移植物成活,发挥抗白血病作用而不引起 GVHD。

第三,脐血干细胞移植有增加潜在 HSCT 治疗对象数量的能力。脐血干细胞更易从脐带血的边缘获取,而且在 HLA 部分相合时即可使用,因其不容易导致急、慢性移植物抗宿主反应。更加突出的优点是 GVL 依然存在,这可能是在准备脐血干细胞时,NK 细胞得以存留的结果。而其尚待解决的劣势包括移植物成活的延迟、长期的 T 细胞密度低下以及胸腺细胞功能缺失。此外,移植后复发时目前还不能够进行供体淋巴细胞输注,但是正在进行的临床实验正在检测体外扩增的脐血 T 细胞。由于单位脐血中所含的人类干细胞数目很少,因此限制了其在成人中的应用。因此,使用结合体外扩增细胞的方法也正在研究中。

自体的造血干细胞移植(autologous hematopoietic stem cells transplantation,AHSCT)通常也用于一些特殊情况。它的主要功能是缩短为急救进行的大剂量化疗导致的血细胞数目低下时间,这就能够降低感染和出血的危险。当用于恶性血液疾病和实体肿瘤的治疗时,用于 AHSCT 的干细胞通常是在化疗几个周期后,收集以减少干细胞与肿瘤细胞掺杂的可能性。而且一些自身免疫性疾病,例如多发性硬化、类风湿关节炎以及系统性红斑狼疮都可能因 AHSCT 受益。普遍的观念是免疫剥夺和重建治疗能够重置人的免疫系统。主要通过消除自体反应的 T、B 淋巴细胞,减少记忆 T 细胞,增加胸腺来源的幼稚 T 细胞,产生多样化,且卓越的 T 细胞受体系统,以及促进循环 T 细胞的代谢来实现。最近一些研究表明,正如我们所期待的,非骨髓根除的和低强度骨髓根除疗法的副作用较少,而且比高强度骨髓根除疗法的致死率要低,在自身免疫性疾病炎症反应期应用可能收到良好效果。用 AHSCT 治疗自身免疫性疾病的理论基础,包括免疫重置和缺陷基因的修复。但是,GVHD 和感染的潜在风险还是存在的,因此这种治疗应该被限于极其严重和顽固性疾病的治疗。

第四,MSCs 的免疫调节能力也在以下疾病的治疗实验中检测,如系统性红斑狼疮、克罗恩病、脊髓侧索进行性硬化症以及 1 型糖尿病。在实体器官的移植和 HSCT 的临床前动物实验研究中,发现供体来源的 MSCs 有着免疫容忍效应。因此,可以在预防和治疗排斥反应和 GVHD 发挥作用,尽管这些报道还存在争议。

(二) 1 型糖尿病

1 型糖尿病(type 1 diabetes,T1DM)是一种由于胰腺胰岛上分泌 β 胰岛素的细胞被破坏而引起的自身免疫性疾病。胰岛素替代治疗即使在严格控制的条件下,还是存在一些远期不良反应。而移植整个胰腺或者分离的成熟胰岛细胞尽管能恢复循环中的血糖浓度,但是前者有着更严重的不良反应,而后者的作用相当短暂。正因为如此,其他适合于移植的 β 细胞来源正在被寻找中。在受损胰腺导管上皮细胞中,可鉴定出胰腺干细胞,因其表达转录因子神经原素-3(neurogenin-3,Ngn3)。现在医学界正致力于研究如何在体外扩增这些细胞或者在体内刺激其活化。

从 hESCs 和 iPS 诱导胰岛素分泌细胞为 T1DM 的治疗提供极大的期望。hESCs 来源的胰腺内皮细胞可以在链佐星免疫缺陷小鼠体内分化成对葡萄糖有反应的胰岛素分泌细胞。不幸的是,在约 15% 的受体鼠中都发现了畸胎瘤的形成,这的确是一个安全上的担忧。人类胚胎干细胞免疫学上的不相容性可以通过生物工程疏松的凝胶来解决,这些是被设计来保护移植物免受免疫细胞的攻击,但是允许一些小分子物质通过。谈到 iPS,Zhou 等报道了 1 项有意义的研究,将分化的胰腺外分泌细胞在体内转分化成为 β 样细胞。这些研究者发现,一过性表达 3 种重要的转录因子 Ngn3、MafA 和胰十二指肠同源盒因子-1(pancreatic duodenal homeobox-1,PDX1)通过腺病毒载体直接注射到胰腺,已经足以重编程外分泌细胞成为高糖环境中可以分泌胰岛素的细胞。

在 T1DM 病人体内,MSCs 的免疫调节作用也在被研究。在诊断之时,β 细胞的破坏常常还是不完全的。理论上说,免疫攻击的改善可能允许残留细胞的存活。在糖尿病裸鼠模型上,人 MSCs 能够降低血糖,提高内生胰岛素水平和 β 细胞数目。在新近诊断的糖尿病病人中,测试自体 MSCs 移植的疗效也在进行中。

最后,不抑制骨髓功能的 AHSCT 在 23 个诊断为 T1DM 早期的病人身上应用。20 例获得了较长时间的不依赖胰岛素缓解期,其中 12 例在 31 个月后依然不需要胰岛素治疗。有趣的是,那些一过性缓解的病人也得到了其他好处。在这少数病人身上(8 例),日胰岛素需求量显著降低,而能反映内生胰岛素水平的 C 肽水平升高了。

(三) 神经系统疾病

长久以来认为,在成体哺乳动物脑内不能够产生新的神经细胞。但是,现在发现这是不正确的。神经发生不仅发生在围生期,也发生在成人时期。神经发生小巢被发现于侧脑室的室管膜下区域和海马齿状回。在脑损伤模型里,神经干细胞(neural stem cells,NSCs)在上述神经元发生区域增殖,甚至能够向着受损区域迁移。NSCs 是多向的且能够自我更新,在体外培养时它们形成神经球,能够向 3 种主要的神经外胚层细胞系分化:神经元、星形胶质细胞、少突胶质细胞。

NSCs 可以分离自胚胎、胎儿或者成人脑组织,主要在巢蛋白表达的基础上选择细胞,也有另外一些标志物,然后可以培养和扩增。显而易见,为了进行自体干细胞治疗,我们需要更多可以获取的 NSCs。齿状回和橄榄核也被证明是 NSCs 的来源,还有能用鼻腔细针穿刺来获取的嗅黏膜。以 NSCs 为基础对许多神经性疾病的研究还在进行。神经修复可能是受损细胞被替代的结果,也可能是神经保护作用、营养作用或者免疫调节作用造成的。至今,理想的 NSCs 来源,培养程序和移植办法还没有被确定,这些可能是因具体疾病而异的。在这方面,利用 NSCs 来治疗帕金森病(Parkinson's disease,PD)可能是有益的。

　　PD 是一种不可治愈的、进行性的神经系统退行性疾病,主要损害多巴胺能神经元。能够在脑内转化成多巴胺的左旋多巴是治疗的主要成分,但是许多病人随时间推移对其耐受性增加。与胰岛细胞移植治疗方案的糖尿病病人不同,目前分化成熟的多巴胺能神经元移植还是不能实现的,因其难以存活。移植胚胎/胎儿的黑质多巴胺神经元正在用双盲、安慰剂对照的实验中进行研究,但是结果并不像早期的开放性实验那样令人乐观。然而,部分病人的临床状况是有轻度改善的,纹状体多巴的摄取有明显的改善。不幸的是,一些病人随后发生了震颤。对某些病人的尸检发现脑部移植的多巴胺能神经元可以分化和存活许多年而不发生免疫抑制。这种治疗方法的应用,可能被胎儿来源组织的供应受限所制约。此外,这些细胞的安全性还没能被彻底地确认,因为它们还没有在大规模的病人中应用,而且一位移植了胎儿 NSCs 的亨廷顿舞蹈病(Huntington's disease,HD)病人在不到 6 年的时间里发生了大脑核团的移植源性损害。因此,为 NSCs 寻找其他来源以用于治疗是进一步研究的目标。

　　在 1 个病例中,NSCs 是用脑室穿刺方法获取的,然后体外扩增,分化成多巴胺能神经元,9 个月后回输到病人的壳核。移植后临床评估和氟多巴摄取率都有所提高。但是,所有这些改善在 5 年之后都消失了。在动物实验中,其他类型干细胞也能缓解 PD 的症状,包括 MSCs、嗅 NSCs、hESCs 来源的神经元以及 iPS。人源性这些类型的细胞用于临床的效果也能够预测。

　　治疗 PD 只需要替代 1 种类型的细胞,而对于其他一些神经性疾病,如脑卒中和脊髓损伤,由于多种细胞被大量破坏,如神经元、胶质细胞以及内皮细胞,将有更多的困难需要克服。近年来,来自不同器官的人类神经干细胞,包括 hESCs、HSCs 和 MSCs 在临床前的缺血性脑卒中模型中被测试。这些实验使得治疗方法的发展成为可能,而且证明了移植在临床成功应用的重要性。只有很少的临床实验来研究移植在脑卒中中的应用。来自胚胎肿瘤细胞系(NT2/D1)的神经细胞立体定位注射和对照组相比没有表现出显著差异,但是一些病人有了显著的改善。在其他的研究中,猪的胎儿干细胞的可用性被终止了,因为在 5 个病人中有 2 个发生不良反应(癫痫发作)。静脉输注 MSCs 显得安全,但没有显著功效。HSCs 现在被测试用于 I／Ⅱ期指南。在脑内注射特殊生长因子来刺激内在的神经前体细胞是解决这个问题的新方法。

　　脊髓损伤常常导致永久性的运动或感觉功能障碍,或者两者同时存在,因此治疗起来相当棘手。在少量截瘫或者四肢瘫痪的病人中,嗅 NSCs 被注射到损伤区域以及受损区域的周围,其可行性与安全性都令人满意。但不幸的是,3 年的随访观察发现临床指标改善不明显。理论上讲,早期治疗可能达到最好的效果。事实上,I／Ⅱ期临床实验检测了和 G-CSF 共注射 HSCs 到脊髓:在原发损害发生后 8 周内治疗的 30.4% 病人相关的受损指标有所改善,而在较晚治疗的病人中没有发现作用的增强。

（四）心脏的修复

充血性心力衰竭在世界范围内危害着数百万人的健康,而仅美国每年都有 400 000 例新增病人。充血性心力衰竭最常见的病因是冠状动脉疾病。在心肌坏死发生后,细胞的减少是不可避免的。尽管许多药物和手术能够治疗后来的充血性心力衰竭,这些病人的远期预后不容乐观,5 年生存率保持在 51% 以下。干细胞移植比心脏移植有着显著的优势,因其能够解决供体不足的问题,而且自体细胞移植可以避免移植后必须进行的免疫抑制治疗。

hESC 来源的心肌细胞(hESC-CMs)已经培养成功。在免疫缺陷啮齿类动物模型梗死后数天内心肌内注射 hESC-CMs,在 4 周后和对照组相比,能够增强左心室射血分数。但是在随访至 12 周后发现这种增强消失了。另外一项研究表明,在小鼠模型上共注射 hESC-CMs 和 MSCs 效果更佳。其发现者认为,发生了一种"增强受损宿主组织修复的协同营养作用"。重要的是,在接受 hESC-CMs 的动物体内没有发现畸胎瘤。

尽管体外的可塑性还存在争议,大量来自实际临床前实验的数据提示,HSCs 和 MSCs 在体内都不可能转分化成任何一个阶段的功能性心肌细胞。在严格控制的特殊培养环境下,MSCs 可能以一种很低的比率(约 0.07%)分化成为心肌细胞样细胞。现在普遍认为,移植的细胞通过旁分泌机制可以为内在细胞的修复营造一个理想的营养环境,促进血管生成,抑制血管壁的重塑。一项比较在心肌梗死小鼠模型移植骨髓单核细胞、MSCs、骨骼肌前体细胞、成纤维细胞后效果的研究发现,HSCs 在这个模型中对左心室功能最有益。最近,在 1 只小鼠心肌梗死模型中通过分离心内膜活检收集的心肌干细胞经体外扩增后回输到心内膜下的实验研究表明,心肌成活率和左心室射血分数(left ventricular ejection fraction,LVEF)都得到了增强。

在急性心肌梗死行经皮介入治疗术后几天内输注 HSCs 或 MSCs 的实验治疗中,尽管和临床实验的结果不一致。分析表明这些治疗的效果和对照组相比,在 LVEF 的改善、梗死灶面积以及收缩末期容积上存在显著性差异。在有慢性局部缺血性疾病的病人,冠状动脉内和心肌内注射 HSCs,也能够一定程度上改善其功能。其他细胞类型,如骨骼肌前体细胞或内皮祖细胞也被用于此种实验研究,尽管和心肌细胞不能同步化有着潜在的致心律失常的可能性。

（五）眼科疾病

老年黄斑变性(age-related macular degeneration)和黄斑营养不良(Stargardt's macular dystrophy)会导致病人的视网膜色素上皮(RPE)细胞逐渐减少。视网膜色素上皮细胞的主要作用是维护光感受器,对光感受器细胞生存至关重要。每只眼睛有数百万个视网膜色素上皮细胞,死亡后无再生能力,随着视网膜的感光细胞逐渐凋亡,病人最终完全失明。这两种疾病目前尚无有效的治疗方法。

2011 年美国 FDA 首先批准了先进细胞公司(ACT)利用干细胞治疗老年黄斑变性和黄斑营养不良的临床试验,所用干细胞为人胚胎干细胞来源的视网膜色素上皮细胞。2012 年 1 月,ACT 发表了第一批临床试验的结果。在移植数周后,3 名病人的视力得到了一定的恢复。其中一名男性病人的视力恢复到接近正常视力,而另一名病人的视力从原来只能分辨手的运动,恢复到移植后能分辨手指的运动。2014 年,该公司再次公布其临床试验结果,细胞移植后的平均观察时间为 22 个月,18 名视力衰退的病人接受胚胎干细胞移植后,超过半数恢复了部分视力。且细胞移植后未发现免疫排斥和其他副作用,而没有接受治疗的病人视力未出现任何好转迹象。

2015年9月,日本批准了世界首例的iPS相关临床试验。日本理化研究所(RIKEN)专家利用老年黄斑变性病人特异的iPS细胞来源的视网膜色素上皮细胞,移植回该病人进行治疗,目前尚未公布相关试验结果。而2015年2月,欧洲有条件批准了首个干细胞治疗产品Holoclar,用于因物理或化学因素所致眼部灼伤导致的中度至重度角膜缘干细胞缺乏症(limbal stem-cell deficiency,LSCD)成人病人的治疗。Holoclar是离体扩增(ex-vivo)的包含干细胞的自体人角膜上皮细胞,由取自病人角膜未受损区域的一小片活组织制备,在实验室培养扩增并形成薄膜片状后再进行回植。来自摩德纳大学再生医学中心研究团队,十年间利用Holoclar共让81名病人重见光明,成功率逾四分之三,被誉为再生医学的一大突破。

(六) 干细胞和基因治疗

基因治疗的目的是治疗那些由于功能异常基因所导致的疾病,主要通过用正常基因来替代错误基因发挥作用来达到目的。至今,最常用于临床实验的人类基因治疗措施的是在宿主的基因组的非特异性位点插入一个正常基因的拷贝。这种治疗性的正常基因被包入一个通常是复制缺陷的病毒载体内,非整合性病毒(如腺病毒、腺体相关病毒)可以被用在不分裂的细胞上,如神经细胞和心肌细胞。整合到宿主DNA的载体如γ逆转录病毒或者慢病毒需要转移到分裂中的细胞如干细胞的子代细胞才起作用。

细胞在以细胞为基础的基因治疗中益处很多,主要因为它们可以自我更新,因此能够减少或者消除反复构建治疗性克隆的工作。单基因遗传病则是基因治疗的最佳对象。理论上宿主自身的干细胞可以通过基因工程手段修复,然后用于自体移植。这就避免了同种异体基因移植的所有风险,包括接受HSCT的病人面临的长期免疫抑制和GVHD。最早的基因工程中HSCs被用于基因缺陷的病人的临床实验,例如腺苷-脱氨基酶缺陷的联合免疫缺陷。在X连锁联合免疫缺陷病(γ细胞因子受体缺陷或者SCID-X1)和慢性肉芽肿疾病,基因治疗的结果很理想。但是,临床效果随着白血病的发展越来越差,这可能是在不少病人中的插入突变引起的。对红白血病如β地中海贫血和镰状红细胞病的基因治疗还在实验中。容易获取的黏膜和皮肤干细胞也被使用,如在治疗大疱性皮肤松解症时。

这些早期研究显示了一些亟待解决的问题,例如如何在没有内源性基因调节区的情况下来调节蛋白水平;如何长期保持基因的表达、低的蛋白产率问题,以及逆转录病毒的插入突变问题。事实上,目前发现的最严重并发症是在法国和英国两家治疗中心的19例病人中,有5例成功治疗SCID-X1后发生了急性T淋巴细胞白血病,而在他们的白血病细胞克隆中都发现了逆转录病毒载体。这些病毒整合到一个叫proto-oncogene的原癌基因附近,而且恰在LIM区域之前,这4例病人中只有2个和相关的获取的成体突变有关。γ逆转录病毒载体随后以一种不是随机的方式优先地整合到基因的5'端,这是在转录起始区域附近,这对克隆的筛选是有益的。有趣的是,当同一个逆转录载体即小鼠的白血病病毒被用来转运其他的待转基因时,没有发现白血病的发生。这提示γ-c受体的过表达可能在肿瘤发生中起作用。

新技术被开发以提高治疗效果和降低插入突变所致肿瘤发生的危险。更安全的载体系统正在被开发,例如,人类免疫缺陷病毒(human immunodeficiency virus,HIV)来源的慢病毒可以转到不分裂的细胞,更易于使用。而且,比 γ 逆转录病毒有更小的突变率,这些是在实验小鼠上得到的结果。其他的修正包括使用诱导的组织特异启动子,这是一种较弱的病毒启动子/增强子,不自我激活的逆转录病毒载体而且引入了自杀性基因。在鼠模型中用同源重组(正常基因拷贝来转接替代受损部位)来增强直接的基因损伤修复机制也取得了进展,这项技术可能对那些主要基因病的治疗有重要意义。

前文讨论了 hESCs 和 iPS 的应用潜力,这些细胞在基因治疗中的应用正在积极地研究之中。新的尝试集中在以细胞为基础的载体来治疗肿瘤。MSCs 看起来是这一用途的合适选择,因为它们不仅有上述特性,还能够向肿瘤细胞迁移。例如,基因修饰后表达可诱导TNF 相关的凋亡过程的 MSCs 可以诱导肿瘤细胞凋亡,在体内环境抑制肿瘤生长,以及延长人类胶质瘤模型小鼠的生存期。

(七) 伦理问题

在医学研究中,使用 hESCs 也引起了很多公共部门的关注。宗教、历史、文化、医学和其他观点等引发了一场对于这些细胞的应用的广泛而又模糊的各方陈述。有人认为,hESCs的研究从根本上就是一种罪恶,他们坚信生命始于受精卵的形成,破坏一个有可能发育成一个人的东西等同于杀害婴儿这种残忍且大逆不道的行为。因此,美国联邦政府在 2001 年发布了严格限制 hESCs 研究的法案。现在这种限制已经被奥巴马政府束之高阁了。另一种意见认为,这种研究能给人类带来的益处有着极大的期望。他们还说这些 hESCs 是来自与那些不想要的、在其他情况下也在任何时候都有可能被破坏的受精卵。

用核转移的方法创造的干细胞也有着同样的伦理学争议。而且,由于这些细胞具有能形成完整胚胎的潜力,它们也带来了可能引发更多争议的克隆人问题,也叫可繁殖的克隆人问题。许多组织和国家都颁布了限制可繁殖性人类细胞克隆的禁令。因为这个过程可以被用来产生用于治疗目的的干细胞,在那些可以合法研究此类克隆的国家,如澳大利亚和英国,所创造的胚胎必须在 14 天内销毁。美国关于治疗性克隆的立法还不完善,但奥巴马政府曾担保建立严格的法案来杜绝用于此类研究的细胞不会被用来克隆人。

由于人类卵子的短缺,构建用于研究的人和动物的嵌合体于 2008 年在英国被合法化。人的细胞核可以被植入动物的胚胎,以此构建一种杂合体胚胎,这种胚胎必须在 2 周内被销毁,而且不能用于移植。显然,构建这种嵌合体组织也同时构建了一个更为复杂的伦理学课题。最后,对胚胎和配体供者的经济补偿也存在争议,干细胞研究学会提出了一项指南来解决这一问题。争议中的各方都有一个共同的呼声,杜绝胚胎地下黑市交易的发展。

三、结论和展望

干细胞疗法的美好前景推动了再生医学的发展,带来了无尽的兴奋、预测和希望。因此,世界范围内 hESCs 的研究呈指数增长,尤其是在 2009 年对其限制被破除后的美国。而且,美国 FDA 最近批准了一项基于 hESCs 的脊髓损伤治疗方案进入 I 期临床实验。

然而,许多潜在的科学和伦理问题在 hESCs 成为一种主要治疗手段前仍有待解决。同时,最近在 iPS 技术上取得的突破将能解决这些问题中最难的部分。事实上,我们有理由相信在未来的几年里,许多和 iPS 相关的问题将被解决,允许再生医学来发挥其无尽的潜能。

尽管目前还难以预测干细胞疗法的最终用途会是怎样,还是不难得出结论,这是科学研究中极为重要的一个领域。尽管目前处于诸多争议和伦理问题的漩涡之中,缜密的相关法令将能够保护这个领域并保证其持续的发展。很明显,这将比把此项研究推向地下和交给那些缺乏伦理和法律约束的科学狂人手中好得多。宗教界、医学界、科学界和政治界应该开诚布公地讨论,并强调各自所关心的问题来谋求制订一个造福于全人类的最终方案。

推 荐 阅 读

[1] Fu XB,Sun XQ,Li XK,et al. Dedifferentiation of epidermal cells to stem cells in vivo. Lancet,2001,358 (9287):1067-1068.

[2] Cai S,Fu XB,Sheng ZY. Dedifferentiation:A New Approach for Skin Regeneration. Science,2012,336(Suppl Regenerative Medicine in China):S58-S59.

[3] Pan Y,Cai S,Fu XB,et al. p53:The Barrier or Guardian for Cell Dedifferentiation. Bioscience,2014,64(10): 883-892.

[4] Funakoshi S,Miki K,Takaki T,et al. Enhanced engraftment,proliferation,and therapeutic potential in heart using optimized human iPSC-derived cardiomyocytes. Sci Rep,2016,6:19111.

[5] Abdelwahid E,Kalvelyte E,Stulpinas A,et al. Stem cell death and survival in heart regeneration and repair. Apoptosis,2016,21(3):252-268.

[6] Cox AG,Goessling W. Regenerative biology:Take the brakes off for liver repair. Nature,2014,506(7488): 299-300.

[7] Espanol-Suner R,Carpentier R,van Hul N,et al. Liver progenitor cells yield functional hepatocytes in response to chronic liver injury in mice. Gastroenterology,2012,143(6):1564-1575 e7.

[8] Golpanian S,Schulman IH,Ebert RF,et al. Concise Review:Review and Perspective of Cell Dosage and Routes of Administration From Preclinical and Clinical Studies of Stem Cell Therapy for Heart Disease. Stem Cells Transl Med,2016,5(2):186-191.

[9] Gu X,Ding F,Williams DF. Neural tissue engineering options for peripheral nerve regeneration. Biomaterials, 2014,35(24):6143-6156.

[10] Hu JH,Srivastava K,Wieland M,et al. Endothelial cell-derived angiopoietin-2 controls liver regeneration as a spatiotemporal rheostat. Science,2014,343(6169):416-419.

[11] Joanne P,Kitsara M,Boitard S,et al. Nanofibrous clinical-grade collagen scaffolds seeded with human cardio-myocytes induces cardiac remodeling in dilated cardiomyopathy. Biomaterials,2016,80:157-168.

[12] Lin XY,Lai BQ,Zeng XC,et al. Cell transplantation and neuroengineering approach for spinal cord injury treatment:A summary of current laboratory findings and review of literature. Cell Transplant,2016,25(8): 1425-1438.

[13] Li G,Che MT,Zhang K,et al. Graft of the NT-3 persistent delivery gelatin sponge scaffold promotes axon re-generation,attenuates inflammation,and induces cell migration in rat and canine with spinal cord injury. Bio-materials,2016,83:233-248.

[14] Schwartz SD,Regillo CD,Lam BL,et al. Human embryonic stem cell-derived retinal pigment epithelium in patients with age-related macular degeneration and Stargardt's macular dystrophy:follow-up of two open-label phase 1/2 studies. Lancet,2015,385(9967):509-516.

[15] Sun XY,Fu XB,Han WD,et al. Dedifferentiation of human terminally differentiating keratinocytes into their precursor cells induced by basic fibroblast growth factor. Biol Pharm Bull,2011,34(7):1037-1045.

[16] Talkhabi M,Aghdami N,Baharvand H. Human cardiomyocyte generation from pluripotent stem cells:A state-of-art. Life Sci,2016,145:98-113.

［17］Tesar PJ,Chenoweth JG,Brook FA,et al. New cell lines from mouse epiblast share defining features with human embryonic stem cells. Nature,2007,448(7150):196-199.

［18］Wang JC,Xie GC,Singh M,et al. Primate-specific endogenous retrovirus-driven transcription defines naive-like stem cells. Nature,2014,516(7531):405-409.

［19］Wang XH,Pan MX,Wen JK,et al. A novel artificial nerve graft for repairing long-distance sciatic nerve defects:a self-assembling peptide nanofiber scaffold-containing poly(lactic-co-glycolic acid) conduit. Neural Regen Res,2014,9(24):2132-2141.

［20］Wuestefeld T,Pesic M,Rudalska R,et al. A Direct in vivo RNAi screen identifies MKK4 as a key regulator of liver regeneration. Cell,2013,153(2):389-401.

［21］Yang ZY,Zhan AF,Duan HM,et al. NT3-chitosan elicits robust endogenous neurogenesis to enable functional recovery after spinal cord injury. Proc Natl Acad Sci USA,2015,112(43):13354-13359.

［22］Yimlamai D,Christodoulou C,Galli GG,et al. Hippo pathway activity influences liver cell fate. Cell,2014,157(6):1324-1338.

［23］Ying QL,Wray J,Nichols J,et al. The ground state of embryonic stem cell self-renewal. Nature,2008,453(7194):519-523.

［24］Zhan XD,Gao MY,Jiang Y,et al. Nanofiber scaffolds facilitate functional regeneration of peripheral nerve injury. Nanomedicine,2013,9(3):305-315.

（曾园山　蔡　飒　郭家松　甄作均　邱小忠　刘建华　陈运贤　项　鹏）

英中文缩略词对照

英文	中文
2-acetylaminofluorine, 2-AAF	2-氟乙酰氨基
abortive regeneration	流产性再生
activin A	诱导因子活化素 A
acute myocardial infarction, AMI	急性心肌梗死
adenomatous polyposis coli, APC	腺瘤性结肠息肉病
adrenocorticotropichor-mone, ACTH	促肾上腺皮质激素
adrenomedulin, AM	肾上腺髓质素
adult stem cells, ASCs	成体干细胞
aggrecan	多聚糖胺
albuminoid	硬蛋白
alginate	藻酸盐
alkaline phosphatase, ALP	碱性磷酸酶
allotransplantation	同种移植或同种异体移植
all-trans retinoic acid, RA	全反式维 A 酸
Alzheimer's disease, AD	阿尔茨海默病
American Society of Testing Materials, ASTM	美国材料和测试协会
amianthus degeneration	石棉样变性
amorphous	无定形
amyotrophic lateral sclerosis, ALS	肌萎缩侧索硬化
anchorage dependence	停泊依赖
angioblast	成血管细胞, 血管干细胞
angiogenesis	血管新生
angiopoietin, Ang	促血管生成素
anterior chamber	眼前房
anterior cruciate ligament, ACL	前交叉韧带
anterior-posterior, A-P	肢体前后
antibody-dependent cell-mediated cytotoxicity, ADCC	抗体依赖细胞介导的细胞毒性作用
aorta	大动脉
apoptosis	凋亡
appositional growth	附加性生长
alpha-fetal protein, AFP	甲胎蛋白
arteriole	微动脉
arteriovenous fistula, AVF	动静脉瘘
artery	中动脉

英文	中文
artificial liver support system, ALSS	人工肝支持系统
astrocytes	星形胶质细胞
ATP-binding cassette super family G member 2, ABCG2	ATP 结合转运蛋白 G 超家族成员 2
autologous hematopoietic sterncells transplantation, AHSCT	自体的造血干细胞移植
autologous nonmyeloablative hematopoietic stem cell transplantation, AHST	自体非清髓造血干细胞移植
autotransplantation	自体移植
axin	轴蛋白
basic fibroblast growth factor, bFGF	碱性成纤维细胞生长因子
betacellulin, bC	β 细胞刺激素
bioartificial liver	生物人工肝
blastema	芽基
blood island	血岛
bone morphogenetic protein, BMP	骨形态发生蛋白
brain derived neurophic factor, BDNF	脑源性神经营养因子
bromodeoxyuridine, BrdU	溴脱氧尿苷
CAAT/enhancer binding protein alpha, C/EBPα	转录因子 CAAT/增强子结合蛋白 α
calcification	钙化
calcitonin gene related peptide, CGRP	降钙素基因相关肽
calcium binding protein, CaBP	钙结合蛋白
cancer stem cells	肿瘤干细胞
capacitance vessel	容量血管
capillary	毛细血管
carbodiimide, EDC	碳二亚胺
cardiac muscle	心肌
cardiac progenitor cell, CPC	心肌前体细胞
cartilage capsule	软骨囊
cartilage lacuna	软骨陷窝
cell-mediated lymphocytotoxicity, CML	细胞介导的淋巴细胞毒作用
cellulose	纤维素
central nervous system, CNS	中枢神经系统
chitin	甲壳素
chondroblast	成软骨细胞
chondroitin sulfate, CS	硫酸软骨素
chondroitin sulfate proteoglycan, CSPG	硫酸软骨素蛋白聚糖
cartilage progenitor cells	软骨前体细胞
chronic allograft vasculopathy, CAV	慢性移植物血管病
ciliary neurotrophic factor, CNTF	睫状神经营养因子
circumferential lamellae	环状骨板
clinical investigation	临床调查
collagen	胶原
committed stem cells	定向的前体干细胞
compact bone	骨密质
connexin, Cx	连接蛋白

英文	中文
coral	珊瑚
critical size gap, CSG	临界缝
cross matching	交叉配合
cryoprecipitated, CPP	冷沉淀血浆
CXC-chemokine receptor 4, CXCR4	趋化因子受体4
Cyclin	细胞周期蛋白
cyclin dependent kinases, cdks	细胞周期依赖激酶
cyclooxygenase, COX	环氧合酶
cyclo-oxygenase-2, COX-2	环氧化酶-2
cytokeratins, CK	细胞角蛋白
decorin	装饰蛋白
dedifferentiation	去分化
dependent cytotoxicity, CDC	补体依赖的细胞毒试验
dermatan sulfate, DS	硫酸皮肤素
D-Galactosamine, D-galN	D-氨基半乳糖
dipeptidyl peptidase IV, DPP IV	二肽基肽酶IV
Dishevelled, Dvl	蓬乱蛋白
distribution vessel	分配血管
donor	供体
dorsal-ventral, D-V	神经管背腹
drug delivery system, DDS	药物缓释体系
Duchenne muscular dystrophy, DMD	杜兴肌营养不良
dystroglycan, DG	肌营养不良蛋白聚糖
dystrophin	抗肌萎缩蛋白
dystrophin-glycoprotein complex, DGC	抗肌萎缩糖蛋白复合体
Edmonton protocol, EP	埃德蒙顿方案
elastic cartilage	弹性软骨
elastin	弹性蛋白
embryoid bodies	胚体
embryonic fibroblasts, MEFs	胚胎成纤维细胞
embryonal carcinoma cells, EC cells	胚胎肿瘤细胞
embryonic germ cells, EG cells	胚胎生殖干细胞
embryonic stem cells, ESCs	胚胎干细胞
end stage renal disease, ESRD	终末期肾病
endochondral ossification	软骨内成骨
endoderm-like cell line, END-2	内胚层样细胞
endosteum	骨内膜
endothelial cell, EC	血管内皮细胞
endothelial progenitor cell, EPC	内皮祖细胞
endothelial stem cells	内皮干细胞
endothelium-dependent hyperpolarizing factor, EDHF	内皮超极化因子
enhanced green fluorescent protein, EGFP	增强的绿色荧光蛋白
enzyme linked immunosorbent assay, ELISA	酶联免疫吸附试验

英文	中文
enzyme-crystallins	酶-晶体蛋白
epidermal grwoth factor,EGF	表皮生长因子
epimorphosis	新建再生
epiphenomenon	副现象
epithelial stem cells	上皮干细胞
exchange vessel	交换血管
expressed sequence tags,ESTs	表达序列标签
extracellular matrix,ECM	细胞外基质
extracellular signal-regulated kinase,ERK	细胞外信号调节激酶
extracorporeal liver assist device,ELAD	体外肝脏辅助装置
feeder cells	滋养细胞
fibroblast growth factor,FGF	成纤维细胞生长因子
fibromodulin	纤维调节素
fibronectin,FN	纤连蛋白
fibrous cartilage	纤维软骨
fluorescence activated cell sorting,FACS	荧光激活细胞分类术
Food and Drug Administration,FDA	美国食品药品监督管理局
fumarylacetoacetate hydrolase,FAH	延胡索酰乙酰乙酸水解酶
gastrin	促胃液素
granulocyte colony-stimulating factor,G-CSF	粒细胞集落刺激因子
granulocyte/macrophage colony stimulating factor,GM-CSF	粒细胞-巨噬细胞集落刺激因子
glial cell line-derived neurotrophic factor,GDNF	胶质细胞源性神经营养因子
glucagon-like peptide-1,GLP-1	胰高糖素样多肽-1
glucokinase,GK	葡萄糖激酶
glucosaminoglycan,GAG	酸性糖胺多糖
glucose transporter 2,Glut2	葡萄糖转运子2
glucose-dependent insulinotropic polypeptide,GIP	葡萄糖依赖性促胰岛素多肽
glycogen synthase kinase 3,GSK-3	糖原合成酶3
glycosyl-phosphatidyl inositol,GPI	糖基磷脂酰肌醇
graft versus host reaction,GVHR	移植物抗宿主反应
graft-versus-leukemia,GVL	移植物抗白血病效应
green fluorescent protein,GFP	绿色荧光蛋白
growth associated protein-43,GAP-43	生长相关蛋白-43
growth/differentiation factor 3,GDF3	生长和分化因子3
guanosine triphosphatase,GTPase	鸟苷三磷酸酶
Haversian system	哈弗系统
hemangioblast	成血管干细胞,血管母细胞
hemapoietic stem cell transplantation,HSCT	造血干细胞移植
hematopoietic stem cells,HSCs	造血干细胞
heparan sulfate,HS	硫酸乙酰肝素
heparin binding epidermal growth factor,HB-EGF	肝素结合性表皮生长因子
heparin,HEP	肝素
heparin binding epidermal growth factor-like growth factor,HBEGF	肝素结合的表皮细胞生长因子
hepatic stem cells,HSCs	肝干细胞

英文	中文
hepatic stimulatory substance, HSS	促肝细胞生长物质
hepatocyte growth factor, HGF	肝细胞生长因子
hepatocyte nuclear factor 3β, HNF3β	肝细胞核因子 3β
Hepatocyte nuclear transcription factors, HNFs	肝细胞核转录因子
holoclones	干细胞克隆
homozygous typing cell, HTC	纯合子分型细胞
host	宿主
host versus graft reaction, HVGR	宿主抗移植物的反应
HSPG	硫酸乙酰肝素糖蛋白
hTERT	人类端粒酶逆转录酶
human immunodeficiency virus, HIV	人类免疫缺陷病毒
human leucocyte antigen, HLA	人类白细胞抗原
Huntington's disease, HD	亨廷顿舞蹈病
hyaline cartilage	透明软骨
hyaluronic acid, HA	透明质酸
HygroR/HSV-TK	单纯疱疹病毒-胸苷激酶
incretin	肠促胰岛素
indoleamine 2,3-dioxygenase, IDO	吲哚胺 2,3 双加氧酶
induced pluripotent stem cell, iPS	诱导性多能干细胞
INGAP	胰岛新生相关蛋白
inner cell mass, ICM	内细胞团
insulin-like growth factor binding protein, IGFBP	IGF 结合蛋白
insulin-like growth factor, IGF	胰岛素样生长因子
integrin	整合素
interleukin, IL	白细胞介素
International Foundation Regenerative Medicine, IFRM	国际再生医学基金会
interstitial growth	内积性生长
interstitial lamella	间骨板
intramembranous ossification	膜内成骨
intercellular cell adhesion molecule-1, ICAM-1	细胞间黏附分子-1
islet neogenesis associated protein, INGAP	胰岛新生相关蛋白
isogenous group	同源细胞群
keratan sulfate, KS	硫酸角质素
keratinocyte growth factor, KGF	角质化细胞生长因子
laminin, LN	层黏连蛋白
lateral plate mesoderm	侧板中胚层
left ventricular ejection fraction, LVEF	左心室射血分数
leukemia inhibitory factor, LIF	白血病抑制因子
limb bud	肢芽
limbal stem cells, LSCs	角膜缘干细胞
limbal stem-cells deficiency	LSCs 缺乏
liraglutide	利那鲁肽
liver regeneration factor-1, LRF-1	肝再生因子 1
low affinity receptor, LNGFR	低亲和力受体

英文	中文
lymph sac	淋巴囊
lymphocyte defined antigen, LD 抗原	淋巴细胞鉴定的抗原
macrophage-derived growth factor, MDGF	巨噬细胞衍化生长因子
magnatic resonance imaging, MRI	磁共振成像术
major histocompatibility complex, MHC	主要组织相容性复合体
matrix metalloproteinase, MMP	金属基质蛋白酶
M-cadherin	M-钙黏着蛋白
meroclones	短暂扩增细胞克隆
mesenchymal stem cells, MSCs	间充质干细胞
mesoangioblasts, vessel-associated stem cells, MAB	血管相关间充质干细胞
minor histocompatibility antigen, mH antigen	次要组织相容性抗原
mitogen-activated protein kinase, MAPK	丝裂原活化蛋白激酶
mixed lymphocyte culture, MLC	混合淋巴细胞培养
mixed lymphocyte reaction, MLR	混合淋巴细胞反应
monocyte chemoattractant protein-1, MCP-1	单核细胞趋化因子-1
morphallaxis	变形再生
morphogen	形态发生素
morpholino oligonucleotides, MF	吗啉寡聚核苷酸
mouse embryonic fibroblast, MEF	鼠胚成纤维细胞
multidrug resistance-associated protein2, MRP2	多药耐药蛋白2
multipotent adult progenitor cell, MAPC	多能成体祖细胞
multipotent stem cells	定向的多能性干细胞
muscle derived stem cells, MDSCs	肌肉干细胞
muscle satellite cells, SCs	肌肉卫星细胞
muscular dystrophy	肌营养不良
mycophenolate mofetil, MMF	麦考酚酸酯
myelin associated glycoprotein, MAG	髓磷脂相关糖蛋白
myocyte enhancer factor 2C, MEF2C	肌细胞增强子因子2C
myogenic differentiation antigen, MyoD	生肌调节因子
myogenic regulatory factor, MRFs	成肌调节因子
myogenin	肌细胞生成素
myosin heavy chain, MyHC	肌球蛋白重链
myostatin	肌生成抑制素
natural killer cell	自然杀伤细胞
NeoR	新霉素抵抗基因
nerve growth factor, NGF	神经生长因子
nestin	巢蛋白
nuclear factor kappa B, NF-κB	核转录因子
nuclear transfer-derived ESC, NT-ESC	体细胞核移植来源的 ESC
neural stem cells, NSCs	神经干细胞
neuregulin, NRG	神经调节蛋白
neurofilament, NF	神经丝蛋白
neurogenic differentiation, NeuroD	神经源性分化因子
neurogenin-3, Ngn3	神经元素3

英文	中文
neuropeptide Y, NPY	神经肽 Y
neurotrophin-3, NT-3	神经营养因子-3
N-Hydroxysuccinimide, NHS	*N*-羟基琥珀酰亚胺
niche	干细胞壁龛
nitric oxide, NO	一氧化氮
non steroidal anti inflammatory drugs, NSAIDs	非类固醇类抗炎药
non-committed stem cells	具有多向分化潜能的干细胞
norepinephrine, NE	去甲肾上腺素
notch intracellular domain, NICD	Notch 的细胞内结合区
oligodendrocytes	少突胶质细胞
oligodendrocyte-myelin glycoprotein, OMgp	少突胶质细胞髓磷脂糖蛋白
organ printing	器官打印
osteoarthritis, OA	骨性关节炎
osteoblast	成骨细胞
osteocalcin, OC	骨钙素
osteoclast	破骨细胞
osteocyte	骨细胞
osteogenesis	骨的发生
osteogenic factor	生骨因子
osteon	骨单位
osteonectin, ON	骨结合素
osteopontin, OPN	骨桥蛋白
osteoprogenitor cells	骨祖细胞
oxycomanthus japonicus	海百合
p300/CBP-associated factor, PCAF	p300/CBP 相关因子
paired box 4, Pax4	配对盒因子-4
pancreatic and duodenal homeobox, PDX1	胰十二指肠同源盒因子-1
pancreatic polypeptide, PP	胰多肽
pancreatic stem cells, PSCs	胰腺干细胞
papain	木瓜蛋白酶
paraclones	终末克隆
Parkinson's disease, PD	帕金森病
partial hepatectomy factor, PHF	部分肝切除因子
partial hepatictomy, PH	肝部分切除术
pericellular region	软骨细胞周围区域
perichondrium	软骨膜
pericytes	周细胞
periosteum	骨外膜
peripheral nervous system, PNS	周围神经系统
horseradish peroxidase, HRP	辣根过氧化物酶
pHCSCs	类角膜基质细胞
phytohemagglutinin, PHA	植物血凝素
phosphoinositide 3-kinase/protein kinase B, PI3K/Akt	磷酸肌醇-3 激酶/蛋白激酶 B
phospholipase C-r1, PLC-r1	磷脂酶 C-r1

英文	中文
placenta growth factor,PGF	胎盘生长因子
plasminogen activator inhibitor-1,PAI-1	纤溶酶原激活物抑制剂-1
platelet activating factor,PAF	血小板激活因子
platelet rich plasma,PRP	富血小板血浆
platelet-derived factor,PDGF	血小板源性生长因子
pluripotent stem cells	多能干细胞
poly(2-hydroxyethyl methacrylate),PHEMA	聚2-羟乙基甲基丙烯酸
poly(2-hydroxyethyl methacrylate-co-methyl methacrylate),PHEMA-MMA	聚2-羟乙基甲基丙烯酸-甲基丙烯酸甲酯共聚体
poly[N-(2-hydroxypropyl)methacrylamide],PHPMA	聚甲基丙烯酸β羟丙酯
polyanhydrides	聚酸酐
polycaprolactone,PCL	聚己内酯
polyethylene,PEG	聚乙二醇
poly(glycerol-sebacate),PGS	多聚甘油癸二酸盐
polyglycolic acid,PGA	聚乙醇酸
polyhydroxyalkanoate,PHA	聚羟基烷基酸酯
polyhydroxybutyrate,PHB	3-羟基丁酸聚合物
polyhydroxylvalerate,PHV	聚羟戊酸
polylactic acid,PLA	聚乳酸
polylactic-co-glycolic acid,PLGA	聚乳酸/聚乙醇酸聚合物
polymerase chain reaction,PCR	多聚酶链式反应
poly-p-dioxanone fiber,PDS	聚二恶烷酮
polyphosphazenes	聚偶磷氮
polytetrafluoroethene,PTFE	聚四氟乙烯
positron emission computed tomography,PET	正电子发射型计算机断层显像
post-capillary resistance vessel	毛细血管后阻力血管
pre-B cell colony-enhancing factor 1,PBEF1	前B细胞促进因子1
pre-cancer stem cells	前肿瘤干细胞
pre-capillary resistance vessel	毛细血管前阻力血管
primed lymphocyte typing,PLT	预敏淋巴细胞分型
pro-HGF	肝细胞生长因子失活前体
proopiomelanocortin,POMC	阿片-黑素-促皮质素原
prostacycline,PGI2	前列环素
prostaglandin E_2,PGE_2	前列腺 E_2
prostaglandin E-2,PGE-2	前列腺素 E-2
proteoglycans decorin	核心蛋白多糖
protochondrial tissue	前软骨组织
Raf kinase inhibitor protein,RKIP	Raf激酶抑制蛋白
Rapamycin,RPM	雷帕霉素
rapid prototyping,RP	快速成型
receptor tyrosine kinases,RTKs	受体酪氨酸激酶
recipient	受者
regenerative medicine	再生医学
rejection	排斥反应

英文	中文
retinoic acid，RA	视黄酸
right ventricular outflow tract，RVOT	右心室流出道
ryanodine	利阿诺定
seed cells	种子细胞
serologically defined antigen	SD 抗原
severe combined immunodeficiency，SCID	重度联合免疫缺陷病
sHLA-1	人类白细胞抗原 1
shunt vessel	短路血管
signal transducer and activator of transcription，STAT	信号传导与转录激活因子
small intestinal submucosa，SIS	小肠黏膜下层组织
smooth muscle cell，SMCs	平滑肌细胞
somatic cell nuclear transfer，SCNT	体细胞核移植
spinal muscular atrophy，SMA	脊髓性肌萎缩
spongy bone	骨松质
stage-specific embryonic antigen-3，SSEA-3	阶段特异性胚胎抗原-3
stem cells	干细胞
stem cell factor，SCF	干细胞因子
stimulating index，SI	刺激指数
streptozotocin，STZ	链脲佐菌素
stromal cell-derived factor-1，SDF-1	基质细胞衍生因子-1
survival motor neuron 2 gene，SMN2	运动神经元存活基因 2
Tacrolimus，FK506	他克莫司
tenascin	黏胶蛋白
teratocarcinoma	畸胎瘤
TERP	多聚异丙基丙稀酰胺-丙烯酸-共聚丙烯酸氧硫化物共聚体
territorial region	软骨细胞周边区域
the State Food and Drug Administration，SFDA	国家食品药品监督管理局
thrombin	凝血酶
thrombomodulin	血栓调节蛋白
tissue engineered blood vessels，TEBV	组织工程血管
tissue engineering	组织工程
tissue inhibitor of metalloproteinases，TIMP	金属蛋白酶组织抑制剂
tissue plasminogenemia activator，tPA	组织型纤溶酶原激活物
TMNK-1	人可恢复性肝窦内皮细胞株
totipotent stem cells	全能干细胞
trans-differentiation	转分化
transepithelial potential difference，TEP	跨上皮电位差
transforming growth factor beta，TGF-β	转化生长因子-β
transit amplifying cells，TA cell	短暂扩增细胞
transplant graft	移植物
tumor necrosis factor-α，TNF-α	肿瘤坏死因子-α
tumor necrosis factor receptor，TNFR	肿瘤坏死因子受体
TWNT-1	可恢复性肝星状细胞株

英文	中文
type 1 diabetes,T1DM	1 型糖尿病
tyrosine protein kinase,TPK	酪氨酸蛋白激酶
umbilical cord blood,UCB	脐带血
United network for organ sharing	美国联邦器官分享网络
unipotent stem cells	单能干细胞
urokinase-type plasminogen activator,uPA	尿激酶型纤溶酶原激活物
vascular cell adhesion protein,VCAM-1	血管内皮细胞黏附分子-1
vascular endothelial growth factor,VEGF	血管内皮生长因子
vascular endothelial growth factor receptor 2,VEGFR-2	血管内皮细胞生长因子受体2
vascular permeability factor,VPF	血管通透性因子
vasculogenesis	血管发生
vasoactiveintestinalpeptide,VIP	肠血管活性肽
vein	大静脉
venule	微静脉
von Willebrand factor,vWF	血管性假血友病因子
windkessel vessel	弹性贮器血管
Wnt-induced signaling protein 1,WISP-1	Wnt 诱导的信号蛋白
World Health Organization,WHO	世界卫生组织
xanthine dehydrogenase,XD	黄嘌呤脱氢酶
xanthine oxidase,XO	黄嘌呤氧化酶
xenotransplantation	异种移植
β-catenin	β-连环蛋白
β-glycerophosphate,β-GP	β-磷酸甘油
β-galactosidase,LacZ	β-半乳糖苷酶基因

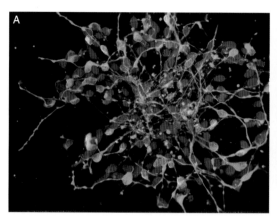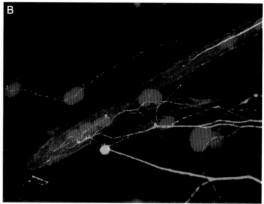

图 3-1 人胚胎干细胞诱导分化

A. 人胚胎干细胞诱导分化的脊髓运动神经元,红色荧光为用 HB9 标记的运动神经元,绿色荧光为用Ⅲ型 β 微管蛋白(β Ⅲ-tubulin)标记的其他神经元,蓝色荧光显示所有细胞核;B. 人胚胎干细胞诱导分化的运动神经元在体外形成神经肌接头,绿色荧光为用 synapsin 标记的运动神经元纤维,红色荧光为金环蛇毒素(bungarotoxin)标记成簇的乙酰胆碱受体,蓝色荧光显示所有细胞核

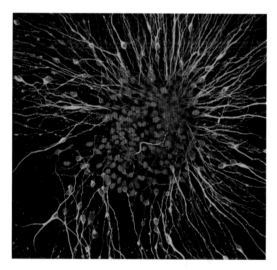

图 3-2 人皮肤组织的诱导多能干细胞(iPS)所分化的神经细胞

红色荧光为用 Otx2 标记的细胞核,绿色荧光为用 β Ⅲ-tubulin 标记的神经突起

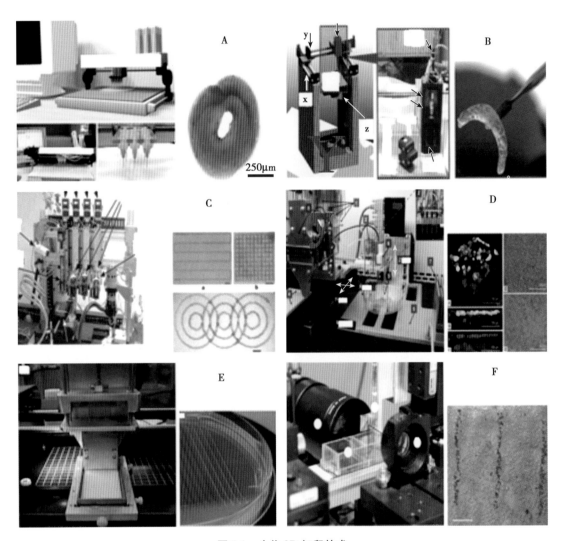

图 5-1 生物 3D 打印技术

A. 喷墨打印机及其面包圈样式的准三维打印结构;B. 挤压式 3D 打印机及其月牙式三维打印结构;
C. 挤压式 3D 直写系统及其平面打印结构;D. "四臂"样组织打印平台及其细胞打印结构;E. 喷墨机及
其圆柱状 3D 打印结构;F. 激光打印机及其打印结构

A 清华大学第一代
细胞3D打印机与
建模

B 含细胞明
胶水凝胶

C 明胶基质中
加入不同天
然高分子

D 肝细胞在水
凝胶中的状
态

E 脂肪干细胞
在水凝胶中
的状态

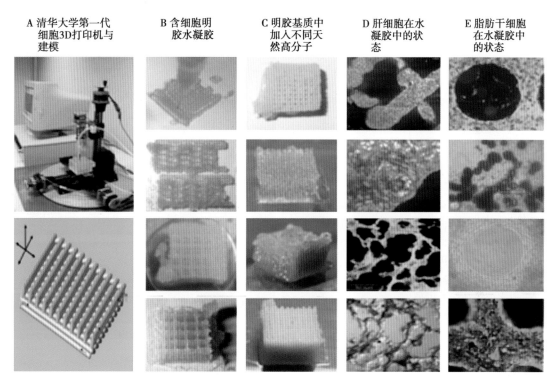

图 5-3　第一代单喷头细胞打印设备及肝细胞和脂肪干细胞的组装

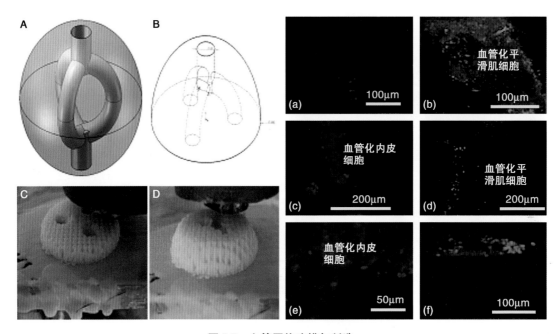

图 5-7　血管网络建模与制造

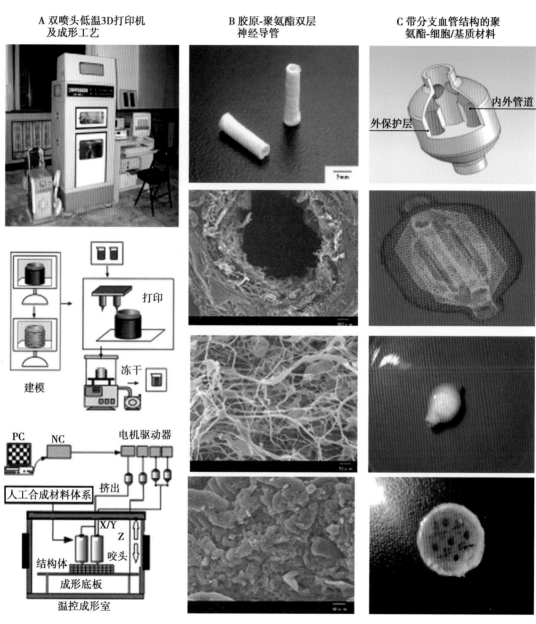

A 双喷头低温3D打印机及成形工艺

B 胶原-聚氨酯双层神经导管

C 带分支血管结构的聚氨酯-细胞/基质材料

内外管道

外保护层

建模

打印

冻干

PC　NC　电机驱动器

人工合成材料体系

挤出

X/Y

Z

结构体

咬头

成形底板

温控成形室

图 5-8　用双喷头低温成形设备制备的聚氨酯-胶原与聚氨酯-细胞/基质复合结构

PC：个人电脑；NC：数字控制

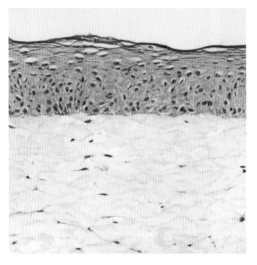

图 7-1　组织工程双层皮肤

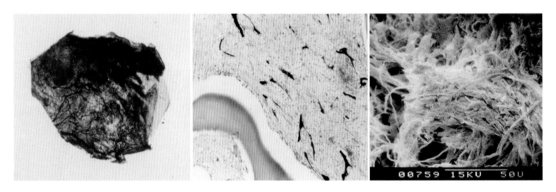

图 8-1　墨汁灌注及扫描电镜显示组织工程骨的血管化

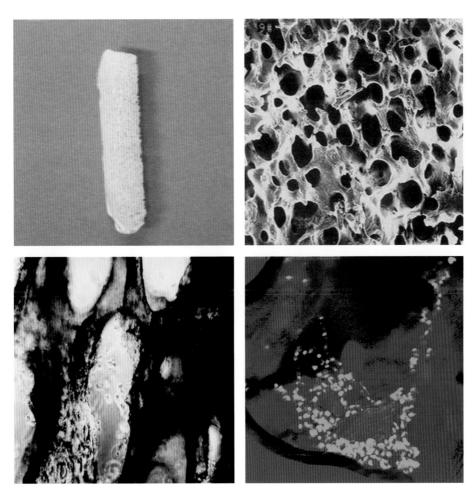

图 8-2　同种异体骨材料(天然生物衍生骨材料)的超微结构与成骨细胞体外复合培养,显示良好的细胞相容性

大体外观(修复6个月)　　　　　组织学(甲苯胺兰染色)　　　　　GFP标记细胞检测

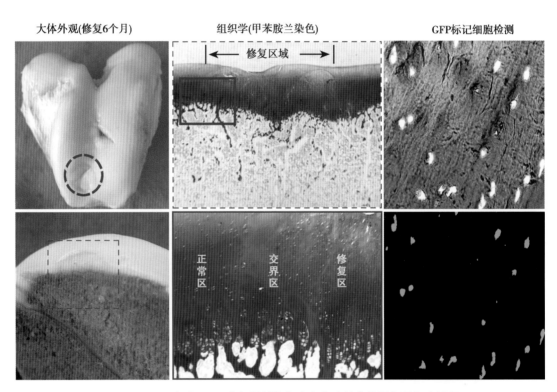

图 9-1　MSCs 复合 PGA 支架材料修复猪自体膝关节软骨与骨复合缺损

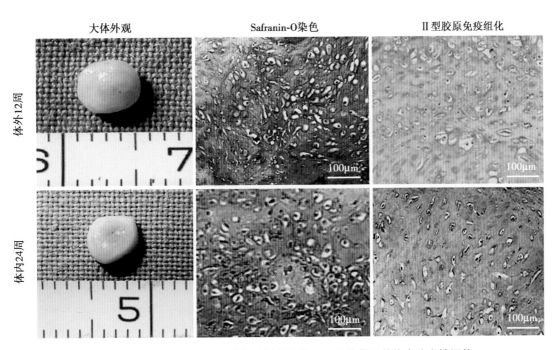

图 9-2 人 MSCs 复合 PGA 支架材料体外构建三维软骨及其体内稳定性评估

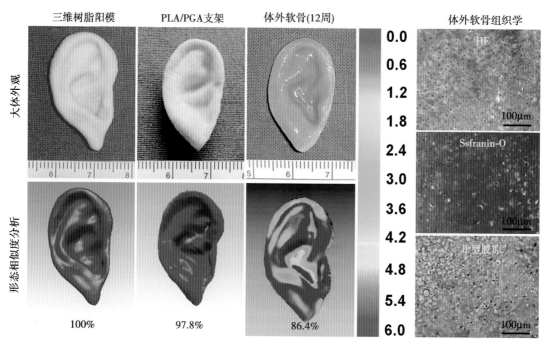

图 9-3　计算机辅助支架形态设计与塑形体外构建具有精确人耳郭形态的软骨

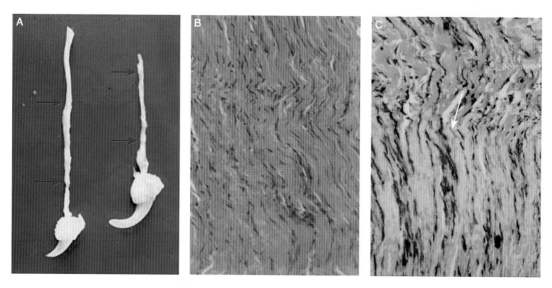

图 10-1　组织工程肌腱大体观和组织学

A. 体内回植后 14 周大体观,箭头间为组织工程化肌腱;B. 体内回植后 14 周的 HE 染色;C. 体内回植后 12 周 Masson 染色,箭头所指为愈合界面

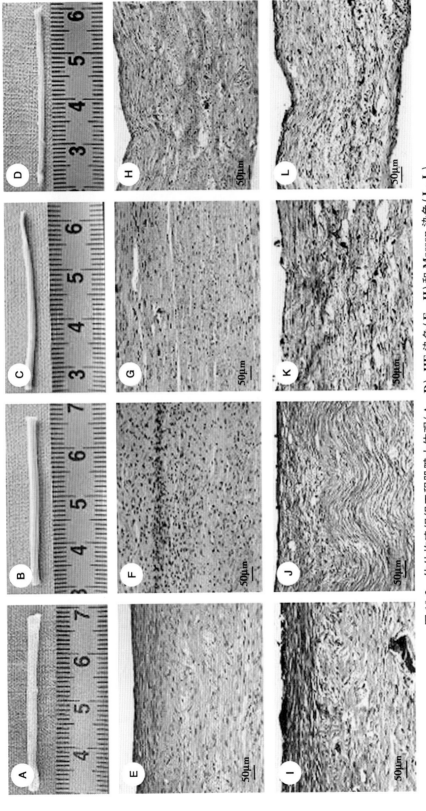

图 10-2 体外构建组织工程肌腱大体观（A ~ D），HE 染色（E ~ H）和 Masson 染色（I ~ L）

A，E，I. 5 周；B，F，J. 9 周；C，G，K. 9 周；D，H，L. 14 周；其中 C，G，K 为人肌腱细胞构建的肌腱，其余为人皮肤成纤维细胞构建的肌腱

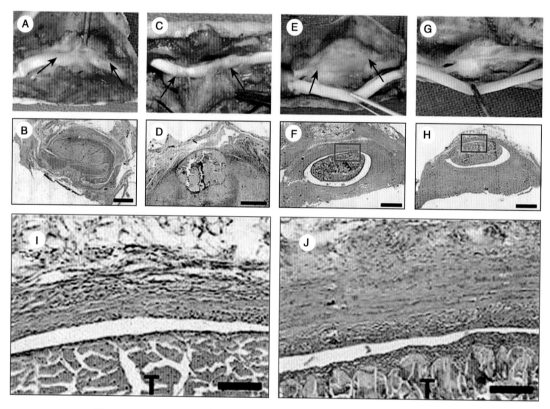

图 10-3　组织工程腱鞘的大体观(A,C,E,G)和组织学(B,D,F,H,I,J)

A,B 为不修复组;C,D 为单纯材料修复组;E,F 为腱鞘细胞-材料修复组;G,H 为正常腱鞘;I 和 J 分别为
H 和 F 的放大照片

▬▬▬ 100μm; ▬▬ 1mm

随机排列纳米纤维　　　　　平行排列纳米纤维

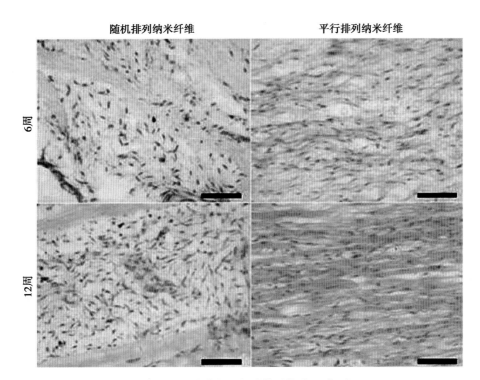

图 10-4　纳米电纺丝纤维体外构建肌腱组织

HE 染色显示随机排列和平行排列纳米纤维与皮肤成纤维细胞体外构建肌腱 6 周和 12 周后的组织学结构

■■■■　100μm

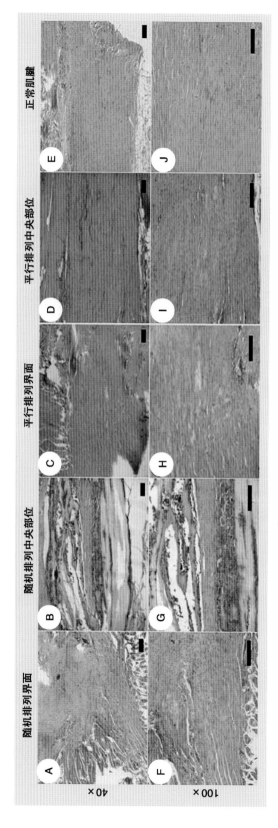

图 10-5　单纯纳米纤维支架植入修复大鼠跟腱缺损的组织学检测

HE 染色显示随机排列和平行排列纳米纤维支架植入后 12 周后在界面和中央部位的组织学结构及与正常肌腱结构的比较

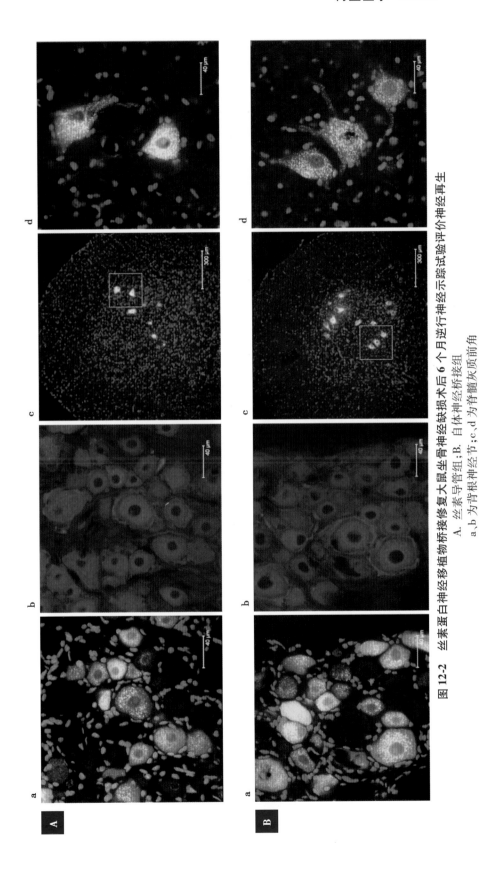

图 12-2 丝素蛋白神经移植桥接修复大鼠坐骨神经缺损术后 6 个月逆行神经示踪试验评价神经再生

A. 丝素导管组;B. 自体神经桥接组

a、b 为背根神经节;c、d 为脊髓灰质前角

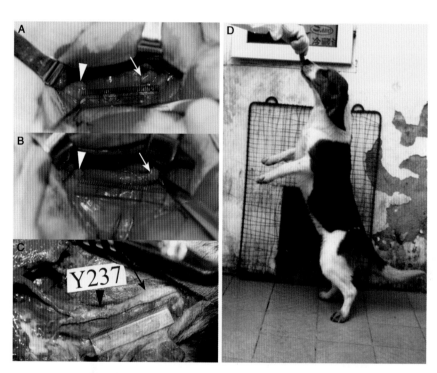

图 12-3　壳聚糖/PGA 人工神经移植物桥接修复犬坐骨神经 30mm 缺损
A. 神经缺损;B. 移植物桥接;C. 术后 6 个月再生神经大体观;D. 损伤的左后肢运动功能较好恢复